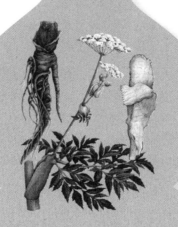

很老很老的
小偏方
小孩小病一扫光

宋敬东　编著

天津出版传媒集团

天津科学技术出版社

图书在版编目（CIP）数据

很老很老的小偏方 . 小孩小病一扫光 / 宋敬东编著
. — 天津：天津科学技术出版社，2018.4
ISBN 978-7-5576-4837-4

Ⅰ . ①很… Ⅱ . ①宋… Ⅲ . ①小儿疾病 – 土方 – 汇编
Ⅳ . ① R289.5

中国版本图书馆 CIP 数据核字（2018）第 040112 号

责任编辑：王朝闻
责任印制：兰　毅

天津出版传媒集团　　出版
天津科学技术出版社
出版人：蔡　颢
天津市西康路 35 号　　邮编 300051
电话（022）23332490
网址：www.tjkjcbs.com.cn
新华书店经销
北京鑫海达印刷有限公司印刷

开本 720×1 020　1/16　印张 26　字数 500 000
2018 年 4 月第 1 版第 1 次印刷
定价：39.80 元

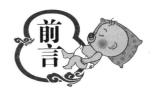

前言

　　偏方是中医理论与实践在民间应用的结晶，是千百年来中医学家和广大民众不断摸索、不断积累起来的经验之方。它们或是来自老百姓日常生活的偶然发现，或是来自传内不传外的家族秘方，或是来自于历代医家在民间诊病时开具的药方，因使用有效而流传下来。这些偏方历经反复验证，流传甚广，生命力极强，一直以来，因其实用简单、价廉、疗效独特而深受老百姓的喜爱，也为中华民族的繁衍和人类健康作出了巨大的贡献。

　　在成长过程中，孩子总是容易出现大大小小的疾病，因此让做父母的担心。比如发烧、呕吐、拉肚子、痉挛、摔倒、跌落等，在这种情况下，很多家长不知道正确的处理方法，还有很多新手爸妈，不能正确和理性判断孩子情况的严重程度，只要孩子稍有异常，妈妈就马上带宝宝到医院检查，这样不仅增加了交叉感染的概率，还导致家长和孩子都很疲累。如果能平静分析孩子症状，再掌握一些效果好、使用方便的预防和治疗方法，家长就不会手忙脚乱，孩子也能得到及时的护理和帮助。

　　偏方一直以来都深受人们的喜爱，许多家长也在打听、寻找各种偏方，偏方之所以受欢迎，原因主要有四点：第一，偏方疗效显著，除了日常生活中的小毛病，对许多慢性病、疑难杂症及一些突发情况等也有很好的治疗效果。第二，偏方取材方便、经济实用，偏方多采用一些常见的药材和姜、枣、鸡蛋等日常食物，材料简单、易找，且价格低廉。第三，偏方操作简便，只需对药材或食物进行简单处理，如煎煮、泡酒、煮药膳或外敷，即可奏效。第四，偏方副作用小，因其多取材于人们日常饮食，所用的药材也是来自于大自然的天然植物，且仅仅采用几味药材，甚至是单味药材治病，如板蓝根治疗感冒，治病方式比较温和，副作用极小。

　　本书针对生活中孩子常见的消化系统疾病、呼吸道疾病、五官科疾病、皮肤问题、跌打损伤、营养性疾病以及生活小杂病等方面遇到的问题及特效偏方呈献给广大家长，书中所取偏方均删繁就简，贴近生活，更为实用，家长们可根据宝宝的症状选择使用，让宝宝远离疾病，健康成长。

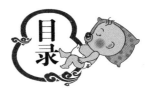

目录

第五章 | 五官护理小偏方，眉清目秀人人爱 ……… 147

第一章

新生儿护理小偏方，
打好基础少生病

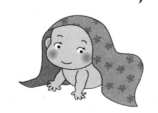

脐带发炎，过氧化氢酒精来消炎

⚠**症状：** 宝宝脐带周围直径 3 厘米左右的区域出现皮肤发红发热、肿胀，有黏液或脓性分泌物。

🪔**偏方：** 75% 的酒精、3% 的过氧化氢、多支医用棉签。

方法：

（1）在为宝宝清理肚脐前，妈妈应做好消毒工作，最好用肥皂清洗双手；

（2）先用干净的棉签吸去宝宝肚脐处流出来的液体污物；

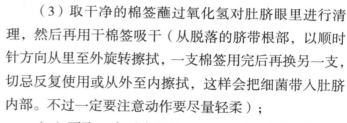

（3）取干净的棉签蘸过氧化氢对肚脐眼里进行清理，然后再用干棉签吸干（从脱落的脐带根部，以顺时针方向从里至外旋转擦拭，一支棉签用完后再换另一支，切忌反复使用或从外至内擦拭，这样会把细菌带入肚脐内部。不过一定要注意动作要尽量轻柔）；

（4）再取一支干净的棉签蘸 75% 的医用酒精对肚脐眼里面消毒，消毒后再用干棉签吸干残留的酒精（注意事项同上）；

（5）擦拭完毕后，略等几秒，让酒精挥发干净。再换上干净的纱布包裹好（注意纱布不要被尿片覆盖，不要同衣服发生摩擦）。

脐带是连接胎儿与母亲的纽带，是胎儿生命的桥梁，它一端连接于胎儿的脐轮，另一端连接于胎盘。当宝宝出生后，肚脐就成了妈妈与宝宝相连的肢体印记，只有

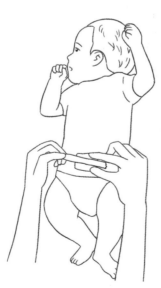

等酒精挥发干净后，换上干净的纱布包扎好。

精心呵护，才能留下完美的记号。

宝宝出生后的前几周，脐带的断端会成为自然伤口，稍有疏忽，细菌便可从创面侵入脐部，引起脐炎。一般来说，宝宝的肚脐发炎是因为断脐时或出生后处理不当，被金黄色葡萄球菌、大肠杆菌或溶血性链球菌等侵染脐部导致。

如果发现宝宝的肚脐有了发炎的症状，如发红、溃烂等要及时处理。酒精、过氧化氢是日常必备的护理用品，这两种液体的"合力工作"将会帮助宝宝快速摆脱脐炎的困扰。具体操作：

先用干净的棉签吸去发炎处的污渍，再取干净的棉签蘸过氧化氢对肚脐内测进行清理，然后再用干棉签吸干；擦拭完毕后，稍等片刻，让酒精挥发干净。再换上干净的纱布包裹好。尤其注意纱布不要被尿片覆盖，不要同衣服发生摩擦。如此坚持一日两次，两三天会有明显的效果。

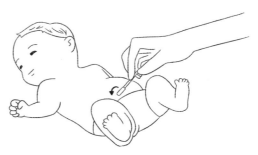
婴儿肚脐的消毒方法。

这一偏方的适用原理在于，75%的酒精和3%的过氧化氢既能起到杀菌抑菌的作用，又不会刺激婴儿娇嫩的皮肤，父母在操作时，只要注意棉签伸入肚脐里面的动作轻柔一些，掌握好擦拭的力度就不会伤害到宝宝。

除了对于已经患有脐炎的宝宝，爸爸妈妈们需高度重视健康宝宝的脐部的护理。脐带的护理应分两个阶段：脐带未脱落之前，需保持局部清洁干燥，要经常检查包扎的纱布外面有无渗血，如果出现渗血，则需要重新结扎止血，若无渗血，只要每天用棉签蘸75%的酒精轻拭脐带根部，即可等待其自然脱落；脐带脱落之后，脐窝内常常会有少量渗出液，此时同样可用棉签蘸75%的酒精卷清脐窝，然后盖上消毒纱布。

宝宝的脐部护理应该遵守以下三个重点：

重点之一：宝宝沐浴后，注意将肚脐周围的水吸干。由于即将脱落的脐带是一种坏死组织，沾水后易导致感染，所以在脐带未脱落前，给宝宝洗澡时只能擦浴，也可采用上、下身分段擦洗的方式，不能将肚脐以下的身体浸泡在浴盆中。

洗澡后用爽身粉时要注意避开肚脐，不要将粉直接扑在脐部，以免脐窝残留的粉长期刺激而形成慢性脐炎。脐带脱落后给宝宝洗澡仍需小心，洗完还应使用干净柔软的纱布或棉签擦干脐窝，然后用75%的酒精消毒，保持脐部干燥和卫生，等宝宝脐部完全愈合后就可以放心地洗澡了。

重点之二：注意尿布长度，避免与脐部接触。由于尿布被尿浸湿后，尿液可能会随着过长的尿布渗入肚脐，使肚脐处于潮湿环境，以致各种病原体在局部繁殖，最终导致宝宝的肚脐发炎。所以使用尿布时，首先要系在肚脐以下，如果尿布太长则要在腰部处反折下来，避开肚脐位置，其次要多留心查看尿布是否被尿湿，并及时更换，保持局部清洁卫生。

若发现脐部被尿液污染，便需立即清洁，用干净棉签蘸干脐部，再用消毒药液轻轻擦拭。而且，父母在为宝宝更换尿布之前一定要洗手，以防脐部收到间接污染。

重点之三：注意衣物和其他物品对宝宝肚脐的摩擦，这一阶段宝宝脐部皮肤柔嫩，摩擦也是容易引发脐带炎的重要原因之一。除了宝宝的纸尿裤，其他物品也有可能接触到宝宝的脐部，正常接触无法避免，但是要注意躲避摩擦。

除此之外，当发现宝宝小肚脐发炎时，要知道有一些处理办法是不恰当的，应该避免。

如在脐部涂抹甲紫（龙胆紫）、紫药水或者红药水等，肚脐被这几种药物染色后，将掩盖了炎症的表象，直接影响对病症的观察，也就使医生无法做出正确的判断。或者发现肚脐处有渗出物后就撒消炎粉、抹药膏，用纱布包扎脐部，这些做法将会使炎症进一步扩散。同时，宝宝肚脐周围皮肤娇嫩，不要用碘酒擦宝宝的肚脐，以免烧伤皮肤。

有的爸爸妈妈对宝宝的脐带过分重视，除了包裹纱布外，还垫上尿布，里外好几层，这种做法无形之中在为各种病原菌提供适宜的繁殖环境。当发现宝宝脐部明显发红肿胀，或有大量的脓性分泌物，或宝宝出现发热，吃奶不好，精神不如以前等现象时，说明存在严重的感染，有发生败血症的危险，需及时送宝宝住院进行治疗。

小儿脐风，隔蒜灸法试一试

⚠️**症状：**全身骨骼肌的强直性痉挛、牙关紧闭为特征，俗称破伤风。

🧨**偏方：**隔蒜艾灸法。

方法：
将艾条的一端点燃，将大蒜切片贴在宝宝患处，待艾条熄灭后隔着蒜片灸烤患处，感觉发热为宜。

"脐风"又叫作"新生儿破伤风"，是由破伤风杆菌引起的一种急性感染性疾病，由于这种疾病常在宝宝生后的第4~6天发病，所以又叫"四六风"，因为病菌入侵宝宝的途径是脐部，所以有"脐风"一称。

宝宝在感染破伤风杆菌后3~14天开始发病，以4~7天间发病最多，而潜伏期越短，病情越重。这一病症的症状首先表现在牙关紧闭，父母会发现宝宝口不能张大，喂奶时不易塞进奶头，吸乳困难，之后逐渐发展到四肢及全身肌肉痉挛，呈角弓反张状，一经刺激即可引起痉挛发作。病症严重时可能引起呼吸肌痉挛，造成呼吸困难甚至呼吸停止等，并且容易并发肺炎、脱水和败血症等疾病，病死率较高。

这里要特别叙述一下，在推行新法接生前，新生儿破伤风的发病率及死亡率都极高，目前，在许多地区"新生儿破伤风"已经消灭，但在农村的少数地区及边远地区和山区，由于在家分娩，还采用旧法接生，使新生儿破伤风仍有发生。

"脐风"的病源是破伤风杆菌，这种病菌是一种生命力极强的病菌，主要存在于土壤中，有的可以存活数年，病菌中的破伤风外毒素如果传至脊髓及脑干，可与神经组织结合引起全身肌肉痉挛。在偏远的农村地区，用未消毒或消毒不彻底的剪刀、线绳结扎脐带或接生者的手未消毒，破伤风杆菌都可能会通过脐带侵入体内。例如，在已坏死的脐带上覆盖未消毒的棉花或包布，破伤风杆菌容易在坏死的脐带中繁殖并产生外毒素，进入体内而发病。因此，接生时所使用的剪刀、敷料等用具必须煮沸1小时或在高压蒸汽中蒸5分钟才能消灭破伤风杆菌。

在我国古老的中医中，很早就有关于小儿脐风的记载，而应对这种疾病，常被人们广泛使用的偏方就是隔蒜针灸法。

具体操作：取大蒜头一片，2~3毫米厚，艾条点燃一端。熄掉火焰后，把蒜片垫在患处，把艾火隔蒜灸烤患处，距离1.5~2厘米，以宝宝患处感到温热舒适为宜，避免烧伤。每次用时20~30分钟，每天灸2~3次，2天为一疗程。当然，这种中医上的隔蒜灸法只能作为辅助的治疗手段，如果宝宝患上了小儿脐风，爸爸妈妈在条件允许的情况下，应尽早送往医院，接受正规的治疗。

对于破伤风的整体治疗，护理阶段同样有着很重要的地位。某些患病宝宝看起来状况良好，却可能会由于一次严重的抽搐或胃内容物反流等病症而引起窒息，所以患儿应放置在一个比较安静的房内，同时给予适当的阳光和流通的空气以利于宝宝康复。对于宝宝身体的安置，患儿应置于头低俯侧卧位，并注意经常翻动身体,以利于支气管分泌物的清除。咽部分泌物太多者要及时吸痰,以免呼吸道阻塞。同时要注意饮食供给,由于这一疾病的病程长又不能吸乳,如不很好地解决饮食供给,即使治好了病,也会因长期饥饿而致营养不良,给患儿带来严重后果。

"新生儿破伤风"是威胁新生儿时期宝宝健康的主要疾病之一,一旦感染,治疗比较困难,但"新生儿破伤风"完全可以通过良好的预防措施有效避免,预防措施和前文"脐带发炎"的脐部护理方式类似,可做参考。总而言之,呵护宝宝脐部,预防"破伤风杆菌"是预防脐风的根本途径。

肚脐疝气,自制肚脐带来帮忙

⚠️**症状:** 肚脐里有气体,向外凸起一个大包,用手按压大包就消失了,但宝宝哭闹大包又会出现。

🔥**偏方:** 松紧带、纽扣、按扣、棉花、布料。

方法:

自制成一个环绕宝宝腹部的肚脐带,固定在宝宝的患处,利用松紧带的"松紧"作用协助突起的疝气包复原。

"脐疝"有时候会发病于出生后不久的宝宝,发病率约 2.6%,女孩多于男孩,1 岁以下的婴儿多见。具体可见到宝宝脐部有鼓起的圆形小肿块,小的像樱桃,大的像核桃,安静或躺着时小肿块可消失。但是宝宝坐起、站立、咳嗽、哭闹时小肿块又会鼓起来,有时可鼓得大而紧绷。若用手轻轻一压就能压回去,同时还可听到"咕嘟"一声响,感到有一股气把小肿块挤回肚子里去了,这就是脐疝。

"脐疝"的症状从宝宝的生理反应上不易猜测,有时宝宝哭闹不安,解开衣服看到脐疝突出来了,家长就以为是脐疝引起的哭闹。其实通常患脐疝的宝宝并无痛苦,个别会因局部膨胀而有不适感,很少有宝宝因为肿块过度膨胀而出现腹痛、呕吐等症状。

发生脐疝的主要原因是,宝宝在这个时期腹肌发育相对没有肠道肌肉发育得好,所以宝宝的腹内有气体时容易在腹部表面鼓起。同时,由于脐孔两边的腹直肌还没有能相互合拢,脐疝只由一层薄弱的瘢痕性皮肤覆盖,当腹部压力增高时,腹腔内的肠子就从脐孔内顶出形成脐疝。较小的脐疝,如直径小于 1.5 厘米,随着年龄的增长，腹肌逐渐发达，一般在1~2岁，迟者在3~5岁，疝孔可逐渐缩小到闭合。

对于宝宝脐疝一症，本节推荐的偏方是自制肚脐带。虽然现在市面上有卖小儿专用脐疝护理带，但事实上家长朋友可以完全自己做一个用于护理脐疝的带子，既干净又实用。

具体方法：家长需要准备一条松紧带，一个纽扣，一对暗扣，一些柔软的布或棉花。用松紧带在宝宝腰上量出合适的长度，能固定住又不会勒到宝宝的肚子为准，再留有缝暗扣的位置。剪好松紧带后在两头分别缝上两个暗扣，用布或棉花包住纽扣，以防摩擦宝宝皮肤；然后把纽扣缝到松紧带上，位置要选在带子缠上

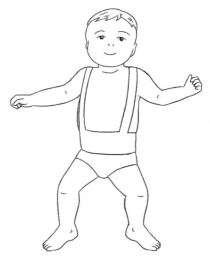

自制脐疝带

时暗扣在腰的侧边（小心暗扣卡到宝宝），这样一来，纽扣压住肚脐缠好，自制肚脐带就基本成型了。

肚脐带的原理是基于宝宝的腹肌发育特征，通过肚脐带的固定方式，可以协助宝宝腹肌和肠道肌肉间达到一个受力平衡，防止脐疝的发生。

另外，虽然在所有类型的疝气中，脐疝是比较轻的一种，但并不代表脐疝没有危害，所以家长一旦发现了宝宝患有脐疝，还是要抓紧治疗。鉴于婴儿脐疝很少发生嵌顿，可先采取非

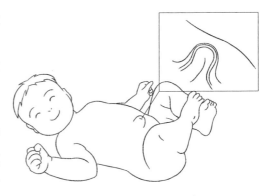

婴儿脐疝示意图

手术治疗，用胶布贴敷疗法，即取宽条胶带将腹壁两侧向腹中线拉拢贴敷，适当地固定以防疝块突出，并使脐部处于无张力状态，而脐孔得以逐渐愈合闭锁，每周更换一次胶布，如有胶布皮炎，可改用腹带适当加压包扎。

这里我们再推荐一款中医偏方，将艾叶烤干，磨成粉状，糊在宝宝肚脐眼上，垫一层纱布，再用医用胶布黏住，由于艾叶本身有祛风的效果，对小儿肚脐疝气也有很好的疗效。如果宝宝已逾两岁而脐疝仍未自愈，家长应考虑将宝宝送往正规医院，予以手术治疗。

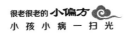
宝宝打嗝，一杯热水就管用

⚠症状： 宝宝喉间持续发出"嗝"的声音，并且有节律地发出，宝宝露出较为难受的表情。

🏺偏方： 温开水加空心拳头拍背。

方法：

用适当的方式抱起宝宝，然后自上而下拍打宝宝的背部，之后喂宝宝适量温开水。

打嗝，在民间称为"打嗝豆"，现象比较明显。很多宝宝都会在吃完奶，或者喝完水后出现这种状况，我们每一个人都有过打嗝不止的经历，所以看到宝宝一直打嗝吃力的样子，心里也会跟着难受着急。

宝宝之所以打嗝，基本上是由宝宝的生理结构决定。宝宝与成人一样在胸腔和腹腔之间有一层被称为"膈肌"的薄膜状肌肉，它把胸腔和腹腔分隔开来，起到分隔和保护胸、腹腔器官的作用。与成人不同的是，宝宝以腹式呼吸为主，膈肌是婴儿呼吸肌的一部分。当膈肌收缩时，胸腔扩大，引起吸气动作；膈肌松弛时，胸腔容量减少，引起呼气动作。当宝宝吃奶过快或吸入冷空气时，会使自主神经受到刺激，从而使膈肌发生突然收缩，引起迅速吸气并发出"嗝"的一声，当有节律地发出此种声音时，就是所谓的婴儿打嗝了。

除了生理原因造成的宝宝打嗝，也有可能是其他类型的原因。例如宝宝在哭闹或在喂食时吃得太急，而吞入大量的空气也会造成打嗝；有时肚子吹到风受寒，或是吃到生冷食物等造成刺激而出现打嗝症状。这种情况下，喝点儿温开水能将这股冷空气中和，从而使得它在身体内自上而下的排出，自然也就不会有空气逆反的现象，也就不会导致宝宝打嗝了。应对宝宝突如其来的打嗝，我们的偏方只需要半杯温开水加上适当地拍打就可以解决。首先将宝宝抱起，让宝宝自然地竖靠在大人的肩膀上，然后空心拳头，自下而上轻轻拍打宝宝的后背，之后用奶瓶或其他用具给宝宝喂20毫升左右的温开水即可。切记，喝完水后，不要立即将宝宝平躺在床上，让宝宝身体自然倚靠或者继续竖靠在大人肩膀上，以便让肠道和呼吸道的气理顺。

想要避免或有效缓解宝宝打嗝的现象，父母们应学会正确的喂养方式。母乳喂养的妈妈，在给宝宝喂奶时，把乳头放入宝宝的口中，至少让宝宝含住2/3乳头，并确定是否放在了宝宝的舌头上，否则不但奶水会溢出，而且容易让宝宝吸入过多的空气导致打嗝。

配方奶喂养的妈妈，在帮宝宝冲泡奶粉时，应先加入适量的温水，再加入奶粉，这样可避免奶粉结块，造成奶嘴阻塞而吸入过多空气。另外，摇匀奶瓶时最好握住奶瓶侧身，以左右摇匀的方式进行，避免上下摇动而增加奶瓶内的气体。奶瓶内的空气通常会渐渐残留在最上面（形成白色泡泡），因此，最好不要让宝宝把奶瓶中的奶完全喝完，这样也可减少一些气体进入体内。另外，在喂食中随时留意乳头或奶嘴的深度及角度是否正确，如果使用奶瓶喂养，可以观察奶嘴是否充满奶水，一旦奶嘴出现弯折，宝宝就会因吸吮不到奶水而过度用力，如此就很容易吸入空气导致打嗝。对于使用配方奶的家长，目前市面上有很多品牌的防胀气奶瓶，可以考虑使用。

另外，父母们要学会给宝宝正确地拍嗝，以下是三种常见拍打嗝姿势，可以作为参考：

直立式：在宝宝吃完奶后，尽量把宝宝直立抱在肩膀上，以手部的力量轻轻托着宝宝，再用手掌轻拍宝宝的上背，帮助宝宝打出奶嗝。为了防止宝宝溢奶、吐奶，使用直立式时，妈妈可在自己肩膀上垫上小毛巾，方便清洁。由于依靠手部支撑宝宝直立，当宝宝面朝父母的时候，要注意身体不要捂住宝宝的口和鼻，方便宝宝呼吸。如果宝宝在拍打几次之后都没打嗝，可以考虑先抚摸再拍打，也可以换另外的肩膀重新尝试拍打。

端坐式：妈妈可以坐着，让宝宝朝着自己坐在大腿上，妈妈一只手托着宝宝的头，另一只手轻拍宝宝的上背部。这时也要为宝宝准备好小毛巾，防止吐奶。与直立式相同，如果宝宝在拍打几次之后都没打嗝，同样可以考虑先抚摸再拍打。

侧趴式：妈妈坐好双腿合拢，将宝宝横放，让其侧趴在腿上，宝宝头部略朝下。妈妈以一只手扶住宝宝下半身，另一只手轻拍宝宝后背上部即可。这个姿势比较适合较小的宝宝，但要注意防止宝宝滑落，最好用适当的方式将宝宝身体固定在妈妈大腿上。

如果宝宝打嗝时可闻到酸腐异味，多是消化不良所致，可按摩宝宝胸腹部，或喝点儿山楂水，就很容易解决打嗝的问题。

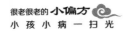

小儿盗汗，浮小麦红枣煎

⚠️症状：小孩夜间或白天入睡后，不停地大量出汗。

偏方：浮小麦 30 克、红枣 20。

方法：

将浮小麦和红枣洗净，加入清水煮汤饮用，通常连续十天后即有好转。

"盗汗"与"自汗"相对，在医学上，将在清醒状态下出汗，称为"自汗"，将睡眠中出汗称之为"盗汗"。

盗汗是中医里的一个病证名，病征较为明显，即宝宝入睡后出汗异常多，醒后不再出汗为特征的一种病患。"盗"有偷盗的意思，古代医学家用盗贼每天在夜里鬼祟活动，来形容该病症的特点，即每当人们入睡或刚一闭眼而将入睡之时，汗液像盗贼一样偷偷地泄出来。

我们常说的"小儿盗汗"，一般分为病理性盗汗和生理性盗汗。病理性盗汗是指某些宝宝入睡后，出汗以上半夜为主，这往往是血钙偏低引起的。低钙容易使交感神经兴奋性增强，好比打开了汗腺的"水龙头"，这种情况在佝偻病患儿中尤其多见。

本节所讨论的偏方主要用于生理性盗汗。处于婴儿时期的宝宝，皮肤十分幼嫩，所含水分较多，毛细血管丰富，新陈代谢旺盛，自主神经调节功能尚不健全，活动时容易出汗。对于生理性盗汗，无论从疗效还是从对宝宝未来身体的影响上考虑，医生一般不主张药物治疗，而是采取相应的调理措施。首先要考虑生活中会导致宝宝高热反应的因素，比如睡前活动量过大、饱餐高热量食物等都有可能导致夜间出汗，所以家长注意控制宝宝睡前的活动量和进食量，既有利于防止盗汗，也有利于控制小儿肥胖，有益睡眠质量和身心健康。

另外有的宝宝夜间盗汗，是由于室温过高，或是盖的被子过厚所致。冬季卧室温度以 24~28℃为宜，被子的厚薄应随气温的变化而增减。一般说来，注意到上述几种容易引起产热增多的诱因，并给予克服，出现盗汗的机会则自然减少。即使小儿偶尔有一两次盗汗，也不必过分担心，盗汗所丢失的主要是水分和盐分，通过每日的合理饮食是完全可以补充的。

如果确认排除了以上外界导致盗汗的因素，宝宝还是大量出汗，可以试一试本节所提供的偏方。准备浮小麦 30 克，红枣 20 枚，用清水洗净待用。将浮小麦和红枣置于适量的清水中，煮汤饮用，每日一次，通常连服 10 天即可有好转的迹象。

这个偏方出自《金匮要略·血痹虚劳病脉证并治》，所用材料在《本草纲目》《本经逢原》中均有记载。治愈夜间盗汗或白天睡觉出汗症状的原理在于食材的性质：浮小麦性味甘凉，入心经，有益气除热、治虚汗、退劳热的功效，常用于治疗虚热多汗、盗汗、口干舌燥、心烦失眠等症。红枣归脾胃经，有补中益气、养血安神的作用。这两者搭配在一起，既可以护脾健胃，又可以补血止汗。

除了这一食补偏方，我们再推荐一套推拿法，专门用来缓解小儿盗汗问题。当然，这个方法可能看起来并不简单，但却对宝宝的身体健康非常有益，相信广大父母是非常愿意试一试的。具体方法如下：

补肺经 200 次，在宝宝的无名指面顺时针方向旋转推动；

泻心经 200 次，心经在宝宝的中指末节面，由中指端详手掌方向直线推动；

补肾经 200 次，在宝宝的小指面顺时针方向旋转推动；

补脾经 200 次，在宝宝的大拇指面顺时针方向旋转推动；

推六腑 200 次，六腑在宝宝前臂阴面靠小指那条线，父母用大拇指面或食中指面自肘推向腕部；

揉涌泉 300 次，涌泉穴在宝宝脚底板的前三分之一凹陷处；

捏脊 5 遍。

这一套方法下来，通常当晚就能见到效果，根据宝宝盗汗的严重情况，需要坚持的时间长短不同，在一段时间的推拿按摩后，能帮助宝宝摆脱盗汗的困扰。与此同时，父母可以把这个推拿的过程当成一种亲子游戏，不但可以带给宝宝健康，还可以促进亲子之间的感情。

另一方面来说，无论是生理性还是病理性盗汗，护理工作是十分重要的。小儿盗汗以后，要及时用干毛巾擦干皮肤，及时换衣服，动作要轻而快，避免小儿受凉感冒。同时注意及时补充水分和盐分，可以口服补液盐，或白开水加点儿食盐、糖，其中糖可以促进水和盐的吸收。宝宝的被褥也要经常晾晒，日光的作用不仅在于加热干燥，还有消毒杀菌的作用。另外，盗汗的宝宝平时应多吃高蛋白和蔬菜类食物，不要吃辛辣刺激生冷的食物。

最后希望家长了解的是，盗汗的原因复杂多样，如果发现以上治疗方法不见效，应第一时间去医院咨询专业医生，以免贻误宝宝病情。

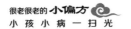

宝宝夜惊哭啼，鸡内金很管用

⚠**症状：** 小儿在夜间常常啼哭不止或时哭时止。

🍶**偏方：** 鸡内金、蝉蜕。

方法：

两者同时用微火烘焙脆后碾成粉末，以温开水送服。

夜惊哭啼多见于半岁以下的宝宝，是婴儿时期常见的一种睡眠障碍，人们习惯上将这样的宝宝称为"夜哭郎"。

这种病患的病症也较为明显，白天的时候较为乖巧，可是一到晚上就会烦躁不安，哭闹不止。夜间宝宝突发啼哭的时候，好像看见了异物状，而且哭声不止，精神很不安，睡觉时面色青灰、脸上神情惊诧等，到医院体检却没有异常。

对于宝宝夜惊哭啼的原因，往往是父母白天带宝宝到人多嘈杂的公共场所，使宝宝受到惊吓、刺激或者过于兴奋，到半夜三更时宝宝会突然惊醒，哭闹不安，表情异常紧张。除此之外，有些宝宝在成长过程中有一定的安抚需求，肌肤触摸可以让宝宝心静，但有些父母由于白天工作忙，照顾宝宝时间少，到了晚上宝宝会以哭泣来引起父母注意，让父母抱抱自己获得安抚。

因此，在平时父母尽量少带宝宝去喧哗的场所，避免宝宝接触到使他害怕的物体或人，如果宝宝半夜惊醒，父母应当在第一时间给予安慰，告诉宝宝没什么好害怕的，让宝宝安稳入睡。在平时父母也应尽量抽出时间多陪宝宝，宝宝的"皮肤饥饿"得到满足，就会减少夜间哭闹了。

本节对于宝宝夜惊哭啼的症状，我们提出的偏方是"鸡内金"和"蝉蜕"。用蝉蜕9克，鸡内金15克，将2味药材微火焙脆研成细末，温水服用，每次1克，每日3次比较有效。

除了"夜惊哭啼"之外，导致宝宝哭啼的原因很多，从中医的角度而言，宝宝夜啼多因小儿心经热、脾寒、积滞所致。

如果宝宝啼哭的原因是心经热，则看到灯火时啼哭更加响亮，另外还有面赤唇红、烦躁不安、大便秘结等症状。这时，父母可以用淡竹叶、灯芯草、蝉蜕加水煎汤给宝宝服用，该汤具有清心、去火的功效。

如果宝宝哭啼的原因是脾脏虚寒。啼哭时声音较为低弱，睡觉的时候喜欢卷曲着身体，手脚冰凉，面色青白，舌苔薄且白。父母可用生姜、红糖煮汤给宝宝服用，此方具有温脾健脾的功效。另外，父母还可经常在宝宝的神阙穴、足三里等部位艾灸。

当宝宝因为积滞而哭啼时，首先会因为消化不好，有腹部胀满，大便不调等为特征。父母可用山楂、麦芽、神曲为宝宝用水煎服，该方具有促消化的功效。

在宝宝夜啼初期，家长可以在家用一些中医小方为宝宝进行调养，若情况严重时应及时送往医院就诊。

除了生理上的原因，在日常生活中，一些不合理的喂养习惯也会造成宝宝的夜啼，例如宝宝没吃饱或者过饱。

一般而言，处于婴儿时期的宝宝，隔 2～3 个小时就可能要吃奶，有些妈妈却喜欢固定 3 个或 4 个小时才让宝宝吃一次奶，以养成规律的生活习惯，对无法忍耐饥饿的宝宝而言，这种方式无疑十分痛苦，因此往往会气得哭闹不止。而且在吃奶时会狼吞虎咽地狂喝，以至于吸入太多空气，反而又造成肚子痛，只好再哭一次。

更为严重的是，有些爸爸妈妈以为宝宝哭闹是因为没吃够，于是又喂了一次奶！可是宝宝的神经发育尚未成熟，仍旧保留着吸吮反射能力，无论什么东西，只要放到宝宝的小嘴里，他就会用力吸吮，结果导致吃奶量过多，宝宝的小肚子越来越胀，进而因为感觉不舒服而哭闹不止。

对于这种情况，妈妈应给合理地给宝宝喂养。到底应该隔几个小时喂一次奶，要依宝宝的具体情况而定，至于每次喝奶总是又快又急的宝宝，可在喂到一半时先给其拍背排气，以免吸入过多的空气。

哺喂母乳的妈妈如果吃了口味比较重的食物，如辣椒、洋葱、咖喱等，宝宝可能会受到影响而哭闹。因此，哺喂母乳的妈妈尽量避免食用刺激性或含咖啡因、酒精的食物与饮品，以免影响到宝宝的情绪反应。

另外，宝宝在玩乐时，注意不要白天黑夜颠倒，以免影响宝宝晚上的睡眠质量，刚诞生的宝宝不适应昼夜环境，把日夜颠倒了而导致啼哭。有些小宝宝在睡觉之前显得比较烦躁，因为一个枕头、一种气味、一道光、一种习惯等，都可能会影响宝宝的睡眠，导致宝宝晚上哭闹不安。除了外界环境导致的夜哭，只要父母细心寻找出导致宝宝夜哭的外界原因，所有问题都能迎刃而解。

最后，我们简单说一下睡眠对宝宝的生长影响，通常都说"睡眠充足的孩子长得高"，这一点是非常具有科学依据的。人体的生长要靠生长激素，生长激素主要的生理作用是对人体各种组织尤其是蛋白质有促进合成作用，能刺激骨关节软骨和骨骺软骨生长，使人增高，如果宝宝缺乏生长激素就导致生长停滞。而生长激素在晚上熟睡时分泌量最多，若夜啼时间一久，势必减少生长激素的分泌，因而就影响到了宝宝身长增加的速度。

总之，宝宝夜啼的原因很多，父母应该细心观察一下，如果经过适当地安抚和调理依然无法缓解宝宝的夜哭现象，怀疑是疾病所致，就要带宝宝到医院检查一下，只要找到了真实原因，及时加以治疗，小宝贝一定会甜甜蜜蜜入梦乡的！

宝宝夜间惊恐，搓耳朵，梳百会

⚠️**症状：**会突然惊醒坐起，面露恐惧表情，但意识仍朦胧，同时面色苍白、呼吸急促、瞳孔扩大、出汗、脉搏加快。

🍶**偏方：**搓耳朵，梳百会。

方法：
将耳朵搓红，从百会穴开始往后梳头。

宝宝在晚上的惊恐喊叫现象称为"夜惊"。夜惊发生率约在整体儿童中占3%左右，男孩比女孩略多，此病症可能发生在宝宝的任何年龄段，但以5~7岁最为常见。夜惊多发生在入睡后半小时之内，最迟不超过2小时，约2/3的患病宝宝在入睡后15~30分钟发病。

宝宝夜间惊恐特别容易让家长担心，因为此时宝宝的表情常常表现惊骇，突然惊醒坐起，眼神恐惧，但意识仍朦胧，同时具有面色苍白、呼吸急促、瞳孔扩大、出汗、脉搏加快等症状。发作时，如果父母叫唤宝宝，不容易将宝宝从懵懂中叫醒。宝宝常会紧张地抓住身边的人和被子，似乎在继续遭受某种强烈的痛苦，面对妈妈的安抚、拥抱视而不见、听而不闻，需要持续一段时间才能自行入睡。夜惊有可能在一夜发生数次，也可能在几天或十几天内发作一次。

对于年龄相对小一些的宝宝，在受到惊吓后，很容易睡不安稳，胃口也不好，甚至部分宝宝受了惊吓后，几天都缓不过劲来，总是睡不踏实或生一场病。

导致宝宝出现夜惊的原因很多，俗话说："日有所思，夜有所梦"，外界的刺激和身体内部的刺激都有可能会引起宝宝夜间惊恐。出现夜间惊恐现象的原因一般有：

（1）宝宝在白天受到不良刺激，如恐怖的故事，成人的责备和打骂等。

（2）身体内部的刺激，如有疾病（疾病会引起人体组织内生理的改变，会破坏体内血清促进素的平衡）。这种白天大脑无暇顾及的微弱疾病信息，在夜晚睡梦中能反映出来，如肺部疾病患者常梦到负重运行，胸部受压，被人扼住脖子而感到窒息等。做噩梦者往往心中恐惧，呼喊不出而突然惊醒。遇到这种情况，爸爸妈妈要及时带宝宝上医院检查。

如果不是身体方面的原因，爸爸妈妈大可不必惊慌，只要平时加以注意就可以改变这种情况。一旦遇到小儿夜晚惊恐，可以采用本节所推荐的偏方：帮助宝宝按摩耳朵，轻轻地、慢慢地把宝宝两个小耳朵都搓得红红的，再帮宝宝在头顶的百会穴轻轻地从前往后梳理几十下，宝宝的紧张情绪很快就能缓解下来。家长还可以再给宝宝喝用半勺红糖冲的温开水，宝宝就不会出现因受惊而睡不踏实的情况了。

搓耳朵和梳理百会穴之所以有效，是根据人受到惊恐后心脏跳动加速，大脑皮层供血不均引起紧张的生理原理。将耳朵搓热能有效缓解大脑的紧张情绪（很多人在紧张的时候，就会脸红耳热，其实是一种生理调节，这里是家长帮助宝宝进行调节）。百会穴是人"气血"所汇聚的高点，经过梳理也能帮助抚平紧张情绪。

除了偏方之外，家长朋友还是应该注意宝宝日常睡眠质量的护理工作，具体可以参考以下几点。

（1）在每天临睡前给宝宝洗脸、洗手，晚上睡觉的时候一定要注意把屁股清洁干净。对于出牙的宝宝，妈妈不要忘记用淡盐水给宝宝口腔擦拭一下，养成晚睡前洗漱的习惯。睡前就不要喂水或者少喂，以免因小便影响睡眠质量。睡前一定要给宝宝把尿。较大的宝宝睡前不给甜食，以保持口腔清洁，并改掉夜间吃奶的习惯。让宝宝每天都睡在同一张床上，这样可以让宝宝形成按时入睡的条件反射。

（2）在宝宝入睡时千万千万不拍、不摇、不哄、不抱、不唱催眠曲、不讲故事。手里不要拿着玩具，更不能嘴里叼着毛巾、假奶头、手等物品入睡。要培养小儿自然入睡的习惯，如果出现上述不良行为，应该及时纠正。

（3）宝宝的室内空气要新鲜，室温适中，被褥柔软，厚薄适宜。婴儿时期的宝宝应换上宽松、柔软的衣服，如果条件允许可以给宝宝换上专用的婴儿睡衣，使其全身得到放松，睡得舒服。

（4）白天和夜间的睡眠时间应掌握好，养成按时入睡、按时起床的习惯。不要任由宝宝想睡到什么时候就什么时候，或睡醒后不起床，在床上玩儿，或该睡觉时不睡。到了该起床的时候，可通过把尿、放音乐等将宝宝叫醒。经过一段时间后，宝宝会养成一种良好的生理习惯吗，定时自然醒来。

另外，平时睡前，不要讲惊险恐怖的故事，或用一些恐怖的谎话吓唬宝宝，保持宝宝安静愉快的情绪。此外，要养成良好的睡眠习惯，早睡早起，睡前不要吃得太饱，不要让宝宝喝太多的水。还要注意不让孩子过度疲劳，这样就能避免宝宝出现夜间惊恐的情况。

家长还需要了解的是，宝宝一天有 2/3 左右的时间在睡觉，并且通过睡眠可以使身体，尤其是尚未发育成熟的神经系统得到休息与调整。

除此之外，如果由于脑发育不全，大脑皮层对皮层下中枢组织不能起很好的协调作用而引起频繁的夜惊，父母应带宝宝及时去就诊。

小儿吐奶，腹部按摩来缓解

⚠症状： 宝宝喝完奶水一段时间后，宝宝的胃部出现反复收缩，进而从嘴巴喷出如小喷泉似的奶水。

偏方： 腹部按摩法。

方法：
（1）在给婴儿喂完奶半个小时后，双手洗净；
（2）给手心倒些婴儿按摩油，双手对搓直至掌心发热；
（3）以婴儿的肚脐为中心，四指并拢，按顺时针方向轻轻按摩婴儿腹部，力度适中，幅度不能太大；
（4）每次按摩 5~10 分钟，每隔 4~6 小时按摩一次，坚持数周。

小儿吐奶一般可分为生理性吐奶和病理性吐奶，生理吐奶是婴儿期的正常现象，就要从人体特殊的生理结构来说起。人的胃有两个门，一个是与食管相连叫贲门，即胃的入口，另一个是与肠道相接的叫幽门，即胃的出口。婴幼儿贲门比较松弛，关闭不紧，易被食物冲开。当胃内食物稍多时，就会冲开贲门而倒流回食管。幽门关闭较紧，容易受食物的刺激而发生痉挛，使出口阻力更大，食物通过缓慢或难以通过，食物则由幽门处反流到贲门处，破门而出，宝宝就会吐奶。另外宝宝的胃呈水平位，胃的容量小，存放食物少，同时也容易返回到贲门处造成吐奶。

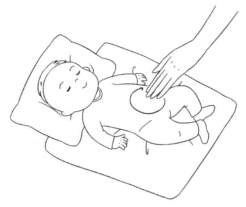

我们所提到的按摩腹部法主要用于生理性吐奶，这种按摩法能缓解婴儿吐奶现象，改善宝宝的体质。在按摩的过程中要特别注意按摩手法，以宝宝的肚脐为中心，四指并拢，按顺时针方向轻轻按摩宝宝腹部，力度适中。这里特别提醒，给宝宝按摩不要犯"摩擦皮肤"的错误，其实用力

家长将手搓热后四指并拢，按顺时针方向轻轻摩擦婴儿腹部，力量要适中。

点是向下，而不是向周围，手指和皮肤是不形成摩擦关系的，按摩完毕后，皮肤不会出现发红的现象。

按摩腹部法之所以有效果，是因为从中医角度讲，小儿吐奶是由于小儿脾虚，无法下纳。腹部按摩法通过按摩刺激小儿身体相关的穴位和部分，就可以达到缓解消化压力、改善体质的效果。

另外，吐奶多半是由于婴儿在吃奶时吸进了空气。空气进入胃后，因气体较液体轻而位于上方，容易冲开贲门而出，同时也会带出一些乳汁，引起吐奶现象。所以，在喂奶过程中要特别注意以下问几点：

1. 先换尿布后喂奶

如果吃奶时也到了该换尿布的时间，应当先换尿布再喂奶。当宝宝在肚子饱饱的时候，被妈妈左翻右翻，还被拎起双腿垫尿布，宝宝就容易吐奶。同样，按摩、抚触、洗澡等都应安排在喂奶前，以防喂奶后过多翻动引起宝宝溢奶。

2. 掌握好喂奶的时间间隔

一般乳汁在胃内排空时间为2~3小时，所以每隔3小时左右喂1次奶比较合理。如果喂奶过于频繁，上一餐吃进的乳汁还有部分存留在胃里，必然影响下一餐的进奶量，或是引起胃部饱胀，以至吐奶。

3. 采用适宜的喂奶姿势

妈妈坐着抱宝宝喂奶，相对躺着喂奶造成宝宝吐奶的机会要少。因为怀抱里的宝宝身体倾斜，胃的下口便相应有了一定的倾斜度，吸入的奶汁由于重力作用

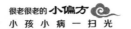

可部分流入小肠，使胃部分腾空。躺着喂奶的宝宝稍一晃动便易造成奶汁向食管回流而吐奶。

4. 注意宝宝吃奶的口型

喂奶时，妈妈应注意将整个乳头和大部分乳晕都塞入宝宝的口中，而不是仅仅将乳头塞入，否则宝宝吃奶时容易吸入空气。空气吸入过多，在胃内与奶汁混合，气体上排时会将奶汁一齐带出，容易造成宝宝吐奶。

5. 喂奶后不要急于把宝宝放下

吃奶过程中，不要让宝宝吃得太急，喂奶中间妈妈可以拍一次嗝。给宝宝喂完奶后，妈妈也不要立即把宝宝放到床上，而应将宝宝竖直抱起，让宝宝趴在妈妈的肩膀上，同时用手轻拍宝宝背部，让那些随吸吮而吞入的空气排出（即打嗝儿），之后再放下宝宝就不易吐奶了。

6. 吃完奶后宜右侧卧

给宝宝喂完奶之后，最好让宝宝以右侧卧来进行休息，因为右侧卧位时胃的贲门口位置较高，幽门口的位置在下方，乳汁较易通过胃的幽门进入小肠，可防止吐奶。

这里要特别提醒家长朋友，一定要避免仰卧，因为仰卧时如果发生吐奶，吐出来的奶液有可能会吸入鼻腔，轻者会引起咳嗽，重者会导致肺炎甚至窒息。

7. 排除鼻腔阻塞

喂奶前父母应当先看一下宝宝的鼻腔是否阻塞，如果是，最好先清洁鼻腔再喂奶，避免宝宝吃奶时，嘴巴、鼻子都堵住而难受。还有一点是妈咪在给宝宝喂完奶后，别急着逗宝宝玩儿或者大笑，否则也容易导致宝宝吐奶。

8. 奶嘴孔的大小要适中

如果奶嘴孔过小，宝宝就要用力吸吮，容易导致空气与奶汁一起吸入，引起吐奶；奶嘴孔过大，宝宝吸吮时又容易被呛着而引起咳嗽。所以，在选用奶嘴时，妈咪要挑选奶嘴孔大小适合宝宝的奶嘴。

9. 奶瓶与嘴巴成 45 度

将奶汁充满奶嘴后再给宝宝喂奶，喂奶时奶瓶后部要略高于前部，使奶汁始终充满奶瓶前部，防止宝宝吸入空气。若宝宝吸吮奶水的速度太快，则每吸 15~20 口时将奶嘴移开，轻拍宝宝的背部以排出过多的空气，休息一会儿后再喝。

除了注意喂奶的细节问题，宝宝发生吐奶后，不要让呕吐物进入宝宝的气管影响宝宝呼吸，最好用枕头货被子将宝宝上身垫高。若躺着时发生吐奶，可以把宝宝脸侧向一边。吐奶后要注意观察宝宝的反应，此时的脸色可能会不好，但只要稍后能恢复过来就没有问题。另外，宝宝吐奶后，如果马上补充水分，可能会引起再次呕吐，最好在吐奶后 30 分钟左右，再用小勺一点儿点儿地试着给宝宝喂些白开水。

除了生理性吐奶，还有病理性吐奶，这种情况不是偏方的适用范围。病理性吐奶是因身体疾病引起的吐奶，比如宝宝肠胃不好、上呼吸道感染、脑部疾病，都可能会引发吐奶。病理性吐奶一般吐出的奶比较多，要把胃里的奶吐光，还会吐出胃液。如果是喂奶间隔很长时间了，会吐出来带奶块、有酸味的半消化奶液，当父母确定是病理性吐奶，要及时就医，一面影响宝宝身体健康。

小儿吐舌，竹叶香菊自然好

⚠️**症状**：宝宝喜欢不时地伸出舌头。

🍶**偏方**：菊花、竹叶。

方法：
将野菊花伴随竹叶泡水，每日给宝宝服用。

吐舌是一种病证名，在明代薛铠所著的《保婴撮要》中就有所记载，又名舌舒、吐弄舌。

吐舌表面症状仅仅是吐露舌头，但中医认为，宝宝吐舌头可能是由内热而引起的一种病状。这是因为宝宝舌头不断地伸出口外，伸出时间较长而缩回较慢，甚至不缩回，同时还经常伴有面红烦渴，小便赤涩等。

这一疾病的病因根源通常为心经有热，由于宝宝的年龄小，而身体本身无时无刻不在成长，生机蓬勃，阳气旺盛，宝宝体质本身就偏于燥热，这时候如果饮食过饱或者环境过暖，都会使宝宝感到不适，当宝宝烦躁不安，不爱吃，不爱玩，小便黄少，这就是我们常说的有内热了，内热如果没有很好的排出体外，严重了就会上火。而宝宝不懂得如何表达心中的燥热烦闷，常常会吐舌头来排解。

本节推荐的偏方是用野菊花和竹叶泡水给宝宝解除内热。用野菊花、淡竹叶泡一点儿水，给宝宝每天喝几毫升，一天喝2、3次，连续饮用3天左右，如宝宝吐舌头明显减轻，可以继续用。

在这一偏方中，野菊花含菊醇、野菊花内酯、氨基酸、微量元素等多种活性成分，而竹叶有甘、淡、寒的效用，二者泡水后可入心、肺、胆、胃经，清热去火。

补充一点，中医讲："若要小儿安，三分饥饱三分寒"不要给宝宝吃得过饱，穿得过暖，少吃容易上火的食物，这是预防内热产生的好办法。

除了内热导致宝宝喜欢吐舌头，我们再阐述一些宝宝正常吐舌头的情况，便于家长朋友正确了解宝宝吐舌头的动作。

宝宝吐舌头有时也是宝宝一种自我娱乐的方式，宝宝从2个月左右就开始了自己认知世界的过程，神经系统的各种功能开始发育，宝宝神经发育的顺序是从中心向外围开始，因此，宝宝的口周神经比手的神经发育更早，"口"在2~5个月大的宝宝是探索世界的工具，通过口来探索和体验周围的环境。所以会把小舌头伸到外面玩或碰到什么舔什么，这是宝宝正在对外界有所好奇，进行探索。

宝宝口渴的时候也喜欢吐舌头，因此，发现宝宝频频吐舌的时候，家长需要注意，是不是宝宝口渴了。宝宝年龄越小，体内所需水分的含量比例就越高。宝宝生长发育快，需要的水分明显比成人多，而宝宝肾功能尚不完善，水分消耗也较快。一般情况下宝宝需水量和体重有关：0~1岁为每千克120~160毫升，1~2岁为每千克120~150毫升，2~3岁为每千克110~140毫升。

除了宝宝生理需求的表达之外，宝宝频繁吐舌头，也有可能是模仿父母的动作。遇到这种问题，父母首先要检讨一下自己平时是不是经常对着宝宝做吐舌头的动作。我们建议家长平时多和宝宝交流，多和他说说话，多给宝宝一些抚爱，多给宝宝一些感兴趣的玩具，分散宝宝注意力，再大一点儿的宝宝也可给一些磨牙棒或磨牙饼干，满足宝宝的口欲期，随着年龄增长，宝宝自然会逐渐淡化吐舌头的行为。

最后，当宝宝出现吐舌现象，同时要观察宝宝的口腔内是否有口疮，溃疡或疱疹，但同时家长要排除宝宝有无口腔疾病或智力方面的问题，一旦发现宝宝吐舌头的行为超出正常范围，家长还是应当尽快带宝宝到正规医院做检查和治疗。

新生儿出黄疸，交给冬瓜玉米叶吧

⚠症状： 皮肤、黏膜、巩膜发黄，宝宝食欲不振、不安躁动，体温可能也会有所上升。

🪶偏方： 冬瓜、玉米叶。

方法：

将冬瓜皮和玉米叶洗净，放入清水中煎汤为宝宝服用。

许多宝宝在出生不久，会出现皮肤和眼睛渐渐变得暗黄，食量相对出生时减退的情况，这种现象通常被称为"黄疸"。这种病症通常并不严重，只要找对方法就能让宝宝安然无恙。

黄疸，通常会在宝宝未满月（出生不足 28 天）的时候发生，医学上把这种病症称为"新生儿黄疸"。新生儿黄疸是新生儿中一种很常见的疾病，临床上有60% 的足月产宝宝在出生后一周内会出现黄疸，80% 的早产儿会在出生后 24 小时内出现黄疸。

"新生儿黄疸"的病征也比较显著，主要表现为皮肤、黏膜、巩膜发黄，宝宝食欲不振、不安躁动，部分宝宝的体温也会有所上升。

"新生儿黄疸"发病的主要原因是胆红素浓度过高。这个时期宝宝的肝脏功能发育不完善，胆红素代谢异常，血液中的胆红素浓度升高引起黄疸病症，具体又可以分为生理性黄疸和病理性黄疸。

这一节的偏方主要针对生理性黄疸。生理性黄疸一般出现在足月宝宝会降生后的 2~3 天，4~5 天最明显，7~10 天自然消退。早产宝宝的黄疸可能会较重，可持续 2~3 周。生理性黄疸的宝宝除了皮肤黄染外，在食欲和精神方面都没有多大影响，而且一般在一个月内症状就会自动消除。

本节推荐一个款有助于缓解新生儿黄疸的偏方：玉米冬瓜汤。父母可以取用冬瓜皮、玉米叶各 3 克，将冬瓜皮，玉米叶洗干净，两者放入清水中煎汤饮服即可。

此方原理在于：冬瓜皮清热消毒，玉米须具有清热热、平肝、利胆的功能，主治黄疸肝炎等，两者同时服用可有效缓解黄疸症状。

除了偏方之外，对于当代新生儿黄疸，如果确实需要尽快治疗，光照疗法被现代医学认为是一种比较安全有效的方法。

光照治疗是一种通过荧光灯照射治疗宝宝高胆红素血症的辅助疗法。具体方法是让宝宝脱光衣服躺在婴儿床里（眼睛和会阴需要遮蔽），然后在蓝色的荧光灯下照射。患儿入箱前须进行皮肤清洁，禁忌在皮肤上涂爽身粉或油类，双眼佩戴遮光眼罩，避免光线损伤视网膜，男宝宝还要注意保护阴囊。若使用单面光疗箱一般每 2 小时更换体位 1 次，可以仰卧、侧卧、俯卧交替更换。俯卧照射时要有专人巡视，以免口鼻受压而影响呼吸。光照治疗通常可以缓解新生儿黄疸，因为紫外光能把胆红素转变成一种更容易通过宝宝的尿液排出体外的物质。

除了生理性黄疸，另一种是病理性黄疸。病理性的黄疸经常在宝宝出生后 24 小时内出现，持续时间在 2 周以上，早产宝宝在 3 周以上，黄疸可能会在消失后重复出现并且病情加重，重症的黄疸可以合并核黄疸。病理性黄疸的宝宝不但有皮肤变化，通常会又哭又闹又拒奶，这种情况下家长必须尽快带宝宝到医院接受治疗，否则会引发核黄疸，后果非常严重。

对于"新生儿黄疸"这种婴幼儿疾病，虽说较为普遍，治愈率高，但也不能掉以轻心。在新生儿黄疸的护理方面，爸爸妈妈尤其需要注意以下几个方面的问题：

1. 注意宝宝大便颜色

要注意宝宝大便的颜色，如果是肝脏胆道发生问题，大便会愈来愈淡，趋向白色。如果再加上身体突然又有变黄的现象，最好第一时间看医生。这是因为在正常的情况下，肝脏处理好的胆红素会由胆管到肠道后排泄，粪便因此带有颜色，但当胆道闭锁，胆红素堆积在肝脏无法排出，则会造成肝脏受损，这时必须在宝宝两个月内时进行手术，才能使胆道畅通或另外造新的胆道来改善。

2. 时刻观察宝宝黄疸情况

黄疸通常是从宝宝头部开始黄，从脚开始退，而眼睛是最早变黄的，最晚退的，所以可以先从眼睛观察起。专家建议可以按压宝宝身体任何部位，只要按压的皮肤处呈现白色就没有关系，是黄色就要注意了。只要觉得宝宝看起来愈来愈黄，精神及胃口都不好，或者体温不稳、嗜睡，容易尖声哭闹等状况，最好及时就医。

3. 多让宝宝接触自然光照

宝宝出院回家之后，保持家中光线充足，白天宝宝尽可能接近窗户旁边的自然光。如果在医院时，宝宝黄疸指数超过 15mg/dL，医院会照光，让胆红素由于光化的反应，而使结构改变，变成不会伤害到脑部的结构而代谢。回家后继续要照自然光的原因是，自然光里任何波长都有，照光或多或少会有些帮助，但要注意，不能让宝宝直接晒到太阳，会有晒伤或者紫外线的伤害。

4.最好喂母乳

如果证明是因为饮食问题产生的黄疸，妈妈尽量坚持母乳喂养，千万不要以为宝宝吃不够或因持续黄疸，就用配方奶粉甚至糖水代替母乳。不知道宝宝是否喂食充足的妈妈，可以观察尿尿的次数，一天 6 次以上的排尿，以及宝宝体重持续增加，就表示饭食分量足够。但如果黄疸退了而体温又升高就说明有问题，一定要及时去医院检查。

小儿胎毒，黑豆莲蓬水来解毒

⚠️**症状**：婴幼儿在出生后出现的过敏、皮疹等皮肤问题。

🍶**偏方**：黑豆、莲蓬。

方法：

将莲蓬洗净，黑豆用清水泡开后，两者共同用文火煲半个小时，饭后为宝宝服用。

胎毒，主要指热毒，婴、幼儿疮疖、疥癣、痘疹等病统称胎毒。

有的宝宝在出生后，火气特别大，常常出现眼屎过多，脸上或身上长红疹，这些都是婴儿胎毒的表现，具体而言，通常呈现红色的小疹子，先零星出现在面部，后成片，有些会有白头或者黄色的痂。

一般来说，胎毒是由于母亲身体的情况、母亲在怀孕期间的饮食情况或者其他原因而造成宝宝出现胎毒病患。胎儿在母亲子宫里的时候，所有营养基本上都是从母亲的身体中获得，如果妈妈在怀孕期间吃了太多高热量、甘肥黏腻、辛辣等食物，宝宝出生后很可能就有"胎毒"。

祛除宝宝胎毒，是为了避免宝宝出生后皮肤出疹或出现严重的黄疸，在民间，很早就有祛除胎毒的做法。而本节我们推荐一款较为普遍并且有效的"去胎毒"偏方：黑豆莲蓬水。

具体制作和使用方法很简单：取 2 个莲蓬，抓一把黑豆，洗净后用清水浸泡30 分钟，然后再煮，文火煎煮十五分钟，两三天煮一次，可根据具体情况放适量红糖，还可以加鸡蛋下去。在宝宝饭后适量地服用，很快就可以对胎毒起效。

此偏方有效的原因在于黑豆中有 5% 的粗纤维，可以帮助肠道蠕动，使体内胀气与毒素顺利排出，莲蓬同时有消毒祛湿的作用，两者都对胎毒有一定的疗效。

事实上，想要预防胎毒的发生，就应该注意孕妇的日常饮食。建议在孕期的饮食上注重科学合理膳食，既要吃一些滋补的食物保证营养的摄入，同时也要避免一些油腻容易上火的食物，另外多吃各类蔬菜、水果，确保摄入各种营养素。

（1）怀孕期间注意饮食的调配，如多吃瓜果蔬菜，多吃豆类食品。据相关研究发现，大豆中含有比牛奶更为丰富的蛋白质，而且大豆蛋白是最安全最有营养的蛋白成分，所以多吃豆类食品有益孕妇和胎儿的健康。

（2）每天尽量要喝足 8 杯水。

（3）孕妇晚期喝一些诸如绿豆汤、莲子粥等清火的汤水。

（4）总之，避免能引起胎毒的一系列事物，为宝宝健康打好基础。

另外，想要避免胎毒的发生，在生产后下奶前，应尽量不要给宝宝吃奶粉或牛奶，即使在吃母乳之前吃了 30 毫升的牛奶，也会在宝宝血液中形成完整的蛋白抗体，使宝宝也有了过敏体质，诱发丹毒的发生，有胎毒隐患。所以宝宝先吃母乳，母乳不足时再吃奶粉或牛奶则完全不同，别小看这一前一后，它可能会影响宝宝一生的体质。

除此之外，哺乳期间妈妈少吃油腻食物，多吃蔬菜和水果，这样母亲分泌的乳汁才有利于宝宝排出毒素。而对于一些寒凉、清热降火的药物，妈妈更加不宜长期服用，因为服用寒凉药物过量、时间过长，母乳可能会损伤宝宝本不强壮的脾胃，导致食欲下降、不消化，甚至生长发育落后缓慢等。

宝宝二便不通，葱白生姜来帮忙

⚠️**症状**：大、小便不通或虽通但排便困难，既二便不利，小便不利是指小便时排尿困难或短赤，甚或小便闭塞，点滴不通；大便不利是指有便意，但排便困难，或大便秘结，排便时间延长。

🥄**偏方**：生葱白、淡豆豉、生姜。

方法：
生葱白、淡豆豉、生姜三者捣烂成膏状，将药膏敷在宝宝肚脐之上。

首先我们一起来了解一下宝宝的双便问题：宝宝正常小便的次数及量的多少因人而异，它与液体的摄入量、环境的湿度、环境的温度、摄入食物的种类、宝宝的活动量以及精神因素等均有关系。新生儿期的宝宝排尿的次数多无规律性，开始次数较少，以后可渐增至每日 20~25 次不等，直至 6 个月时排尿的间隔可延长、次数可减少；1 岁时每天排尿 15~16 次；2~3 岁时每日排尿 10~12 次。

　　宝宝通常在出生后 12 小时开始排便。胎便呈深绿色、黑绿色或黑色黏稠糊状，这是胎儿在母体子宫内吞入羊水中胎毛、胎脂、肠道分泌物而形成的大便，3~4 天后胎便可排尽，吃奶之后，大便逐渐转成黄色。一般情况下，喂牛奶的新生儿大便呈淡黄色或土灰色，且多为成形便，常常有便秘现象。而母乳喂养儿多是金黄色的糊状便，次数多少不一，每天 3~4 次或 5~6 次甚至更多些。少数宝宝则相反，经常 2~3 天或 4~5 天才排便 1 次。

　　中医认为，引起宝宝二便不通的原因，多是因热蕴大肠，肠道失于濡润，或因热伤阴津，水无源泉造成的。按照现代医学，新生儿之所以会因为体内过热而二便不通，可能是由于胎儿在母亲腹中时，孕妇食用过多辛辣的食物，导致邪热蓄积，转移到胎儿的身上。也有可能是因为母体虚弱，未足月而早产，致婴儿禀赋不足，元气虚弱，气血不能濡养肠道，而致便闭不通。

　　另外一种原因是临产的时候，婴儿吞入羊水，堆积在婴儿肠胃，阻滞气机，而致大便不通。对于这几种原因引起的二便不通，临床上一般采用肛门排气或灌肠后能排出大便，以减轻症状。

　　然而对于这种疾病的治疗，中医推荐外敷贴脐治疗。在这里推荐一个偏方，准备生葱白、淡豆豉、生姜各 10 克，食盐 3 克。将以上诸药混合共捣至极融烂调和成稠膏状，临用时取适量药膏，直接敷在患儿脐中，外以纱布覆盖，胶布固定。每日换药 1 次，一般敷药 1~2 天，大小便即可变得通畅。

　　另外，尿液往往预示着身体的健康状况，宝宝出生后的几天内尿色深暗混浊，数日后尿色转淡，直至婴幼儿期时尿液的颜色变为黄色透明。如发现 3 岁以下宝宝的尿液颜色出现异常，应立即带宝宝到医院就诊，以免延误病情。3 岁以上的宝宝应每年定期进行尿筛查或尿常规的检查，一旦结果出现可疑或异常则应到医院做进一步的检查。

新生儿硬肿症，陈艾水配维生素 E

⚠️症状： 宝宝出生后皮肤和皮下脂肪变硬，常伴低体温，甚至出现多器官功能损害，其中以寒冷损伤为最多见，又称为寒冷损伤综合征。

🥒偏方： 维生素 E、陈艾水。

方法：

（1）用煎好的陈艾水每天为宝宝沐浴 2 次，一定使用泡浴，注意水温的同时在沐浴时为宝宝按摩患处；

（2）宝宝沐浴完毕后，用维生素 E 为宝宝擦拭患处并继续为宝宝按摩。

新生儿硬肿症，亦称新生儿皮脂硬化症，大部分由寒冷低温引起，故又称寒冷损伤综合征，但也能由其他因素引起，例如在夏季感染发病，故又有称为感染硬肿症或夏季硬肿症。

新生儿硬肿症表现为皮下脂肪硬化和水肿。宝宝体温低于 35℃，不会哭或者哭声低，不会吸吮，动作少，皮肤及皮下组织变硬，重则按压时感觉像橡皮一样硬。皮肤硬肿通常先从四肢外侧开始，继而整个肢体、臀部、面颊、上肢变硬。如果宝宝仅下肢硬肿，且并不是因为感染引起，可在家中采取保暖措施，用温暖褓褓包裹，或在患处置放热水袋。

这一疾病的发病原因在于，宝宝体表面积相对较大，皮肤薄嫩，血管丰富，容易散热，宝宝在新生儿时期体内会有一种"棕色脂肪"的特有组织，它的代谢是宝宝在寒冷环境中急需产热时的主要能量来源，而饥饿时的能量来源则是白色脂肪，如果宝宝周围环境温度过低，散热过多，棕色脂肪容易耗尽，体温即会下降。同样，如果报阿伯严重感染，体温也会有所下降，这些情况发生时，皮下脂肪都容易凝固而变硬，同时低温时周围毛细血管扩张，渗透性增加，易发生水肿，结果产生硬肿。

本节我们推荐的偏方是维生素 E 加陈艾水，具体方法是将陈艾水煎好为宝宝沐浴，水温保持在 36~38℃（水不烫手背），而且尽量使用泡浴的方式（避开宝宝头部）。同时在宝宝硬肿处轻轻揉捏按摩，边洗边逐渐加入剩余的陈艾水，保持药效和水温。每次洗 20~30 分钟，每天 2 次。

洗后将维生素 E 胶丸液均匀涂于宝宝患处，用手指指腹与患儿皮肤接触，由轻至重开始按摩，用量根据病情硬肿面积而定，每次 15~20 分钟，操作最好在暖箱中进行（或者保证宝宝身体周围的温度），5~7 天为一个疗程。

此偏方原理：中医学认为本病的主要原因多为先天禀赋不足，气血未充，元阳不振，其次是出生后调养不当，身体感染或者受到寒邪侵入，所以这一疾病在北方寒冷季节发病率高。中医理论中提到，小儿年龄太小，阳气未充，阴气未长，若先天不足者出生后遇气候寒冷，护理不当，致使寒邪伤于肌表，寒为阴邪，直中脏腑，伤及脾肾之阳，阳虚不能温煦肌肤四肢，导致寒邪凝滞，气血运行不畅，气滞血瘀，则患处肌肤颜色紫暗，嘴唇及肢端发青，肌肤出现冷硬而肿大的现象。

而在偏方中，艾叶性温，味苦、辛，散寒止痛，温经止血。研究发现艾叶中含有丰富的黄酮类、多糖类化合物，这些化合物具有较强的抗氧化活性，同时具有抗菌、增强网状内皮细胞的吞噬、平喘、抗过敏性休克、镇咳、祛痰、缩短凝血时间、利胆等作用。其中多种功效有益于解除皮肤内脂肪硬肿。

而维生素 E 是常见的脂溶抗氧化剂，其抗氧化作用表现在对许多脂溶性自由基有高度反应性，是超氧自由基的中间受体，能抑制单氧活性，与自由基结合，从而阻止脂质氧化过程中的连锁反应。维生素 E 能清除自由基，维持酶活性，增加线粒体和生物膜的功能，防止不饱和脂肪酸的过度氧化，维持组织正常代谢。

由于新生儿皮肤薄嫩，渗透性强，通过按摩有利于维生素 E 吸收。按摩还可以促进局部血液循环，使皮肤温度升高，有利于硬肿的消退。按摩可以使治疗信息通过人体体表的触觉和压力感受器沿着脊髓传至大脑，由大脑发出信息兴奋迷走神经，使应激性激素水平下降，血清素可降低机体的应激状态，减轻婴儿的焦虑及抑郁，也对婴儿的生长发育有促进作用。

对于这一疾病来说，预防依然重于治疗。首先，准妈妈就要做好保健工作，加强产前检查，减少早产儿的发生；宝宝一旦分娩即用预暖的毛巾包裹，移至保暖床上进一步护理；对体质弱的宝宝做好体温监护，如果新生儿有感染性疾病要积极早期治疗，否则也容易引起硬肿症。对于生活细节上预防宝宝患硬肿症，可参考以下三点：

1.保持体温

在宝宝体温下降时，需保证体温逐渐上升，切忌体温骤升，体温上升太快容易引起肺出血。同时家长可以每小时为宝宝测量一次体温。体温在 35℃以下时，可用热水袋保温，水温由 50℃逐渐增加至 70℃。复温至 35℃以后，继续用热水袋使得体温保持在 35~36℃，然后每隔 4 小时测一下体温。

2. 喂养

在为喂养宝宝时要注意，应当在复温至 34℃后才开始喂奶，吮吸力弱的宝宝可以用滴管喂奶，吞咽功能逐渐恢复后，可改用小孔软奶头试喂，无发憋、青紫时再增加奶量。

3. 要给新生儿勤换体位

观察受压部位皮肤肤色，按时给睡眠或者躺卧的宝宝更换体位，防止压伤。注意热水袋不能直接接触宝宝的身体，以免造成烫伤。

综上所述，预防该病最重要的措施是保温。一般产房和婴儿室的温度最好在 24℃左右。严冬季节胎儿出生后，脐带处理完毕应立即用温暖的被子把宝宝裹好，避免着凉，在家里可以用 50℃的热水袋为新生儿取暖，但要用毛巾包好，不要直接接触宝宝皮肤，以免烫伤。同时要合理喂养，以保证小儿营养和热量的需求。

第二章

感冒发烧小偏方，
传统疗法效果好

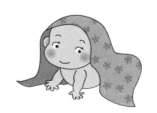

预防感冒，生姜汁按摩膀胱经

⚠️**症状：**轻微的流鼻涕、咳嗽、发热等感冒的早期症状。

偏方：生姜汁按摩膀胱经。

方法：

（1）取新鲜的生姜，榨汁；

（2）宝宝由家长扶抱或俯卧，家长以手掌蘸少许生姜汁沿脊柱两侧膀胱经，用大鱼际着力推搓背、腰部，以红热为度；

（3）反复三、四次，直至宝宝背部微微发红、身体微微出汗；

（4）穿好衣服，注意保暖和休息。

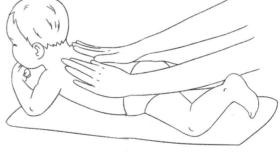

宝宝脱去上衣俯卧，家长用手掌蘸取少许生姜汁沿着脊柱两侧用大鱼际搓背及腰部，直到发红发热。

感冒是人一生中最常遇到的疾病之一，在西医中，宝宝普通感冒是由病毒引起的上呼吸道感染，起病较慢，局部症状较重，全身症状较轻，而流行性感冒又叫流感，是由流行性感冒病毒引起的，发病急，全身症状重。中医则认为，宝宝感冒的发生与外界气候变化和宝宝身体的强弱有密切的关系。由于宝宝脏腑娇嫩，形气未充，腠理疏薄，体表对外界的防卫不够坚固，抗病能力较差，对外界气候变化不能及时自我调整适应，所以容易被外邪侵袭，致成感冒。

深入一点来说，中医认为感冒是由于六淫之邪（风、寒、暑、湿、燥、火）趁人体抵抗外邪能力下降时，侵袭体表而后损伤肺部而导致。其中风邪为六淫之首，是诱发感冒的主要原因，根据季节的不同，往往夹杂四时不正之气，引发感冒。

为了防止宝宝感冒，在感冒多发季节，家长可以考虑使用本节推荐的按摩偏方，即经常按摩一下膀胱经脉，是预防感冒非常有效的方法。

首先我们一起来认识一下膀胱经：膀胱经起于内眼角的睛明穴，止于足小趾尖的至阴穴，循行经过头、颈、背部、腿、足部，左右对称，每侧67个穴位，是十四经中穴位最多的一条经络，共有一条主线，三条分支。

头顶部的支脉：从头顶到达耳上角。头顶的直行经脉：从头顶入里联络于脑，会出来分开向下行于颈后，沿着肩胛骨内侧，挟着脊柱，直抵腰际，从脊柱两旁肌肉进入体腔，联络于肾，属于膀胱的范畴。腰部的支脉：向下通过臀部，进入窝中。后项的支脉：通过肩胛骨的内缘直下，经过臀部向下行，沿大腿后外侧，与腰部下来的支脉会合于腘窝中，从此向下经过小腿后侧，出外踝的后面，沿着第五跖骨至小趾外侧端，与足少阴肾经相接。

了解膀胱经后，我们来看具体的按摩方法：宝宝由大人扶抱或俯卧，家长以手掌蘸少许生姜汁沿脊柱两侧膀胱经，用大鱼际着力推搓背、腰部，以红热为度。反复三、四次，直至宝宝背部微微发红、身体微微出汗为宜。在按摩完毕后，记得给宝宝穿好衣服，注意保暖和休息。

膀胱经之所以能够有效的预防甚至治疗宝宝的感冒，其原因在于膀胱经是人体一条重要的经脉，主要部分在人体的后背和腿后侧。古人把膀胱经比喻成人体的两扇藩篱，说它是抵御外界风寒的一道天然屏障。同时，膀胱经又是人体的一条排毒通道，也就是说我们通过刺激膀胱经，就可以增加全身的血液循环和新陈代谢，把体内的废物直接从尿液中排出去。

《黄帝内经》上这样说，膀胱经有问题的人即使穿厚衣服也觉得寒冷，而且流鼻涕，头痛，项背疼痛僵硬；眼珠疼痛得好像要掉出来，颈项好像被人拉拔一样难受，腰疼痛得好像要折断一样，膝弯部位好像结扎一样不能弯曲，小腿肚也疼得像撕裂一样，股关节屈伸不灵活；癫痫、狂证、痔疮都发作了；而膀胱经所经过的部位都会疼痛。所以说，膀胱经既是人体的一道防御线，又是一道警戒线，按摩膀胱经可以有效地激发身体自我保护功能。

除了经常按摩膀胱经之外，家长还应在饮食方面做出调整，研究发现，宝宝多吃以下几种食物同样能够较好的预防感冒。

第一：各种蘑菇等菌类蔬菜。菌类蔬菜含有丰富的优质蛋白和氨基酸，尤其是草菇，其中的蛋白质含有17~18种氨基酸，包括人体必需的8种氨基酸，含量接近于肉类和蛋类，明显高于其他蔬菜和水果。这些菌类蛋白质生理活性高，吸收率可高达80%以上，最适合儿童食用。此外，食用菌类还含有丰富的维生素及多种矿物元素，对儿童的发育和疾病预防具有特殊效果，如维生素A可保护视力，维生素C可防止儿童患坏血病等。食用菌中还含有多种有益儿童健康的特殊物质，如干扰素诱导剂，是一种低分子糖蛋白，能嵌入肝炎，抑制带状疱疹、流感等病毒颗粒增殖。

第二：蜂蜜。蜂蜜含有多种生物活性物质，能提高人体的免疫功能，一直被认为有清热润肺的功能。因此，家长可以适当给一岁以上的宝宝服用一些蜂蜜水，一岁以内的宝宝则不宜食用。

第三：胡萝卜。胡萝卜维含有丰富的维生素A，维生素A能够稳定人体上皮细胞膜，增强人体免疫系统功能。当维生素A缺乏时，各种抗病细胞的能力也随着下降，呼吸道黏膜这道屏障防线的功能也跟着削弱，一旦受到病毒、细菌的侵袭，就容易发生呼吸道感染。一旦感冒或腹泻，体内维生素A的水平又会进一步下降，通过补充维生素A可以使人体中的抗体有效反应，增强免疫功能。

第四：大蒜。大蒜中的大蒜素有很强的杀菌作用，研究发现，人一天生吃两瓣蒜就能发挥大蒜保健抗病的最佳效果。家长可以给年龄适当的宝宝喝大蒜粥，制作时只需将大蒜和米一起煮熟即可。给宝宝煮大蒜粥时要注意，6到12个月的孩子每天吃两瓣；1到3岁的孩子每天吃四瓣；3到12岁的每天吃六瓣。

第五：酸奶。酸奶不仅能补充钙、补水，保持呼吸道黏膜的正常分泌，减缓咽喉肿痛和口唇干裂等秋燥症状，还能抗击病毒，抵御流感。酸奶中益生菌含优质蛋白、多种维生素等，能帮助提高食欲、补充体力。多喝点儿益生菌酸奶，也是预防感冒的一个有效途径。

最后我们希望能纠正部分家长存在的一个误区，很多家长认为，已给宝宝接种了疫苗，就不会再患感冒。实际上，环境中病毒种类很多，注射流感疫苗可以预防流行性感冒病毒，但不能防止普通性感冒的发生，只能起到缓解普通性感冒症状、缩短感冒周期等作用。疫苗都是针对一种病毒的，不可能对全部病毒起作用，而且由于病毒种类多且不断变异，新型病毒不断出现，所以，如果有感冒诱因，宝宝还是容易重复感冒。因此，无论是否接种过疫苗，对于宝宝的感冒，家长都不能轻易掉心，感冒重在预防，重在提高宝宝的身体抵抗力。与此同时，如果发现宝宝感冒严重或长期不愈，应当尽快就医。

风寒感冒，大蒜生姜红糖水

⚠症状： 宝宝出现发热、无汗、身痛、恶寒、鼻流清涕等症状。

🔥偏方： 大蒜生姜红糖水。

方法：

生姜切丝，大蒜拍碎，先将姜丝煮沸，加入适量红糖，再加入蒜末，将汤水凉凉后喂宝宝服用。

感冒是宝宝最为常见的疾病之一。据医学观察，普通的宝宝在一年内往往反复发生感冒数次之多，尤其是婴幼儿和学龄前宝宝更容易受到感冒困扰。

首先我们了解一下"小儿感冒"的普遍症状：程度轻者，只是流清水鼻涕、鼻塞、喷嚏或者伴有流泪、微咳，咽部不适，一般3~4天能自愈。部分患病宝宝也伴有发热、咽痛、扁桃体发炎以及淋巴结肿大。发热可持续2~3天至1周。小儿感冒时还常常伴有呕吐、腹泻。程度较重者，体温高达39~40℃或更高，伴有畏寒、头痛、全身无力、食欲锐减，睡眠不安等全身症状。

风寒感冒是小儿普通感冒中的一种，其症状特点是发热、无汗、身痛、恶寒、鼻流清涕等。当宝宝白天出现鼻子不通，鼻涕横流，张着小嘴呼吸，到了晚上小手冰凉的症状时，我们基本就可以断定宝宝得了风寒感冒。

风寒感冒的原因通常是劳累，休息不佳，再加上吹风或受凉，通常秋冬发生比较多。但是对于宝宝来说，由于宝宝体质相对成人较弱，随时出汗后身体受风，都可能引起风寒感冒。

针对宝宝风寒感冒，本节推荐的这款"大蒜生姜红糖水"，就是一种很实用有效的偏方，在患有风寒感冒的初期，先试一试这个小偏方，不要着急给宝宝吃药，以生姜、葱白类具有辛温发汗作用的食物做药膳。

具体操作方式：取生姜10克、红糖30克、大蒜3瓣，将这些材料放入锅中，大火煮开后再用小火炖15~20分钟，口味以微辣为准。大一点儿的宝宝可以趁热喝下，喝到微微出汗最好。年龄较小（如十个月以下）的宝宝，汤药的温度可以再低一些，以入口温和为宜，同样以微微出汗最好。

服用结束之后，大点儿的宝宝可以烫烫脚（可用生姜在水中煮开，晾温后用来泡脚）辅助疗效，热水最好没过小腿肚子，烫 10~20 分钟后，上床睡觉。要特别注意小儿不宜经常泡脚，不然不利足弓的发育形成。小一点儿的宝宝用热水袋暖肚子，一来更好地恢复肠胃功能，二来有驱寒生暖的作用。

这一偏方治愈宝宝风寒感冒的药理在于：生姜、大蒜、红糖都是发暖的，而且都对身体有益。大蒜味辛、性温，入脾、胃、肺经，具有温中消食、行滞气、暖脾胃、消积、解毒、杀虫的功效，治疗寒性咳嗽、肾虚咳嗽效果非常好。红糖性温、味甘、入脾，具有益气补血、健脾暖胃、缓中止痛、活血化瘀的作用。生姜味辛，性温，能开胃止呕，化痰止咳，发汗解表，用于风寒感冒或寒痰咳嗽颇有疗效。由此可见，这个偏方对宝宝来说基本没有任何副作用。

对于宝宝风寒感冒还是以预防为主，防患于未然。预防护理措施分为对外预防受凉和对内提高宝宝身体素质。

1. 预防风寒感冒，需要对外防止受凉

宝宝处在成长发育过程当中，新陈代谢相对旺盛，若穿得过暖，加上宝宝通常好动，容易引起出汗，这时毛孔大开，若遇到冷风一吹，寒邪很容易侵入体内，造成宝宝着凉感冒。

另外，宝宝受凉一大原因是晚上睡觉时蹬被子，很多宝宝睡觉爱蹬被子，如果在睡梦中感觉闷热，不自觉把被子蹬开就很容易受凉。在严寒的夜晚，有些家长怕宝宝着凉受寒，往往让孩子穿着毛衣、毛裤或棉背心等睡觉，但这种以衣代被的做法不利于宝宝的身心健康，所以并不提倡。

因此，对于 3 岁以内的宝宝，我们推荐家长最好为其缝一个睡袋，在睡袋的两侧加上两只封好口的袖子，要注意袖子的厚度和被子和厚度要一样，如今也有商铺可以买到小婴儿带有袖子的睡袋。

2. 预防风寒感冒，对内需要增强宝宝体质

处在生长发育阶段的宝宝，任何营养素都不能缺少，所以宝宝的食谱应该丰盛多彩。现在生活水平普遍提高，宝宝们又都是家里的重点呵护对象，容易因为溺爱而出现营养过剩或者不均衡的现象，鱼虾蟹、肉蛋奶等食物多，而蔬果少，导致宝宝蛋白质和脂肪过盛，维生素、纤维素、淀粉则少，这样也会影响抵抗力。

民间有句话："鱼生火、肉生痰，青菜豆腐保平安。"不是没有道理，鱼、虾吃多了，宝宝会内热大，容易出汗，内热较大的宝宝一旦受凉引起的感冒常常伴有高热，所以倡议家长们每周给孩宝宝安排的食谱最好是鸡、鸭、鱼、肉、虾、

蔬菜、水果都要有，鱼、虾每周做到不要超过两次，既做到了营养均衡，也不会使宝宝身体内热较重，再配上各个时节上市的蔬菜、水果，不要吃反季节的蔬菜、水果，这样宝宝的营养就比较全面了。

其次，充足的睡眠也能有效地抵抗风寒感冒，如睡眠不好，第二天身体疲惫、满身没劲、情感欠安、性格易躁就容易得病，所以保障充分的睡眠可以增强体质、预防感冒。

最后，恰当的户外活动同样可以抵御风寒感冒。户外活动不仅仅是为了强健体魄，更重要的是多接触大天然，多呼吸新鲜空气。当宝宝长到7岁后一定要逐渐增强锻炼身材的强度，增大肺活量，同样可以起到预防感冒的作用。

在这里仍然要提示家长朋友，小儿感冒虽然是极为普通的小毛病，也要给予适量的关注，如果治疗不及时，或者治疗不当，常常会引起许多并发症，常见的有鼻窦炎、口腔炎、喉炎、中耳炎及淋巴结炎，甚至可引起咽后壁脓肿、扁桃体周围脓肿、气管炎及肺炎等。此外还可能会引起免疫性疾病，如心肌炎、风湿热、急性肾炎等疾病。所以，当发现宝宝感冒时间过长或者经过护理一直没有起色，还是应该及时就医。

风热感冒，红萝卜马蹄粥

⚠**症状：**宝宝出现发烧重，但怕冷怕风不明显，鼻子堵塞流鼻涕，咳嗽声重，或有黏稠黄痰；头痛，口渴喜饮，咽红、干、痛痒；大便干，小便黄，检查可见扁桃体红肿，咽部充血，舌苔薄黄或黄厚，舌质红，脉象浮、快等表现。

🍲**偏方：**红萝卜马蹄粥。

方法：
将红萝卜洗净切片，马蹄去皮拍裂，两者与米同时煮粥。

宝宝的风热感冒多发于春季、初夏和初秋等。中医认为，风热感冒是风热之邪侵犯体表、肺气失和而导致。

风热感冒的症状主要表现在发烧重，但怕冷怕风不明显，鼻子堵塞流浊涕，咳嗽声重，或有黏稠黄痰，头痛、口渴喜饮、咽红、咽干或痛痒等症状。通过检查可发现宝宝的扁桃体红肿，咽部充血，舌苔薄黄或黄厚，舌质红、脉浮而快。日常生活中，风热感冒的宝宝通常发烧没精神，而且还总喊喉咙疼，面红耳赤，鼻孔里出来的气都是热烘烘的感觉，焦躁不安。

针对风热感冒，本节推荐的偏方是"红萝卜马蹄粥"。准备红萝卜150克，马蹄250克，大米50克，将红萝卜切片，马蹄去皮拍裂。将红萝卜、马蹄与大米同放入锅中加适量清水煲粥，粥成后，以少许糖或盐调味，便可食用。

此偏方的药理在于：红萝卜性微温，入肺、胃二经，具有清热、解毒、利湿、散瘀、健胃消食、化痰止咳、顺气、利便、生津止渴、补中、安五脏等功能。马蹄营养丰富，含有蛋白质、维生素C，还有钙、磷、铁、质、胡萝卜素等元素；马蹄作用价值特浓额达，有清热润肺、生津消滞、疏肝明目、利气通化等作用。

除了"红萝卜马蹄粥"之外，还推荐另一个实用方法：热水泡脚。成年人以泡脚来解除自身的劳累，其原因在于泡脚可以加速机体的血液循环、有效地通气血、排毒、提高身体的新陈代谢，泡脚的水最好由两味中药熬制而成——生地和双花。生地有清热凉血、养阴生津的功效，双花即是大众所熟悉的金银花，有抗炎、清热解毒的效果。

给宝宝泡脚，一定要注意时间，通常在饭后半个小时之后再进行，泡30分钟左右，摸到宝宝的额头或者后背，微微出汗就可以了。宝宝刚刚泡完脚会感觉全身有点儿热，尤其是脚心，此时要注意脚部的保暖。平时父母可以坚持每天给宝宝泡脚，这样可以增强宝宝的抵抗力。另外要提醒父母朋友们的，在平时的生活中宝宝脚部的保暖也是非常重要的，脚部一受凉，宝宝就很容易生病。

应对风热感冒，在饮食上也要注意尽量避免给宝宝吃鱼、虾等大寒的食物或羊肉等大热的食物、刺激性的食物更要避免，这会加重宝宝机体的内热，宝宝的喉咙会更加干燥疼痛。饮食尽量以平性的食物为主，比如李子、菠萝等。父母切忌对宝宝过于娇惯，导致偏食、厌食，营养不良或不均衡，这样一来可能引起不同程度的缺铁、缺钙或维生素及蛋白质摄入不足，从而缺少对风热感冒的抵抗力。

对于宝宝感冒，预防是关键，参考以下几种生活中的小细节，有助于轻松预防。

（1）保持室内适宜的温度和一定的湿度，注意开窗通风换气，避开对流风直吹。

（2）加强锻炼增强体质，保证宝宝充分休息和睡眠，增加机体免疫力。

（3）陈醋加热，关上门窗，每隔两周蒸熏一次，可有效地杀灭感冒病毒和微生物。

（4）多给宝宝饮水，补充身体中的水分，对于感冒导致腹泻或呕吐的宝宝，一定要注意适量进食。

（5）如果父母打算用药物预防和缓解小儿风热感冒的症状，宜用辛凉解表的药物。

除此之外，如果宝宝的风热感冒发生在夏天，家长可以多给宝宝吃些水分多的食物，如西瓜、绿豆汤、米仁、冬瓜。西瓜外皮，中医称为"西瓜翠衣"是很好的消暑食物，可以用水将之煮开做茶饮。如果经过护理，宝宝长期身体依然没有起色，应及时到医院进行检查。

轻微感冒，母乳里面加葱头

⚠**症状**：宝宝出现鼻塞、喷嚏、流鼻涕或咳嗽伴发热等轻微的感冒症状。

🌀**偏方**：葱头。

方法：

取葱白洗净，放入适量母乳中，加热至葱头发黄，再挤出葱头汁即成"葱头奶"。

宝宝遇到轻微感冒时，一般不建议直接吃药打针，而是通过对宝宝的护理、饮食、按摩等方式，增强宝宝体质，提高宝宝抵抗力。而在这一节中，对于宝宝轻微感冒，我们推荐"葱头奶"这一偏方，帮助宝宝呼吸通畅，通常用葱头奶喂哺2~3次，感冒症状可迅速缓解，能够有效避免其他并发症的出现。

具体操作方法：取新鲜带须根的青葱鳞茎，除去杂质、绿叶，仅留葱白，之后将葱头洗净放入母乳中加热至发黄，挤出葱汁即成"葱头奶"；注意每次喂葱头奶10~20毫升，每日3次。如果是新生儿时期的宝宝，因为鼻塞不能吸吮，可将葱头捣烂加少量母乳涂抹于鼻唇间，可疏通鼻塞，也可将葱头捣烂用加热母乳或开水冲后熏口鼻。

偏方的药理在于：葱头性味辛、温、无毒，有健胃作用，内含丰富的挥发性葱蒜辣素，可通过刺激呼吸道、汗腺、泌尿道起到发汗、祛痰、利尿作用。母乳营养丰富，其中乳铁蛋白可增强免疫力。

除了"葱头奶"之外，在宝宝轻微感冒时也可以尝试以下几种方法：

首先，宝宝感冒鼻塞往往是由于分泌物堵塞引起的，妈妈只要用小棉签进行清理就可以了。要准备婴儿专用棉签，然后在宝宝鼻腔内滴入点儿清水，用棉签轻轻清理，等鼻涕粘在棉签上时再轻轻拔出棉签，注意不能把棉签直接伸进宝宝鼻腔里面。

这里强调，宝宝患感冒鼻塞，切忌使用滴鼻剂，即使是年龄较大的宝宝，也不能用成人的滴鼻剂，而应使用儿童专用的稀释药液，以免发生毒副反应。

其次，还有一种简单的按摩手法：用温热的手轻轻按摩宝宝鼻子两侧，从上往下，从鼻梁到鼻翼部位，鼻翼两侧可以多按压一会儿，按摩这里的穴位对治疗鼻塞很有效，同时用温热毛巾轻轻按在宝宝眼睛中间的部位，变冷后更换，这样也可以缓解宝宝的鼻塞。

以上两种方法均适用于宝宝感冒初期，状况比较轻微的时候使用，如果宝宝的状况比较严重，家长还是应该及时带宝宝去正规的医院就医。

最后提醒家长注意的是，处于婴幼儿时期的宝宝，许多疾病的早期症状与感冒症状相似，如麻疹、支气管肺炎、中毒型菌痢等，这些疾病的早期都有高烧、寒战和上呼吸道不适的症状，与感冒极为相似。但随着病情发展，将出现特有的表征。所以，当宝宝有感冒症状时，要细心地观察宝宝的各种表现和突然变化，如若发现与感冒不相符合的表现，要及早送医院检查。

感冒鼻塞，艾叶来做通鼻枕

▲症状：宝宝出现感冒鼻塞，流清涕等症状。

偏方：艾叶、辛夷。

方法：
将生艾叶、辛夷揉碎成绒状，作为枕头的内芯，让宝宝用此枕头休息。

宝宝鼻塞，通常是感冒引起的，任何感冒都可能带来鼻塞病征。

当父母发现小宝宝鼻子堵塞，症状轻的话，只是在呼吸时发出点儿声音，症状严重的会影响宝宝呼吸。尤其在吃奶的时候情况可能更加明显，吃奶的时候，宝宝可能会啼哭、容易呛到，以至哺育困难，甚至还会出现烦躁、哭闹不止的情况，严重影响宝宝的睡眠。宝宝的鼻腔小，鼻黏膜娇嫩，感冒时由于鼻黏膜充血肿胀，鼻腔内的分泌物增多，很容易会导致鼻子不通气。

宝宝鼻塞的原因和这一时期的生理特征也有关，其中呼吸系统的主要特点是鼻腔尚未发育完善，新生儿的鼻腔短小、鼻道较狭窄，几乎没有下鼻道。鼻腔黏膜富含血管和淋巴管，因此，受到外界刺激后，鼻黏膜容易充血肿胀，使狭小的鼻腔更加狭窄，其中鼻腔黏膜非常薄，黏液腺分泌不足，极易发生炎症。

针对宝宝感冒鼻塞，本节介绍一款简单实用的小偏方，父母们不妨尝试一下，效果还不错。父母只要选取100克左右额艾叶和20克左右的辛夷，将其经过揉碎后成绒状，用棉布缝制成幼儿枕头即可。其中艾叶最好选择背面灰白色、绒毛多、香气浓郁、质柔软、叶厚色青的艾叶，此艾叶效果更好。

偏方的药效原理在于，中医认为鼻塞、流清鼻涕多由于受风寒湿邪所致，艾叶性温，可温经止血、散寒止痛，通经开窍。生艾叶性燥，祛寒燥湿力尤强，内含挥发油，可抗炎、抗过敏、抗病原微生物，用来煎汤熏洗，可治疗过敏性鼻炎、预防感冒。辛夷别名木兰、望春花，揉碎后香气扑鼻，可散风寒、通鼻窍，常用来治疗风寒头疼、鼻塞。另外，辛夷有收缩鼻黏膜血管的作用，能保护鼻黏膜，并促进鼻黏膜分泌物的吸收，减轻炎症，使鼻腔通畅的同时又可抗病原微生物。辛夷与艾叶同用，有协同作用，增加艾叶的疗效。

虽然偏方的疗效不错，但爸爸妈妈还是应该把更多精力放在预防宝宝感冒上。新生儿经常感冒，主要由于自身机体免疫力低下导致，可以给宝宝喝葡萄糖提高自身免疫力，也可补锌促进宝宝胸腺发育，而胸腺分泌的淋巴细胞，能增强宝宝抵抗力和免疫力，为宝宝补铁也能提高宝宝抗感染能力。因此，锌铁搭档能有效提高宝宝抗病能力，特别针对换季易感冒发烧，导致反复呼吸道感染的宝宝，可以连续服用三个月提高宝宝自身的抗病能力。

另外，针对宝宝特殊的鼻腔结构，爸爸妈妈在护理宝宝的鼻腔过程中要特别注意运用科学的方法。在宝宝流鼻涕的时候，父母可用柔软的手绢擦拭流出的鼻涕，因为宝宝皮肤很娇嫩，擦拭多了会令宝宝感觉不舒服，所以擦鼻涕后可用湿毛巾捂一捂，再轻轻地涂上一点儿油脂，防止皮肤皲裂疼痛。

如果是因鼻孔中有异物堵塞，可用棉签蘸少量的清水，轻轻擦拭鼻腔中分泌物，动作要轻。千万不要将异物往鼻腔里推，如果家长自行无法拿出鼻腔中的异物，可尽快带宝宝去医院请医生取出。

另外，还有两种简单的方法可以帮助解决宝宝的鼻塞问题：

（1）把1小勺盐放入240毫升温水中，装在用过的眼药水空瓶里，把宝宝抱正，向两个鼻孔里各滴1滴，然后让宝宝躺一下，用洗鼻器把分泌物吸干净。

（2）准备1条小毛巾，用温水浸湿，然后在宝宝的鼻子上轻轻地一按一擦，重复多次，鼻涕或鼻塞物被水软化后就很容易被擦掉。如果在宝宝临睡前用温的湿毛巾擦完鼻子，再往枕头上滴1~2滴清凉油或薄荷水，睡觉时宝宝的鼻子会更舒服些。

父母值得注意的是，宝宝鼻子不通气时不可用滴鼻药，因为使鼻子通气的药物中会有一定的化学成分，滴药时由于鼻咽相通，药物容易被宝宝咽下，一旦化学成分被宝宝身体吸收后，会产生一定的毒副作用。

另外，不可用硬物或手挖宝宝的鼻子。由于宝宝鼻腔尚未发育成熟、鼻腔小、鼻黏膜分布丰富，用手或硬物去挖宝宝鼻子，很可能损伤宝宝黏膜，引起鼻出血，若细菌进入鼻腔还可造成呼吸道感染。

最后补充说明一下：宝宝的鼻涕往往反映了身体状况。如果鼻涕很多、颜色澄清，这时需要考虑可能是伤风感冒了，应该及时去就诊。如果一侧鼻腔流出的鼻涕有臭味、带血丝，有可能是鼻子内有异物，但如果宝宝宝鼻塞时间长，用过一些办法无效，应请耳鼻喉科医师会诊。

感冒流鼻涕，葱白煮水很有效

⚠️**症状**：宝宝初感冒，出现流清涕等症状。

偏方：葱白。

方法：
根部葱白一至两段，白水煮开后，早晚各服用一次。

作为父母总想给予宝宝最全面的呵护，但可无论如何细心，宝宝也无法避免一些日常疾病，感冒就是其中之一，而当宝宝感冒的时候，好的一方面也代表着自身免疫系统的完善和提高。

伴随感冒，宝宝总是会有流清涕的症状，本节我们针对宝宝的清涕烦恼推荐"葱白煮水"这一偏方，相信能够帮助很多宝宝摆脱清涕的困扰。

操作很简单，用大葱根部的一段葱白，葱白保留葱须，加水煮约半小时，成300毫升左右，可放冰糖调味，让宝宝容易接受，此方对宝宝清涕颇有疗效。如果宝宝有轻微咳嗽，川贝梨水是一个很好的食疗偏方，或者把两者合而为一，在川贝梨水中放上一段葱白，还可以加上少量萝卜，既能预防感冒，营养也丰富，同时能够有效治愈流清涕和咳嗽两种病患。

另外，多喝水也是有效缓解小儿感冒的方法。特别是添加了辅食后的宝宝，食物成分已逐渐接近成人，对添加辅食后的宝宝(4~12个月大)一般每天的饮水量应在150毫升左右。1岁以上的宝宝活动量加大，出汗量增加，辅食量也在增多，每日饮水量也应在500~600毫升。

如果宝宝已经有明显的病状了，这时不妨让宝宝两小时内喝100毫升以上的水，可能会有"截断病情"的奇效。因为喝水能增强肾脏功能代谢、滤出身体毒素。一旦身体代谢增强，消化系统、免疫系统都随之良好运转。

不管用何种方法，都是保健作用或辅助治疗作用，在感冒、咳嗽等症状初起时是有效的，一旦病情发展，仅靠这些是起不到治疗作用的，必须配合药物治疗或及时去医院，以免贻误病情。

最后，对于宝宝感冒流涕，我们总结一些常识性问题：

（1）一般感冒的初期都是流清鼻涕，如果没及时祛除寒凉，或者又吃了一些上火的东西，比方说油炸食品或者炒熟干果，这个时候宝宝的体内就又有寒又有热，就会出现鼻涕较浓的现象。这个时候病情就出现了变化，家长需要注意从发现宝宝感冒的开始，就让宝宝吃一些清淡的食物。

（2）宝宝流鼻涕较多时，要用软毛巾或纱布轻轻擦拭，有较硬的鼻痂不可用手挖，要用棉签涂上红霉素软膏，待鼻痂软化以后，用棉签轻轻蘸出，这样可防止感染。

（3）宝宝患感冒流涕的时候，本身呼吸道黏膜的抵抗力降低，容易并发细菌性感染，所以应当及时为宝宝把清涕擦干，否则会引起其他并发症。此外，患有其他疾病的宝宝，如再得感冒，有可能会加重病情。

（4）宝宝不停流涕，甚至高烧不退，有些家长听说激素能降温，于是给宝宝口服激素，有些医院也采取这种方法。这是错误的，对于激素要慎重使用，因为激素可以使感染扩散，使病情加重。我们可能采用物理降温法或解热镇痛药物来降温。

总之，宝宝患感冒以后，可出现高热、寒战、头痛、流涕和咳嗽症状，有的宝宝可能伴有腹痛、腹泻情况，少部分由于高烧而导致抽风。大部分宝宝在一周内多可痊愈，如病程迁延或病势加重，则可能合并其他疾病，应第一时间送院观察治疗。

感冒痰多，快用川贝雪梨盅

⚠️**症状**：感冒引起的咳嗽、嗓子痰多，且痰容易卡在喉咙。

🍵**偏方**：川贝末、雪梨。

方法：

将雪梨切开，取出核后加入川贝粉，将雪梨还原后用牙签固定，最后隔水炖煮，让宝宝吃梨喝汤即可。

痰多是宝宝感冒后的一个主要症状，如果太多的痰卡在喉咙里，会让宝宝呼吸不顺畅，非常的难受。更可怕的是由于宝宝太小不会吐痰，即使痰液已经咳出，也容易再次吞进胃里，一旦大量痰液和病菌堆积在呼吸道内，会导致细菌感染，引起进一步的呼吸道感染，甚至引发肺炎。

首先，我们来看一下痰液是如何形成的。人体的呼吸道里有许多小纤毛，它们像麦浪一样朝向口腔的方向，将呼吸道里的脏东西排出来，推到咽喉处就会有咳嗽吐痰的冲动。而宝宝咽喉处有痰液，往往是由于呼吸道感染所致。痰液是气管、支气管或肺泡内的炎性渗出物，只要炎症存在，痰液就会不断地产生，若炎症逐渐减轻，痰液亦会逐渐减少，所以根本问题是要消除炎症。

针对痰液的病因，推荐一款有效的消炎化痰偏方：川贝炖雪梨。具体方法，可取新鲜雪梨 1 个，将头部切下作盖，挖出梨核，放入 6 克左右的川贝末，盖上梨头部，放入盛有清水的碗内，碗中再放入适量的冰糖，隔水炖 30 分钟即可，每日 1 次，可连续服用 3~5 天食梨饮汁有利于化痰止咳。

此方的药性原理在于，雪梨味甘、性寒，入肺经，有清热、化痰、止咳、润肺、消痰、降火、解毒的作用。另外，雪梨含苹果酸、柠檬酸、维生素 B_1、维生素 B_2、维生素 C、胡萝卜素等，具生津润燥、清热化痰的功效，特别适合秋天食用，对急性气管炎和上呼吸道感染的患者出现的咽喉干、痒、痛、音哑、痰稠、便秘、尿赤均有良效。川贝母是一味中药，味苦，入肺、心经，有化痰止咳，清热散结的作用。川贝母不仅具有良好的止咳化痰功效，而且能养肺阴、宣肺、润肺而清肺热，是一味治疗久咳痰喘的良药。此偏方中川贝母的味道较苦，所以使用冰糖调味，食用口感更佳。

宝宝的呼吸系统尚未发育完善，有痰不会咳，很容易堵在喉、气管或咽于胃中，父母应该及时帮助孩子排痰，除了"川贝炖雪梨"这个偏方以外，我们再介绍几种常用而有效的方法。

1. 拍背法

此方法可在宝宝有痰却咳不出来时应急使用，帮助排痰。

具体操作是：在宝宝咳嗽的间隙，让宝宝侧卧或抱起侧卧。父母一手五指稍屈，握成空手拳形状，轻轻地拍打宝宝背部。拍左侧就向左侧卧，两侧交替进行，拍击的力量不宜过大，要从上而下，由外向内，依次进行。每侧至少拍 3~5 分钟，每日拍 2~3 次。

拍背法不仅能促使宝宝肺部和支气管内的痰液松动，向大气管引流并排出，而且可促进心脏和肺部的血液循环，使疾病能早期痊愈。

2. 饮水法

让患病宝宝多饮水，水温最好在 23 度左右，对咽喉部有良好的湿润和物理治疗作用，有利于局部炎症的消除。咳嗽严重的宝宝，常有不同程度的脱水状况，这样就加重了呼吸道炎症和分泌物的黏稠度，使痰液不易咳出，而多饮凉开水能使黏稠的分泌物得以稀释，利于宝宝将痰液咳出体外。

饮水能改善血液循环，使机体代谢所产生的废物或毒素迅速从尿中排出，从而减轻其对呼吸道的刺激和呼吸道承受病毒的压力。

3. 蒸气法

将沸水倒入一大口茶杯中，抱起宝宝，使其口鼻对着升起的水蒸气呼吸，可使痰液变稀利于咳出，还可减轻气管与支气管黏膜的充血和水肿，减少咳嗽。使用这一方法时，家长要小心烫伤宝宝，避免发生意外。

除了在宝宝咽喉有痰时的祛痰方法，家长朋友也该注意，在平时生活和宝宝生病期间的环境维护以及饮食要求。首先，要保持居室空气清新，定时开窗通风换气，最好将室内温度保持在 18~22℃为宜，但要注意，不要让冷风直接吹到宝宝的身上。相对湿度就保持在 60%~65%，这有利于呼吸道黏膜的保持湿润状态和黏膜表面纤毛的摆动，有助于痰液的排出。

饮食方面，中医认为，鱼、蟹、虾和肥肉等荤腥、油腻食物，可能助湿生痰，而辣椒、胡椒、生姜等辛辣之品，对呼吸道有刺激作用，易使咳嗽加重，要注意避免。家长应该在饮食中增加新鲜蔬菜，如青菜、胡萝卜、西红柿等，可以供给多种维生素和无机盐，有利于机体代谢功能的恢复。

最后向家长简单介绍几点，通过宝宝感冒时的一些表象，选择相关的食物为宝宝化痰。观察宝宝的舌苔可以做出初步判断，如果舌苔是白的，则是风寒咳嗽，说明宝宝体内寒重，咳嗽的痰也较稀、白粘，并兼有鼻塞流涕，这时应吃一些温热、化痰止咳的食品。如果宝宝的舌苔是黄、红，则是风热咳嗽，说明宝宝内热较大，咳嗽的痰黄、稠、不易咳出，并有咽痛，这时应吃一些清肺、化痰止咳的食物。如果咳嗽多为久咳、反复发作的咳嗽，这时家长应注意给宝宝吃一些调理脾胃、补肾、补肺气的食物。

当经过简单的调理后，如果宝宝病情依然无好转，家长就要注意是不是由于感冒引起了其他的并发症，需及时送往医院进行检查治疗。

一般性发烧，温水散热最安全

⚠**症状**：高烧，出汗，手足发热。

🍶**偏方**：温水擦拭或温水浴。

方法：

当宝宝体温超过38.5℃以上，可以选择用温水擦拭法来降温，即用32~34℃左右的温水擦拭患儿的全身皮肤或给宝宝泡温水澡；在腋窝、腹股沟等血管丰富的部位擦拭时间可稍长一些，以助散热；胸部、腹部等部位对冷刺激敏感，最好不要擦拭。

在季节交替的时候，宝宝会因为外界环境细菌增多、天气变化等因素出现感冒发烧等症状。此时，父母们往往会产生很多顾虑，吃药怕影响宝宝的身体健康，不吃药又担心烧坏宝宝的小脑袋，所以父母需要正确了解发烧原因，然后采取安全有效的方法为宝宝降温。

首先我们要知道，发烧是体内一种正常的免疫反应，有帮助杀菌及提升抵抗力的作用。发烧时，人的机体内的各种免疫功能都被"激活"，新陈代谢增快、抗体合成增加和吞噬细胞活性增强等。这些免疫反应，可以抑制病原体的生长、繁殖，有利于病情的恢复。因此，发烧是体内的一道"防护墙"，是人体的一种自我保护。

对于宝宝出现发烧的症状时，如果在确诊病因前就急于用药物强行降温，等于支持了病原体的致病作用，这样做反而会导致宝宝病得更重，病程更长。所以当宝宝发烧时，父母应该了解了正确的护理，才可以从容以对，帮助到宝宝。

目前宝宝发热的分度尚不统一，基本上是按照以下标准：

37.5~38℃为低热

38.1~39℃为中度发热

39.1~40.4℃为高热

40.5℃以上为超高热

本节讨论的宝宝发热情况，是指一般感冒引起的发烧发热症状。通常的降温方法主要有两种：物理降温、药物降温。但要强调的是，不管采用何种方法帮助宝宝降温，要根据宝宝的年龄、体质和发热程度来决定。新生儿期宝宝发热一般不宜采用药物降温，婴幼儿时期的宝宝发热最好先采用适当的物理降温措施。

针对副作用较小的物理降温，本节推荐给家长的偏方是温水擦拭或温水浴。

（1）温水擦浴。用温水毛巾擦拭全身。这是一种很好的降温方法，也适合大部分发烧的宝宝。水的温度32~34℃比较适宜，每次擦拭的时间10分钟以上，擦拭的重点部位在皮肤皱褶的地方，例如颈部、腋下、肘部、腹股沟处等。

使用温水擦浴要注意，如果发现宝宝有手脚发凉、全身发抖、口唇发紫等寒冷反应，要立即停止。因为当病源侵入人体后，宝宝的体温都要升到一个相应的温度，即设定温度，降低设定温度才是给宝宝退烧的关键。如果使用温水擦浴无法降低宝宝的设定温度，散热的同时，身体仍然会发动产热作用来达到设定温度。这时用温水给宝宝擦澡，企图通过散热来退烧，不但无效，反而让宝宝发抖寒战，非常痛苦，而且胸部、腹部及后颈部对刺激非常敏感，可引起反射性心率减慢和腹泻等不良反应。

（2）温水浴。用约比发烧宝宝体温低3~4℃的水温给宝宝洗澡，每次5~10分钟。

使用温水浴为宝宝降温，需要注意一些事项。首先，在洗澡的时候要准备一个冰敷袋，以防温度升高对宝宝大脑有所损伤。不要给宝宝洗热水澡，因为水温过热容易引起全身血管扩张、增加耗氧，容易导致缺血缺氧，加重病情。

除了本节主要推荐的偏方，再介绍另外一个给宝宝退烧的传统方法：排汗法。传统的观念就是宝宝一旦发烧，就要用衣服和被子把小孩裹得严严实实的，把汗"逼"出来，这样做确实有一定的科学依据，实践中也有很多人这样做，而且确实很有效。这是因为通过"捂汗"，汗液蒸发会带走体内大了的热量，可达到散热退烧的目的。

此方法要注意的是，较为适合三岁以上的宝宝，对于三岁以下的宝宝会有一定的危险性。这是因为年龄太小的宝宝的体温调节中枢不完善，且自主神经的调节功能比较差，一味地捂汗反而会使体温飙升导致高热惊厥。

特别提醒部分家长朋友，切记在宝宝发烧时，不要使用冰敷、酒精擦拭的方法，这是因为冰敷可能会收缩宝宝皮肤的毛细血管，阻碍散热，体温会更高，特别是伴随有畏寒、寒战等症状，更不能用冰敷。对于擦拭酒精的方式也建议家长朋友慎用，因为宝宝的皮肤很薄，酒精渗透性很强，可能通过皮肤吸收入血，同时酒精擦浴也会刺激皮肤，引起毛细血管收缩，阻碍散热，体温会更高。

在宝宝出现发热时，身体新陈代谢加快，对营养物质的消耗会大大增加，体内水分也会明显消耗，并且由于发热，宝宝体内消化液的分泌会减少，胃肠蠕动减慢，消化功能会明显减弱。所以在宝宝发烧时，父母一定要注意宝宝的饮食调理，高热量、高维生素的流质或半流质食物是最佳的选择，而且少吃多餐在这个时期更有利于宝宝的恢复，每天进食以 6~7 次为宜。在这里我们推荐几种适合宝宝发烧时的食物。

（1）米汤：将大米煮烂去渣，加入少许白糖调味。米汤水分充足，易被消化吸收。

（2）绿豆汤：将绿豆煮烂，取绿豆汤，加入适量冰糖。绿豆具有清热、解毒的作用，既能补充营养，又有利于宝宝体内毒素的排出，可以帮助宝宝退热。

（3）鲜梨汁：鲜梨汁具有清热、润肺、止咳的作用，适用于发热伴有咳嗽的宝宝。

（4）鲜苹果汁：苹果汁中含有大量的维生素 C，既可以补充宝宝体内的营养需要，又可以中和宝宝体内的毒素

饮食方面要注意，如果宝宝因为发热而食欲不好，不要勉强喂食，保证充足的水分和维生素即可，这时候不要给宝宝食用以前没有吃过的食物，以免引起腹泻或其他不适。

最后，当宝宝发烧达到以下标准时，建议及时就医：3 个月（或更小），37.9℃；3 到 6 个月，38.3℃；6 到 24 个月，39.4℃；2 岁以上，40℃。家长要特别注意，发烧病因没有确认前，请不要急于用药物降温，随意使用药物会破坏机体的防御功能，不但不能消除病因，反而会掩盖疾病的主要症状，延误病情。

感冒发热，绿豆蛋清敷胸部

⚠症状：小孩因感冒引起的发烧，出汗，手足发热等症状。

偏方：绿豆粉、鸡蛋清。

方法：

将绿豆粉炒热，和蛋清混合后做成饼状，然后敷在宝宝的胸前。

宝宝感冒发热通常发生在冬季，这个季节也是宝宝感冒的高发期，看到宝宝受到感冒的"折磨"，每天都要做药罐子，父母心疼，宝宝也非常难受。

首先需要家长分辨两种不同的感冒，一种是普通感冒，也叫作"伤风"，另一种是病毒性感冒，就是流行性感冒，称为"流感"。而两种感冒都会引起宝宝身体发热的症状。治疗感冒没有什么特效药，感冒疫苗也因仅能对抗某种流感病毒而局限性很大，宝宝年龄太小，在遇到感冒发热的情况时，尽量不要鲁莽给宝宝服药或者打疫苗。

针对宝宝感冒发热，本节推荐一款非常有疗效的偏方，绿豆鸡蛋清饼。绿豆粉100克，鸡蛋1枚。用针在蛋壳的两端各扎1个孔，蛋清会从一端流出来，而蛋黄仍留在蛋壳里；也可用纸卷成1个漏斗，漏斗口下放1只杯子或碗，把蛋打进纸漏斗里，蛋白顺着漏斗流入容器内，而蛋黄则整个留在漏斗里；将绿豆粉炒热与蛋清调和为饼，敷在患儿的胸部。注意3~4岁小儿敷半小时取下，不满周岁小儿敷15分钟取下。

此偏方的药效原理在于，绿豆性味甘凉，有清热解毒之功，绿豆中的某些成分有抑菌作用，也会通过提高免疫功能间接发挥抗菌作用，不仅能补充水分，而且还能及时补充无机盐，对维持水液电解质平衡有着重要意义。鸡蛋清甘寒，能清热解毒，自古以来就经常外用，可以促进组织生长、伤口愈合。两者合用有养阴、解毒、退热，对感冒高热不退的宝宝尤适宜。

除此之外，感冒发热的宝宝最重要的是注意补充水分和饮食营养。

（1）补充水分。专家提出对于感冒发烧发热的宝宝，补充水分胜于药物，由于发热身体出汗多，进行补充温水很有必要。对于半岁以内宝宝，最好继续采用母乳喂养，因为母乳易消化，能保证营养需求，可补充水分。食用配方奶粉的宝宝，可喂稀释全脂奶，即2份奶粉加1份水，此时宝宝虽然奶量减少些，但补充了水分，更利于宝宝消化吸收。

要注意的是，宝宝发热宜以饮白开水，同时补充体内的维生素C，增强抗病能力。饮水量保持口唇滋润的程度即可，不必过多。

（2）饮食调整。感冒发热的宝宝应以流食为主，如藕粉、奶类（少油）等。也可喝些绿豆汤、冰西瓜等以助降温，利尿抗病。

除了正常的感冒发热，宝宝很可能会伴有其他症状，在此我们举几个例子并提出有效的解决办法，希望能够帮助遇到不同问题的家长。

（1）对发热伴咳嗽。不能进食过多以防呕吐，宜吃易消化食物，少吃海鲜和过咸过腻的食物，以防引起过敏和咳嗽，加重症状。

（2）发热伴腹泻。.服糖盐水可治疗宝宝腹泻，可多次服用。糖盐水配置比例为500毫升水加一小匙糖和半酒瓶盖盐混合。同时可补充电解质食物，如柑橘、香蕉等水果（钾、钠较多）奶类与豆浆（含钙）、米汤、面食（含锌）。症状较重者，暂禁食，同时打"吊针"以补充水分和电解质。腹泻、呕吐缓解后可进流质食物，如米汤、过滤菜汁、藕粉等，但应禁食牛奶和豆浆。

（3）发烧引起全身不适。父母可以在他们的头面部、脖颈部、肩部、背部、臀部、腿部及脚部进行按摩。宝宝由于皮肤、骨骼稚嫩不宜施以重度按摩，但轻轻地揉捏四肢仍可使他们感到放松而加速痊愈。

除此之外，家庭的房间要保持空气清新，感冒病毒随呼吸、喷嚏排出后可以在空气中悬浮十几个小时，条件合适时可以悬浮两昼夜以上。所以，坚持室内通风换气十分必要，不要因为怕寒冷而紧闭门窗，因为污浊的空气对健康人也很有害，更何况患病的宝宝。

要特别注意，当出现以下情况时，需要尽快带宝宝看急诊：高烧39.5℃以上；已不能喝水、出现惊厥；精神差，出现嗜睡或不易叫醒；平静时有喉喘鸣声；感冒后如果出现呼吸增快，可能是轻度肺炎（2个月以下的小孩呼吸每分钟 ≥ 60次，2个月~1岁的小孩每分钟 ≥ 50次，1~4岁的小孩每分钟 ≥ 40次）。

半夜突发性高烧，生姜、薄荷是妙招

⚠**症状**：宝宝半夜突发高烧。

偏方：生姜、薄荷。

方法：
（1）生姜捣成糊状，敷在手腕处的高骨上，用医用纱布固定。

（2）薄荷煮水，待水温凉后，用纱布蘸取反复擦洗腋窝、前额，大腿根。

宝宝感冒情况有时不稳定，在半夜的时候，宝宝如果突然发烧，家长很容易就惊慌失措，部分家长习惯于第一时间把宝宝送往医院。但是到了医院，医生通常的处理方法无非两种：低于39℃，使用退热栓或吃退烧药；高于39℃，打点滴，用抗生素。事实上，这两种处理方式从长远来看，对宝宝的健康都是不利的。人体对疾病有一个抵御机制，如果一生病就用药打针，很容易降低宝宝自身的免疫力和抵抗力，年龄越小影响越大，使用抗生素同样也只会降低孩子的抵抗力，未来稍有气候变化感冒就可能复发甚至病情更严重。

很多父母都注意到，宝宝总是在夜间容易发高烧。这是因为宝宝身体的含水比例较成人更高一些，只要轻度缺水就影响散热，导致体温升高。而宝宝感冒生病的时候，精神差、睡得久，夜间长时间不进食、不喝水，体温就更容易升高。

针对宝宝因为感冒在夜间的突发性高烧，本节推荐两个快速有效的小偏方，如果体温热度不超过39℃，家长都可以在家自行治疗，帮助宝宝摆脱夜间突发高烧的困扰。

第一是生姜。把生姜切片，然后捣成糊状，把这些姜糊敷在宝宝手腕处那个突起的骨头上，用纱布缠住后固定，以免宝宝移动姜糊脱落，40分钟后就能退烧。

第二是薄荷。如果家里备有薄荷或备有干薄荷叶，宝宝在半夜突然发烧时，可以取15克薄荷用500毫升烧煮5~8分钟，等水晾温后，用纱布蘸湿，用蘸湿的纱布在腋窝、前额、大腿根反复擦拭，宝宝的体温很快就降下来了。

薄荷本身清凉，具有清热解毒的功效，用薄荷水蘸湿前额，能达到迅速降温的功效。薄荷水偏方的使用，与现在流行的敷小儿退烧贴一样，但相较而言更加安全。毕竟薄荷是自然的植物，不含有任何刺激成分。

生姜和薄荷虽然是生活中常见的物品，但家中也有可能一时间既没有生姜又没有薄荷，所以本节我们再次推荐一个不需要任何辅助物的有效退烧方法：推天河水。天河水是位于前臂正中，腕横纹至肘横纹的一条直线，家长只要将食指、中指并拢，从宝宝的腕横纹处推至肘横纹处即可。天河水是人体的清凉部位，当宝宝发烧时，推天河水是中医里记载的有效退烧法，这个方法特别适用于那些已经出汗但依然没有退烧，并且有手脚心发热，夜咳等热性病症的宝宝。如果宝宝高烧高热需要短时间降温，父母可以拍打天河水：取一大碗凉水，父母右手的食指和中指蘸湿，拍打患病宝宝左手的天河水，拍打数次通常就可以为宝宝降温。

特别提出一点，如果宝宝是受凉后的发烧，寒性病症的情况，不要推天河水。

对于受寒感冒的寒性病症应该推三关：沿着前臂靠拇指边的侧线往上推。

两种推拿方法，都需反复推拿 300 次从而见效。推拿时最后在宝宝的小臂上抹些按摩油，经过这样的润滑，宝宝幼嫩的皮肤才不会受伤，推拿的效果也会更好一些。

另外，父母可以观察宝宝是否有这样的现象：到傍晚时体温升高，到早晨又退热，如此则说明发热是身体内寒重及亏虚引起的，这种情况需要要给宝宝服用生姜红糖葱水，最好再配合艾叶水泡脚祛寒，而且可以让宝宝喝肉汤和淡淡的鸡汤，及时补充营养，同时注意给宝宝补充足够的水分，确保宝宝夜间的身体散热需要。

最后希望父母了解，宝宝发烧的原因有很多种，有些是风热感冒引起的发烧，有些是受凉引致的发烧，还有些是因为长牙而出现的发烧，包括其他很多疾病都可能引起高烧，父母应该弄清楚宝宝发烧的原因再采取措施。

另外，以上所有偏方基于宝宝的体温在不超过 39℃，如果宝宝体温持续超过 39℃，且精神萎靡或有高热惊厥现象，可先在家中口服退热药后，及时送医院就诊。

发热惊厥，掐指甲根来救急

⚠️**症状**：全身抽搐、肌肉紧张、牙关紧闭。

🍶**偏方**：掐中指指甲根。

方法：
用手掐按宝宝手指指甲根部穴位，达到急救效果。

宝宝因为感冒引起的发烧发热等症状较为普遍，但如果出现发烧惊厥的现象，父母就要多加注意了。在本节内，我们重点讲明什么是高热惊厥、高热惊厥是如何引起的、出现高热惊厥时父母该如何应对。希望通过本节的讲述，能够给宝宝带来一支"保护伞"，也让家长朋友在宝宝出现发热惊厥的时候能够从容面对。

"发热惊厥"的症状对新手父母来说很容易手足无措。一般情况下，宝宝会突然全身或局部肌肉抽搐，呼喊甚至拍打宝宝也没有反应，头向后仰或歪向一侧，双眼往上翻或斜向一侧或频繁地眨眼，脸色、嘴唇颜色苍白或发乌，牙关紧咬，严重者甚至会口吐白沫（如果咬伤舌头时会吐血沫），四肢僵硬或有节律地抽动，还可能出现大小便失禁的情况。

引发宝宝出现高热惊厥的原因很多，最常见的原因是由于宝宝处于幼儿时期（6个月~5岁），这时期宝宝的神经系统发育欠成熟，分析、鉴别和抑制能力较差，以致弱的刺激也能在大脑引起强烈的兴奋与扩散，导致神经细胞突然异常放电而发生惊厥，或者由于高热使中枢神经系统过度兴奋，任何突发高热的颅外感染均可能引起惊厥。典型的高热惊厥具有以下特点：

（1）多见于6月~5岁；

（2）患儿体质相对较好；

（3）惊厥多发生在病初体温骤升时，常见于上感；

（4）惊厥呈全身性、次数少、时间短、恢复快、无异常神经系统症状。

特别注意的是，30%~50%的宝宝在日后的发热中依然很容易引起惊厥，一直成长到学龄期就不会发作了。但是，2%~7%可转变为癫痫，尤其是原有神经系统异常，有癫痫家庭史或者首次发作持续15分钟以上者，所以当宝宝出现高热惊厥时一定要慎重处理，不要留下病根或者成长后恶化的可能性。

如果碰到宝宝发生高温惊厥时，家长首先不能乱了阵脚，可以尝试一下本节推荐的偏方：掐指甲根部，这也是穴位急救法。

具体方法很简单，就是掐、捏宝宝中指指甲根部，家长最好在掐捏之前找好中指上的中冲穴、十宣、四缝穴等，如果掐捏的方法疗效不明显，有操作经验的家长也可以选择用消毒针刺穴的方法。

此偏方的原理依然源于中医。中医认为热盛生痰、痰盛生风，宝宝因为感受外邪，外邪进入体内化为内热，热极生风，扰乱心神，从而出现惊厥抽搐的现象，因此治疗宝宝惊厥，按压、掐捏或针刺指甲根、中冲穴、十宣穴、四缝穴这些地方，就是取其清热豁痰、定惊熄风的作用。这些穴位具有清热泻火、开窍豁痰、平风定惊的作用，除了治疗高热惊厥，也可用于治疗昏迷、中风、中暑的症状。

同时此偏方也符合西医的治疗理念。从现代医学来看，高热惊厥的病因是由于体温上升，刺激到中枢神经，使大脑运动神经元释放异常的信息，导致全身肌肉紧张痉挛。掐按中指指甲根部这个老偏方，原理就是通过刺激手指上丰富敏感的神经，使强烈的痛感迅速传递到中枢神经，大脑的中枢神经为了镇痛，就会发出信号，使肌肉松弛，因此能缓解高热惊厥引起的肌肉紧张和痉挛。

当宝宝高热惊厥出现全身紧张抽搐时，除了及时治疗抽搐和惊厥的病状，对宝宝舌头、大脑和其他部位的防护也很重要。因为惊厥时宝宝无意识，很容易咬到舌头，同时因为神经元细胞兴奋，容易导致脑部损伤。以下提出几点对宝宝惊厥时辅助的防护措施。

（1）松解衣裤，将宝宝置于通风的地方，立刻让宝宝仰卧平躺，轻轻扶住宝宝的身体，以免造成关节损伤或摔伤。

（2）为防宝宝的呕吐物呛入气道，有意识地将宝宝的头侧向一边，及时清理嘴里、鼻子里的分泌物，防止宝宝吸入异物引起窒息。

（3）抽搐时宝宝常常发生无意识的舌咬伤，父母可用清洁纱布包裹小木板（或婴儿勺的勺棒端）置于宝宝的口腔中。

（4）抽搐发作时，妈妈用拇指压按人中（鼻子下中间位置）以开窍醒神，直至抽搐缓解，但指甲不可太尖，也不可太用力，以免刺破宝宝皮肤造成不必要的损伤。

（5）如果宝宝反复出现抽搐，要注意记录发作的次数、观察抽搐的部位、程度及诱发因素、每次发作的持续时间等，以便医生了解疾病过程及脑损伤程度，及时看医生。

预防高热惊厥复发尤为重要，因为每一次惊厥发作都可能造成脑细胞缺氧，进而影响宝宝的成长发育。因此，家长要做好预防工作，如提高免疫力、加强营养、经常性户外活动以增强体质、提高抵抗力。必要时在医生指导下使用一些提高免疫力功能的药物。

由于宝宝惊厥大多是由于感冒发热引起，所以天气变化时，适时添减衣服，避免受凉；尽量不要到公共场所、流动人口较多的地方去，如超市、车站、电影院等，以免被传染上感冒；如家中大人感冒，需戴口罩，尽可能与宝宝少接触；每天保证开窗通风，保持家中空气流通。对于曾经发生过高热惊厥的宝宝在感冒时，家长应密切观察其体温变化，一旦体温达 38℃ 以上时，应积极退热。

除此之外，当宝宝没有感冒发热也出现了抽搐时，家长如果判断是由于运动过量、疲劳过度、缺钙、血液循环不畅而引起的宝宝腿抽筋等症状。如果是普通的抽搐症状，可以用另外一个简单的办法来处理：让宝宝站在地上，脚底全部平贴地面，尽力保持几分钟，一般来说，一两分钟就会消除抽筋的症状。

这种抽搐的原因其实是腿部肌肉痉挛收缩，当肌肉受到寒冷刺激、剧烈运动、疲劳过度、缺钙、血液循环不畅时就会引起腿部肌肉强烈收缩，导致出现抽筋的现象。双脚贴地站立的方法，其作用原理就是拉伸肌肉，缓解收缩，就如同弹簧向中间收缩时，我们在两端用力将其打开一样。人的肌肉比弹簧柔韧多了，这样做是非常简便有效的。

最后特别提示家长，当宝宝出现如下情况之一，例如，1 岁之内发生高热惊厥；宝宝第一次出现高热惊厥；直系亲属尤其是父母有高热惊厥或癫痫病史；发作频繁的复杂性高热惊厥；复发的高热惊厥，但发作时的表现与以往显著不同。请家长第一时间带宝宝到医院就诊。

小儿夏季热，家居汤饮很有效

⚠**症状：** 多发热、多口渴、多尿、少汗。

🔥**偏方：** 家居汤饮。

方法：

荷叶、冬瓜、粳米熬制成稀粥为宝宝服用。

"夏季热"，医学上称为"暑热症"，是炎夏酷暑季节，婴幼儿常见的发热性疾病，多见于半岁至三岁的宝宝。

"夏季热"的症状在医学上被概括为"三多一少"：即多发热、多口渴、多尿、少汗。但是带宝宝到医院做血常规、大小便及其他功能检查时，又无病理性改变。宝宝身体发热常常会持续 1~3 个月，体温多在 38 ~ 39.5℃之间，外界气候愈热，体温愈高，即使用解热药，体温也难以下降。到了秋凉之后，体热症状便可不药而愈。

宝宝"夏季热"的主要原因是身体发育仍然不够完善，体温调节功能较差，不能很好地维持正常的产热、散热的动态平衡，难以适应酷暑环境才导致夏季热的病症。

部分粗心的父母认为"夏季热"可不治而愈，不会留下后遗症，所以并不重视，但"夏季热"会导致宝宝长期体温偏高，会加快机体新陈代谢，消耗增加，抵抗力降低，若不及时调理，长远来看也会影响宝宝的生长发育和身体健康，而且容易产生并发症。

由于对宝宝"夏季热"的治疗，目前尚无特效药，所以本节推荐一些家居汤饮的偏方，经济便捷，应付"夏季热"的效果也不错。

偏方一：荷叶冬瓜粥。取新鲜的荷叶两张，洗净后煎汤 500 毫升左右，滤后取汁备用。冬瓜 250 克，去皮，切成小块状，加入荷叶汁及粳米 30 克，煮成稀粥，加白糖适量，早、晚服用。适用于发热不退、口渴、尿少的宝宝。

偏方二：蚕茧山药粥。取蚕茧、红枣各10只，山药、糯米个各30克，白糖适量。先将蚕茧煎汤500毫升，滤液去渣，再将红枣去核，加入山药、粳米煮成稀粥，早晚各服一次。适用于低热、神疲乏力、胃纳减退、大便溏薄的宝宝。

偏方三：益气清暑粥。取西洋参1克，北沙参10克，石斛10克，知母5克，粳米30克。先将北沙参、石斛、知母用布包加水煎30分钟，去渣留汁备用。再将西洋参研成粉末，与粳米加入药汁中煮成粥，加白糖调味，早晚服用。适用于发热持续不退、口渴、无汗或少汗的宝宝。

偏方四：三鲜饮。鲜荷叶、鲜竹叶、鲜薄荷各30克，加水煎煮约10分钟，加入适量蜂蜜搅匀，冷却后代茶饮。适用于发热不退、心烦、口渴、尿少的宝宝。

偏方五：绿豆红枣汤。绿豆250克，红枣15枚，共煎汤，煎好后加糖少许温服，适用于发热而微汗的宝宝。

偏方六：调胃藕荷粥。鲜藕一节，切成细粒，粳米50克，加水煮为稀粥。待藕粒酥熟后覆盖鲜荷叶1/4张，再煮沸，揭去荷叶，加白糖调味服食。适用于患有"夏季热"而食欲不振的宝宝。

偏方七：西瓜番茄汁。将西瓜、番茄一起绞汁，适用于口渴、心烦、食欲不振及小便赤黄等症的宝宝。

偏方八：荷叶粥。鲜荷叶1张，洗净后煎汤500毫升，再加粳米100克及白糖适量煮粥，早晚服食。适用于暑湿泄泻、发热的宝宝。

偏方九：瘦肉丝瓜汤。瘦猪肉100克切丝，丝瓜250克切块。将猪肉用菜油炒后同丝瓜一起煮汤，煮熟后加盐调味食之。适用于暑热食少、体形消瘦的"夏季热"宝宝。

偏方十：菊花粥。粳米50克，冰糖适量，加水煮粥，粥快熟时加入菊花6克，再煮约10分钟即成。这一偏方有清热解暑、醒脑提神的功效。

偏方十一：绿豆莲子粥。绿豆30克，莲子50克，糯米50~100克，白糖适量。先煮绿豆，至熟后加入莲子与糯米，煮烂成粥，放入白糖调味，一日分3次服。

应对宝宝夏季热的症状，除了在食疗基础上，还应注意生活细节，才会收到事半功倍之效。平时打开门窗通风，让室内空气流通，使宝宝的居室温度降下来。同时加强宝宝锻炼，多参加户外活动，呼吸新鲜空气，提高宝宝对外界的适应能力。如果是多病体弱的宝宝，则不宜盛夏时断乳，如需断乳，应注意护理，加强营养，水分的补充可以适量用蔬菜水果汁代替。

长牙发烧，男左女右敷脚心

⚠症状：宝宝长牙齿，并伴随发烧。

🪔偏方：黄连、吴茱萸、冰片。

方法：

将备黄连、吴茱萸、冰片全部碾成末后调成糊状，男左女右敷在脚心。

宝宝长牙期间，会伴有许多不适的症状，如烦躁不安、胃口不好、睡眠不安、流口水、发烧、牙龈肿痛等现象，其中最难解决的问题就是长牙发烧。

在此提醒家长朋友，一定要细心留意两点症状以做处理，一是宝宝出牙引起的发烧都伴随着牙龈红肿，有上火的症状，这时如果宝宝发热的时候精神状态不是太差，温度没超过 39.4 摄氏度，爸爸妈妈们完全可以自己处理。二是宝宝出牙发烧有个规律：倘若发烧时面色苍白，手脚冰冷，就说明宝宝的体温还会上升；倘若宝宝的手脚变暖，出汗了，就说明体温不会再地上升。

其实，宝宝长牙多少都会出现温度升高的发烧症状，但一般都是低烧。出牙发烧最主要的原因是炎症引起的体热，宝宝出牙时难免牙龈红肿，也就是长牙引起的发炎，按中医的说法就是上火了。中医认为"小儿为纯阳之体"，阳有余而阴不足，容易出现阴虚火旺、虚火上升的状况。因此，宝宝"上火发烧"往往都是"虚火"，这个时候切忌吃降火药，最好吃一些清热润肺的食物，包括一些新鲜的蔬菜水果等都是不错的选择。

针对宝宝出牙发烧，本节推荐一款缓解此类症状比较好的偏方：取黄连 10 克，吴茱萸 10 克，冰片 5 克，全部碾成末，用醋调成糊状敷在脚心，男宝宝敷在左脚、女宝宝敷在右脚，用纱布胶布固定，一般晚上调敷，第二天一早拿掉，大概 8~10 小时，敷 1 次即可见效。

宝宝出牙时除了发烧的症状外，还可能伴随着腹泻、流口水、烦躁不安、牙龈肿痛等症状。本节我们将宝宝出牙时可能遇到的症状都做以阐述，希望能帮助被出牙困扰的宝宝和家长朋友。

（1）出牙引起腹泻。当宝宝出牙时，大便次数明显增多时，应暂时停止其他辅食，以粥或煮烂的面条等易消化食物喂养宝宝，并注意餐具的消毒；若大便次数每天多于 10 次且大便水分较多时，应及时就医。

（2）出牙时流口水。这种症状多为出牙期的暂时性表现，家长应为宝宝戴口水巾，及时擦干流出的口水。尽量随时用质地柔软的手帕为宝宝擦去口水，轻轻地将口水拭干，避免损伤局部皮肤。同时宝宝的上衣、枕头、被褥等常被口水污染，要勤洗勤晒，以免滋生细菌。

（3）当出牙前的宝宝出现哭闹不止、烦躁异常、睡眠不安等症状时，一般只要给宝宝一些磨牙饼让其咬来解痒并转移其注意力，或让宝宝吃一些稍微偏凉的东西，如酸奶之类的，宝宝会觉得舒服一些。

（4）有的宝宝在乳牙要长出时，牙龈会红肿疼痛，尤其是第一颗牙和臼齿长出的时候。如果齿龈红肿、流脓或周边发热则说明齿龈受到感染，也要及时看医生。

在宝宝长牙的时期，除了关注宝宝长牙带来的病症以外，关注宝宝的牙齿也是这个阶段的必要任务，让宝宝拥有一口健康的牙齿也是每一个家长所希望的。

首先，注意观察宝宝乳牙萌生过早或过晚。宝宝在一出生或出生后不久就萌出了乳牙，这种乳牙通常没有牙根，极易脱落。如果落入气管，极易造成宝宝窒息，危及生命。因此，当宝宝乳牙萌出过早时，父母尽量及早带宝宝去专业医院请医生帮忙处理。与之相反，如果宝宝到了 1 周岁还没有长出乳牙，可能由牙龈肥厚或者佝偻病等疾病引起的，同样需要赶快到口腔医院做全方位的检查。

其次，宝宝长牙期间家长应给其做好口腔清洁工作。牙齿虽然没有完全萌出，但口腔的清洁状况直接影响宝宝牙齿的健康。宝宝每次进食后，用白开水帮助宝宝清洁口腔与牙龈黏膜，父母要注意的是，即使吮吸母乳或者牛奶这样的自流食物也需要给宝宝做口腔清洁。与此同时，尽早让宝宝脱离奶嘴，或者不要其一边含着奶嘴喝奶，一边入睡，这会引起蛀牙，即人们常说的"奶瓶龋"。宝宝前面的牙齿完全萌出后，可用婴儿牙刷为其刷牙，避免或减少患口腔疾病的机会。

再次，宝宝快长牙时牙肉发痒，抓到什么都要放进口里咬，大人需要多加看护，以免其乱咬硬物损伤牙龈。特别注意宝宝周围放置的东西不要小于乒乓球大小，防止其吞咽时卡住咽喉或吞入腹中。家长最好耐心反复教导宝宝不能把危险的东西放进嘴巴，日子久了，宝宝就能自己独立做出分辨。

综上所述，如果家中宝宝长牙发烧，父母请仔细观察宝宝活动力、及时补充水分、必要时采用相应方法适度退烧，体温多半可降低，如果家长还是不放心，在发现宝宝体温较高时也可立即送医，及早诊疗。

第二章

呼吸系统小偏方，
呼吸顺畅帮大忙

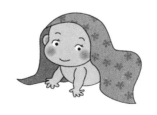

肺热咳嗽，川贝银耳雪梨汤

⚠症状： 宝宝出现反复咳嗽、有痰，伴有口干、咽痛或喘息等症状。

🪅偏方： 川贝、雪梨、银耳。

方法：

雪梨切块，银耳撕成小朵，与清水泡过的川贝一起放入碗中，倒入适量的清水后用保鲜膜封住，放入微波炉。汤汁和雪梨银耳都可以为宝宝服用。

除了上节讲到的风寒咳嗽，还有一种常见的小儿咳嗽是肺热咳嗽，其主要症状表现为咳黄痰，伴有口干、咽痛、便秘、尿赤、身热或伴有喘息等症状，舌质红、苔薄黄或黄腻、少津、脉滑数或细数等。

除此之外，可以从以下几个方面判断宝宝是否是肺热咳嗽：首先看眼睛和喉咙，早晨起床时，观察宝宝睫毛是否被眼睛分泌物黏着，不容易睁开眼，再看咽部是否发红或者扁桃体红肿的现象。二是听呼吸声，听听宝宝是否有鼻塞音、呼噜呼噜的喘息声、痰鸣音等。三是观察痰液，观察宝宝的咳痰颜色是否呈黄色黏稠状。当宝宝不停咳嗽，并伴有上述症状中的一至两项，就可以基本诊断为肺热咳嗽。

从传统中医理论上来说，造成肺热咳嗽的主要原因是风热邪毒侵犯宝宝的肺脏，或风寒入体后引起内热，内热蕴藏于肺脏没有得到更好地宣泄，从而引发以咳嗽为主的一种症候。

与此同时，宝宝因为年龄较小，是纯阳之体，具有"阴常不足，阳常有余"的特殊体质，这种体质决定了宝宝肺热是本的生理特点，而这样的特点又导致宝宝对风寒或病毒等外界刺激比成人敏感，遇到外界刺激后，体内阳气过盛而易化实热，阴津不足易发虚热，肺常不足则热邪容易刺激肺脏，引发肺热咳嗽。另外，宝宝的抵抗力本来就很弱，尤其是在夏季和秋季节交换的时候，天气逐渐由湿热向干冷过渡，经历了漫长的夏日，身体的黏膜组织充血，致使细菌有机可乘，身体遭到细菌的入侵，宝宝更容易受到疾病的威胁。

除了普通的肺热咳嗽，很多宝宝会出现肺热咳嗽反复发生的状况，引起这一状况的原因主要有以下几点：

（1）用药错误。很多宝宝之所以反复咳嗽是因为治疗不当，盲目运用西药祛痰止咳。西药祛痰的有效成分往往带有较强的刺激性，宝宝不一定适合。家长一定要切忌，在未确认有细菌感染的情况下，不可盲目使用抗生素，应当根据医嘱选择适合宝宝的治疗方式。

（2）积痰问题。咽喉处有痰时，成人往往可以通过咳嗽将痰咳出体外，但宝宝年纪太小可能不会咳痰，只能将痰在体内消化掉，而大量的痰液积聚入肺，很容易引起肺炎。

（3）体内阴阳失调。宝宝体内阳盛阴虚，所以容易因为燥热引起疾病。正常情况下，宝宝肺内积聚的热可以通过扩张的毛孔排泄到体外，如果天气寒冷，宝宝皮肤接触外界，毛孔就会关闭，寒邪内侵，表现出风寒感冒的症状，经过两三天，肺内积聚的热无法宣泄，转为肺热咳嗽。

针对宝宝的肺热咳嗽，本节我们推荐川贝雪梨汤，这是一款对肺热咳嗽有很好疗效的养生偏方。

具体做法：川贝20粒左右、冰糖8粒、准备好雪梨1个、水发银耳1大朵左右待用。用清水浸泡川贝约10分钟后将水倒掉。雪梨洗净后，切成大小合适的梨块，银耳撕成小朵，冰糖与泡好的川贝一起放入一个大碗中，倒入可以没过材料的清水。在碗的表面覆盖上一层保鲜膜，放入微波炉中，用高火打7分钟即可。

此偏方的药效原理在于：川贝有止咳的功效，在中药店可以买到，非常方便。但要注意的是，川贝在用之前，一定洗净后浸泡10分钟，再把浸泡的水倒掉，用新的清水来煮，否则用浸泡的水，会有一股苦味。银耳性平，味甘、淡、无毒，具有强精、补肾、润肠、益胃、补气、和血提神等功效。用于治肺热咳嗽、肺燥干咳均有疗效。银耳要注意选择颜色微黄的，而不是纯白的，浸泡银耳，只需要用清水浸泡即可。雪梨有止咳化痰、健脾、润肺润燥的功效，使用雪梨要注意，在制作时千万不要去皮去核，这样味道和效果都会更好。

对于这款偏方需要特别指出的是，如果用汤锅熬制的话，大概需要水开后小火炖30分钟。但如果家里有急用，或平时没时间，用微波炉高火打7分钟也可以，

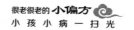

功效和味道一致，唯一不同的就是，用微波炉打的汤，没有长时间煲煮的那么黏稠。

　　最后，对于预防肺热咳嗽，希望家长平时注意给宝宝增减衣服，并且在秋冬季节注意给宝宝补充水分，还要注意室内通风换气，保证空气中的湿度。另外，当宝宝已经开始咳嗽，要根据宝宝的病情和年龄，给宝宝吃一些营养丰富、易消化及可口的食物，如牛奶、鸡蛋羹、水果汁等。如果宝宝一直咳嗽不停，家长也一定要予以重视，严重者需送往医院进行观察治疗，因为肺热咳嗽如果不及时治疗，有诱发肺炎或其他呼吸道疾病的风险。

阴虚久咳，补脾阴有妙方

⚠症状： 由脾脏阴虚引起的咳嗽，久治不愈。

偏方： 莲子肉、山药、生地、薏苡仁、麦冬、木瓜、沙参、甘草、冰糖。

方法：

将偏方中的材料同时放入锅中，大火煮开后小火慢炖，凉凉后适量喂宝宝服用即可。

　　中医对咳嗽的研究依然是基于五脏肺腑，一般认为，久咳是由脾脏阴虚引起的。脾脏在人体内部具有非常重要的意义，是人体后天之本，我们生命活动所需要的营养物质，都需脾来运化吸收，如果脾胃虚弱，对人体影之大是不言而喻的。

　　宝宝如果久咳不愈，往往可以通过口、唇、眼的症状来判断是否与脾脏有关。中医里讲述"脾在窍为口，其华在唇"。如果久咳不愈的宝宝，嘴唇鲜红，舌头也是红的，舌苔非常薄或没有舌苔；眼袋明显，且微微发红，眼睑与脾相应，中医管眼睑叫"肉轮"，一般水肿患者，脾虚不能控制水湿，往往出现眼睑水肿。而脾阴不足之人，眼袋不但大，且发红，宝宝的样子更为明显。同时，晚上睡觉容易盗汗，手心脚心发热。吃完饭肚子胀，会鼓起来，半天下不去，大便干燥。这种宝宝特别爱动，容易发火，脾气不好，易哭闹，因为心里烦躁，几乎没有安静的时候。如果宝宝久咳并较为符合以上症状，基本可以断定是脾脏阴虚的原因。

本节针对"脾脏阴虚久咳"，推介一个小偏方，这个偏方以六岁宝宝的用量为标准，家长使用时仍要根据宝宝的年龄和病情酌情加减分量。

具体操作方法：准备山药、莲子肉、薏苡仁各9克、木瓜、麦冬、沙参、生地各6克、甘草3克，冰糖一块。

制作方法：把准备好的材料放入锅里，加入适量的水，大火煮开，小火煎半小时，约剩下两杯左右药汁，药汁过滤取出，放一块冰糖，然后晾温准备食用。一天一杯即可，可连续喝一星期，但通常的脾脏阴虚久咳，五天后就可以见效。另外，如果加入适量茯苓，可以防止有湿气混杂。

此偏方的药理在于：山药补脾阴，色白润肺，味甘入脾，补肾、补阴效果较好。莲子肉补脾，熬时最好捣碎，药性会煎出来。薏仁去湿，木瓜跟甘草配着，中医叫酸甘化阴，还可疏肝，木瓜还有个特点，可以去湿，而麦冬和沙参用来滋阴生津液，白芍和甘草配起来同样有滋阴的效用。

提醒各位家长注意的是，这个偏方起到的是滋补脾阴的作用，需要宝宝少吃肉食多吃蔬菜，这样可以辅助治愈脾脏阴虚久咳。

除了本节主推的补脾汤，我们再推荐两款主治肺阴虚咳嗽的食疗偏方：

（1）银耳羹：干银耳30克，鸡蛋1个，冰糖200克，将银耳煮烂，放入冰糖溶化；鸡蛋取蛋清，加入少许水搅拌后，放入银耳中加热食用，有滋阴润肺止咳的功效。

（2）百合粥：新鲜百合15克，糯米50克，冰糖10克，将新鲜百合和糯米加水煮粥，调入冰糖食用，可以补肺止咳。

最后，希望家长朋友切忌，冬天往往是宝宝最易咳嗽的季节，但咳嗽是人体的一个防御动作，是一种保护性反射，具体来说，就是通过咳嗽将下呼吸道里的痰咳出，而痰中很可能含有一些病原微生物，咳出痰后便可以起到防止感染发生、保护呼吸道的作用。所以，一旦发现宝宝咳嗽不要急于止咳，而是应该注重排痰或者化痰，然后观察宝宝是否是久咳。

除此之外，虽说咳嗽是一种正常的身体防御机制，但如果宝宝经常咳嗽、反复咳嗽还是需要家长给予重视的，因为持久剧烈的咳嗽不仅影响宝宝的休息，还会消体力，甚至将病变扩散到邻近的支气管，诱发肺炎、肺气肿等重大疾病。因此，要多多注意区分咳嗽的种类，注意家庭护理，给宝宝选择安全、正确的药，一旦家长发现自己无法对宝宝的久咳进行判断和调理，还是应该及时送往儿童医院。

小儿百日咳，向日葵花炖冰糖

⚠**症状：** 病初类似感冒，数日后咳嗽加重，尤其夜间更加严重，经 1~2 周发展为一阵一阵的咳嗽。

🍶**偏方：** 向日葵花、冰糖。

方法：

将两朵去籽的向日葵花与适量冰糖文火慢炖，晾温后让宝宝饮用汤汁即可。

"百日咳"是由"百日咳杆菌"引起的急性呼吸道传染病。基本病症为阵发性痉挛性咳嗽，部分宝宝伴有类似"鸡鸣"的吸气性吼声，如果治疗不及时，数月内都很难康复，故称"百日咳"。对于"百日咳"这种疾病，宝宝的年龄越小病情相对越重，并有可能引起肺炎等其他严重疾病。

百日咳的症状分为几个时段：首先在刚开始的时候，表现为咳嗽、打喷嚏、发低热等上呼吸道症状。3~4 天后，这些症状会慢慢减轻，低热消失，而咳嗽日见加剧，逐渐引发痉挛现象。2~6 周内，阵发性痉挛性咳嗽会非常明显，从单声咳嗽会演化成连续咳嗽现象，直到咳出黏稠痰液或将胃内容物吐出为止，在咳嗽结束后深长吸气，发出高音调的吸气性吼声，如此反复发作。

如果宝宝患有百日咳，可能会伴随咳嗽出现其他症状，例如在咳嗽时双目圆睁、面红耳赤，舌头伸到牙齿外，握拳缩体，非常痛苦。由于宝宝的舌头向外伸与下齿反复摩擦，比较容易导致舌头部分的溃疡。病程过久的话，宝宝的食欲也会减退，加上经常呕吐，很容易出现营养不良的现象。

针对宝宝百日咳的病症，本节向家长朋友推荐的偏方是"向日葵花炖冰糖"，这一偏方更适用处于病患初期到中期的宝宝。

具体方法：取新鲜向日葵花瓣，加点儿冰糖用小火慢炖，取汤水给宝宝服用即可。另外，还可以辅助一个偏方：取芹菜多支，芹菜的叶和根都保留，洗干净，压榨成芹菜汁，加少许的食盐，隔水加热至温即可，清晨 5 点，晚上 7 点，分别给宝宝喝一小杯，连续喝 3 天。两者一起服用，效果更佳。

百日咳是一种长期折磨宝宝的顽固性疾病，所以父母依然应该注意防患于未然，在生活中注意细节，从衣食住行多个方面照顾宝宝。

（1）及时给宝宝增减衣服，对预防感冒、咳嗽很重要。特别是秋天的昼夜温差大，天气变化快，父母应根据当天的气温和宝宝的活动情况增减衣服，衣物材料最好选择保暖吸汗的纯棉材质，同时给宝宝勤洗澡，做好宝宝的卫生工作。

（2）合理的饮食帮助宝宝清热解毒，宝宝上火少，自然咳嗽也会减少。如果是婴幼儿时期的宝宝，主食还是以母乳为主最好，还能增强宝宝免疫力，或者选择接近母乳的配方奶粉。家长还需注意，不要让宝宝吃得过饱，过饱会加重胃肠功能的负担，心脏要输出过多的血液维持胃肠功能的需要，势必造成呼吸系统供血供氧不足，不利于身体的康复。

同时，在添加辅食时尽量挑选能生津、易消化的食物，少吃生冷和甜腻的东西。例如清淡的稠粥、鸡蛋羹之类，也可以用新鲜的蔬菜做成汤羹或者蔬菜泥给宝宝吃，例如西兰花、萝卜、荸荠、竹笋、银耳等都有润肺止咳的功效，而且多喝白开水也可以改善宝宝呼吸道干燥的情况，有利于灰尘和痰液排出。

（3）要保持家里清洁、安静、空气流通。经常开窗透气，保持家中空气自然清新，特别注意油烟或者香烟可能会刺激宝宝，引起或加重咳嗽。这里特别提醒父母注意的是，当处于百日咳阵发性痉挛初期和最后的恢复期，尤其要避免不清洁空气的影响另外，保证宝宝充足的睡眠，以利于机体康复。

（4）加强宝宝的体育锻炼。家长可以在每天早上醒来后和晚上睡觉前，同宝宝一起做半个小时的健身操，活动一下身体，增强宝宝体质；天气好的情况下带宝宝进行一些户外活动，还能晒晒太阳，呼吸下新鲜空气。

除此之外，对于患有百日咳的宝宝，另一个重点是及时排痰，防止呼吸停滞。在患病期间可以给予一些能稀释痰液的食物，以便痰液咳出，对于严重的痰涎阻塞，可以到医院用吸痰器将分泌物吸出。如果发生呼吸暂停、青紫缺氧、惊厥时，要给予人工呼吸、氧气吸入、吸痰等急救措施，惊厥时要用止惊药。

同时，如果患有百日咳的宝宝情况严重，父母必须要高度注意，因为咳嗽时间过长，是比较危险的事情，宝宝容易因胸腔内压力增高，头、颈静脉回心血流受阻，会出现眼睑和面部浮肿、球结膜下出血、面部瘀点或眼睑周围皮下出血等症状，还会发生鼻出血或痰中带血，甚至发生颅内出血。所以当宝宝久咳不止，一定要及时送往医院。

咳嗽黄痰多，黄芩板蓝根是经典

⚠**症状**：风热咳嗽，伴痰黄黏稠、咽喉红肿充血。

🍶**偏方**：黄芩、板蓝根、金银花、连翘。

方法：

将准备的药材用清水煎成药汁，分早晚两次为宝宝服用。

当宝宝感冒咳嗽较轻的时候，一般是流清鼻涕，痰液并不浑浊，但如果治疗不及时，轻微的感冒就会演变加重，症状变为不断咳嗽，反复发烧、流鼻涕，而特点较为明显的是痰液变得又黄又黏稠。这个时候，带宝宝去医院检查，会发现宝宝咽部红肿充血，咳嗽气急，舌质红、苔黄，脉搏跳动较快。出现以上症状时，说明宝宝很可能是由病毒感染引起的风热咳嗽，这时候清除内热，止咳化痰对宝宝更重要。

针对宝宝咳嗽严重并黄痰较多，本节推荐一个清热解毒的偏方：黄芩10克、板蓝根12克、金银花、连翘各8克，用水煎后取出汤汁，分早晚两次给宝宝服用，每次200毫升左右，通常五天后就会有效。

这个偏方较为适合8岁以上的宝宝服用，8岁以下的宝宝如果使用这一偏方，需要注意减少药量，并且增加适量的饴糖，减少药量的同时可根据宝宝病情适当增加用药次数。

此偏方的药效原理在于，宝宝咳嗽有黄痰说明是热毒症状，而偏方则针对热毒使用了中医里比较常用的清热解毒药物：黄芩、板蓝根、金银花、连翘。黄芩味苦性寒，有效成分为黄酮类化合物，具有清热、利尿、抗病毒、抗真菌、镇静等作用，对葡萄球菌、溶血性链球菌及肺炎双球菌等有较强的抗菌作用，可用于湿热痞满、肺热咳嗽、高热烦渴等症；板蓝根味苦性寒，对多种细菌及病毒均有抑制作用，如枯草杆菌、金黄色葡萄球菌、流感病毒及腺病毒等，可清热利咽、凉血解毒；金银花味甘性微寒，气味芳香，可清热解毒、凉血化瘀，用于各种热性病；连翘味苦性微寒，气味微香，主治热病初起、风热感冒、发烧、咽喉肿痛等。

这几味药加在一起可增强抗菌消炎的作用，常用于治疗风热感冒引起的咳嗽、黄痰偏多等症状。备用的饴糖又称饧胶饴，性温，含有麦芽糖、维生素B和铁等，也能起到补中缓急，润肺止咳的作用。

特别说明一下，此偏方药性苦寒，不宜久用，脾胃虚寒或已服过其他寒凉药物的宝宝慎用。痰稀色淡的宝宝说明没有内火过旺的症状，而腹泻的宝宝通常需要温补，这两者不要使用此偏方。如果使用此偏方有效的宝宝，一旦清热下火后就要停止服用，后期治疗应以滋补为主，回去给宝宝多吃一些润肺滋阴、健脾补肺的食物、汤水，少吃辛辣甜腻的食物，通常就可以很快痊愈。

对于咳嗽痰多的宝宝，除了使用适宜的偏方和药物之外，日常也有一些细节的注意事项。首先不要经常给宝宝戴口罩或者用围巾，这样的做法影响宝宝的正常呼吸，不利于宝宝咳嗽的康复，甚至会降低宝宝上呼吸道对冷空气的适应性，缺乏对伤风、支气管炎等病的抵抗能力。如果围巾是羊毛或者其他纤维制品，很容易使围巾间隙内的细菌尘埃或者材料纤维吸进宝宝的上呼吸道，对身体不利。

小儿咳喘，蜜汁腌萝卜

⚠️**症状**：小儿咳喘。

🍯**偏方**：白萝卜、蜂蜜。

方法：

（1）准备白萝卜1个，蜂蜜半瓶待用；

（2）将白萝卜洗净去皮，然后切成丁，大小如黄豆般就可以了；

（3）将切好的萝卜粒倒入蜂蜜中，萝卜倒入的量是根据蜂蜜的高度决定的，让蜂蜜刚刚没过萝卜粒即可；

（4）腌制大约2个小时，把这种萝卜蜂蜜汁倒出一大汤匙，以温水稀释饮用。

宝宝咳喘是一种慢性气道炎症疾病，属于免疫性炎症，其特点为气道可逆性狭窄，从而导致呼吸困难，不易喘息并伴有咳嗽。

宝宝咳喘的病征表现为气急、咳嗽、咳痰、呼吸困难、肺内可听到哮鸣音，尤其是呼气时哮鸣音更加明显。宝宝咳喘发作时如果使用恰当的方式进行治疗，咳喘发作后恢复得好，基本不会留下病根。

中医对宝宝咳喘有独到的见解，中医认为肺经受侵是咳喘的主要原因。宝宝肌肤相对成人更加薄嫩，对自己的"保卫"并不是很牢固，容易受外邪感染，而人体的内脏中，肺部通常是最先也是最容易受到外邪感染的，无论从口鼻或者皮毛，外邪必然归于肺部，如此一来肺部感染就成了咳喘的一大主因。

另一方面，宝宝脾胃薄弱，容易被生冷的食物、积热的食物伤害，如此一来导致脾脏失去了健康和正常运行的能力，从而酿成疾病，疾病积攒在肺中，阻遏气道，使肺中清气不能宣泄而导致咳喘，中医里用"脾为生痰之源，肺为贮痰之器"一句简约概括。

针对小儿咳喘，如果咳喘剧烈影响睡眠和进食，重点就在于祛痰化痰，减轻呼吸道黏膜水肿，恢复气管内膜纤毛的作用等，所以本节推荐蜜汁萝卜干这一偏方。

操作方法很简单，准备1个白萝卜，约250克的蜂蜜，将白萝卜洗净去皮，然后切成黄豆大小的萝卜粒。将切好的萝卜粒倒入蜂蜜中，萝卜粒的数量根据蜂蜜的数量而定，让蜂蜜刚好没过萝卜粒即可。腌制大约2个小时，把腌制好的萝卜蜂蜜汁倒出一大汤匙，以温水稀释饮用。一天喝4~5次，第二天咳嗽就能好转。

此偏方的药理在于，萝卜味辛、甘，性凉，有清热生津，凉血止血，化痰止咳等作用，蜂蜜中含有多种维生素，多种酶成分。此偏方和蜂蜜柚子茶有同样的效果，止咳、润肺的效果非常好。

除了食用偏方之外，根据中医理论，我们推荐在肺之经脉施以适当的按摩手法，可以补益肺气，提高宝宝的抵御外邪的防病能力。最常用的方法是拍刷肺经，来预防咳喘。具体方法是：宝宝仰卧，给宝宝身上擦爽身粉，然后按摩者将食指、中指并拢，沿肺经由上到下轻拍5遍，也可改用毛刷轻刷。

另外，父母一定要做

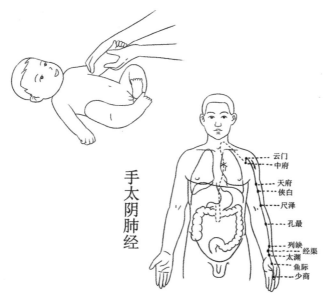

手太阴肺经

云门
中府
天府
侠白
尺泽
孔最
列缺　经渠
太渊
鱼际
少商

家长用食指和中指沿肺经从上至下轻拍。

好对宝宝的护理，当宝宝咳嗽的时候可以考虑中药外敷法。使用一些比较安全有效的中药外敷，很多宝宝在家中治疗咳嗽时，由于生理原因，用药很容易产生呕吐，使喂药很困难，这时可以配合一些外贴药，可以产生事半功倍的效果，如百草琼浆益气贴、夏季使用的三伏贴等。

如果宝宝的咳喘经过家庭的护理多日未见好转，父母切忌乱给宝宝服药，一定要尽快送往正规的儿童医院进行观察治疗。

夜间哮喘，脚底敷上姜葱末

⚠️**症状**：反复发作性咳嗽、喘鸣和呼吸困难。

偏方：生姜、大葱。

方法：

热水泡脚10分钟，将葱白和生姜捣成泥状敷在足心，用纱布固定住。

哮喘是宝宝较为常见的疾病之一，多发于春季和冬季，很多宝宝一旦伤风就容易引起哮喘。特别是每次受凉会引起反复发作，在夜晚更加严重，咳嗽最厉害的时间是晚上七点到九点，以及清晨六点到八点。

宝宝发生夜间哮喘的原因很多，与遗传和环境因素都有很大关系。除了遗传因素，外界环境污染是引起宝宝哮喘的主要原因，最常见的就是病毒感染，宝宝可能吸入花粉、尘埃、化学物质等导致呼吸道感染，引起哮喘。

对于宝宝自身来说，在夜间体内激素处于一天中的低迷状态，迷走神经张力增高，这时患有哮喘的宝宝在夜间体内儿茶酚胺水平下降，肥大细胞释放生物活性物质，如组胺会对感受器官有刺激作用，从而引起支气管平滑肌的痉挛而发生哮喘。

宝宝出现哮喘症状后，不但在夜间更加频繁，而且状况也更加严重。夜间症状加重的原因往往是由于睡眠时脑部血流相对缓慢，当哮喘在夜间急性发作时，患儿由于进食少、发热出汗、利尿等原因致使患儿有效循环量不足，而发生血液重新分配，肾动脉收缩致肾小球滤过率下降等。宝宝整个机体的运作相对白天变得缓慢且供氧不足，容易引起哮喘加重。

在中医理论中，把哮喘分为寒性、热性两型。寒性哮喘的症状有喷嚏、咳嗽气促、喉间有哮鸣音、咳痰清稀色白并呈泡沫状，没有过多出汗的现象，面色青白，手脚发凉，不会口渴，口渴喜欢喝热水，舌苔薄白或白腻，脉浮滑等。热性哮喘的病症有胸闷气促、喉间哮鸣，不能平卧，痰稠色黄，面赤身热，喜欢喝冷水，大便干燥或秘结，小便黄，舌苔薄黄或黄腻。

本节推荐的偏方适合于寒性哮喘，也就是用于受凉而引起的哮喘。具体方法：每晚睡前先用热水泡脚 10~15 分钟，取鲜葱白 50 克、鲜生姜 15 克，一起捣成泥，敷在足心（包括涌泉穴，及偏第 4、第 5 跖骨处），范围约 4 厘米见方，厚度适中，用纱布包住固定，第二天起床时除去，每晚一次，两周为一个疗程，通常一个疗程就会见效。如果一个疗程后病况好转，想继续使用，建议间隔七天左右的时间。

此偏方的药效原理在于，生姜性味辛温，含挥发油，主要是姜醇、姜烯、柠檬醛、芳香醇等，还含姜辣素，有抗炎消肿作用；生姜醇提取物能兴奋血管运动中枢及呼吸中枢，且对伤寒杆菌、霍乱弧菌、肺炎双球菌均有不同程度的抑杀作用。葱性味辛温，入肺、胃二经，含挥发油，油中主要成分是蒜素，还含有二烯丙基硫醚、苹果酸、维生素 B_1、维生素 C 及铁盐等，有发汗解表、散寒通阳的功效，对白喉杆菌、结核杆菌、葡萄球菌、链球菌有抑制作用。现代药理研究表明，葱白中含有的葱油可由肺呼出，能刺激支气管分泌，从而达到祛痰功效。

与此同时，两药所敷的地方包括足底肾上腺、肺部反射区及涌泉穴。涌泉穴是人体的重要穴位，这个穴位刺激性较强，并有一定强壮身体的作用。药物、穴位、反射区相辅，可增强疗效，通过上病下治达到治疗哮喘的目的。

本节我们再次推荐一个与之相似的小偏方。将新鲜的小葱和生姜切成细末，共同放入锅中加醋干炒，炒出香味为止，用纱布包成饼状，在宝宝睡前敷于足心处。每天 1~2 次，三天起效。此偏方可在之后宝宝复发时也长期使用，无副作用。

对于宝宝夜间哮喘的预防和已患夜间哮喘宝宝的护理，提示家长朋友了解以下几点：

（1）家长应该注意，若宝宝咳痰无力，就要帮助排痰。家长可以尝试五指并

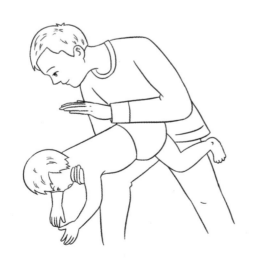

宝宝咳痰无力时，家长轻拍背部，自边缘向中心，再自上而下拍打。

拢，略弯曲成空拳状，轻拍宝宝背部，自边缘向中心，再自下而上拍打，一边拍打，一边鼓励宝宝将痰咳出。另外，饮食上要清淡，多吃新鲜蔬菜水果，忌吃刺激性食物及冷饮，多喝温水，以补充水分的丢失。

（2）宝宝哮喘在夜间一旦出现咳嗽不适，或者哮喘的预兆症状时，可以适当采取急救措施，并注意密切观察。若哮喘发作，经简易处理仍不能缓解宝宝的痛苦，应立即送医院进一步治疗。

（3）如果宝宝出现呼吸急促、肺哮鸣音明显减弱或消失等症状，或者心率加快、意识模糊等病情危重的症状，这时作为家长务必第一时间将宝宝送往医院。在配合治疗时同时注意昼夜的合理用药，并加强夜间护理，以防发生意外。

小儿肺热，带花蒂的小冬瓜

▲症状：感冒咳嗽、流鼻涕、痰黄、生痤疮等症状。

偏方：带有花蒂的小冬瓜、冰糖、蜂蜜。

方法：

将冬瓜切一小口，清理内肉后做"盅"，倒入适量的冰糖蜂蜜放入蒸锅，蒸20分钟即可。

所谓肺热，往往是因为有寒气积存在肺腑当中，当宝宝身体的血气能力提升到有能力排泄寒气时，会先提升肺的能力开始排出寒气，这时的状态即是肺热。

通常情况下，家长朋友可以从以下几个方面判断宝宝是否有肺热症状：

（1）口气重，口气里有异味。

（2）眼屎多，尤其是在早晨起床时，宝宝的睫毛常会被眼睛的分泌物黏着，难以睁眼。

（3）舌尖的颜色要远远比舌头其他部分鲜红。

（4）嘴唇发红，颜色鲜艳。

（5）咽部干痛，扁桃体出现红肿。

（6）大便明显干硬且有臭味。

宝宝肺热会引起感冒等多种身体不适的症状，中医认为主要原因是"内邪"与"外邪"相互作用下发生的。"内邪"通常是指体内有火而导致的肺热，就是人们通常所说的"上火";"外邪"通常是指宝宝体外感染的"风寒之邪",就是通常所说的"受凉"。由于肺脏主皮毛,肺部的火热之邪原本可通过毛孔伴随汗液散发出去,可是宝宝的皮肤感受到外界的寒冷后,毛孔因寒邪而闭塞,肺部热邪不能散发,因此越积越重,导致肺热,甚至可能形成"寒包热症"。在宝宝感冒等多种病患中,"上火"(肺热)通常是根本原因,起到决定性的作用,因此预防小儿生病要从清除肺热着手。

本节针对去除宝宝肺热,推荐一种非常有效的食用偏方:小冬瓜汤。

具体方法:选用带花蒂的小冬瓜,中间切开一方口,取出瓜肉,填入冰糖和蜂蜜,再把盖盖上。放入蒸锅,二十分钟后取出喝瓜中的汤汁即可。连续喝一个礼拜,往往可以有效去除肺热。另外,蒸冬瓜汁也是一种很好的选择,依然选取有花蒂的冬瓜,于一头切一个"盖子",填入冰糖适量,再以盖子封固,放蒸笼蒸取汁液分两次食用。两种方式皆可,功效也相似。

这一偏方的药效在于,冬瓜清热化痰,用于痰热喘咳或哮喘都非常有效,是祛除肺热的佳品。又据《滇南本草》说:"治痰吼气喘,姜汤下。"故亦可与生姜搭配,以增强化痰和止咳下气的作用。

无论什么样的病患,预防是关键,所以在日常在日常饮食中,家长应注意少让宝宝吃肥厚味重的食物,这样的食物会加重咳嗽,且痰多黏稠,不易咳出。长期咳嗽不愈的患儿,可用梨加冰糖煮水饮用,它的效果是润肺止咳;也可用鲜百合煮粥,这对咳嗽日久、肺气已虚的宝宝有很好的效果。对于脾虚疾多的患儿,平时可多食山药,或煮莲子粥、薏米粥及大枣粥等。

本节我们向家长介绍一些具有滋阴养肺去热功用的蔬果,希望家长可以给宝宝的日常生活中适量增加水果食用,帮助宝宝驱走身体里的燥热。

1.梨

传统医学认为,梨能生津止渴、润燥化痰等。尤其秋令干燥时,每天坚持给宝宝吃1~2个梨,对于防秋燥、润肺消热有很好的作用。不同吃梨的方法,可产生不同功效,对于润肺一项,推荐用冰糖蒸梨可滋阴润肺,止咳祛痰,对润泽宝宝嘶哑发干的嗓子具有良好的作用,或者用梨加蜂蜜熬制成梨糖膏,对肺热久咳的宝宝有明显疗效。

2.甘蔗

具有滋养、解热、生津、润燥的功效,有"天生复脉汤"之美称。秋燥时节,把甘蔗榨成汁饮用最好，中医常把甘蔗汁作为清凉生津剂，治疗一些热症，对于津液不足、胃热口苦、大便干燥、小便不利、肺热咳嗽的宝宝，饮用甘蔗汁相当有益。

3. 石榴

传统医学认为，石榴性温、味甘酸，有生津液、止烦渴的作用。尤其是把新鲜石榴切成小碎块榨汁，每天给宝宝饮用上几次，便可生津止渴，使身体燥热感减轻，有助于防止宝宝发生肺热咳嗽及鼻黏膜干燥出血。

4. 大枣

大枣具有益气生津，滋润心肺等功效不错，同样是宝宝在秋天里的一味滋补良药。

5. 柑橘

中医认为，柑橘性凉味甘酸，有生津止咳、润肺化痰等功效，对于津液不足、烦渴的宝宝有一定的作用，有助于急、慢性支气管炎的治疗。把柑橘榨成汁或用蜜煎，对预防肺热咳嗽非常有效。

最后提醒家长尤其需要注意的是，当宝宝出现感冒、咳嗽等症状时不可盲目的使用抗生素类药物，尤其是针对小儿肺热咳嗽的治疗，尤需慎重。一旦发现宝宝肺热症状较为严重，应当及时送往儿童医院进行观察治疗。

急性支气管炎，鲜竹沥水试一试

⚠症状： 忽然出现频繁而较为严重的干咳，有支气管分泌物，咳嗽一般延续 7~10 天，有时延迟 2~3 周，或反复发作。

偏方： 鲜竹。

方法：

取鲜竹沥水为宝宝服用，最好使用泉水。

急性支气管炎通常在宝宝婴幼儿时期发病较为频繁，往往并发或继发于上下呼吸道感染，同时也可能是麻疹、百日咳、伤寒及其他急性传染病的一种临床表现。发生支气管炎时，气管也会有炎症的表现，如果涉及毛细支气管，那么表现出的病理与症状会与肺炎相仿。

急性支气管炎症状比较明显，起病时常会有发热、咳嗽，体温多在39℃以下，一般3、4天会退热。起病初期为刺激性干咳，以后转为湿性咳嗽，有痰声，但婴幼儿时期的宝宝有时会出现发热气促、呕吐等现象。如果带宝宝到医院就诊，肺部听诊一般无异常，部分宝宝会有少许"干性啰音"或"散在性湿啰音"。整个病程通常在5~10天可痊愈，少数宝宝病情反复会演化成慢性支气管炎。

一般来说，急性支气管炎是指支气管黏膜的炎症，常继发于上呼吸道感染之后。急性支气管炎可由病毒引起，也可由细菌如流感杆菌、肺炎双球菌和链球菌等引起，或者是病毒和细菌合并感染。这里简单总结几条引起小儿急性支气管炎的原因：

（1）肺炎支原体感染。这种感染比较单一，治疗起来相对容易。

（2）病毒感染。凡可引起上呼吸道感染的病毒都有可能引起发病，多见于腺病毒、流感及呼吸道融合胞病毒等。

（3）细菌感染。在病毒感染的基础上引起继发感染，较常见的β溶血性链球菌A组、肺炎球菌、葡萄球菌及流感杆菌，或百日咳杆菌、沙门氏菌属或白喉杆菌。

（4）其他诱因。营养不良、变态反应、佝偻病、慢性鼻炎以及咽炎等。

对于急性支气管炎，中医认为此病症以咳嗽为主，与肺脏有很大的关系，肺为娇脏、主宣降、合皮毛，如果宝宝在体外感染风寒或风热，使肺气闭郁，失去宣降作用，就会导致咳嗽。

本节推荐的偏方是鲜竹沥水，每次为宝宝服用5~10毫升，每日3次即可。操作方法也很简单，取用鲜竹沥，用新鲜的淡竹和青秆竹以火烤，其流出的汁液即可使用。

此偏方的药理在于，青竹本身味甘性寒，竹沥从竹子中得取精华部分，其功能就是逐痰祛痰。《本草衍义》中记载：竹沥行痰，能使人体上下毛窍得到疏通。痰在颠顶可降，痰在胸膈可开，痰在四肢可散，痰在脏腑经络可利，痰在皮里膜外可行。本节推荐的这一偏方，就是利用竹沥的这种逐痰的优良功效。

由于宝宝自身的免疫力比成年人要差，所以，家长要注意在治疗的同时做好相关的护理工作，具体措施可以参考以下几点：

（1）让患有急性支气管炎的宝宝充分的休息，保证睡眠，利于恢复。

（2）饮食上的调理。因为支气管炎时有不同程度的发热，水分蒸发较大，除了多喝水，也要清淡饮食，少盐、忌食辛辣、油腻食物，同时可以吃如稀饭、煮透的面条、鸡蛋羹、新鲜蔬菜、水果汁等。

（3）如果宝宝咳嗽或者喘得厉害，可把枕头垫高些，让其半躺半坐，这样可以缓解呼吸困难。同时在喂宝宝吃饭的时候注意防止呛到，喘得太重时要用小勺慢慢地喂饭，以防发生意外。

（4）室内空气要新鲜，若是冷天，开窗通风时不要让冷风直接吹着宝宝。屋里不要太干燥，可在家中暖气旁放一盆水，或者直接使用加湿器使室内空气潮湿。

特别提醒家长注意的是，除了正常的急性支气管炎，宝宝如果在婴儿时期，还可能有一种特殊类型的支气管炎：喘息性支气管炎，这种支气管炎多见于2岁以下虚胖的小儿，宝宝可能患过湿疹或者其他过敏性疾病，此类型支气管炎往往是因为宝宝支气管狭窄，气管内黏膜充血肿胀或者发生的炎症产生刺激，使支气管平滑肌发生痉挛而引起。这种气管炎起病急，除有上感症状外，也会出现喘息性呼吸困难，宝宝会因为呼吸困难造成缺氧，严重者甚至面部青紫，所以哭闹烦躁时更明显。如果是喘息性支气管炎，建议家长第一时间将宝宝送往医院做观察治疗。

一般支气管炎，三仙饮助恢复

⚠️**症状**：嗓子疼、疲倦、流鼻涕、发冷、疼痛、低烧（37.8~38.3℃）。

🍶**偏方**：鸭梨、萝卜、鲜藕。

方法：
将三者材料均洗净、去皮、切碎、榨汁，加适量蜂蜜调味后饮服。

支气管炎是宝宝常见的呼吸道疾病，患病率较高，一年四季均可发生，冬春季节为高峰期。小儿支气管炎主要发生在肺部的细小支气管，也就是毛细支气管，所以病名为"毛细支气管炎"。这种疾病通常是由普通感冒，流行性感冒等病毒性感染引起的并发症，也可能由细菌感染所致，是小儿常见的一种急性上呼吸道感染。

患支气管炎的宝宝一开始可能表现出感冒的症状，例如嗓子疼、流鼻涕、疲倦、发冷、疼痛、低烧（37.8~38.3℃）等。接着会发展为咳嗽，起初只是干咳无痰，但之后会加重，咳出发绿或发黄的痰液。宝宝咳嗽的时候，还可能会有呕吐现象。

很多时候，患上支气管炎的宝宝还会有胸痛、气短、气喘等症状。如果支气管炎病情严重，宝宝可能会发几天高烧，而且大概要咳上几周的时间，才能完全康复。

宝宝患病期间，家长带宝宝到医院检查时，结果通常是血白细胞轻度增多，照 X 光可发现肺纹理增粗、双肺透亮度增强或有小片阴影。因此，推荐有条件的家庭可以做呼吸道分泌物病毒分析，以快速诊断以明确病毒种类从而更加有针对性地治疗。

从中医的角度来说，一般气管炎可以通过补气健脾来帮助治愈，根本上从清肺、化痰、止咳的理念为主，辅助吃少量的抗生素。所以本节推荐"三仙饮"这一偏方，希望能帮助宝宝早日摆脱支气管炎的困扰。

除上文中的方法外，还可取萝卜、鲜藕各 250 克、梨 2 个，切碎绞汁后加适量蜂蜜。有支气管炎的宝宝如果是热咳可生服，如果是寒咳可以加生姜数片调匀，蒸熟后服用。

"三仙饮"这个偏方药效原理在于：萝卜性平，味辛、甘，入脾、胃经，具有消积滞、化痰定喘、清热顺气等功效。《本草纲目》中记载："萝卜，大下气、消谷和中、去邪热气"。现代药理学表明，萝卜含有能诱导人体自身产生干扰素等多种微量元素，可增强机体免疫力。与此同时，萝卜所含的纤维木质素有较强的抗癌作用，生吃效果更好，如果宝宝对萝卜的辣味有所排斥，家长最好选择色绿、水分多、辣味轻、甜味重的萝卜，或者适当增添蜂蜜。

藕中含有淀粉、蛋白质、天门冬素、维生素以及氧化酶等成分。生藕味甘、性寒，生吃鲜藕能清热解烦，解渴止呕，鲜藕除了含有大量的碳水化合物外，同时含有蛋白质和各种维生素及矿物质，还含有丰富的膳食纤维，对治疗便秘，促使有害物质排出，十分有益。偏方中的鲜藕汁效果更佳，有清热润肺的功效，民间早有"荷莲一身宝，秋藕最补人"的说法。

梨同样具有止咳化痰、生津止渴的功效。现代药理研究显示，梨所含的"苷"及鞣酸等成分，能祛痰止咳，对咽喉有养护作用，这一点对于宝宝来说，可防止由于支气管炎引起的咳嗽伤害到咽喉。同时梨性凉并能清热镇静，经常食用能使血压恢复正常，改善支气管炎引起的呼吸不畅、头晕等症状。因此，民间常用冰糖蒸梨治疗喘咳。

面对宝宝患有的支气管炎，要根据病情的轻重来选择护理方法，家长应遵医嘱给宝宝按时用药并做好相关的预防工作：

（1）保持卫生。让宝宝勤洗手、勤换衣物，避免接触其他生病的人。如果家长觉得宝宝体质偏弱，较容易患支气管炎，得病后不易康复、或者有其他严重的呼吸道感染，可以在流感高发季节接种流感疫苗。选择接种疫苗的家长尤其要注意咨询医生，视宝宝具体情况而定。

（2）注意休息和营养。首先确保宝宝有充足的睡眠，然后在宝宝休息和睡觉的时候，可以用垫子让宝宝倚靠，帮助其更轻松地呼吸。与此同时，由于发热及细菌毒素影响胃肠功能，宝宝随之会出现消化吸收不良的情况，体内营养缺乏是不容忽视的。家长对宝宝要采取少量多餐的方法，给予营养充分、清淡、均衡易消化吸收的半流质或流质饮食，如煮透的面条、稀饭、鸡蛋羹、新鲜蔬菜、水果汁等。

（3）注意相关炎症。宝宝支气管很容易出现炎症，出现炎症大多有不同程度的发热，水分蒸发较大，应注意给宝宝多喂水。可用糖水或糖盐水补充，也可用米汤、蛋汤补给，饮食以半流质为主，以增加体内水分，满足机体需要。

（4）谨慎用药。在宝宝的支气管炎用药上面，建议家长可根据病原菌药敏选用红霉素、青霉素 G、头孢菌素类抗生素以控制感染，但应尽量避免使用广谱抗生素，以免二重感染或产生耐药菌株。必要时，可给宝宝吃剂量适当的儿童用对乙酰氨基酚或布洛芬来缓解发烧和其他不适。这里特别提醒家长朋友，一定不要给婴幼儿吃阿司匹林，那可能会造成瑞氏综合征。

最后，再次重申，宝宝患有支气管炎的时候，家长应当力所能及地为宝宝补充营养和水分，同时，宝宝的支气管炎还是要第一时间就医，因人而异的进行治疗，以免延误病情。

小儿肺病不难防，按摩胸背有方法

▲**症状：**支气管炎等小儿肺病。

偏方：按摩胸背法。

方法：

（1）擦背：用手或湿热毛巾揉擦胸椎部，每次擦至皮肤发红为度，对各种肺部疾病有辅助治疗作用，也可用手指重点按揉孩子背后的肺俞穴，每次 2 分钟；

（2）拍前胸：用虚掌（空拳）轻叩轻拍胸部正中间的胸骨，每次拍 3~5 下，停 10 秒左右，每天 3~5 分钟，重点按揉胸前的天突穴和膻中穴。

随着时代发展，城市污染变成了一个严重的问题，很多肺部疾病都是因为吸入了大量的不干净气体造成的，甚至有人戏称：肺部是废气的回收站。外界对肺部的伤害在大人身上可能不易体现，但是对于宝宝来说，由于免疫力相对较弱，所以肺部疾病的反应就会较为明显。

本节我们意在帮助宝宝预防肺部疾病，很多家长可能注意到出门为宝宝戴口罩、督促宝宝锻炼身体等，在本节推荐一种特别的偏方，通过对宝宝背部的擦拭，胸部的拍打来激发出宝宝体内的免疫力，也是中医里常用的按摩理疗方式。

操作方式非常简单：用手或湿热毛巾揉擦后背的胸椎部，每次擦至皮肤发红，对各种肺部疾病有辅助治疗作用。

擦拭背部预防肺病的原理在于：背是督脉所在之处，脊柱两旁的足太阳膀胱经与五脏六腑密切相关，常擦背、捶背，其实是一种机械性刺激，可以疏通经络，增强经络的经气，促进气血流通，还可以调节交感、副交感神经的抑制作用和兴奋功能。据研究发现，人的背部皮下有着许多"沉睡"的免疫细胞，适当的拍打和摩擦能让这些细胞"醒"过来，激活它们的功能，从而增强机体的免疫力。

除了擦拭宝宝后背来刺激相应的穴位，家长朋友还可用手指重点按揉宝宝背后的肺俞穴，每次按 2 分钟，能起到调肺气、补虚损、止咳的作用。按揉时要注意，宝宝皮肤娇嫩，手法要轻柔，按揉时沾少许盐粒效果更好。

肺俞穴是足太阳膀胱经之上的重要穴位，膀胱经主一身之表，有卫外、御邪的功能，同时肺俞穴也是肺脏经气输注背部的主要穴位，具有调补肺气的功效。肺俞穴位于背部第三胸椎棘突下旁开 1.5 寸。父母寻找穴位时，可让宝宝低头，脖子后面正中有两个明显的骨性突起，下面那个是第七颈椎的棘突，往下数四个这样的突起，这就是第三胸椎棘突，这个部位往两边水平 1.5 寸处（约为两个手指的宽度）就是肺俞穴。如果父母依然没有把握，就沿着胸椎上面这段按摩两旁，按摩这一区域均对保护肺脏有一定作用。

除了揉擦后背，拍打宝宝的前胸也能起到预防肺病的功效。父母可以用虚掌或者空拳轻叩轻拍胸部正中间的胸骨，每次拍 3~5 下，停 10 秒左右，每天 3~5 分钟就可以了。前胸是人体阴气所汇之处，拍前胸不但可以宽中理气、活血化瘀，增强心肺功能，还可调节胸腺的应激系统，使"休眠"的胸腺细胞处于活跃状态，同时使体液系统产生各种激素，作用于各种器官组织，提高免疫功能。

家长在拍打宝宝胸骨时也可顺带按揉膻中、天突两个穴位。膻中位于两乳连线的中点，操作时家长先用掌根部贴在孩子的膻中穴上，旋转揉动 20~30 次，再换另一手揉动相同的次数。天突就在喉咙下面，两锁骨中间凹陷处。家长可用中指指端按这个穴约 10 次，可起到化痰、平喘、止呕的作用。注意力道不要太大，否则会引起宝宝咳嗽或者其他不适。

胸前的两个穴位对于保护宝宝肺脏也有很大的作用。膻中穴是脏腑之气汇聚的地方，所以膻中又被称为气会，但凡和气有关的疾病，如气虚、气机瘀滞等都可以按揉它来调治，有宽胸利肺、理气通络的作用。《甲乙经》记载："咳逆上气，唾喘短气，不得息，口不能言，膻中主之。"而天突穴是任脉腧穴，在胸腔最上面的喉头上，相当于肺与气相通的通道，清气从这里进入肺，浊气又从这里呼出，治疗肺病一般都需要通过天突穴。如果用天突穴来通痰、导气，效果不错。而常常按揉这个穴位，具有止咳化痰、清咽利喉的功效。

本节最后提醒家长朋友，当了解宝宝肺部不适，不要第一个想到吃药或者是输液。都知道吃药有一定的副作用，而输液其实相当于吃药副作用的十倍。对于宝宝的肺部保养，依然要从平时的护理着手，出现问题及时去往儿童医院，遵从医嘱采取措施。

一般性肺炎，蒲公英粥有疗效

⚠症状：一般肺炎。

🍶偏方：蒲公英。

方法：

先将蒲公英择净，待大米粥煮熟之后放入再次煮熟，晾温后即可食用。

一般性肺炎是临床常见病，四季均易发生，春冬两季发病较多，如治疗不彻底容易反复发作，长远来看同样影响宝宝健康发育。

宝宝如果患有一般性肺炎，大致表现为发热、咳嗽、呼吸困难，或者不发热但伴有咳喘。一般肺炎有一些典型的症状，只要爸爸妈妈们留意观察，就可以及时地采取措施。

症状一：身体发热

当宝宝患有一般性肺炎，往往会有身体发热的症状，体温多在 38℃以上，会持续两三天时间，这时如果使用退热药往往只能降温一时，过后又会发热。这里希望父母能和宝宝感冒发热做出区分，感冒体热多数在38℃以下并且持续时间不长，很少反复。

身体发热是大多数宝宝肺炎的症状，也有部分宝宝不发热，甚至体温低于正常，所以父母不要以发烧时间长短作为判断肺炎的绝对依据。

症状二：咳嗽和呼吸困难

宝宝若患有肺炎，往往咳嗽和呼吸都会产生一定的困难。这里要和感冒、支气管炎引起的咳、喘做出区分，这两种情况的咳喘通常是阵发性，一般不会出现呼吸困难。

这里提醒家长朋友，如果宝宝咳、喘较重，静止时呼吸频率增快，两侧鼻翼一张一张的，口唇发青或发紫，说明病情严重，最好第一时间送往医院。

症状三：精神状态低迷

父母可以通过宝宝的精神状态来判断是否是肺炎。如果宝宝发热、咳嗽、喘，但精神较好，能玩、爱笑，则代表患肺炎的可能性很小。相反，宝宝精神状态不佳、烦躁、哭闹或昏睡，甚至出现"谵语"的症状，则说明病得较严重，得肺炎的可能性较大。

症状四：食欲下降

如果宝宝得了肺炎，食欲会显著下降，或一吃奶就哭闹不安。如果确诊宝宝已经得了肺炎后，应当采用少食多餐的方式，保证宝宝的水分和营养需求，哺乳婴儿应增加每天的喂奶次数，以增强营养与体力。

症状五：胸部听见水泡音

要求室温在18℃以上，脱去宝宝的上衣，将耳朵轻轻地贴在脊柱两侧的胸壁，仔细倾听。肺炎患儿在吸气时会听到"咕噜儿""咕噜儿"的声音，医生称之为细小水泡音，这是肺部发炎的重要体征。

宝宝患有肺炎的症状很多，而病因大致可分为两种：

第一种是产前因素：宝宝刚出生时就易患有肺炎，多半原因是在产前、产时引起。产前的胎儿生活在布满羊水的子宫里，发生缺氧（如脐带绕颈、胎心改变、胎动异常）情况，就会发生呼吸运动而吸入羊水，引起吸入性肺炎；或者羊水早破、产程延长，或在分娩过程中，吸入细菌污染的羊水或产道分泌物，易引起细菌性肺炎；又或者羊水被胎粪污染，吸入肺内会引起胎粪吸入性肺炎。

第二种是后天因素，宝宝如果偏向于喜欢吃过甜、过咸、油炸等食物，致宿食积滞而生内热，偶遇风寒使肺气不宣，二者互为因果而发生肺炎。除此之外，宝宝如果接触的人中有携带病菌或者病毒的人，宝宝经过传染都有可能引起肺炎。而宝宝因败血症或脐炎、肠炎，通过血液循环感染也有可能引起肺炎；年龄稍大一点儿的宝宝，肺炎也可由病毒及其他微生物引起。

针对一般性肺炎，本节推荐的偏方是"蒲公英粥"。

具体方法：将新鲜蒲公英择净，放入锅中，加清水适量，浸泡 5~10 分钟，水煎后取汤汁，加入洗净的大米煮粥即可食用。或者将新鲜的蒲公英择净后切丝切碎，先讲白粥煮熟，然后放入切好的蒲公英，加之适量白糖，重新煮熟后食用。

此偏方药理在于：中医认为蒲公英是植物类良药，其性味苦、甘、寒，入肝、胃经，有清热解毒，消痈散结，利湿退黄，通淋止痛的功效，为中医传统清热解毒药物，有"天然抗生素"的美称，对治疗肺炎有非常好的辅助效果。

西方药理研究表明，蒲公英含蒲公英甾醇、蒲公英素、蒲公英苦素、果胶、胆碱等多种成分，对金黄色葡萄球菌，溶血性链球菌有较强的杀灭作用；对肺炎双球菌，白喉杆菌，绿脓杆菌，痢疾杆菌，伤寒杆菌等也有一定的杀灭作用。

如果宝宝患有肺炎，往往是起病急、病情重、进展快，肺炎疾病会威胁到宝宝的健康甚至生命，所以在生活护理上必须慎重对待，应记牢"小儿肺炎"饮食的八种禁忌。

禁忌一：高蛋白食物

蛋清、鱼、瘦肉等食物中含有大量蛋白质，不适合患有肺炎的宝宝食用，这是由于蛋白质代谢的产物是尿素，本身蛋白质在体内消耗水分，排出尿素也比较消耗水分，这就影响肺部的水分不足，在疾病康复期可适当补充，以提高体质。

禁忌二：糖分高的食物

糖分含热量比较高，基本不含其他营养素，糖分会影响体内白细胞的杀菌作用，如果食入过多的糖分，甚至会侧面加重病情。

禁忌三：辛辣食物

辛辣食物刺激性比较大，而且容易化热伤津，当宝宝患有肺炎的时候，在膳食中不宜加入辣油、胡椒及辛辣调味品。

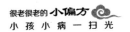

禁忌四：油腻食物

油腻食物本身就难以消化，如鱼肝油、松花蛋黄、蟹黄、凤尾鱼、鲫鱼子等，由于肺炎患儿消化功能低下，太多油腻食物必然影响宝宝营养的吸收。营养得不到及时补充，必然会让宝宝抗病力降低，影响康复。

禁忌五：生冷食物

一些偏冷的食物，如西瓜、冰激凌、冰冻果汁、冷饮、香蕉、生梨等，如果食用过多容易抵制宝宝体内阳气。中医里说，阳气受损则无力抗邪，病情也难痊愈，所以尽量少食。

禁忌六：喝茶

茶叶中茶碱有兴奋中枢神经的作用，可使大脑保持兴奋状态，还可使脉搏加快，血压升高。如果宝宝患有肺炎，尤其在发热的症状时，机体处于正邪相争的兴奋阶段，脉搏较快，如果体内摄入茶碱，容易刺激心肌加重消耗，如此非但不能退热，相反还会使体温升高，诱发其他疾病。

禁忌七：清热药品使用不当

宝宝肺炎发热时，很多家长会用一些清热药，这些清热药可能对肺炎初期有益，但不能较长时间服用，特别对体质较弱的宝宝，开始就尽量不要使用清热药，否则容易伤害体内正气，使原来的症状加剧。

禁忌八：用酸性食品

酸性食品会妨碍汗液排出体外，如五味子、乌梅、维生素C、酸果、橘子、食醋等都尽量避免食用。

最后，针对宝宝一般肺炎，再提醒家长注意几点特别的情况：

（1）如果宝宝正处于6个月～3岁这个年龄段，容易患有病毒性肺炎，该型肺炎占小儿肺炎住院总数的三分之一，往往起病急，先有"感冒"症状，持续时间约3天，表现发低烧（测量体温在38℃左右）、流清鼻涕水、咳嗽，约60%宝宝不发烧。2~3天后咳嗽加重，呼吸快而浅表，每分钟可达60~100次。最突出的症状是喘、憋、呼气延长，喘鸣的声音有时不必用听诊器，只要靠近患儿就可听到，患儿非常痛苦。

（2）虽然多数肺炎是由细菌引起的，但也有不少肺炎是由病毒、衣原体、支原体、真菌等病原体引起的，或由过敏引起。滥用抗生素类药物，不但达不到治疗效果，还容易引起种种不良反应，正确的做法是听从医生的分析，选择合适的药物。

（3）频繁更换新药，如果病情没有恶化，需配合医生坚持用药3天，再评价疗效，频繁换药不利于疾病控制。

（4）家长担心小儿受凉，于是紧闭门窗，导致市内空气不流通，缺少阳光。这样的做法直接导致家中病菌的滋生，同样不利于宝宝康复。同时，如果宝宝的衣物被褥过于厚重，容易导致宝宝烦躁，呼吸急促，加重呼吸困难。

最后希望家长重视观察一点：宝宝呼吸时有无胸凹陷的现象，即吸气时，两侧肋骨边缘处内陷随呼吸起伏，如果出现此情况则代表病情较重，需马上送宝宝去医院确诊以便及时治疗。

支气管肺炎，白芥子敷穴位

⚠症状：咳嗽、咳痰、气喘。

偏方：白芥子。

方法：

将白芥子研成粉末后与面粉调成糊状，用纱布敷在肺俞、定喘两个穴位上，每日两小时。

支气管炎介于气管炎和肺炎之间，支气管肺炎为小儿肺炎中最常见的病症之一，也是肺炎的一种，多见于三岁以下的宝宝。此疾病通常起病急，临床表现的症状有发热、咳嗽、咳痰、气促等。除此之外，家长会在检查单或病例中写到"干哨音""湿哨音"，这种症状是因为宝宝患有支气管肺炎，呼吸时气体通过气道，由于气道有分泌的异物，发出来的异常呼吸声。就像在肥皂泡里吹气，气泡破裂了会发出声响，或者像吹口哨一样的声音。

对于支气管肺炎的病因，中医学认为，此病的原因是由于宝宝肺脾气弱，外邪侵肺，肺气遭到郁阻，同时痰液阻塞肺络而导致的。现代医学认为，这个病是因病原微生物及其毒素的影响，形成支气管黏膜及肺泡毛细血管扩张充血，肺泡内水肿及炎症性渗出，导致气道阻塞，通气障碍而引起。可见中西医对支气管肺炎病因的解释非常接近。

肺炎总归是炎症的一种，西医习惯用抗生素治疗，而中国传统医学则是针对肺、肾、脾等综合调理，在治疗过程中，一些非药物疗法如按摩、敷穴也会派上用场，对早期和缓解期的康复非常有效。本节针对宝宝支气管肺炎，推荐使用白芥子敷穴这一偏方配合治疗，可止咳化痰，加速病情好转。

具体做法：白芥子20克研粉末，加入适量面粉用温水调成糊状，取手掌大小的一块纱布，将药糊放在纱布中心位置，然后贴在宝宝两肩胛骨内侧的肺俞、定喘两穴上，将纱布固定住后，敷两小时方可取下，每日一次，7天为一个疗程，通常三到五天即可有成效。

本节推荐的敷贴疗法又称"膏药疗法"，是中医里常用于行气活血、疏通经络、驱邪的种外治疗法。此偏方的药理在于：白芥子，辛温气锐，温肺利气，通络止痛，主治寒痰喘咳、胸胁胀痛等症，《本草纲目》中对白芥子记载有"利气豁痰，除寒暖中"的功效。

除此之外，针对宝宝肺炎肺部杂音明显或持续时间长，除了常规的对症药物方面，白芥子敷穴位法能促进啰音吸收，症状缓解较快，可缩短病程，减少菌群失调和耐药性产生的概率，使患儿早日康复，比单纯的药物治疗效果更好。但是在此需要家长注意，白芥子有刺激作用，皮肤敏感的宝宝要慎用，根据宝宝的身体情况，家长可适当缩减敷贴的时间。

对于偏方中提到的穴位，肺俞、定喘穴都是气血输注的地方，也是症候反应的部位。把药物贴在肺俞、定喘两穴上，药物可以借助穴位透到皮肤，通过经络直达肺部病变部位，发挥药物和经络的双重作用。

对于敷药的位置，家长可以根据图示和描述来寻找肺俞、定喘两个穴位。定喘穴在第七颈椎棘突下，旁开0.5寸，主治哮喘、咳嗽、后背痛等症。肺俞位于第三胸椎棘突旁开1.5寸（约两个手指的宽度），主治肺炎、支气管炎等呼吸道疾病。研究发现，针灸刺激肺俞，可增强呼吸功能，使肺通气量、肺活量及耗氧量增加，明显减低气道阻力。而药物敷贴刺激，与针灸原理相似，同样有疗效且易让宝宝接受。

最后特别提醒家长朋友，很多宝宝感冒后反复咳嗽，家长会误以为感冒没好彻底，不予以重视。直到宝宝突然呼吸急促、口唇发青才决定去医院做检查，这时候很可能诊断为急性支气管肺炎。

除此之外，需要家长了解一下人体发热的基本原因，其实是人体在和入侵的病毒、细菌等在斗争，不发热，那就是抵抗力太差，入侵的病菌占压倒性优势，连抵抗的信号都没有。所以一旦发现宝宝咳嗽不止，应当及时到医院做检查，如果是急性发作期，最好先用常规药物治疗缓解病情，然后根据医生嘱托为宝宝治愈病患。

呼吸道感染，鸡汤糊能预防

⚠️**症状：** 一般性呼吸道感染。

🍯**偏方：** 鸡汤糊。

方法：

（1）母鸡肉 250 克，猪腿肉 300 克，均切块，麦片 100 克，面粉 200 克，肉桂 10 克，党参 20 克（肉桂和党参可以包在纱布内）备用；

（2）将备用材料加入 3 升左右的水煮汤，直至肉烂，取出肉及药物后剩下 2 升左右的汤，后将鸡肉、猪肉切成丝，取麦片放入锅内煮沸后，再缓慢加入面粉，调成均匀糊状，最后加适量盐及味精，食用时取适量加入碎鸡肉、猪肉及少量香油即可食用；

此偏方以冬季食用为佳，能有效预防呼吸道感染，可以佐餐，也可当点心食用，常吃有预防反复呼吸道感染的良好作用。

宝宝的免疫系统尚未完善，尤其是两岁以下的宝宝，免疫力甚至比不上成人的一半，这段时期也被医学上称为"生理性免疫功能不安全期"。然而宝宝随着年龄增长，免疫功能也会逐渐成熟，所以在"不安全期"内，注重宝宝的疾病预防是非常重要的。

本节所讲述的"呼吸道感染"，通常分为上呼吸道感染和下呼吸道感染，是宝宝在婴幼儿时期常见的疾病之一。如果宝宝抵抗力不足，上呼吸道感染可沿呼吸道向下蔓延，导致气管、肺部的炎症等。

上呼吸道感染是指自鼻腔至喉部之间的急性炎症的总称，这种感染性疾病也较为常见，绝大多数是由病毒引起，病毒感染之后也会出现细菌感染的现象。此病在任何年龄都有可能引发，婴幼儿会由于抵抗力低更易感染。此病症一般会通过含有病毒的飞沫、雾滴，或经污染的用具进行传播。

患有上呼吸道感染的宝宝往往会出现以下症状：

（1）宝宝会有普通感冒的症状。起病较急，发病初期会有咽干、咽痒或烧灼的感觉，发病后会伴随喷嚏、鼻塞、流清水样鼻涕。严重的宝宝会引发耳咽管炎导致听力减退，也可出现味觉迟钝、呼吸不畅、流泪、声嘶、少量咳嗽等症状。

（2）如果是病毒性咽炎、喉炎和支气管炎等疾病引起，宝宝咽部会有发痒和灼热感，疼痛不持久，也不突出。表现的症状为声嘶、讲话困难、咳嗽时疼痛，常有发热、咽炎或咳嗽。如果是急性病毒性支气管炎，则表现为无痰咳嗽或痰呈黏液性，也会出现发热和乏力的现象。

（3）宝宝如果在夏季，多为疱疹性咽峡炎，症状则为明显咽痛、发热，病程约一周。

（4）如果宝宝是咽结膜热，症状则为发热，咽痛、畏光等，咽喉及结合膜明显充血。病程 4~6 天，常因夏日游泳而传染。

（5）如果宝宝是细菌性咽炎和扁桃体炎，起病就会相对较急，有明显咽痛、体热畏寒，体温可达 39℃以上。

与上呼吸道感染不同的是，下呼吸道感染是指声门以下，包括气管和支气管受到了感染。下呼吸道感染通常是由病毒、细菌、军团菌等微生物感染引起。具体症状主要表现为剧烈咳嗽、喘、多痰、出气困难等。由于下呼吸道的重要性，它不仅是空气通过的管道，而且具有防御、清除异物、调节空气温度和湿度的作用，所以如果宝宝出现下呼吸道感染症状，父母要及时带宝宝到医院检查。

针对呼吸道感染，本节推荐的偏方是"鸡汤糊"，又称为"温肺鸡汤糊"，以冬季食用为佳，经常食用有预防呼吸道感染的作用，尤其可以可给久病体虚的宝宝补充营养，温肺健脾。

中医认为，鸡肉有温中益气、健脾胃、活血脉、强筋骨的功效。母鸡肉性属阴，对于体质较弱的宝宝是非常理想调补品。除此之外，母鸡鸡肉含有丰富的维生素和蛋白质，脂肪含量低，其营养很容易被人体吸收，而猪肉可提供血红素（有机铁），能改善缺铁性贫血，具有补虚强身、滋阴润燥的作用。此偏方更建议用猪腿肉，这个部位的猪肉偏瘦、脂肪含量极少，属于高蛋白、低脂肪且高维生素的猪肉。

当宝宝患有呼吸道感染，及时治疗，细心护理，病情会得到有效控制。患病的宝宝要尽量减少户外活动，卧床休息，保持居室空气新鲜，多次适量给宝宝饮温开水或盐水，同时室内的温度和湿度要调整好，饮食方面，注意多吃富含维生素的新鲜水果、蔬菜。如果出现高烧不退，采取适当的方式给宝宝降温，病情严重的宝宝要及时送往儿童医院。

最后，特别提一下维生素 A 对呼吸道感染的重要性。如果宝宝缺乏维生素 A 时，呼吸道上皮细胞的组织结构就会受到损伤，导致防御病菌的能力下降，使病毒和细菌乘虚而入，容易引起呼吸道感染。由于宝宝的身体还没有发育成熟，免疫系统的功能还比较弱，身体缺乏维生素 A 时更容易被各种病原体侵扰，发生呼吸道感染。另外，如果宝宝体内长期缺乏维生素 A，会损害免疫球蛋白功能，人体对感染会变得非常敏感，甚至细胞免疫力也会降低，削弱身体攻击细菌和病毒的能力。

扁桃体发炎，罗汉果冰糖能帮你

⚠**症状**：扁桃体发炎。

🏺**偏方**：罗汉果、冰糖。

方法：

先将罗汉果和冰糖隔水蒸，待冰糖融化后再加入适量开水蒸，凉凉后饮用汤汁。

扁桃体位于消化道和呼吸道的交会处，这个部位的黏膜内含有大量扁桃体淋巴组织，会经常接触抗原引起局部发炎。扁桃体按照所处位置，可以分别称为腭扁桃体、咽扁桃体和舌扁桃体。

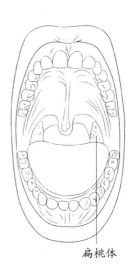

扁桃体

扁桃体是上呼吸道感染的第一道防御门户，可抵御侵入机体的各种致病微生物，起到一定的抗病作用。一般而言，在儿童时期的宝宝扁桃体相较于成人显得比较肥大，扁桃体随着全身淋巴组织的发育而逐渐长大，9岁时又逐渐萎缩、退化。

由于扁桃体位于咽喉要冲，与外界关系密切，而扁桃体内的温度、湿度又很适合细菌繁殖，所以当宝宝身体抵抗力降低的时候，同时又受到外界的病菌干扰，就很容易发炎。

宝宝患有扁桃体发炎的症状较为明显，通常以咽痛为主，有时候会伴有畏寒、发热、头痛等症状。如果是慢性扁桃体炎，症状则表现为咽部干燥，有堵塞感，分泌物黏，不易咳出等现象。

扁桃体发炎的原因较多较杂，主要原因是口咽部易遭受病菌的侵袭而发炎。引起发炎的细菌可能来自外界，也可能一直隐藏于扁桃体隐窝内。通常来说，由于扁桃体表面上皮完整和黏液腺不断分泌，可将细菌与脱落的上皮细胞一起从隐窝口排出，以这样的方式摆脱细菌保持健康。但是，宝宝抵抗力和免疫力本身就较弱，如果受到外界的寒冷、潮湿，或者休息不足和时，细菌繁殖加强，扁桃体上皮防御功能减弱，腺体分泌功能降低时，扁桃体就会遭受细菌感染而发炎。

本节针对宝宝扁桃体发炎的症状，推荐罗汉果冰糖水这一偏方。具体操作方式非常简单，把罗汉果和冰糖一起放到碗里，用蒸锅隔水蒸，直到冰糖化掉为止，然后将白开水或纯净水倒入碗中，盖好锅盖继续蒸，大约25分钟即可，最后取其中的汤汁服用。

此偏方的药效原理在于：罗汉果味甘性凉，归肺、大肠经，可以为宝宝润肺止咳，生津止渴，同时又适用于肺热或肺燥咳嗽，百日咳及暑热伤津口渴，对扁桃体、呼吸道发炎都有辅助治愈作用。而冰糖味甘、平、无毒，入肺、脾，有补中益气，止咳化痰，养阴生津，和胃、润肺、止咳的作用。

除了应对扁桃体发炎之外，保护扁桃体，防患于未然依然是第一选择。以下推荐几点父母应当注意的地方，帮助宝宝做好预防扁桃体发炎的事项。

（1）爱护口腔卫生，养成良好的生活习惯。宝宝应当保持每天早晚刷牙、饭后清水漱口，的好习惯，这样可以避免食物残渣存在口腔中，也就避免了细菌的滋生和对扁桃体的感染。在饮食方面，宝宝应当养成按时就餐的好习惯，保持充足的水分，多吃青菜、水果，不可偏食肉类，尤其不可多吃油炸类容易上火的食物。

（2）要注意环境。在感冒高发季，宝宝很容易感冒导致扁桃体发炎。因此，家长应该注意家中温度的调节，如果与室外温度相差太大，最好进出家门时让宝宝适应一下变换的温度。除此之外，还要注意保持居室适宜的湿度，建议温度在18～22℃为宜，相对湿度在45%~55%为宜。很多宝宝喜欢在大汗淋漓后冲凉，这种做法会使皮肤受凉，毛孔突然闭合，导致体温调节失衡，引起扁桃体发炎。

（3）如果体质较弱的宝宝，建议加强锻炼，增强身体的抵抗力。

（4）如果宝宝因为慢性扁桃体炎导致扁桃体偏大，建议早晚用淡盐水漱口，要注意淡盐水的浓度，让宝宝能感到微咸就足够了。在很多儿童医院，也有专门针对慢性扁桃体炎的漱口液，对预防慢性扁桃体炎的反复发作有很好的效果。

除此之外，对于宝宝扁桃体发炎，家长要有正确的认识。扁桃体发炎是一种较为常见的疾病，有时候几天时间内会伴有发烧发热、喉咙痛、食欲变差等状况，但很快地就能康复。

如果没有一定的必要，家长不要急于考虑切除扁桃体的手术治疗，因为扁桃体是个活跃的免疫器官，并含有各个发育阶段的淋巴细胞及免疫细胞，能抑制和消灭自口鼻进入的致病菌和病毒，是人体第一道关卡。假如因扁桃体发炎而把它切除，就等于放弃了第一道安全大门，再遇到病菌，很容易直接进入呼吸道，极易引发气管炎、肺炎等上呼吸道疾病。

大部分病毒感染所造成的扁桃体炎是属于"自限性"，也就是说，如果宝宝免疫功能正常，只要注意适当补充水分和营养、观察食欲及活动力的变化情形，这种炎症即可自愈。如果喉咙疼痛可以忍受，尽量让宝宝以吃一些温凉顺口的食物，并维持饮食的正常、作息规律，免疫系统经过调节会在几天的时间内帮助宝宝获得康复。

如果宝宝的扁桃体发炎情况较为严重，医师观察怀疑是细菌（特别是链球菌）的感染时，可能会建议使用口服抗生素治疗，但要注意疗程一般约需十天，切勿太早自行停药，而造成慢性、反复性发炎或其他严重的并发症（如：心脏、肾脏的损伤以及肺炎等），同时也要配合医师的指示返诊追踪。

化脓性扁桃体炎，开水泡服生大黄

⚠️**症状：**扁桃体发炎化脓。

🏺**偏方：**生大黄。

方法：

根据宝宝年龄选择适量生大黄，以适量开水冲泡，待温度适合时饮用，注意饮用是慢慢下咽，尽量让汤药在咽喉处停留。

急性化脓性扁桃体炎是 4~10 岁的宝宝较为多发的疾病之一，这种疾病往往会引起高热惊厥的症状，甚至还是风湿热、急性肾炎的前驱病。

急性化脓性扁桃体炎的症状非常明显，因为这时的扁桃体明显肿大，肉眼即可轻松分辨。通常会出现大范围充血及大量中性粒细胞浸润，扁桃体隐窝内充满脓性渗出物，病变较重者，多数淋巴滤泡增大、化脓，形成多发性滤泡脓肿，并可向隐窝或表面穿破，形成溃疡，小脓肿也可融合，致使整个扁桃体化脓。除了表现在扁桃体本身，患有本病症的宝宝主要症状为突起高热（量体温在 39~41℃），持续 2 至 4 天不退或退而复升，食欲减退，多伴有呕吐现象。

本病大多数为溶血性链球菌感染所致，属于细菌感染类疾病，细菌在生长繁殖的过程中会产生一些代谢物，引起机体体温调节中枢改变而发热，扁桃体本身会肿大流脓，颈部或颌下淋巴结也会肿大，压之疼痛。

传统治疗扁桃体炎的方式往往是采用抗菌消炎药物，首先，这种药物治疗的方式不太适合年幼的宝宝，其次，这种局部治疗方式仅仅针对消炎，而不能清除扁桃体陷窝内的细菌，如果宝宝身体抵抗力不足，很容易反复发作，日久则形成慢性扁桃体炎。

在中医上，对于化脓性扁桃体发炎一般使用生大黄，这也是本节推荐的偏方。具体操作：取生大黄15克（可根据宝宝年龄和病情酌减），用250毫升左右的开水冲泡，待水温后慢慢下咽，尽量让药水在咽喉处停留，保证药水和患处充分接触，之后每隔2小时冲泡1次，每天服用4次即可。

此偏方药效原理在于，生大黄具有泻下，抑菌，抗肿瘤，双向调节血压，抑制血小板聚集，抑制肝脏过氧化脂质的生成，抗衰老，抗病毒，增强免疫力，抗乙肝病毒，清除氧自由基，抗肝纤维化作用。在化脓性扁桃体炎中可以解毒消痛，去火消肿。

除了本节推荐的偏方以外，需要家长了解一点：急性化脓性扁桃体炎的主要治疗原则是抗感染，所以根据宝宝的情况和医嘱，可以选择性含服有抗菌作用的喉片，同时注意休息、多饮水、进食流汁饮食。

如今而言，如果宝宝患有化脓性扁桃体炎往往是要住院观察治疗的，所以当宝宝患有本病，还是重在护理，家长可以在护理方面参考以下两点：

（1）发热时应卧床休息，鼓励患儿多饮温开水，可喂稀饭、面条、藕粉等清淡易消化的食物，少食多餐，禁吃鸡蛋。

（2）若测量患儿体温≥39℃，则给予物理和药物降温，以缓解高热引起的并发症。极少数患儿在病程中表现超高热（体温≥41℃）、高热抽风或严重脱水等情况，一定要住院紧急救治，以免危及生命。

在现代医学上，扁桃体化脓的宝宝多数需要住院治疗。一般说来，经过医院正规抗菌消炎治疗一周，患儿临床症状可全部消失，热退，扁桃体缩小，表面脓性分泌物消失。当然，我们更希望能够帮助宝宝有效预防小儿扁桃体发炎，防患于未然，在预防方面家长可以参考以下措施：

（1）家长平时不要因为怕宝宝受凉而给宝宝穿过多的衣物，如果宝宝出汗，反而容易受风感冒引发扁桃体炎。

（2）如果宝宝出汗，切勿马上让宝宝脱掉衣服，这是因为出汗后毛孔会扩张，凉气就会比较容易进入人体了。

（3）宝宝如果生病，尽量一次性彻底治愈，不要拖拖拉拉完全等待宝宝自我康复，尤其是宝宝发热发烧，体热很容易引发感染，从而导致宝宝患上小儿化脓性扁桃体炎。

（4）宝宝的饮食一定要做到营养均衡，比例合理。尽量控制宝宝吃零食的习惯，零食里的营养成分不高，还会影响宝宝正常吃饭，导致营养失调、免疫力下降。

最后郑重提示家长朋友，生活中入侵宝宝身体导致扁桃体炎的病原微生物相当多，百分之七十是病毒感染，像鼻病毒、冠状病毒、流行性感冒病毒等，其余少数是细菌性感染引起的。这些感染都具有传染性，所以宝宝有扁桃体炎，若可以的话应尽量少出门，如果家人有扁桃体炎，尽量少与宝宝接触，如果正是流感高发季节，尽量少带宝宝去人群多的地方。

最后，家长朋友如果发现宝宝的扁桃体红肿流脓，一定要第一时间送宝宝去儿童医院，之后根据医生的嘱托选择配合治疗的方法。

急性肺炎，葱白大米粥

⚠症状： 发热、咳嗽、呼吸困难，也有不发热而咳喘重者。

🝁偏方： 粳米、葱白。

方法：

先用粳米煮粥，旺火沸腾后放入适量葱白和食醋，随即该文小火熬粥，煮熟后食用。

急性肺炎是宝宝较为常见的一种呼吸道疾病，一年四季都有可能会发生，尤其是3岁以内的宝宝，特别要注意冬、春两个季节是肺炎高发期。当宝宝患有急性肺炎，家长一定要注意如治疗彻底、防止其反复发作、引起多种重症并发症，影响宝宝发育。

宝宝急性肺炎的症状有典型和非典型之分，通常表现为身体发热、咳嗽、呼吸急促、呼吸困难和肺部细湿罗音，也有很多宝宝身体没有发热，但咳喘较重。患病宝宝会普遍出现食欲不好、精神差或睡眠不安等症状。如果急性肺炎的情况较重，宝宝会出现鼻翼扇动、嘴边青紫等症状，甚至出现呼吸衰竭、心力衰竭。部分宝宝还会伴有呕吐、腹胀、腹泻等消化系统症状。

急性肺炎的病因和一般性肺炎相近，主要是宝宝的饮食中过甜、过咸、油炸的食物较多，这种食物在体内会产生内热，这时如果宝宝身体受凉导致毛孔闭塞，宝宝的内热不易散出积累在肺部，这样就容易产生肺炎隐患。

针对宝宝患有的急性肺炎，本节推荐"葱白大米粥"这一款食疗小偏方，可以辅助医院治疗，帮助宝宝早日康复。

具体方法：准备粳米、葱白各 100 克、少量食醋备用；将葱白摘去外皮，洗净后切丝。粳米淘洗干净，用冷水浸泡半小时，捞出后放入锅中并加入适当的水，先用大火煮沸，加入葱白、醋后改用小火熬煮成粥，即可食用。

此偏方的药效原理在于，葱白味辛、辣，性温，有发汗解热、散寒通阳的作用。西方医学经过研究发现，葱白有发汗解热的功效，可健胃、利尿、祛痰。葱白中含的蒜素对痢疾杆菌、葡萄球菌及皮肤真菌均有一定的抑制作用。此粥具有发汗散寒、温中止痛的功效，对急性肺炎有不错的辅助性作用。

对于急性肺炎，家长首先要做的是了解相关知识，当宝宝患有此种疾病的时候，家长才不会束手无策。世界卫生组织对小儿肺炎定义为：肺炎是一种发热性疾病，同时伴有无其他明显原因所致的呼吸增快、吸气性凹陷等征象。该定义主要突出"呼吸增快、吸气性凹陷"这两个征象，将咳嗽、肺部罗音这两个普遍性症状省略，这个判断肺炎的标准就更加清晰。而重症肺炎则可以通过锁骨上、胸骨上下、下胸部肋间隙的吸气性凹陷来判断，重型肺炎可以通过伴有口鼻唇周青紫来判断。

实践证明世界卫生组织的判断方式非常有效，也更容易被家长朋友了解掌握，这一标准使人们对小儿肺炎有很高的敏感性，尤其对重症肺炎有了一个很好的筛选标准。根据这样的方法，家长可以更加了解肺炎，把宝宝的病症和轻型肺炎中分辨出来，有利于早期诊治或及时转到上级医院抢救，从而降低了宝宝由于急性肺炎带来生命危险的概率。

既然肺炎起初以宝宝的呼吸进行判断，那么我们来了解一下不同年龄宝宝的呼吸次数和呼吸标准。医学上判定的根据是：在正常安静和健康状态下，小于 2 个月的宝宝呼吸 ≥ 60 次 / 分；2 个月 ~1 岁的宝宝呼吸 ≥ 50 次 / 分；1~5 岁的宝宝呼吸 ≥ 40 次 / 分，如果宝宝呼吸超过这个标准，就可以判定为呼吸增快，家长就要予以注意。

除此之外，如果家中有患肺炎的宝宝，家长要注意要保持室内空气新鲜、安静，给宝宝一个舒适的休息环境。如果宝宝咳嗽，家长可以为宝宝从下往上拍背，这样有利于把痰液排出，同时保持房间内的湿度和宝宝的饮水量，以稀释痰液，有利于痰的排出。当宝宝肺炎痊愈后，家长也不要放松警惕，最终更重要的还是预防上呼吸道感染，否则易反复感染。

关于宝宝急性肺炎的家庭预防，主要是要让宝宝坚持锻炼身体，不断地增强婴幼儿的抗病能力是预防本病的关键。同时注意气候的变化，谨慎为宝宝增减衣服，防止伤风感冒。注意宝宝的营养均衡，哺乳期的宝宝最好以母乳喂养，年龄大一点儿的宝宝，可吃营养丰富、容易消化、清淡的食物。

肺炎恢复期，牛奶加白糖

⚠️**症状**：肺炎恢复期，仍有咳嗽或者发热的情况。

🐚**偏方**：牛奶、白糖。

方法：

鲜牛奶煮开后加适量白糖即可饮用。

宝宝肺炎康复期是一个比较特殊的时期，因为这时宝宝虽然已经摆脱了肺炎的危险，但往往依然伴有咳嗽不止，肺部杂音的多项症状，有时还会食欲不振、缺乏精神等现象。

在肺炎恢复期，由于宝宝年龄小体质弱，对病毒的抵抗力不高，所以恢复期也往往会成为宝宝病情的复发期，这时期如果再次感冒，病情会再次加重。目前，气管炎、肺炎的恢复期最好的处理办法，是中医方式的补气健脾，为宝宝清肺、化痰、止咳，比抗生素的效果要好，并且没有副作用。

针对肺炎恢复期，本节推荐一款疗效较好的食疗偏方，有助于宝宝在恢复期间加速身体痊愈。父母可以使用250克左右的牛奶，少许白糖。将鲜牛奶煮开后，加白糖少许调味饮用。这个偏方有润肺益气的功效，并且能够补充宝宝身体内的水分和蛋白质，主要适用于肺炎恢复期。

除此之外，希望家长朋友可以树立这样一个正确的观念，肺炎宝宝的治疗或护理工作极其重要，如果做得不正确，就很容易导致宝宝留下肺炎后遗症。尤其是新生儿，新生儿时期的宝宝本身就不易发现患有肺炎，而康复期的症状也不明显。

如果是新生儿时期的宝宝患上肺炎，建议马上选择住院治疗，大约15天之内即可出院。新生儿肺炎的宝宝出院后，房间里空气要新鲜，家长最好定时开窗通风换气，一般在上午太阳出来后，开窗通气时间至少要持续半个小时，这样有助于宝宝增强抵抗力。

另外护理新生儿肺炎恢复期的宝宝，父母们需要仔细观察宝宝的变化。如果宝宝出院后，又出现了睡眠不安、哭闹或吃奶少等现象，应该及时带宝宝去医院看看是否出现并发症、后遗症等原因。

小儿结核病，甲鱼炖百合

⚠症状： 低热、乏力、食物吸收少、咳嗽和少量咯血。

🍶偏方： 甲鱼炖百合。

方法：

甲鱼肉焯水后清汤炖制 1 小时，后再加入百合清炖 15 分钟即可。

小儿结核病是由结核杆菌引起的慢性传染病，全身各个器官都可能累及，其中最多见的是肺结核病。近 30 年来，由于"卡介苗"接种的推广和抗结核药物的治疗作用，结核病的流行程度大大减退，但是由于我过人口较多，所以结核病在我国还是比较常见。

对于宝宝患有小儿结核的症状，根据不同宝宝的体质和发病情况会有一些差异，以下是"小儿结核"的一些常见症状，家长朋友可以作为参考来判断自己的宝宝是否患有小儿结核。

（1）部分宝宝在患有结核后会出现结核过敏表现，例如引发疱疹性结膜炎，结节性红斑、瘰疬样面容、结核性风湿病等。

（2）大多数患病的宝宝会在午后出现不规则低热，每日体温波动常超过 1℃，发热明显但全身症状相对不重。

（3）宝宝可能会出现自主神经功能障碍症状，例如精神不振、睡眠不安烦躁哭闹、颜面潮红甚至会出现盗汗的现象。

（4）宝宝会厌食，出现食欲不振、消瘦疲乏无力的现象，严重者甚至会性情改变发育迟缓。

（5）呼吸道不畅，甚至呼吸困难，这症状主要发生在肺结核的宝宝身上。

（6）如果是特别严重的结核，会导致宝宝出现全身淋巴结肿大的现象。

造成小儿结核的原因也并不单一，但主要是通过吸入带菌飞沫（结核患者咳嗽、打喷嚏时散发）而感染，这些飞沫中的结核杆菌是治病根源。宝宝由于年龄原因，免疫功能低下，对外界的病菌更为敏感，身体处于高度过敏状态，被结核菌感染后易发生菌血症，原发病灶可发生液化崩溃。

针对小儿结核这一疾病，本节推荐一款特别的偏方：甲鱼炖百合，这一偏方出现在我国传统中医里，特别对于小儿的肺结核有一定的治疗作用。

此偏方倾向于食疗，做法很简单，材料需要 250 克左右的甲鱼肉，20 克百合备用。将甲鱼肉洗净，初加工后洗净，焯水后放入砂锅中，加入清汤炖制 1 小时。百合洗净，焯水，放入炖好的甲鱼中再炖 15 分钟即可。

此偏方的药效原理在于，甲鱼的营养非常丰富，含蛋白质、脂肪、维生素和矿物质等多种营养成分，可以很好地滋补身体，对于提高人体的免疫功能也有效果。中国古代常用甲鱼治疗虚劳、脚气、遗精、瘕块以及久疟不愈等疾病，现当代则作为肺结核病人的辅助治疗食品再好不过。偏方中的百合，最早记载于《神农本草经》《日华于本草》及《本草纲目拾遗》等书中，在 2000 多年前就已经开始入药，其性甘、微寒，归肺、心经，可润肺止咳、清心安神。两者作为此偏方的主要成分，对于治疗宝宝的肺热咳嗽、虚烦惊悸等有非常好的效果。

除了本节介绍的偏方之外，按照现代医学发展的阶段，还有很多治疗宝宝结核病的方法，在这里我们列出几种，希望能为家长朋友带来更多信息，在宝宝遇到结核病困扰时有更多的选择。

（1）外科疗法：外科疗法主要是指切除手术，用于肺段肺叶切除或一侧肺切除，有时做胸腔内淋巴结摘除术和胸膜剥脱术。当患病宝宝出现以下情况时，通常会选择外科疗法：①空洞型肺结核，这种情况比较严重，宝宝经化学治疗空洞仍然无法闭合，为生命着想只能切除病患部分。②干酪性病灶或结核瘤。③肿大淋巴结引起肺不张后，发展为支气管扩张。④肺组织纤维变硬或钙化有反复咳血的宝宝。⑤肺门淋巴结肿大，发生广泛的干酪性变化或液化经化学治疗无效，或伴有持久性支气管狭窄及肺不张的宝宝也最好选择胸腔内淋巴结摘除术。

（2）抗结核化学药物治疗：现阶段医学领域，抗结核药物共有 12 种，其中有 6 种化学制剂，6 种抗生素，6 种抗生素里有四种需要注射。当然，如无必要还是不建议家长直接为宝宝选择化学药物治疗。

（3）激素疗法。主要使用肾上腺皮质激素，这种激素可以减轻中毒症状，降低过敏反应减轻炎症和抑制结缔组织增殖。但需要注意的是，个别病例会对激素有一定的依赖性，否则症状会复发，所以激素的副作用较大。

（4）全身疗法：充分调动宝宝身体的抗病能力，采取合理的营养和休息，多为宝宝选用富含蛋白质和维生素的食物，尤其注重维生素 A 和维生素 C 的摄入。另外，给宝宝的医疗环境要有充足的阳光，保持清新的空气，病情较轻者可根据具体情况做适当的室内室外活动。

以上治疗方式作为了解，家长朋友一定要先确定宝宝肺结核病的类型，然后对宝宝肺以外的身体部位做详细检查，了解有无活动性结核病的存在，最后再确定治疗原则和治疗方法。

除此之外，如果出现以下两种情况，家长要格外警惕宝宝是否患有结核病：

（1）家庭成员，或者接触宝宝较多的亲朋等患有性结核病时，特别是哺乳期的母亲患开放性肺结核时，应及早地带宝宝到专科医院检查。

（2）如果宝宝出现全身淋巴结肿大，特别是颈部淋巴结肿大，同时宝宝颈部、颌下、腋窝等处摸到肿大的淋巴结，则患病的可能性较大，应立即到专科医院检查、治疗。

特别提醒家长朋友们，宝宝患有的结核病，虽然很多时候都是可以不治而愈，但有少部分宝宝，尤其是婴幼儿时期的宝宝感染结核菌后病情恶化，最严重的发展成结核性脑膜炎。还有很多只是暂时不发病，潜伏在宝宝的体内，待青春期或身体抵抗力低下时发病。如果家长确认宝宝患有结核病，最好及时进行正规治疗，这样不仅是为了防止病情恶化，更重要的是摒除宝宝身体内的隐患。

最后我们简单说一下结核病疫苗。现在基本上是使用卡介苗预防结核病，临床实验来看是非常有效，虽然不能说保证宝宝一定不会得结核病，但确实可以让宝宝对结核病有一定的免疫力，使其患病的可能性大大减少，而对于同样患病的宝宝，接种过疫苗的宝宝病情也较轻。因此，家长应该按照医生的嘱咐，按时为宝宝接种相关的疫苗。

很多父母会疑问，为什么宝宝一出生就要接种疫苗，最重要的原因是母亲体内的抗体不能通过胎盘传递给宝宝，所以新生儿不具有结核病的抗体和免疫力，这时候如果不能完全保证宝宝在一个无"结核病隐患"的环境中度过新生儿期，最好还是提早接种相关疫苗。

小儿肺气肿，猕猴桃浸膏方

⚠**症状**：气急、气短等。

🝆**偏方**：猕猴桃浸膏片。

方法：
将猕猴桃全果用水煎煮，制成糕片即可。

"肺气肿"通常是指肺内残存的气体过多，肺就像被吹胀了一样，具体部位是指终末支气管远端部分，包括呼吸性细支气管、肺泡管、肺泡囊及肺泡均膨胀扩张，导致肺组织弹性减退和容积增大的总称。

患有肺气肿的宝宝症状在于运动后喘息困难，由于患病宝宝气道相对狭窄、阻力增加，使得肺内进出的空气大为减少，病患会使大量肺泡破裂，使肺脏气体交换功能降低，这时宝宝体内氧气供应就容易跟不上身体运动的需要。在此情况下，如果宝宝的运动量非常少，症状并不明显，但加大活动量时，增加了宝宝的耗氧量，氧出现供不应求的状态，家长就会发现宝宝出现气急、气短，宝宝自己也会感觉"气不够用"，随着肺气肿病情的加重，气促症状也逐渐明显，甚至平地走路也会出现。

这里要提醒父母一点，患有肺气肿的宝宝，在气候寒冷的冬季容易受感冒引起的呼吸道感染，使支气管分泌物增多，症状加重，甚至休息时也有胸闷、气促的感觉。

具体来说，宝宝在少儿时期患肺气肿的原因和类型基本可以分为两种：

（1）代偿性肺气肿。这个类型的肺气肿见于肺炎、肺不张、脓胸、气胸等疾病，属于局限性非阻塞性肺气肿。所为"代偿性"，简单来说就是一部分肺组织不工作了，健康的肺部"代偿"了非健康肺部的工作，导致健康肺膨胀、填补空隙，故形成代偿性肺气肿。这类肺气肿较好治疗，因为没有支气管阻塞现象，所以病患处康复后，肺气肿就随之消失了。

（2）梗阻性肺气肿。这种肺气肿比较复杂，可能是由于各种原因引起的。简单来说，患病的宝宝用力吸气时，气体尚能进入肺内，但是呼气时，由于力量较小，使一部分气体不能顺利排出体外，残留在肺部的气体使肺泡过度充气，逐渐膨胀，最终导致肺泡壁破裂并相互融，引起肺气肿。这中类型的肺气肿，很多时候也可能是因为宝宝不小心把异物吸入支气管或细支气管，或者是由于肺炎、百日咳等疾病引起的。

针对宝宝肺气肿疾病，本节推荐的偏方是猕猴桃浸膏片，方法非常简单，取新鲜猕猴桃全果，水煎煮，制成浸膏片，每片 0.3 克，每日 2~3 次，每次 4 片，服用三至五天就会感到病状减轻，对肺气肿有非常好的辅助治疗效果。

损减宝宝的体内正气，所以在治疗上应以天然药物为首要。并且根据肺气肿的病因，中医里以清肺降逆为医治宗旨。弥胡桃浸膏根据肺气肿的病因病机，有化痰平喘、益肺补肾的作用，家长以水煎给宝宝内服，可以说是从病灶入手，有效治疗肺气肿。

对于患有肺气肿的宝宝进行治疗，通常情况都是采用去因治疗和对症治疗的方法。去因治疗主要是解除支气管梗阻，例如，使用抗生素积极控制呼吸道感染，就是解除支气管痉挛，化解残留在肺部和气管中的痰液。对症治疗则是正对宝宝的反应症状施以方法，这样做主要是缓解症状和避免病情发展。如果宝宝是误吸入异物，取出异物的治疗也属于前者。

对于已患有肺气肿的宝宝，家长更要注意对其特别护理，可以参考以下两点：

（1）帮助宝宝养成良好的生活习惯，为宝宝创造良好的生活环境。国内外研究证明，肺气肿的很大部分原因都是和烟雾有关，所以如果有吸烟的家长，最好远离宝宝，生活中也要少带宝宝去人多或者有烟雾的地方。同时，稍大一点儿的宝宝可以参加锻炼，增强体质。在体育锻炼时有利于肺部的气体交换，增加氧气的摄入和代谢废物的排出，保持肺部清洁健康。

（2）饮食调养。家长在日常生活中药注意宝宝的营养，提高机体抵抗力。适当选用蛋白质含量较高又有丰富维生素的食品，如奶制品，蛋类等。日常饮食宜清淡，不宜过咸，并要定时定量。日常饮食中可伴有一点儿洋葱和大蒜或者橄榄油，例如早晨起床时，服用一匙纯的低温压缩橄榄油，这不仅帮助胆囊及大肠清除毒素及废物，同时也提供体内必需的脂肪酸。

除此之外，患有肺气肿的宝宝容易在肺部感染。如遇感染状况，要及时注意卧床休息，遵照医嘱，以抗炎祛邪为主要原则，解痉平喘，治疗过程不能操之过急，也不能感觉稍有好转就停止治疗，一定要尽力保证根除宝宝的肺气肿和继发疾病。

小儿支原体感染，万能鱼腥草

⚠症状： 发热、咳嗽、头痛、胃寒。

🍶偏方： 鱼腥草。

方法：

（1）将鱼腥草洗净，切碎；

（2）提取汁液，兑入蜂蜜，煮沸饮服；

（3）每日1剂，连续3~5剂。

"支原体"是一种具有某些细菌特性的微小病原体，它介于细菌和病毒之间，任何季节都有可能影响到宝宝的身体健康，产生致病原。支原体病症的高发期以秋季和冬季最多，通常情况每隔三四年会产生一次流行性影响。近两年从婴幼儿到稍大一些的宝宝，发病率都在增加，已经慢慢成为家长朋友关注的小儿疾病之一。

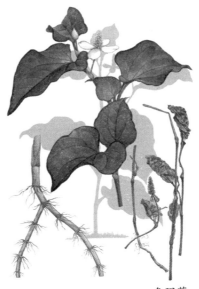

鱼腥草

　　对于宝宝的支原体感染，表现出来的症状有所不同。如果是肺炎支原体进入宝宝体内，并不会马上引起症状，通常会有2~3周的潜伏期，潜伏期过后，宝宝主要的症状为发热、咳嗽、头痛、疲乏、畏寒、全身不适或者食欲不振等。症状开始阶段，宝宝会出现干咳或者咳嗽少痰，之后痰液会变得黏稠，咳嗽转化成顽固性的剧烈咳嗽。有些宝宝会在夜间咳嗽得更严重，表面症状有点像"百日咳"。还有部分宝宝会出现呼吸困难的症状，出现这种病症的宝宝会有少量发展成支原体肺炎。少数的宝宝可能不会有明显的咳嗽症状，但是会以高热，寒战和咽痛症状为主。

　　宝宝被支原体感染的原因相较其他病症更为直接，除了与宝宝先天因素有关之外，通常最大的因素是由于营养不良或是出生时受到外界的损伤刺激所致，宝宝年龄小、抵抗力较差，发育方面尚未完善，所以在后天环境里很容易被外界的支原体感染。如果发现宝宝出现支原体感染症状，建议家长尽早去儿科检查就诊治疗为宜。

　　针对支原体病菌感染，本节推荐的偏方是鱼腥草。操作方式非常简单，取新鲜鱼腥草洗净切碎，提取鱼腥草的汁液加入适量蜂蜜，将调和后的液体煮沸即可饮用。每天服用一剂，通常3~5天后就会出现好转的迹象。

　　此偏方的药性原理在于，鱼腥草有特异气味，这主要来源于鱼腥草挥发油中的一种有效成分：鱼腥草素（癸酰乙醛）。鱼腥草素可以有效抗菌，对卡他球菌、流感杆菌、肺炎球菌、金黄色葡萄球菌等有明显抑制作用。

　　另外，如果宝宝支原体感染引起肺痈咳吐脓血及，可用鱼腥草和桔梗、芦根、冬瓜仁调配共食，有清热解毒，消肿、排脓作用。如果支原体感染引起肺热咳嗽，出现黄浓痰液的现象，可将鱼腥草和黄芩、贝母、桑白皮调和共食，有清肺、化痰、止咳的作用。

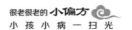

对于预防宝宝收到支原体感染，家长依然要着重宝宝自身和环境两个方面。

（1）宝宝自身的饮食和锻炼。家长要保证宝宝体内水分充足，加重水果和蔬菜的摄入量，如西瓜、橘子、梨等，多吃一些易消化、高营养的食物。同时父母要鼓励宝宝积极锻炼，在平日里有计划的锻炼身体可以增强宝宝自身的抵抗力。

（2）环境方面。注意室内通风，在宝宝睡眠时也应该适当开窗通风，保持空气清新，同时让宝宝充分接触阳光。宝宝房间湿度最好在60%左右，防止呼吸道分泌物干燥不易咳出。同时不让宝宝到人群密集、通风不良的影剧院、百货公司、超市等处去，更不能让宝宝吸入二手烟。

最后提醒家长朋友：肺炎支原体有可能会引起其他系统和器官的病变，如麻疹样皮疹、肌痛、游走性关节疼痛、肝功能损害、溶血性贫血、脑膜脑炎、心肌炎、心包炎、肾炎等。

在宝宝感染支原体肺炎后，发热时要以物理降温为主，例如冰袋，醇浴，退热帖等，若体温超过38度以上可加用退热药物。当宝宝出现紧急情况，就诊时一定要先就近，不要为了跑大医院而延误就诊时间。

淋巴结肿大，药水热敷不要摸

⚠**症状：** 颈下，腋下淋巴肿大，手摸会疼，伴有低烧发热。

🍶**偏方：** 夏枯草，白花蛇舌草。

方法：

将两味药放入水中烧开，再用火煎煮30分钟，待温度合适后热敷患处。

淋巴结是人体淋巴系统的一个组成部分，一般来说，正常成人全身有450～700个大小不等淋巴结，淋巴结的主要功能是阻拦和吞噬病菌，防止病变蔓延。对于身体发育没有完全成熟的宝宝来说，通常父母不注意的时候摸不到宝宝的淋巴结，但是当宝宝身体出现炎症或者其他疾病时，淋巴结会肿大，也就很容易能摸得到了，而且这时如果父母在抚摸宝宝肿大的淋巴结时，宝宝还会因为疼痛而下意识地躲避。根据肿大的淋巴结部位、质地、活动度、有无疼痛等症状，可以大体估计宝宝病变的类型和病患程度。

由于淋巴结是人体重要的免疫器官，对于宝宝来说，如果身体相应部位的组织发生了炎症，淋巴结就会出现免疫反应，反应的表象就是肿大，一般来说，宝宝的耳后和颈项处的淋巴结最容易出现肿大的现象，直白来说，这就像一个信号在提醒父母：宝宝可能生病了！

所以这个时候父母一定要仔细检查一下宝宝的身体，看看宝宝有什么异常，比如说感冒、发烧、扁桃体发炎、咽喉肿痛、中耳炎等，因为一旦出现这些疾病，就可能会引起颌下、枕部、耳后淋巴结肿大、发炎，用手去按压的时候，宝宝会因为疼痛而避开，这个时候除了要积极治疗相应病症外，对于淋巴结肿大也不可忽视。

针对宝宝淋巴结肿大，本节推荐的偏方为夏枯草、白花蛇舌草煎汁。制作方法非常简便，取 20 克夏枯草，30 克左右的白花蛇舌草，放入适量的水用大火烧开，之后再采用小火煎煮 30 分钟左右，晾温后给宝宝热敷肿痛处，每日一次，坚持一周左右，通常能够完全消散。

此偏方的药性原理在于，夏枯草能清肝火、散郁结，白花蛇舌草性味苦甘、偏寒、无毒。有清热解毒、消痈散结的功效。两者在煎煮后容易散发药性，敷于宝宝淋巴结肿大的部位效果非常好。

对与宝宝淋巴结肿大，有一种情况父母要注意，当发现宝宝的淋巴结肿大，用手按压宝宝的患处，感觉淋巴结有成串的趋势，不过宝宝并没有感觉到疼痛，只是在日常中表现出食欲减退、疲劳、无法安睡等症状。如果发生这种情况，那么宝宝很可能是患了结核性淋巴结炎，需要及时送到医院治疗。与此同时，如果父母发现宝宝淋巴结肿大，但是自己找不出病患原因，也需要到医院做进一步检查。

关于淋巴结的知识信息，我们在本节中做出简单叙述，希望能为父母朋友带来一些帮助。首先简单介绍一下淋巴系统，淋巴系统在宝宝出生后，起码 10 年内尚处于正在发育或者发育完善阶段。处于生长发育期的宝宝，淋巴系统发育相对旺盛，这个时期宝宝的皮肤和浅表淋巴结周围的

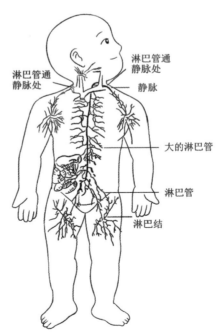

人体淋巴系统

组织非常娇嫩、柔软，这时，在宝宝的颈部、耳后及颌下等部位，细心的话可以摸到几个散在的淋巴结。

当宝宝身体健康的时候，这种触摸是不会疼痛的，而且淋巴结容易滑动，这种情况无须担忧和采取治疗措施，而当宝宝过了青春期后，绝大多数正常淋巴结会自然缩小。

人体的淋巴结内含有许多专门吞噬致病物质的细胞，当宝宝体内出现致病物质时，淋巴结内的细胞就开始吞噬和消化细菌、病毒和身体内衰老的死亡细胞，起着保护和防卫的功能。但是淋巴结的抗感染能力是有限的，所以在感染严重或细菌过多、过强时，淋巴结就愈发肿大，并伴有疼痛，最终发展为淋巴结炎、淋巴结肿大。如果局部淋巴结肿大厉害、质地坚硬、难以活动，就要真的当心肿瘤问题了，家长最好及时带宝宝去医院做详细检查。

以下是和淋巴结肿大相关的三类常见疾病：

（1）慢性的局部炎症。当宝宝患有扁桃体炎、龋齿、牙周炎、中耳炎等疾病时，可能会引起颌下、枕部、耳后淋巴结肿大。

（2）结核性炎症。当宝宝感染结核杆菌后，可能伴有低热、盗汗、消瘦等症状，可能会引起颈部、耳后、颌下的淋巴结肿大和疼痛，同时可能淋巴结相互粘连，如同串珠。

（3）传染病及全身感染。如果宝宝患有麻疹、水痘、全身慢性感染及白血病等严重疾病，可能引起全身各浅表部位摸到肿大的淋巴结。

总之，淋巴系统属于人体的一道免疫系统，当宝宝的身体受到外界病毒侵害时，淋巴系统就像过滤网一样，随着循环将病原微生物滤掉，可以说淋巴系统是维护宝宝健康的一个重要屏障，所以父母对于宝宝淋巴结的肿大，一定要予以重视，如果发现宝宝身体不适，应该警惕性地摸摸宝宝的下颌、耳后等部位。但要提醒父母朋友的是，在没有清楚淋巴结肿大的原因之前，绝不可随意进行冷敷、热敷或穿刺。同时要避免过多触摸，以免刺激淋巴组织增殖，引起感染扩散或转移。如果家长认为自己无法正确处理，一定要第一时间将宝宝送往正规医院进行检查就诊。

第四章

肠胃调理小偏方，身体轻松喜洋洋

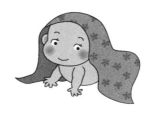

小儿便秘，香蕉冰糖水

⚠**症状**：小儿便秘是指持续 2 周或 2 周以上感觉排便困难。

🍶**偏方**：香蕉冰糖水。

方法：

（1）准备香蕉一根，冰糖适量，将香蕉切成片、装盘备用；

（2）准备小奶锅一口，在锅中放适量的水，将香蕉和冰糖一起放入水中；

（3）先用小火煮，等水开后再煮几分钟（也采用隔水蒸的方法），待冰糖全部溶化后，香蕉煮至全部变软变烂时即可；

（4）对于较小的宝宝，由于其吞咽功能还没有发育完全，建议妈妈们在喂给宝宝之前用滤网把香蕉冰糖水过滤一下，再装入宝宝的奶瓶，方便宝宝吮吸。

宝宝的便便是爸爸妈妈每天关注的大事。如果宝宝发生便秘，年轻的父母往往非常着急。

在医学上一般将便秘分为功能性便秘和器质性便秘。功能性便秘，主要因为进食量少、膳食纤维摄入不足或水分不足，对结肠运动和刺激减少而引起的排便不畅。器质性便秘主要是指由肠管器质性病变而引起的肠腔狭窄或梗阻等，从而引起的排便不畅。

本节我们所说的宝宝排便不畅主要是指小儿便秘，这种便秘通常属于功能性便秘。小儿便秘是一种常见病症，主要表现为排便次数减少、大便干硬、隔时较久，有时排便困难。单纯性便秘大多因结肠吸收水分电解质增多引起，发病率为3%~5%，占儿童消化道门诊的25%。便秘对宝宝身体的危害不仅表现在可以影响胃肠功能，还可以影响到儿童的记忆力和智力发育，重者还可导致遗尿、大小便失禁等，所以家长如果发现宝宝便秘一定要予以重视。

在现有的医学技术下，对小儿便秘没有特效药物，用小儿开塞露或肥皂头塞入肛门刺激肠壁可以排便，但不能根本解决问题，用久了还易造成习惯性便秘；用导泻药物，小儿肠道功能不够完善，会引起肠道功能紊乱。如何用安全有效的方法解决宝宝的便秘问题，成为父母关心的重中之重。那么首先，必须要了解便秘产生的原因。

造成宝宝便秘的主要原因是平日的饮食不均衡。有些已经断奶的宝宝和幼儿不爱吃蔬菜，饮食中高热量、高脂肪的食品比重较大，部分健康知识不足的家长，难以正确引导孩子形成良好的饮食习惯，长时间的饮食不均衡会造成宝宝肠胃蠕动缓慢、消化不良，食物残渣在肠道中停滞时间过久，从而引起便秘。另外，宝宝的饮食中如果蛋白质含量过高，很容易使大便呈碱性并且干燥，进而宝宝大便的次数会减少。如果食物中含钙较多也会引起便秘，家长若选择配方奶粉喂养宝宝，其中的含钙量往往高于母乳，这样一来宝宝发生便秘的机会也会增多。除了饮食因素外，习惯因素也可能造成小儿便秘，由于生活没有规律或缺乏定时排便的训练，或个别小儿因突然环境改变，均可出现便秘。

中医将小儿便秘分为积热便秘和脾虚便秘，积热便秘就是所谓的"内热太大"。现在食品种类繁多，小儿饮食不当，常吃辛辣的小零食、香燥的膨化食品或食物过于精细，都会导致燥热内结，肠道传导失常，从而引起便秘。积热便秘的症状为大便干燥坚硬，排便困难，腹胀腹痛，不思饮食，伴有烦急、口臭、手足心热、嘴唇干红、小便黄少。治愈积热便秘适宜采用清热消导的方式。

脾虚便秘多因先天脾虚，大肠传送无力或病后耗伤津液，大便秘结，无力送出而致。这种便秘的症状为经常大便秘结，大便难下，或先干后稀，面色萎黄，腹胀嗳气，倦怠乏力，舌苔发白，脉缓。由于排便困难，部分小儿可发生食欲不振，睡眠不安，或由于便时用力太过，引起肛裂或痔疮。

针对这两种小儿便秘的原因，我们推荐一款比较柔和的偏方：香蕉冰糖水。这款食疗偏方，取材方便且安全有效，如果您的宝宝出现便秘的情况，不妨一试。

香蕉冰糖水之所以对便秘有效，首先因为香蕉含有丰富的膳食纤维，并且口感绵软易于吞咽。同时香蕉含有蛋白质、糖类、果胶、各种维生素，还含有钙、磷、铁等矿物质，是很好的婴幼儿食品，其拥有润肠通便，清热润燥，润肺止咳，解毒润肠，补中和胃的功效。冰糖味甘、平，无毒，归经入肺、脾，香蕉性寒味甘，有清热润肠的效果，辅以冰糖，更能增加滋阴润燥的功效。

父母们在使用这一偏方时需要注意的是，由于香蕉性寒，蒸煮后食用可缓和寒性，这样更适用于脾虚型的婴儿便秘。

除了本节推荐的食用小偏方，我们再介绍一种小儿推拿疗法，这种推拿按摩的疗法对治疗便秘也有非常好的效果。首先，把宝宝的四指合并，测量出食指到小指的宽度，作为一个计量单位。第二步，测定按摩点。第一对：以肚脐为基点，向左右在一个测量单位之上增加 0.5 厘米。第二对：左右手外侧从腕关节弯曲处中部，沿着胳膊肘的方向向上各一个测量单位。第三对：左右脚内侧寻找突出的踝骨，向上各一个测量单位。以此三对按摩点作为按摩位置，每天在饭前 30 分钟或饭后 1 小时后，家长可用食指或中指顺时针按摩，每一对按摩位置持续 20 秒钟，每天一次，过 2 至 3 周就会见效。

这一小儿推拿按摩的方法，是以中医辨证理论为基础，通过穴位点按推拿、调节脏腑、疏通经络、调和气血、平衡阴阳的方式来改善儿童体质、提高机体免疫力的一种保健、治疗措施，对宝宝便秘也非常有效。

针对小儿便秘这一病症，适当的治疗方法很重要，但给宝宝养成良好的饮食和生活习惯，防止小儿便秘也非常重要。家长朋友可以参考以下几点来帮助宝宝顺利排便：

（1）给宝宝添加辅食的过程中增加水果蔬菜的摄入量。4 个月以上的婴儿，可喝少量的果汁或菜汁，如橙、苹果、西瓜等果汁，萝卜、胡萝卜、芹菜等蔬菜汁。如果宝宝年龄太小，应先喝 1~2 勺，如没有异常，可以逐渐加量。当宝宝满 5 个月，就可以考虑增加辅食，例如将菠菜、卷心菜、青菜、荠菜等切碎，放入米粥或米粉内同煮，做成各种美味的菜粥给宝宝吃。蔬菜中所含的大量膳食纤维，可以促进肠蠕动，达到通便的目的。水果也有同样的功效，家长可以给宝宝喂点儿香蕉、苹果等水果泥，同样有利于促进肠蠕动。

（2）要养成良好的排便习惯。3~7 岁的宝宝，其腹部及骨盆腔的肌肉正处在发育阶段，排便反射的功能尚不成熟。他们还不知道有便意就该上洗手间，经常需要家长提醒。因此，家长可以把早餐后一小时作为孩子固定的排便时间。开始时，家长可以陪伴孩子排便，每次 10 分钟左右，渐渐帮助孩子养成定时排便的习惯。宝宝排便前，家长还可给宝宝喝杯果汁或温蜂蜜水起到润肠作用。

（3）关注宝宝的口腔卫生。宝宝的牙齿状况有时会决定宝宝是否挑食、食欲不振、消化不良。因此，家长平常除了注意让孩子餐后正确刷牙外，还应定期（每三个月）带其到牙医诊所做一下检查。

最后提醒家长朋友，如果宝宝经常便秘，采取上述措施后也没有改善，或者有腹部剧痛、呕吐等症状，或有精神懒散、尿量减少等明显脱水症状，一定要尽快送孩子到医院诊治，以便能对症下药，及时采取有效的治疗方法。

小儿消化不良，山楂配白萝卜

⚠症状： 排便次数增多，轻者 4~6 次，重者 10 次以上，甚至数十次。腹泻时排便为稀水便、蛋花汤样便，黏液便或脓血便。同时还伴有吐奶、腹胀、发热、烦躁不安、精神不佳等。

🍵偏方： 山楂、白萝卜。

方法：

萝卜切丝和山楂一同浸泡30分钟后大火煮开，之后小火熬制，注意熬好后晾温，尽量让宝宝喝温热的汤剂。

宝宝每天的饭量其实每位爸爸妈妈都很清楚，如果宝宝突然食欲下降，哭闹不安，这时父母就要注意宝宝是不是消化不良。

由于宝宝年龄小，身体和肠胃发育不完全，消化不良就成为一种常见的病症。小儿消化不良的症状比较多，总体上来说会出现上腹痛、上腹胀、胃胀气，容易吃饱后嗳气、恶心、呕吐、上腹灼热等感觉。宝宝消化不良的病程可超过一个月或持续更长时间，在患病时间内以上各种病征不一定同时发作，大多情况只出现一种或其中几种。

当宝宝不足一岁时，消化不良的症状并不是太明显，表现出来的症状与吃饱或者厌食的症状颇为相似。例如几个月的宝宝表现出来的症状为溢奶，大一点儿的孩子表现为呕吐，且呕吐物有酸味。除了上述的症状，大多家长都会留意到孩子的几个典型症状。首先是食欲减退。有时候家长会发现宝宝食欲没以前那么好了，有的宝宝会吃几口就吃不下去了，出现拒食或食不香甜的现象。其次，宝宝的肚子会发出"咕噜咕噜"的声音，医学上称为肠鸣。同时还会伴有腹胀。再次，宝宝会因为肠胃消化不良而出现口中有异味的现象。尤其是年幼的宝宝，乳食积滞于胃脘，往往先发生口臭，家长可以特别注意，晨起口臭口酸通常就是乳食停滞的表现，也称为高位停食。最后，宝宝排便次数增多、粪便稀薄、水分增加或含有未消化的食物或脓血、黏液，还时常伴有腹痛和呕吐。

除此之外，宝宝饮食过多积滞肠胃，容易产生内热，宝宝会出现烦啼、手心热、踢被揭衣，刚入睡时头汗多的情况，如果出现以上的症状家长也应该引起注意，看看是不是由消化不良引起的。

宝宝消化不良的主要原因是胃肠道消化酶分泌不足或蠕动功能失常，而发生消化功能紊乱或障碍。引起消化不良的直接原因，大多是饮食不节制、不均衡，以致损伤脾胃，导致消化、吸收功能失常。除此之外，失眠、焦虑、抑郁等精神因素也是小儿消化不良的一个重要病因，而儿童对反复的腹痛、腹胀等上腹部不适症状的耐受性差，这些症状可能反过来诱发和加重宝宝的精神症状，两者相互影响容易出现恶性循环。由此可见，各位家长千万不可忽视宝宝消化不良的现象，如果发现孩子这些症状反复发作且不断加重，应及时治疗才是，及早减轻宝宝的痛苦，保证宝宝的健康成长。

虽然宝宝消化不良较为常见，但毕竟对宝宝的身体健康有所伤害，因此在本节给父母朋友推荐"山楂煲萝卜"这一偏方，当宝宝出现了消化不良的症状，可以尝试一下。

山楂煲萝卜汤制作简单。50克新鲜白萝卜切丝，50克生山楂果洗净，在给宝宝熬汤之前将山楂果用水浸泡半个小时，然后将白萝卜丝和山楂果放在玻璃锅或者铝锅中加500毫升的水，大火熬开后用小火再熬半小时。另外切记不可加糖。最开始给宝宝喝50毫升左右，然后根据宝宝年龄大小和食后反应可以适当逐渐加量。

之所以给大家推荐山楂煲白萝卜，是因为这一偏方的药效原理出自中医。白萝卜属金，入肺，性甘平辛，归肺脾经，可促进消化，具有下气、消食、除疾、润肺、解毒生津，利尿通便的功效。白萝卜除了助消化外还有很强的消炎作用，如果宝宝因为消化不良而导致肠胃炎症，也有一定的疗效，同时白萝卜辛辣的成分可促胃液分泌，调整胃肠功能。山楂酸甘，微温，入脾、胃、肝经。有健胃消食，散瘀血，驱绦虫的功效。主治积食、泻痢、肠风、腰痛、小儿乳食停滞等。二者共同使用治疗小儿消化不良的效果更佳。

除了本节推荐的白萝卜煲山楂，我们再推荐一些适合宝宝消化不良的食疗偏方，父母朋友们可以按照宝宝的具体情况选择。

（1）胡萝卜粥：在普通大米粥中加适量胡萝卜，由于胡萝卜中含有丰富的维生素、胡萝卜素，另外还有较多的维生素 B_2、叶酸等，被广称为"平民人参"。胡萝卜味甘、性平，有健脾化滞、润燥明目等功效，可治疗小儿脾胃虚弱所致的消化不良。

（2）粟米山药粥：功能补脾益气，安神滋阴。粟米有补益脾胃、清热安神的功效；山药则可以健脾胃，补气阴，利尿益肾。经常食用能防治小儿消化不良。

（3）小米香菇粥：此粥的功能倾向于健脾和胃，消食化积。小米和香菇都有健脾胃、助消化的功用，此粥还可加鸡内金，助消化效果更好。这一食疗偏方开胃助食，常食可防治小儿消化不良。

（4）两米粥：功能健脾和胃，滋阴生津，大米含人体所必需的碳水化合物、蛋白质、脂肪、维生素等物质，味甘、性平，有健脾胃、补中气、养阴生津等作用。小米含蛋白质及脂肪较多，有健脾和胃、益肾等作用。二米成粥，常食之可防治小儿消化不良。

当宝宝出现消化不良，父母除了积极的治疗外，更要注意调节宝宝的日常饮食，以避免宝宝消化不良的反复发生。在这里和爸爸妈妈们大家分享一下预防小儿消化不良的一些措施，家长需要知道，对于不同年龄阶段的宝宝，采取的预防方法也有所差别。

一般来说，6月到1岁婴儿阶段，消化器官尚未发育完善，消化适应能力较差，由于饮食喂养不当引起的消化不良比较常见。不定时喂奶造成喂养量过多，饮食成分搭配不合理，奶粉冲调比例不当，突然改变饮食品种，添加辅食过多，以及断奶期食物热量过高等都会使婴幼儿消化器官不能适应，造成消化不良，出现大便异常。此阶段消化不良的症状表现为粪便量多，粪便呈泡沫样、粥样、蛋花样、稀水样并伴有特殊的酸臭气味等，对于这些消化不良的症状只要调节好奶量、种类、辅助食品等即可。如果出现大便呈黄褐稀水样或夹杂有未消化的奶瓣，且伴有刺鼻的臭鸡蛋气味，表示对蛋白类食物消化吸收有障碍，对这样的婴幼儿应减少辅食中蛋白质类食物的量。如果是母乳喂养的婴幼儿可在喂奶前多喝些水，以降低奶中蛋白浓度。

对于1岁以上的幼儿，如果出现大便量多、泡沫多、粪质粗糙、含食物残渣或未消化的食物现象，大多是由于进食多或食物中含糖量过高所致。对这种幼儿要控制饮食量或降低食物中含糖量，给幼儿喂些米汤，藕粉糊等易消化的食物就可以恢复正常。如果出现大便量多、呈糊状，外观油润，内含较多奶瓣和脂滴，气味较臭，说明脂肪消化不良。应该及时降低含脂肪较多的食物成分。

除了这些，家长还应该给宝宝们调节饮食结构，少吃肉类、冷饮、碳酸饮料、零食。味道刺激或者对胃刺激的食物会容易引起宝宝消化不良并对肠胃有伤害，所以尽量不要给宝宝食用。最重要的是家长要帮助宝宝养成良好的进餐习惯，不要过饱，按时进餐，多吃蔬菜、水果。丰富食物种类和少食多餐是调整胃肠消化功能的好方法，同时帮助婴幼儿养成良好的排便习惯，使排便正常化也有助于改善消化不良症状，还应注意保证户外活动时间和保持良好的精神状态。

最后提醒家长朋友，如果宝宝长时间的消化不良以及相关症状反复发作，不但会影响宝宝的进食，而且时间持续太久还会造成宝宝营养摄入不足，一旦宝宝营养不良就很有可能会影响到生长发育，造成身体发育迟缓。长期消化不良的宝宝会出现食欲不振，身体瘦弱，体重减轻等情况，甚至不少宝宝会出现神经症、焦虑症等精神心理症状。所以，小小的"消化不良"也要重视起来，如果长时间家长无法调理宝宝的消化问题，一定要及时到医院就诊。

中毒性消化不良，绿豆水来解毒

⚠️**症状：** 发病突然，体温较高，排便次数一般在每天 10 次左右或更多，伴有发热、呕吐、腹胀，严重时造成脱水，甚至虚脱。严重脱水会导致抽风，意识消失，若治疗不及时甚至危及生命。

🍶**偏方：** 绿豆水。

方法：
（1）将绿豆放入沸水中煮 10 分钟左右；
（2）将水滤出给宝宝服用。

中毒性消化不良是宝宝消化病症中较为严重的一种，这种疾病多发于夏秋季节，并且在两岁以下的婴幼儿身上更为多见。中毒性消化不良对宝宝是双重的伤害，首先毒素会直接影响宝宝的身体，其次消化不良会导致宝宝营养不良，降低宝宝的自愈能力，因此这一病症如果治疗不当，甚至会对宝宝的生命有威胁。

中毒性消化不良首先出现的症状就是腹泻，这也是此病症必有的症状，大便常呈水状或蛋花汤状，每天排便次数高达十次左右甚至更多。患病的宝宝在腹泻后会精神萎靡或烦躁不宁，同时出现发热、呕吐、腹胀、失水甚至虚脱的症状。脱水严重的宝宝时常表现为尿少，眼窝凹陷，哭无泪，皮肤干燥和体重下降，严重的出现嗜睡、烦躁等。最严重的患病宝宝甚至出现抽风、意识消失等症状，如不及早治疗可造成死亡。

引起中毒性消化不良的原因有很多。由于孩童的消化器官发育还不完善，消化液分泌也不充足，酶的功能也不完善，胃及肠道内黏膜柔嫩，消化功能还比较弱，如果父母不能正确地喂养宝宝，什么都给宝宝吃，如果宝宝食用了质量有问题的食品，损伤了肠胃宝宝就会出现肚子胀、吐奶、大便稀、有酸臭味，所以为了避免中毒性消化不良的发生，爸爸妈妈应该注意培养宝宝良好的饮食习惯。

本节针对宝宝中毒性消化不良，我们推荐"绿豆水"这一偏方，建议家长在病症早期给宝宝服用。绿豆水制作方法简单，熬绿豆水之前避免绿豆跟空气接触时间太久，熬 10 分钟左右为好，煮完水之后仅取绿豆水给宝宝服用即可。剩下的绿豆还没有充分煮熟扔掉很可惜，里面还有很多营养成分，这时家长们可以拿来煮粥，放入各种米，各种豆，煮一碗八宝粥。

在煮绿豆水时有两点要提醒家长们注意：一是煮绿豆水时最好不要选用铁锅，因为绿豆跟金属离子接触，会生成一种干扰体内抗氧化成分的复合物，并且有妨碍金属离子吸收的作用，所以建议选用砂锅或玻璃锅来煮绿豆水。二是千万要记住，粥里不要加碱，不然有效成分会被破坏。

食用方法上特别值得注意的一点是，生绿豆清热解毒祛火的作用最强，其营养成分及其所具有的药物功效经过加热后都会随温度的变化而改变。为了最大限度地保留绿豆的清毒功效，应将生绿豆加凉水煮开，旺火再煮 5 分钟左右（汤汁绿而未红）即可，此时水中融入了大量活性较高的抗氧化物质，氧化程度也较低，这时的绿豆水抗氧化和消暑解毒功能强度是最大的。

这里之所以推荐绿豆水是因为绿豆常用来清热解毒、消暑解渴。绿豆性凉味甘，含有丰富的蛋白质、碳水化合物、B 族维生素、钙、磷、铁、淀粉酶、氧化酶等，具有清热、解毒、祛火的功效，也是一种传统医学中药食同源的代表性食物。而这一偏方能起到排出体内毒素的作用，对热肿、热渴、热痢、痈疽、痘毒等也有一定的疗效。但是，寒凉体质者，如老、幼及体质虚弱的人或者正服用药物者这三类人群应该谨慎服用。

除了在宝宝中毒性消化不良的初期使用偏方之外，家长还可以根据以下几点来照顾患病的宝宝。

（1）补充宝宝体内水分。及时补充体液是治疗小儿中毒性消化不良的关键，由于宝宝腹泻和呕吐，体内缺乏水分甚至有脱水的危险，即使普通的缺水，也会影响到宝宝的身体恢复。父母应于腹泻开始时补充电解质溶液，按婴幼儿每千克体重 20~40 毫升计算，在 6~8 小时内服完，严重脱水的宝宝应及时到医院补液。

（2）吐泻严重者宜禁食 12 小时，然后从糖水、米汤开始逐步过渡到正常饮食。

（3）当出现中毒性消化不良时，家长们可根据医嘱选用助消化及收敛药物，如胃蛋白酶、多酶片、乳酶生、鞣酸蛋白等，重者可用抗生素治疗。

另一方面，对于健康的宝宝，家长也应当做好中毒性消化不良的预防工作，其重点就是要培养宝宝良好的饮食习惯，这一点对宝宝的消化至关重要。宝宝的饮食要定时定量，也要针对宝宝的年龄特点，给宝宝吃易于消化吸收并且愿意接受的食品。例如：3个月内的宝宝，其消化液与成人不同，对淀粉的消化能力比较差，需要特别注意。4个月后的宝宝，父母就需要给孩子增加奶类以外的辅食，要注意给孩子营养平衡的饮食。对2岁内的宝宝，所添加的辅食，一定要烂、细、软。对2~3岁的幼儿，食物中可以适当添加粗粮等。简单来说，父母要根据宝宝不同的年龄特点，饮食逐渐由流质向半流质（如米汤、糊状食品、稀饭等）以及固体食物（如软饭、面包等）转变。

除此之外，宝宝的生长发育需要充足并且均衡的营养，其中包括蛋白质、脂肪、碳水化合物、维生素、矿物质和膳食纤维等营养素。父母需要合理搭配给宝宝的食物，做到多样化，避免食物过于单调。同时搞好饮食卫生，食物要新鲜清洁，预防各种常见病和传染病，提高宝宝胃肠道的消化功能，同时去除各种精神上的刺激，保持心情愉快。

最后，希望家长朋友明白，中毒性消化不良危及宝宝的健康，所以各位家长应密切注意宝宝的病情，如腹泻不止，尿少，眼眶凹陷，精神不佳，应立即去医院救治，以免耽误病情，发生危险。

一般腹泻，开水送服绿茶末

⚠**症状**：大便次数增多；变稀，形态、颜色、气味改变，含有脓血、黏液、未消化的食物、脂肪，或变为黄色稀水、绿色稀糊、气味酸臭；大便时有腹痛、下坠、里急后重、肛门灼痛等症状。

🍵**偏方**：开水送服绿茶末。

方法：

（1）在市面上买色泽光亮的新鲜绿茶研磨成粉末，粉末尽量细一些，以便达到更好效果；

（2）每日用开水送服数次可止泻；

一般来说，腹泻是指每天大便次数增加或排便频繁，粪便水分增加而变得稀薄，粪便中含有黏液脓血，或者还含有不消化的食物及其他病理性内容物。若是在冬天宝宝因为腹泻经常更换裤子，还很容易造成宝宝感冒，而当宝宝出现腹泻时很容易闹情绪，有时候还会出现厌食的情况，家长朋友往往看在眼里痛在心里。

腹泻的症状除了粪便次数增加和频率增加外，常常也会伴有排便急迫感、肛门不适、失禁等症状。父母会发现宝宝粪便明显变稀，形态、颜色、气味有所改变，粪便中含有尚未消化的食物、脂肪，或变为黄色稀水、绿色稀糊等。同时，宝宝在大便时可能出现腹痛、下坠、肛门灼痛等感觉。

引起腹泻的原因较多较杂，大致上可以分为三种情况：一是宝宝自身肠胃出了问题，消化功能紊乱；二是饮食出现问题，导致宝宝消化不良而腹泻；三是由细菌真菌引起，如沙门菌、大肠埃希杆菌、小肠弯曲菌等。

本节主要是针对食物、细菌两方面引起的宝宝腹泻，向广大父母推荐"开水送服绿茶末"这一偏方来帮助宝宝治疗腹泻。偏方操作起来非常简单，家长只要在市面上买来色泽光亮的新鲜绿茶，然后将其研磨成粉末状，让宝宝用温水服用即可。而现在市面上也有磨好的绿茶粉，家长也可以选择来用开水喂宝宝食用。

此偏方的药效原理在于，绿茶中芳香族化合物能溶解食物中难以消化的脂肪，可化浊去腻，防止脂肪积滞体内，同时其中的维生素 B_1、维生素 C 能促进胃液分泌，有助消化。另外，绿茶有降火、清热解暑、灭菌的功效。每天喝 1 杯绿茶有助于杀死超级病菌、杀灭 C-Diff 病菌，防止腹泻的发生。

在这里补充说明一下，宝宝空腹不适宜使用这一偏方，空腹饮茶易刺激和破坏胃壁黏膜，更易引起饥饿感，严重者可导致低血糖状。另外，由于绿茶有解药的功能，如果宝宝有其他疾病，正在服用其他药物，此偏方要慎用，注意和其他药物的中和作用。

当宝宝患有腹泻的时候，父母们最重要的就是注意宝宝的饮食，因为宝宝年纪较小，原本的肠胃功能相较于成年人就略显不足，而在患病阶段肠胃更加敏感，需要细心呵护。

（1）在宝宝轻度腹泻的时候就应该控制饮食，父母最好不要给宝宝食用牛奶、肥腻或渣多的食物，应当选择清淡、易消化的半流质食物。如果是处于婴幼儿时期的宝宝，腹泻时可坚持母乳喂养，若采用人工喂养，应当用等量的米汤或水稀释婴儿配方奶粉或其他代乳品喂养 2 天，待病情好转再恢复正常饮食。如果年龄偏大、已经习惯平常饮食的宝宝，可选用粥、面条或软饭，加些蔬菜碎末、鱼或肉末作为食物。

（2）饮食细节。首先，注意给宝宝处理食物的方法，以蒸、煮、余、炖、烩等为主，禁用煎炸、爆炒、滑熘等烹调方式。其次，减少脂肪、粗纤维的摄入量，因为过多的脂肪和粗加重胃肠道负担，刺激胃肠蠕动，加重腹泻。父母要避免选用含粗纤维较多的粗粮、韭菜、芹菜、榨菜等以及坚硬不易消化的肉类如火腿、香肠、腌肉等，可以考虑给饮用宝宝鲜果汁、蔬菜汁以补充维生素。除了上述所说，刺激性食物如辣椒、酒精、芥末等，生冷食品，如生冷瓜果、凉拌菜、冷饮等，均可刺激肠道，易使胃肠收缩加快，使炎性渗出增多，所以这两类食品也应避免食用。

（3）康复期选择高蛋白高热能饮食。在宝宝腹泻的康复期，家长应选择高蛋白高热量高维生素的"三高"饮食，以改善宝宝的营养状况，促进宝宝的生长发育并提高免疫力。家长在使用这种饮食时应注意的是，要采用逐渐加量的方法，如增加过快，营养素不能完全吸收，反而可能加重胃肠道负担。建议幼儿能量摄入量1300kcal/日，蛋白质摄入量35~40克/日。具体的措施中，家长可以在宝宝的日常饮食的基础上，在三餐之间增加1~2次的加餐，加餐的食物可以是奶制品、蛋类、水果、坚果等。

除此之外，为了减少腹泻给我们的宝宝带来的不适，父母平日在宝宝的饮食卫生以及个人卫生上应该多下一些功夫。尤其是2岁以内的宝宝要特别注意卫生，提倡母乳喂养，科学护理，做好奶瓶与餐具消毒。同时家长要注意不让宝宝吃变质的食物，不要因为舍不得丢弃而让宝宝吃过期或是变质的食品，这样不仅不利于宝宝的健康而且可能引发食物中毒。

最后提醒家长朋友，当宝宝腹泻时，家长应密切观察，若发现腹泻次数明显增多，宝宝情绪突然转变，且腹泻的症状不断恶化，应及时带宝宝去医院检查。

伤食腹泻，自制酸奶来调制

⚠️**症状**：腹胀腹疼、泻前哭闹、大便酸臭如蛋花状、不思饮食等。

🍶**偏方**：自制酸奶。

方法：
（1）首先购买一瓶酸牛奶作为菌种，一瓶酸奶可以接种五瓶鲜牛奶；

（2）准备奶锅一个，勺子或筷子（用于搅拌），厚瓷或厚玻璃杯若干个，然后将上述用具蒸煮杀菌，另外备用一支温度计；

（3）将鲜牛奶加热煮沸5分钟，煮沸时间不能过短，要吃甜酸奶可在煮沸时加一定量的白糖；

（4）经煮沸杀菌的牛奶，用水冷却或自然冷却到42℃左右，若没有温度计时，可用手摸瓶身不烫手为宜；

（5）接菌种，将购买来的酸牛奶倒入已冷却好的鲜牛奶中，充分搅拌；

（6）装杯，将接种好的牛奶分装在事先准备好的杯中，并加盖；

（7）发酵，将上一步分装好的牛奶置于30℃至35℃的温度下进行发酵。经过4~6小时即可形成凝块，然后便可食用。

宝宝伤食腹泻，通常是指由于饮食不当，导致宝宝胃肠功能紊乱，从而引发的腹泻病症，也就是我们日常中所认为宝宝吃得不好导致拉肚子的现象。

如果宝宝是由伤食引起的腹泻，首先会表现出腹胀、肚痛、呕吐、口中有酸臭气味、食欲下降、大便稀薄、大便夹有奶块或不消化食物，气味酸臭。另外，宝宝还会有夜卧不安的现象，观察宝宝的舌头，会发现舌苔变得又厚又腻。

伤食腹泻一般是因为宝宝添加辅食过早。有些妈妈为了宝宝长得快，过早、过多地添加大量淀粉或脂肪类食物，结果引起宝宝消化功能的紊乱，发生腹泻。

本节针对伤食腹泻推荐家长们使用"酸奶"这一偏方，并且强调是家中自制的酸奶。使用自制酸奶的优点在于，不用担心酸奶的质量和是否过期等问题，这样就能避免宝宝吃到不好的酸奶而对病情起到反作用。

自制酸奶步骤也不复杂，在自制酸奶前父母需要先买一瓶酸奶作为菌种。将鲜奶加热煮沸5分钟左右，可以根据宝宝的需要向牛奶中加一定量的白糖。然后，把经煮沸杀菌的牛奶用水冷却或自然冷却到42℃左右。若没有温度计时，可用手摸瓶身，以不烫手为宜。发酵要求温度要高，一般控制在30~35℃，大约经过6小时的发酵就会结块，就可以给宝宝食用了。

酸奶之所以对伤食腹泻有一定的疗效，主要是在于酸奶中含充足的乳酸菌，并且有适宜的酸度，常饮酸奶可以有效促进肠胃蠕动、抑制有害菌的繁殖，提高免疫能力。酸奶能够预防伤食腹泻或缩短慢性腹泻持续的时间，减少急性腹泻的发病率。宝宝每天喝一定量的酸奶，可以减少抗生素耐药性，提高抗生素对致病菌的敏感性，因此对于治疗腹泻很有利，特别是婴幼儿。

在本节，除了自制酸奶外，我们再向家长朋友们推荐以下几个小偏方：

（1）苹果水。大多数宝宝都喜欢吃苹果。可以取半个苹果切片，锅中加水，再加少量食盐，小火煮5~10分钟后，给宝宝喝苹果水。家长还可以将苹果洗净放入碗中隔水蒸软，去掉外皮给宝宝食用，根据宝宝的年龄，6个月的婴儿每次3~4小勺，1~2岁的宝宝一次吃半个苹果，一日2~3次即可。

（2）焦山楂麦芽饮。取山楂、炒麦芽各30克，红糖15克。先用小火将山楂及麦芽炒至略焦，离火后加少许酒搅拌，再置火炉上翻炒变干，然后加200毫升水，煎煮15分钟，去渣后加入红糖煮沸，待温度适宜时分几次给宝宝服用，能够有效调理伤食腹泻。

（3）山药粥。取适量山药洗净切薄片，100克左右的小米洗净后加入适量的水，煮开后以文火慢煮至成稀粥，分次喂给宝宝。

（4）高粱香米糊。小儿脾虚泄泻时，取高粱适量入锅炒黄炒香，再去壳磨粉，每次取2~3克与适量蜂蜜调服。高粱性温，有健脾益胃止泻的作用，可调节增强消化功能，并起到健脾止泻的作用。

（5）薏米莲子粥。当宝宝腹泻减轻时不要急于恢复以前的饮食，可用大米50克、薏米50克、莲子10枚煮粥给宝宝吃。

（6）适当的按摩。辅助宝宝腹泻自愈的按摩，应在宝宝饭后1小时后进行，先按揉腹部，以肚脐为中心由内向外先按顺时针方向按摩50圈，再逆时针方向按摩50圈，然后再将手平放在胸口，顺着胸口往下轻推至小腹，如此反复轻推10~20次。每天按摩2~3次。要特别注意的是，婴儿腹部的肌肉很少，按摩时动作一定要轻柔、缓慢。

除此之外，家长需要明白，不应该因为担心宝宝饿，而不停地给宝宝喂食，喂食过多的做法不但不能帮助宝宝吸收营养，反而会带来反作用，很容易引起宝宝伤食腹泻。

在给宝宝添加辅食的过渡时期，家长一定要遵循由少到多、由细到粗、由一种到多种的原则。如果一开始就给宝宝吃很多，宝宝就会很难消化。即使宝宝比较大了，也一定不能暴饮暴食，因为儿童脾胃功能较弱，消化能力不强，若不注意饮食节制，极易引起消化不良。特别是逢年过节时，各种美味食物比较丰富，孩子遇到好吃的东西，往往会没有节制地吃个够，这样很容易损伤脾胃，造成伤食。孩子的饮食一定要做到"乳贵有时，食贵有节"，切不可暴饮暴食。

最后，一旦宝宝出现了伤食的症状，就要减少辅食的量及喂食的次数，少吃肉类、鱼和虾，以清淡为主。这类腹泻可以适当地服用助消化药物，促进食物的消化，如妈咪爱、乳酸菌素片、婴儿健脾散等。如果家长朋友尝试一些方法后，宝宝的腹泻症状不但没有减少，反而加剧，这时我们建议赶快带宝宝去医院检查，以免使宝宝的病情继续恶化，对身体造成较大的伤害。

风寒腹泻，麦芽生姜水煎服

⚠️**症状：** 大便一天少则几次、多则十几次，大便稀薄如泡沫状、色淡、臭气少、肠鸣腹痛，或伴有发热、鼻塞、流涕等症状。

🍵**偏方：** 麦芽、生姜。

方法：

（1）把生姜洗净，麦芽浸泡半个小时，麦芽与生姜的比例为3：1；

（2）二者同时放入锅中，浸泡15分钟左右；

（3）用文火煎煮，6碗水煎至2碗左右即可关火；

（4）如果第一次煮的话可以不用煮的太浓，宝宝会因为酸味重而喝不下去，所以也可以适当地加一些冰糖，调一下味道，另外，不建议用蜂蜜调味，尤其是一岁以下的婴幼儿，应尽量少食用盐和蜂蜜。

风寒腹泻，是所有小儿腹泻中最普遍、常见的一种腹泻形式，其主要原因往往是因为宝宝腹部受凉，重点是肚脐附近受凉而导致的腹泻现象。如果家长们在深秋或冬天这样的季节时，没有保护好宝宝的腹部和胃部，宝宝感受风寒，就可能导致风寒腹泻。

风寒型腹泻所表现出来的症状，也会根据病情的严重程度有所不同。病情较轻的宝宝可能会在放屁的时候带出一点儿点儿大便，病情重的宝宝在一天中大便的次数会达到几次甚至十几次。除了排便次数增多以外，还表现为大便稀薄如泡沫状、色淡、臭气少、肠鸣腹痛，或伴有发热、鼻塞流涕等症状。

当宝宝患有风寒腹泻，如果情况不是特别严重，可以不着急就医。像这种风寒型腹泻可以通过日常的调理，依靠食疗、物理疗法和对宝宝精心护理来帮助痊愈。针对风寒型腹泻，本节推荐"麦芽生姜水"这一偏方。

"生姜麦芽水"治疗风寒腹泻效果非常不错，主要的药效原理在于麦芽，其味甘，性微温，有消食和胃的功效。经过现代研究证明，麦芽本身可以在一定程度上缓解食积不消、脘腹胀满、脾胃虚弱、呕吐泄泻、乳胀不消等症状，而且麦芽对胃酸与胃蛋白酶的分泌有轻度促进作用，能够促进宝宝消化，另外，麦芽中含有淀粉酶、转化糖酶、蛋白分解酶，这些消化酶能治疗食欲不振、消化不良、食积等。偏方中的生姜性热，味辛，归脾、胃、心、肺经，有温中回阳、温肺化饮的功效。生姜有温润脏腑的功效，偏方中的生姜入脾、胃经，以其辛热效果逐脾胃寒邪，助脾胃之阳气，所以用生姜和麦芽一起熬水煎服，能很好地治疗宝宝风寒腹泻。

除此之外，本节再向广大家长朋友推荐另外推荐几款偏方，希望能更好地帮助可爱的宝宝从风寒腹泻中早日康复。

（1）热水澡。如果宝宝得了风寒腹泻，家长可以给宝宝洗个热水澡，出出汗。同时一定要注意做好宝宝的保暖工作，防止宝宝再次受凉。

（2）生姜红糖水。用1~2片生姜，半勺红糖煮水给宝宝喝，如果宝宝不足一岁或者宝宝不愿喝带辣味的水，也可以只喝红糖水，因为红糖本身也属暖性，可以为宝宝肠胃驱寒。

（3）大蒜煮水。用3~4头大蒜煮水给宝宝喝，大蒜只要煮透了就没有辣味，此方对止泻有特殊的疗效。

（4）艾灸。取艾条1~2根，点燃后在宝宝的肚脐至小腹的部位，与皮肤相隔1寸的距离，来回熏10分钟，腹泻次数多的宝宝可以每天熏3次。艾灸这种方法既简单又效果好，但艾灸时家长一定要注意弹掉艾条上的烟灰，不能让烟灰掉落在宝宝娇嫩的皮肤上，最好由家人抱着宝宝，并控制宝宝的手脚，使宝宝不能乱动，以防烫伤宝宝。另外，这一偏方需要家长有一定的艾灸经验，还要注意的是艾灸适合年龄较大的宝宝，对于一岁以下的宝宝并不适合。

除此之外，对于宝宝风寒腹泻，有一种比较特殊的情况：母亲饮食寒凉，由母乳喂养的宝宝受寒而腹泻。当宝宝在婴幼儿时期，以母乳为主要食物时，如果吃了寒凉性质的母乳自然就会拉肚子，母亲应当仔细观察自己的舌苔，如果略微发白，通常代表自己近期饮食偏寒，需要做一些调整。在此，我们推荐一款专门适合"母乳喂养"的母亲，避免母乳寒凉的偏方：取新鲜黄鳝500克，瘦猪肉250克，葱两根，姜一块，蒜一头，加入少量的八角、桂皮、料酒、盐、酱油、醋、糖一起红烧，母亲根据自身情况适量服用即可调整母乳的温寒。或者，母亲可用艾叶煮水泡脚。在药店买一些艾叶，取一小把加水在锅里煮10～15分钟，然后用温热的艾叶水泡脚，泡脚时尽量用深一些的桶，泡到全身出汗，将寒气排出，然后再多喝些温热的白开水。采用食补和艾叶水泡脚，都是为了将母亲体内寒气排出，以防宝宝吃下寒性母乳导致风寒腹泻。

在这里，我们列举一些生活中寒性和温热性质的食物，家长可以参考为宝宝或者喂养母乳的母亲做适当的选择。

（1）寒凉性的食物：如西瓜、甜瓜、猕猴桃、香蕉、甘蔗、田螺、螺丝、河蚌、乌鱼、绿豆、薏苡仁等。

（2）温性的食物，如羊肉、牛肉、对虾、鳟鱼、洋葱、韭菜等。

最后，再次提醒各位家长朋友，由于宝宝年龄小，体质虚弱，虽然一般来说风寒腹泻是可以通过食疗和家长的照顾而痊愈，但如果宝宝出现持续腹泻的现象，家长还是应该第一时间送宝宝到医院进行观察治疗，以免对宝宝身体产生更大危害。

脾虚腹泻，三味补脾汤来调理

⚠症状： 主要有呕吐、泄泻、水肿、出血、经闭、带下、四肢逆冷、小儿多涎等。

🍵偏方： 三味补脾汤。

方法：

（1）准备蘑菇 100 克，猪肝 60 克，鸡蛋一个；

（2）蘑菇、猪肝洗净，猪肝切片，加水，共煮 20 分钟左右；再将鸡蛋去壳放进汤内搅拌，煮片刻，加油盐调味，即可食用。

脾虚是一个中医术语，通常是指因脾气虚损引起的脾脏生理功能失常，从而导致身体出现一些病理现象及病症，而腹泻就是宝宝常见的因脾脏虚弱导致的病症。

本节我们首先向家长介绍一下脾脏的功能，脾脏在人体内负责运化食物中的营养物质，并且主司输布水液以及统摄血液等，所以当脾脏虚弱运转失常时，宝宝就会出现营养吸收障碍，出现大便时溏时泻、饮食不思、食后腹胀等症状，如果宝宝一直腹泻会加重脾胃虚弱、气血不足，在体表处表现为面黄肌瘦、气短、舌苔发白、脉象缓弱等病征。

如果宝宝是脾虚腹泻，多是由于饮食失调、劳逸失度或久病体虚引起的。但脾虚分为多种类型，如脾气虚、脾阳虚、中气下陷、脾不统血等，表现症状多有不同。具体症状如下：

（1）脾气虚。宝宝除了腹泻之外，还会有腹胀纳少、食后胀甚、肢体倦怠、神疲乏力、少气懒言、形体消瘦、肥胖浮肿以及舌苔淡白等症状。

（2）脾阳虚。宝宝除了腹泻之外，还会出现大便溏稀、腹痛绵绵、喜温、行寒气怯、四肢不温、面目无华等症状，同时小便短少，舌苔白滑。

（3）中气下陷。此类脾虚腹泻一般不会出现在宝宝身上，主要症状为持续腹泻。

（4）脾不统血。如果宝宝有慢性出血病症，会有脾脏充血的可能，通常表现症状为便血。

本节针对的主要是轻微的脾虚腹泻情况，其原因多数由饮食不当或肠道感染引起，宝宝患病后精神依然较好，无发热和精神症状。如宝宝腹泻和呕吐现象较严重，多为致病性大肠杆菌或病毒感染引起，大多伴有发热、烦躁不安、精神萎靡，给家长的感觉就是宝宝总像没睡醒一样，整天嗜睡。为了帮助宝宝调理脾虚，这里推荐"三味补脾汤"这以偏方。

此偏方需要父母们注意猪肝的选用，一定要去大型商超购买，选择新鲜干净的，食用前最好多清洗几遍，另外根据宝宝年龄阶段不同适量服用。

这一偏方的药效原理在于，猪肝具有清心醒脾的功效，能够补脾止泻，养心安神明目、补中养神，健脾补胃，益肾涩精止带，滋补元气。主治心烦失眠，脾虚久泻，大便溏泄，久痢，腰疼等疾病。这里要提醒家长注意的是，猪肝不能与牛奶同服，否则加重便秘。

除了"三味补脾汤"之外，本节再次推荐几个不错的食疗偏方，以便于家长可以按情况取材，为宝宝早日赢得健康。

（1）扁豆薏米仁山药粥：取扁豆50克、山药60克、薏米仁30克、粳米50克。将扁豆炒熟，与薏米仁、山药、粳米、少许盐煮成粥让宝宝食用。此方中山药有治疗脾虚食少、久泻不止的功效；薏苡仁有健脾益胃、治泄泻的功效；粳米有补中益气、健脾和胃、除烦渴、止泻痢的功效。家长可以根据宝宝的情况，在粥中加入适量芡实，芡实补中益气，为滋养强壮性食物，和莲子有些相似，但芡实的收敛固精作用比莲子强，适用于脾虚慢性腹泻和小便频繁等症状。

（2）茯苓粉粥：取茯苓粉、粳米各30克，红枣10枚。先将粳米、红枣加水适量煮粥，粥将成时，加入茯苓粉，用筷子搅匀煮沸，最后可根据宝宝年龄和口味加少许白糖调和。茯苓本身有益脾和胃的功效，而此方更可达到健脾渗湿、调中止泻的作用。家长可以在早、晚时间，每日为宝宝服用1~2次。

当宝宝患有脾虚腹泻时，也可能伴有呕吐现象，这个时候爸爸妈妈的精心照料，有两个方面要格外注意。一是宝宝每次排便后，家长们都要洗净臀部和肛门周围，否则排泄物会刺激皮肤，发生"臀红"。清洗时用温开水从前向后洗，也就是先洗外阴，再洗肛门，以免引起尿路感染（尤其是女孩）。洗完后用柔软的毛巾擦干。二是宝宝如果伴有发热、呕吐等现象。父母在宝宝休息时要垫高枕头，向右侧卧，以免呕吐时发生窒息，如果发热可以用冷水浸湿毛巾，敷头部温水擦浴，多给宝宝喝开水。

除此之外，对于预防宝宝脾虚腹泻，家长可以参考以下几点多做注意，防患于未然。

（1）饮食搭配。家长应当多给宝宝吃易消化的食物，必要时进食流质饮食，慎食油腻、鱼腥、辛辣，忌食生冷、粗硬、醇酒类食物。营养要平衡，及时纠正偏食，进食要有规律，也可遵医嘱少食多餐。

（2）饮食卫生，切忌给宝宝食用腐馊不洁的食物，宝宝的食物要温热，不能吃低温或者寒性食物。宝宝每次饮食前，家长都可以先做尝试，温度、新鲜度等确认后再为宝宝食用。

（3）环境问题。家长要注意宝宝的生活环境要寒温适宜，避免冷湿，防止外邪侵袭。同时加强宝宝的锻炼，帮助宝宝保持心情舒畅，避免精神刺激。

最后提醒广大家长朋友，如果是婴幼儿时期的宝宝，我们更提倡母乳喂养，不宜在夏季断乳，同时增添辅食不宜太快，品种不宜太多，喂食注意定时定量。若果妈妈们发现宝宝腹泻的情况经过精心的护理之后不但没减轻，反而症状加重，比如呕吐不止，高烧难退，腹泻次数增多，则应该带宝宝就医了。

暑热泄泻，蜜饯黄瓜有奇效

▲**症状**：口渴、多饮、多尿，每天排尿次数可达20次以上，尿液清长。皮肤干灼无汗或少汗。

偏方：蜜饯黄瓜。

方法：

黄瓜切段，每一小段划若干条纹，加入调制溶液浸泡4小时左右，最后用烤箱进行烘焙。

暑热泄泻一般是有很明显季节性的，多在夏季6~8月发病。特别是6个月~3

岁体弱的宝宝极其容易患上暑热泄泻，所以家长们应该在这个阶段对宝宝特别用心照顾。

如果宝宝患有暑热泄泻，主要表现为口渴、多饮、多尿，每天排尿次数可达20次以上，尿液清长，皮肤干灼无汗或少汗。宝宝腹泻的同时可能伴有发热，高热可持续在39~40℃，严重的情况会持续3~4月之久，当外界气温下降时体温暂时性下降，秋凉后多能自愈，但第二年有复发的可能。具体到单天来说，善于观察的爸爸妈妈们会发现宝宝通常发烧是从清晨开始逐渐上升，下午渐降，到傍晚时最低，至次日清晨又开始升高，这也是典型的暑热泄泻症状。

宝宝容易得暑热泄泻，通常是因为宝宝的体温调节系统还没有发育完善。夏季气温飙升，宝宝因外界温度太高而发热，进而可能引起泄泻。一般要等到宝宝到了3~4岁后，宝宝自身的体温调节系统逐渐发育健全而不再发病。

对于暑热泄泻这一疾病，这里要提醒各种家长，由于腹泻会造成身体大量盐分和水的丢失，所以最好给宝宝喝口服补液盐。如果家里没有补液盐，可以用12克白糖加上2克盐，用200~300毫升的温水冲服。如果宝宝患有先天性糖尿病或者其他先天性疾病，或者宝宝肚子痛，便里有脓血，就应该赶紧去医院了。

本节是针对普通的宝宝暑热泄泻，给父母朋友们推荐"蜜饯黄瓜"这一偏方来作为暑热泄泻的食物疗法。蜜饯黄瓜的步骤相对于普通的食疗偏方较复杂，但是对于会烹饪爸爸妈妈们来说也并非难事。

具体方法：选取幼嫩、横径为3.5厘米以上的青色黄瓜为原料，先去掉黄瓜里面的瓤子，清洗干净后横切成长4厘米的短段，再把瓜段周围纵划若干条纹，其深度为瓜肉的1/2，制成坯；之后将坯投入饱和澄清石灰水中浸泡6~8小时，再移入2%明矾和含微量叶绿素铜钠盐的溶液中浸渍4小时，取出沥干。接来的一步称为"糖渍"，稍复杂一些：配制一大罐45%~50%的糖液，煮沸后放入适量的瓜段，浸渍24小时后捞出，这时糖水的浓度必然降低，加入适量白糖后再重复腌制。如此反复三次后，可以把腌制好的成品拿出来烘干。将黄瓜段压成扁块状，送入60~70℃烘烤箱烘12~16小时，用手摸不粘手，水分含量在16%~18%时出烘房，美味可口的蜜饯黄瓜就做好了。

"黄瓜蜜饯"这一偏方之所以对治疗暑热泄泻很有疗效，主要是因为黄瓜含水量最多可达98%，为低热量食品，含有较多的矿物质、维生素和膳食纤维，而且黄瓜的膳食纤维中还含有娇嫩的细纤维素，有促进肠道中食物残渣的排泄和降低胆固醇的作用，也有清热解毒的功效。此方还有一个优点就是食用量没有一定的限制，家长们可根据情况每日给宝宝喂食数次，便可治疗小儿夏季发热泄泻症。

在本节我们另外再推荐两个不错的小偏方，同样是以食疗为主，无任何副作用。

（1）藿香正气水。取净布一块（纱布最好），折成5~8厘米对方4~6层，先将藿香正气水预热，再把布块放到宝宝肚脐上，待药温适宜时倒在布块上，使布中液体充盈并固定，小于6个月的宝宝2~3小时取下，6个月以上的宝宝时间可适当延长，1日3次，2日即可见效，藿香正气水外治成人腹泻有比较理想的疗效，有人还用藿香正气水导流灌肠法治疗小儿泄泻。

（2）食用青香蕉能有效治疗腹泻。青香蕉能降低肠道的多孔性，使大便恢复正常，对腹泻有非常好的辅助康复作用。

在夏季父母帮助宝宝预防暑热泄泻，家长首先要注意的就是饮食卫生，例如宝宝不能饮生水，不吃不洁和未煮熟的食物，不饱食和过食，不吃油腻过重的食品等，把好病从口入关。其次忌食高脂肪食品（含牛奶）及易产气（豆类、萝卜、南瓜、山芋等）和具有刺激性的食品。而宝宝腹泻痊愈后，要注意营养的补充，如补充足够的蛋白质（瘦肉、鱼、禽、蛋和豆制品等）、碳水化合物（面条、粥或软饭）和维生素（蔬菜、水果和坚果等）。另外要注意空调问题，由于宝宝免疫系统稳定性差、抵抗力弱，长时间待在空调房间内，更易患上空调病，成为暑热腹泻的源头。

最后，依然提醒各位家长朋友，夏季高温会给宝宝带来许多病症隐患，而暑热泄泻虽然通常对宝宝没有太大伤害，但若久治不愈很可能影响宝宝的身体状况而导致其他疾病，所以，当宝宝患有暑热泄泻后经调理未有好转，家长还是应当及时带宝宝到相关医院进行诊治。

小儿腹绞痛，花椒粉敷肚脐

⚠️**症状：** 突然大哭，且持续约2~3小时，腹胀，脸部涨红，嘴唇显苍白，拳头握紧，双脚蜷缩或有些踢腿动作。

🍵**偏方：** 花椒粉、桂圆、艾叶。

方法：

从药店购买艾叶、桂圆、花椒，花椒捣碎成粉，艾叶搓成艾绒，桂圆肉撕成碎片。将三者揉在一起，取适量睡前敷在肚脐眼即可。

"腹绞痛综合征"通常是指因肠道缺血引起的餐后上腹或中腹疼痛的现象，多发生于6个月以内的宝宝，又称内脏绞痛、肠绞痛、间歇性缺血性蠕动障碍等。

腹绞痛是小儿急性腹痛中最常见的一种，好发于2周~3个月大的婴儿，并多见于易激动、兴奋烦躁不安的宝宝，这种疾病通常是由于宝宝肠壁平滑肌阵阵强烈收缩或肠胀气引起的疼痛，高发时段一般在傍晚4~8时、夜间11点到凌晨2点。

如果是患有"腹绞痛"的宝宝，通常会有以下症状：首先，会出现突然大哭的情况，且持续2~3小时，甚至可持续几小时，也可阵发性发作。其次，宝宝会在大哭时面部渐红，有的宝宝脸部涨红，嘴唇及口周苍白，腹部胀而紧张，双手紧握，双腿向上蜷起，双足发凉，有踢腿动作等等。最后，如果是婴幼儿时期的宝宝，抱哄喂奶都不能缓解，而最终以哭得力竭、排气或排便而停止。

对于宝宝腹绞痛家长们可采用花椒粉敷肚脐的方法来达到止痛的效果，这也是本节特别推荐的偏方，操作很简单效果明显，但家长要注意用量不能过多。

具体方法：首先准备桂圆肉一颗，花椒六、七颗。要提醒家长的是，花椒到药店买，与商场香料花椒有区别，药店出售的花椒是炮制过的，而且去掉里面的籽。还需要少许艾叶，艾叶可以和花椒一起从药店购买，艾叶很便宜，几块钱可以买一大袋。然后将以上几种原料制成粉末，将花椒用家用的料理机粉碎或放到石臼中捣碎装瓶备用，然后挑大约一元硬币大小的艾叶放在手心，两手对搓成艾绒，挑出绒中的硬梗，将桂圆肉用手直接撕成细小的碎片。最后将准备好的艾绒、适量花椒粉与撕碎的桂圆肉一同混合揉搓塞到宝宝肚脐中，使用医用胶布粘住就好了。这一偏方一次用量只要指甲盖大小，能盖住肚脐眼就行了，不宜过多，每天宝宝睡前使用效果最好。

此偏方的药效原理在于，花椒味辛，性温，归脾、胃、肾经，具有温中止痛、杀虫止痒的功能。花椒粉有温中散寒、除湿止痛、杀虫解毒、止痒解腥的功效，对炭疽杆菌、溶血性链球菌、白喉杆菌等体内肠胃病菌皆有明显的抑制作用，而生花椒有小毒，辛温之性甚强，外用杀虫止痒作用佳。

当宝宝发生腹绞痛的时候，由于使用偏方需要时间发挥药效，所以本节再介绍一些及时安抚宝宝腹绞痛的方式，希望能对父母朋友们有所帮助。

（1）父母本身不可因宝宝腹绞痛而恐惧和忧虑，要树立信心，相信宝宝腹绞痛会治好。在宝宝因为腹绞痛哭泣的时候，家长可以尝试使用襁褓包，这样宝宝可能更有安全感，或者将宝宝放入摇篮中轻轻摇动、为宝宝放一段音乐、保住宝宝按摩腹部等，这些方式都可以帮助宝宝分散注意力，并且是给予宝宝非常大的鼓励。

（2）当宝宝出现腹绞痛的症状，父母一定要有耐心。腹绞痛虽然没有时效性的治疗办法，但随着宝宝年龄增长是可以改善的。如果宝宝的体温超过38℃、持续呕吐、体重不增或到3~4个月后哭闹没有改善，应及时就医、咨询医生。

最后希望家长能够了解，婴儿腹绞痛的概念只适用于6个月以内的宝宝。而在6个月以后，宝宝有突发性的、阵发性的啼哭，同时伴有呕吐、果酱样血便等其他症状，应尽早送医院确诊，以免耽误病情，危害宝宝的身体健康。

小儿肚胀，山楂萝卜助消化

⚠症状： 反复发作性的腹痛和哭闹，症状发作多于傍晚，宝宝会有不安、脸部涨红、腿弯曲和腹壁僵硬的现象，常臭屁连连。

🍶偏方： 山楂萝卜。

方法：

（1）选新鲜山楂10颗洗净，每颗切四瓣，萝卜小半个切碎，砂糖10克备用；

（2）山楂、萝卜放入炖锅内加水煮沸，再用小火煮15分钟后过滤；

（3）将过滤后的萝卜山楂汁倒入杯中加糖调匀，待温后即可食用；

（4）给5个月以上的宝宝服用每次2~3调羹，在吃奶前半个小时左右为宝宝服用。

"小儿肚胀"常见于一岁内的宝宝，除了因为年龄小、中枢神经系统未发育成熟而引起的"婴儿腹部绞痛"之外，最主要还是因胀气而造成反复发作性的腹痛、腹胀等病症。

小儿肚胀一般多发于傍晚，宝宝会有不安、脸部涨红、腿部弯曲和腹壁僵硬等症状，有的宝宝放屁会有明显的腐臭味。这里需要向家长解释一下，并不是宝宝肚子圆就是肚胀，一般来说，小宝宝的肚子本来就会比成人大，看起来鼓鼓胀胀的，这主要是因为孩子的腹壁肌肉尚未发育成熟，却要容纳和成人同样多的内脏器官造成的。在腹肌没有足够力量承担的情况下，腹部会因此显得比较突出，特别是宝宝被抱着的时候，腹部会显得突突下垂。此外，婴儿的身体前后是呈圆形的，不像大人那样略呈扁平状，让肚子看起来胀胀的。

本节所说的小儿肚胀，通常是因为宝宝以母乳或者奶瓶喂养的时候，由于吸吮太急而吸入过多空气导致的腹部发胀不适。尤其是奶瓶的奶嘴孔大小不合适或瓶身倾斜，空气也会经由奶嘴缝隙被宝宝吸入肚内，以及宝宝过度哭闹等情况，都容易导致腹部出现胀气。

另一方面，消化不良也会造成宝宝肚胀。宝宝的肠道粪便堆积，会有细菌滋生而产生腐臭的气体，或牛奶蛋白过敏、乳糖不耐、肠炎等引起消化、吸收不良，易产生大量的气体，引发宝宝肚胀。

还有非正常性的肚胀，即宝宝肠胃蠕动障碍。如杲是单纯功能性的蠕动障碍称为"假性肠阻塞"，比较严重的是肠胃真正缺乏神经节的"先天性巨肠症"。这类问题的严重程度不同，可从慢性便秘和腹胀到严重呕吐等症状观察，可以是暂时也可以是终身的，建议父母及时送宝宝到医院检查治疗，不要让病患成为宝宝长期的痛苦。

本节主要针对一般性质的肚胀，推荐"山楂萝卜"这一偏方，但需要注意的是，这个小偏方适用于 5 个月以上的宝宝，同时一岁以下的宝宝不适宜加糖。

此方的药效原理在于，萝卜、山楂都是帮助消化的食物，山楂有消食化积、理气散淤、收敛止泻、杀菌等功效，同时可明显的抑制痢疾杆菌、绿脓杆菌、大肠杆菌等有害菌。山楂还富含有机酸、果胶质、维生素及矿物质等，其中维生素 C 含量比苹果高 10 多倍，与萝卜搭配的山楂汁可健胃消食生津，可以消除宝宝肚胀的症状。不满 5 个月的宝宝出现肚胀的问题，家长首先要在喂奶之后，轻轻拍打宝宝背部让他打嗝，以便气体顺利排出，或者擦抹婴儿薄荷油，按摩宝宝腹部，这样有助于肠道蠕动，可通过放屁将气体排出。

除了了解如何照顾已经患有肚胀的宝宝，预防也是非常重要的。首先，父母应该注意不要让宝宝饿得太久后才喂奶，因为宝宝饿的时间太长就会急于吮吸而容易吸入大量空气。其次，当宝宝哭的时候也容易胀气，家长尤其要注意哭泣抽噎的宝宝，尽快给予安慰，勿让宝宝长时间哭泣。最后，年龄稍大的孩子也要少吃不易消化、含有低级多糖的食物，如番薯、薯条、豆类、甜瓜等，因为它们会在消化道内发酵并产气体。

宝宝除了比较常见的肚胀之外，还可能是由一些比较严重的疾病引起的，如果是以下四种原因引起宝宝肚胀的现象，家长一定要在第一时间带宝宝去正规医院就诊。

（1）腹腔内器官肿大或肿瘤。如果宝宝肝脾肿大、肝硬化等，腹腔内的器官和组织都有可能长肿瘤，而肿瘤越长越大就会引起腹胀。

（2）肠阻塞。通常来说，上肠胃道阻塞比较容易呕吐，下肠道阻塞则容易腹胀，严重的完全阻塞。宝宝出现肠阻塞，多在出生后不久就会因过分腹胀的症状而被发现，这时要及时到医院治疗。

（3）先天性巨肠症。这种疾病除了宝宝有显著的腹胀外，通常也会有排便延迟或便秘的现象。其原因主要是在胚胎发育期，肠道神经节由上往下发育不完全而停止，造成大肠末端无法放松，使得上方正常的大肠胀得很大。

（4）腹水。引起腹水的原因很多，有肝硬化导致制造蛋白功能失调，以及蛋白由尿中流失的肾病候群症，或由便中排出的肠病变，这些都会导致宝宝有肚胀的症状。

除此之外，有一种宝宝肚胀是比较正常的生理现象，即"生理性腹胀"。这种现象多发生在早产儿身上，在喂奶后常可见到轻度或较明显的腹部隆起，有时还有溢乳，但宝宝安静时，腹部柔软，摸不到肿块，排便正常，生长发育良好。如果是这种类型的宝宝肚胀，家长无须担心，只要妥善照顾呵护宝宝正常饮食即可。

最后提醒家长朋友们，宝宝由于年龄小，腹部肌肉发育不完善，肚胀的现象可能屡有发生，家长一定要注意肚胀的相关症状，如是否呕吐、是否便秘、腹部是否能摸到硬块等，根据病理表现来准确判断宝宝肚胀原因，再因病施法帮助宝宝恢复健康，如果出现家长无法判断和处理的病症，应及时送宝宝到正规医院进行治疗。

伤食呕吐，干萝卜叶茶有奇效

▲**症状：** 脘腹痞闷胀满，嗳气酸腐食臭，恶心呕吐，大便失常，不思乳食。吐后反觉胃部舒适，口气秽臭，嗳气恶臭，大便闭结或泻下酸臭有不消化物，舌苔厚腻，脉滑无力，指纹暗滞。

偏方： 萝卜叶。

方法：
白萝卜叶洗净晒干，切碎后代茶叶冲泡饮服。

"伤食呕吐"通常是因饮食不节而致呕吐现象，而"伤食"又称食伤、食积，通常是指因宝宝脾胃发育不完善，饮食不节损伤脾胃而引起的病症。

如果宝宝是因为伤食而引起的呕吐，初起阶段会有胸脘痞闷胀满、嗳气酸腐、恶心呕吐、不思乳食等现象，宝宝会感觉吐后胃部反而舒适，进而有口气秽臭、大便闭结或泻下酸臭并夹杂不消化物、舌苔厚腻、脉滑无、指纹暗滞等继发症状，某些宝宝还会因为伤食呕吐带来的痛处而哭闹不止。

针对宝宝伤食呕吐，本节推荐用干萝卜叶泡水给宝宝饮用，对治疗伤食呕吐的效果不错。

首先，父母提前将把萝卜叶清洗干净，不要等宝宝病发后再去准备，之后晾晒3~4天的时间，晒干后将30克晒好的白萝卜叶放入1升水中煮，烧开以后改成中火，再煮几分钟，过滤后就可以喝了，如果觉得不好喝可以加一点儿糖，味道就会好起来。

另外，父母还可以用干萝卜叶切碎代茶饮，以沸水适量冲泡，加盖闷15分钟，给宝宝饮用，坚持几天宝宝伤食呕吐的现象就会渐渐好转。

此方的药效原理在于萝卜叶的功效，萝卜叶又叫作莱菔叶，性味辛、苦、平，入脾、胃二经，可消食、理气、化痰、止咳，其中含有丰富的 β－胡萝卜素、钙、维生素 C、维生素 B_1、维生素 B_2 等，对于宝宝食积腹胀、消化不良、胃纳欠佳、恶心呕吐、泛吐酸水等伤食疾病症状均有非常好的疗效。

本节还推荐父母用白萝卜叶与生姜搭配，生姜性味辛、微温，可发散风寒，温中止呕。二物相配取汁饮用，不但对于伤食症状有效，对于痰阻呕咳等呼吸道症状也有一定的辅助疗效。

除了"萝卜叶"这一偏方，针对宝宝伤食呕吐的原因，再推荐一些不错的食疗偏方，均以消食、通便、健脾养胃为主，家长可以根据取材和宝宝的实际情况选用。

（1）消食饼：取鸡内金1~2个，用微火烘干、研碎，配干面粉100克加适量芝麻盐或白糖调味，做成硬币一样厚的薄饼，烙熟后切成小块，继续用小火烘干，即成为健胃化积的"消食饼"，孩子吃后可起到消食作用。

（2）山药米粥：大米或小米100克，干山药片一把，共同煮粥食用。如有鲜山药可蒸熟后剥皮蘸白糖吃，也有健脾胃的功能。

（3）白萝卜粥：白萝卜适量，与大米一起煮粥，加适量红糖调服。具有开胸、顺气、健胃的功能。

（4）糖炒山楂：取白糖入锅炒化，随后加入去核山楂适量，再炒5~6分钟，闻到酸味即成，这种方法治疗由于食肉过多造成的伤食效果较好。

父母还可以在宝宝饭后 1 小时后进行按摩，先按揉腹部，小婴儿腹部的肌肉很少，按摩时动作一定要轻柔、缓慢。以肚脐为中心由内向外先按顺时针方向按摩 50 圈，再按逆时针方向按摩 50 圈，然后再将手平放在胸口，顺着胸口往下轻推至小腹，如此反复轻推 10~20 次，每天按摩 2~3 次。对伤食吐很有效果。

然而对于宝宝伤食问题，家长还是应该以预防为主，不要过于溺爱宝宝而过量喂食，宝宝的饮食应该要做到"乳贵有时，食贵有节"，切不可暴饮暴食。同时，家长也要注意不让宝宝偏食，在饮食中注意营养均衡、定时定量并且少吃零食。只有这样，才有利于营养物质的消化吸收，才有益于宝宝的健康。尤其对于 5 个月以下的宝宝，爸爸妈妈们在给宝宝添加辅食的时候要遵循由少到多、由细到粗、由一种到多种的原则，而不是一次到位。

中国民谚"少吃多滋味，多吃坏肚皮"，这句话确实点透了宝宝伤食病症的原因，所以父母一定要注意宝宝的饮食习惯，切勿让自己的疼爱变成宝宝的负担。另外若宝宝伤食呕吐现象严重，而且伴有厌食状况、情绪极不稳定、哭闹不止时，家长应该带宝宝去医院治疗。

受寒呕吐，生姜热牛奶来驱寒

⚠症状： 饭后饱胀或终日饱胀、嗳气但不返酸，胃口不好，体重逐渐减轻，面色轻度苍白或发灰，胃受凉并伴随恶心、呕吐、积食等。

🍵偏方： 生姜、牛奶。

方法：

取牛奶加热煮开，晾至 70℃左右时加入姜汁，待出现凝固状后食用。

宝宝受寒呕吐通常是指胃部受寒，胃部受到外界的风寒、风邪后消化不良以及反胃欲以及呕吐的现象。

当宝宝胃部受凉后，通常表现为饭后饱胀或终日饱胀、嗳气但不返酸、胃口不好、体重逐渐减轻、面色轻度苍白或发灰，严重一点儿的宝宝会伴随恶心、呕吐、

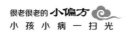

积食等病状。

如果宝宝是受寒呕吐，调理治疗的时候就要注重驱寒温补。所以本节我们推荐"生姜牛奶"这一偏方来温养宝宝的肠胃。

制作方法很简单。需要准备鲜牛奶和生姜，新鲜牛奶在超市或者是市面上专门卖牛奶的门店购买即可，生姜最好挑选鲜嫩的小黄姜。取适量小黄姜榨汁，将榨好的姜汁放入碗中备用，把牛奶和糖混合均匀后小火煮开然后关火，放凉后倒入盛有姜汁的碗中，大约10分钟就会凝固，凝固后给宝宝正常食用即可。

此方的药效原理在于：生姜性温，味辛，具有发汗解表、温中止呕的功效。牛奶营养丰富，容易消化吸收，物美价廉，食用方便，是"接近完美的食品"，人称"白色血液"，是较凉性的天然食品，"生姜热牛奶"中富含人体必需的铁、锌、钙等微量元素和各种维生素，对受凉呕吐有很好的治疗作用。

很多疾病都会引起宝宝的呕吐症状，呕吐不仅使孩子非常痛苦还会影响孩子进食，家长也会为此十分紧张，所以本节除了说明宝宝受寒呕吐之外，也着重为家长讲解一下宝宝呕吐的相关知识。

首先，引起宝宝呕吐的原因通常有以下几种：

（1）正常的饮食呕吐。例如喂养或进食不当、新生儿期喂奶过多、人工喂养配方不当、吃奶时吞入大量空气、宝宝一次进食量较多或食物不易消化等。

（2）全身感染性疾病。如果宝宝患有上呼吸道感染、支气管炎、肺炎及败血症等疾病，那么在高烧、恶心、食欲减退的同时，也常伴有呕吐。

（3）消化道感染性疾病。胃炎、肠炎、痢疾、阑尾炎等疾病，由于局部刺激可引起反射性呕吐，此时多会伴有恶心、腹痛及腹泻等其他消化系统症状。

（4）神经系统疾病。脑炎、脑膜炎、头颅内出血或肿瘤以及颅脑外伤等中枢神经系统疾病也能引起呕吐，以呕吐前无恶心并呈喷射性为特点，但往往同时伴有神经系统的其他症状，如头痛、精神萎靡、嗜睡，甚至抽风、昏迷等。

（5）中毒。包括各种中毒，如食物中毒、有毒动物、植物中毒及药物中毒、农药中毒等，几乎都有呕吐症状，但不同的毒物中毒又有其各自的临床特点，可供鉴别。

（6）精神因素。有些孩子可能会因为某些原因造成的精神过度紧张或焦虑引发呕吐，再次发性呕吐症状有时也与精神因素有关。

（7）其他。内耳的前庭功能失调或美尼尔氏病（内耳膜迷路积水）呕吐比较剧烈，但多伴有眩晕、视物旋转。小儿先天性消化道畸形，如胃扭转、肥大性幽门梗阻等。此外，肠蛔虫症病儿发生肠梗阻或胆道蛔虫时呕吐也比较严重。

其次，当宝宝发生呕吐时，家长在护理方面应当注意一些相关事项。

（1）维持宝宝呼吸道的畅通。当宝宝呕吐厉害时，呕吐物可能从鼻腔喷出，父母需立即清除鼻腔异物，以保持呼吸道的畅通。若呕吐发生在宝宝直立或卧床时，可以先让宝宝身体向前倾或维持侧卧的姿势，让呕吐物易于流出，不至于让宝宝吸入呕吐物，以免造成窒息或吸入性肺炎。

（2）清洁口腔，保持口腔卫生。宝宝呕吐之后，会有一些胃酸、消化及未消化的食物残渣残留在口腔中，难闻的味道会使宝宝更加不舒服。对于较小的宝宝，父母可以以湿纱布蘸清水清洁口腔。较大的宝宝，可以以温开水漱口，以保持口腔清洁。

（3）短暂禁食，然后清淡饮食。对于呕吐最好的处理是暂时先禁食四至六小时，包括开水、牛奶都不要喝，等待呕吐反应过去。在这段时间内，若宝宝吵着要喝水，可以以棉花棒蘸水润湿口腔，年龄稍大的宝宝则可以给予安抚。当症状改善，宝宝较舒服时，再给予少量补充电解质的溶液，若无明显恶心、呕吐、腹胀等情形，可再给予清淡食物（如稀饭、软饭、白土司、馒头），但应避免奶制品、油腻饮食二至三天，因为这类食物会引起胃胀或恶心。

（4）宝宝吐奶。对于吐奶的婴幼儿，家长需要特别注意的是，记录宝宝的呕吐时间、方式、次数、呕吐物的性状、量、气味以及与进食的关系等，也要留意宝宝的精神状态、食欲、大小便情况及呕吐时的伴随症状（如发烧、腹泻、哭闹等、腹胀），并将这些资料及时向医生说明，这些都是有助于医生做出诊断，有助于宝宝的治疗。

与此同时，对于婴幼儿时期的宝宝，家长应当注意喂奶方式，并做到按需哺乳，尽量避免在宝宝哭闹时喂奶。在喂奶时，最好采用斜坡式卧位，在给宝宝喂完奶后，不要马上平卧，而是应该让宝宝站立或抱起来，然后轻轻拍拍后背，让宝宝排了气，打出奶嗝后再放下。

最后，如果宝宝除了呕吐频繁、量多、体重不增，或者伴有呕吐物呈黄绿色，基本上可以肯定有疾病因素，此时必须到医院接受专科医生检查，明确病因，必要时可能需手术治疗。

小儿肠绞痛，薄荷促排气

⚠症状： 突发性尖叫，有时会呈现声嘶力竭的大哭，甚至哭到脸红脖子粗。有些新生儿还会有头部摇晃、全身拱直、呼吸略显急促的现象。

偏方： 薄荷。

方法：

以薄荷叶代茶，煮粳米时加入煮好的薄荷水，或者直接用薄荷煎汤，都可以对缓解肠绞痛有非常好的疗效。

小儿肠绞痛，通常会在黄昏和傍晚时间发作，其他时间也有发病的可能，而对于同一个宝宝来说，每天发病的时间较为相近。

由于肠绞痛发生比较突然，所以宝宝的症状比较突然。部分宝宝会因为疼痛突发性尖叫，有时会呈现声嘶力竭的大哭，有些宝宝还会有头部摇晃、全身拱直、呼吸略显急促的现象。病情比较严重的宝宝腹部往往会有些鼓胀，父母按压后会明显感觉腹内较硬。宝宝常两手握拳，两脚则伸直或弯曲，四肢末端变得冰冷。宝宝的症状可能持续数十分钟至数小时不等，无论家长如何哄逗都没有太大效果，直到宝宝哭得筋疲力尽方才罢休。

经过临床观察，当宝宝发生肠绞痛的时候，常常在排便或放屁后疼痛会有所减轻，所以本节推荐用薄荷帮助宝宝顺畅排气，从而来缓解疼痛，而且使用薄荷的方式也非常灵活。

（1）薄荷茶：家长可以像冲茶一样冲薄荷茶，也可以像煲凉茶的方式炮制薄荷凉茶，可以直接喂给宝宝饮用。薄荷茶是民间的验方，已经有一千多年的历史，有消滞、帮助消化的功效，又可以消除伤风感冒的症状。

（2）薄荷粥：取鲜薄荷30克或干薄荷15克，薄荷叶洗净后加入清水1升，用中火煎至一半，冷却后捞出薄荷留汁备用。用150克粳米煮粥，米粥煮好后，加入薄荷汤及少许冰糖搅拌均匀，再次煮沸即可。薄荷粥清新怡神，疏风散热，可以帮助宝宝增进食欲，帮助消化。

（3）薄荷内服煎汤：取薄荷叶3~6克加适量清水，大火煮开后，转小火煎片刻即可，不宜久煎。对于这一偏方，家长需要特别注意用量，因为薄荷脑、薄荷油对哺乳动物具有较强的麻痹作用，若过量服用会导致宝宝呼吸麻痹危及健康，所以家长在给宝宝食用的时候千万要把握好用量。

推荐使用薄荷调理宝宝的肠绞痛的原因在于：薄荷性辛、凉，归肺、肝经，有发散风热、清利咽喉、透疹解毒、疏肝解郁和止痒等功效，适用于感冒发热、头痛、咽喉肿痛、无汗疝痛、下痢及瘰疬等症，外用有轻微的止痛作用，可用于神经痛等，可以消滞、帮助消化、帮助排气，常用于防腐、消炎、镇痛、止痒、健胃等药品中。

除此之外，家长要注意婴儿时期的宝宝也会发生肠绞痛，但婴儿肠绞痛与幼儿肠绞痛有所不同。婴儿肠绞痛指的是营养充足的健康婴儿每天哭闹至少 3 小时，每周哭闹 3 天或 3 天以上，发作超过 3 周。多数婴儿出生后 2~3 周开始出现症状，3~4 月后逐渐改善。肠绞痛的判断标准是除了上文说过的连续、长时间、无法安慰的哭闹，而且宝宝哭闹时伴有尖叫或者情绪激动，比正常情况下持续的时间长得多，那就可以认定是新生儿肠绞痛。新生儿连续肠绞痛的特点为间歇性的哭闹，这种情形与肠套叠很类似，不同的是肠绞痛的新生儿不会呕吐，排泄物中也不会出现血丝。

由于婴儿肠绞痛属于婴儿发育中的问题，所以，家长不必太过担心，可以理解为婴儿的这种哭闹不是病症，而是生长阶段的"抻痛"。同时，尽可能保持婴儿舒服的体位，协助宝宝顺利排便。需要提醒家长们的是：在诊断新生儿肠绞痛前，必须先排除宝宝的哭闹是否有什么明显的病理原因，如胃食道逆流、幽门阻塞、先天性巨结肠症等肠胃道其他病态性的疾病。如果确定没有任何病理性因素存在，那么家长们就需耐心对待自己的小宝宝，度过三个月的"阵痛期"。

了解完应对肠绞痛的偏方和措施，很多父母还是希望宝宝们健康成长，不要被病痛所苦。所以本节中我们向各位家长朋友们分享一些专家经验，希望能有效避免和预防宝宝肠绞痛。

（1）为宝宝喂食不要太多、太快、太饱。尤其是新生儿，父母要按时喂奶，并且选择婴儿情绪平稳的时候喂奶，因为婴儿哭闹时容易吞入大量空气，可诱发肠痉挛。如果选用配方奶喂养，温度不要太热或太凉，添加辅食要逐渐增加，每次喂奶后要注意轻拍排气，并给予宝宝稳定的情绪环境，这些都可以避免肠绞痛的发生。如果宝宝的肠绞痛时常发作，妈妈尝试了各种方法均无效的话，可以改喂低过敏的新生儿奶粉，有时也可以得到良好的效果。

（2）如果是学龄前后的宝宝，一日三餐要按时按量，不要暴饮暴食。对容易发作肠痉挛或肠绞痛的儿童，冬天可戴口罩，防止在室外吞入过多的冷空气。夏天不能无节制地吃冰糕和冷饮料,尽量减少冰冷的食物,并且要注意食品卫生。有过敏体质的儿童,要避免接触一些容易引起过敏的物质,如花粉、鱼虾等。

（3）宝宝复发肠痉挛或肠绞痛时,可进行腹部热敷,或喝少许热的开水或汤。按医嘱或说明书服用颠茄合剂等解痉止痛药物,切不可随意为宝宝使用镇痛、止痛药物。

最后需要与家长说明,小儿肠绞痛一般随其年龄增大而发作减少,在青春期后大多可消失,不会影响孩子的正常生长发育。但如果病情逐渐发展并加重,千万不可继续等待,应速去医院,以防延误病情。

脾失健运厌食症,捏捏脊背胃口好

⚠ **症状**：面色黄白不华,不思饮食,甚至拒食,若强行进食后则会出现恶心、呕吐、腹胀等症状。

🍶 **偏方**：捏脊背。

方法：

（1）让宝宝伏在大人的怀抱里或大腿上,也可趴在床上,松解或脱去上衣,露出整个背部;

（2）家长可沿脊椎两旁二指外,用两手食指和拇指从尾骶骨（长强穴）开始,将皮肤轻轻捏起,然后慢慢地向前捏拿,这样一边捏一边拿,一直推到颈下最高的脊柱部位（即大椎穴）算作 1 遍。由下而上连续捏拿 3~5 遍,即为 1 次;

（3）第二或第三遍时,每捏 3 下将皮肤斜向上方提起。如提法得当,可在第二至第五腰椎处听到轻微的响声;

（4）推捏结束后,再用双手拇指在腰部两侧的肾俞穴（在第二、三腰椎棘穴之间旁开 1.5 寸）上揉按一会儿;

（5）捏脊背法最好在晨起进行,每日 1 次。

宝宝厌食一般发生在 3~6 岁,通

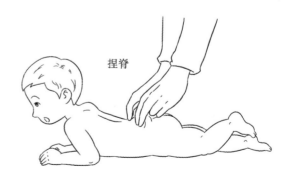

捏脊

家长沿宝宝脊柱两侧用食指和拇指从尾骶骨开始慢慢向前捏拿

常是指长期食欲减退或食欲缺乏的症状。这种症状不是一种独立的疾病，多是因为消化功能紊乱而导致的"食不知味"。宝宝在小儿时期，脾失健运厌食是厌食中常见的一种，本节也主要针对脾失健运厌食做出阐释并推荐相应偏方。

如果宝宝患有脾失健运厌食症，主要症状为面色黄白不华、不思饮食，伴随症状有呕吐、食欲不振、腹泻、便秘、腹胀、腹痛和便血等。若强行为宝宝进食，则会出现恶心、呕吐、腹胀等现象。脾失健运的宝宝一般形体消瘦，精神尚好，大小便基本正常，但舌苔白不厚或薄腻。如果长期厌食对宝宝的生长发育、营养状况、智力发育均有不良影响。

从中医上讲，宝宝厌食多因脾常不足、乳食不知自节或恣食肥甘厚味，日久而损伤脾胃；或因久泻之后误治，又或因先天禀赋不足，脾胃素虚，致脾之健运失司所致。简单一点儿来说，宝宝脾失健运厌食的原因中，最常见的是喂养不当，部分家长片面追求高能量、高蛋白饮食，无节制地填喂宝宝，使宝宝过食零食和生冷食品，其实这样不仅营养不均衡而且容易损伤宝宝的脾胃。另外，常吃冷饮、雪糕、巧克力等高热量食物不仅使宝宝的饮食变得没有规律，而且使宝宝的血糖总是处于较高水平而不觉得饥饿，从而导致脾胃不调而出现厌食的症状。

除了饮食的原因，生活环境改变、受恐吓、被父母打骂等也会导致厌食。所谓"失伤脾"，不安和焦虑都可能引起脾失健运、气机阻滞、运化失司而出现厌食症。同时运动不足，代谢减少，胃肠道消化功能得不到强化。生活不规律、睡眠欠充足、过度疲劳、便秘等，也是导致厌食的原因。

由于宝宝年龄小，出现厌食症状时，不建议家长采取药物治疗，而食补又会和宝宝的厌食状态有所冲突，所以本节推荐家长们可以采用捏宝宝脊背的方法来调理宝宝的脾胃，能起到很好的治疗作用。

家长在给宝宝捏背的时候应该注意下面几个问题：

（1）捏脊背的时间，一般在空腹时进行，饭后不宜立即捏拿，需休息2小时后再进行，捏脊背法最好在晨起进行。

（2）捏背时室内温度要适宜，冬季时应在温暖的室内，避免宝宝因室温过低而着凉，同理，夏天应在阴凉处。

（3）捏脊背手法，宜轻柔，宝宝皮肤娇嫩家长不要太过用力。捏脊背次数和时间应把握好，每日捏一次为宜，症状较严重的宝宝也不应多捏，每次时间也不宜过长，以3~5分钟为宜。

（4）在应用此法时，可配合刺四缝、开四关、药物、针刺、敷脐等疗法，以提高疗效。

此偏方的原理在于，"脊疗法"通过对督脉及五脏背俞穴的刺激，可以达到调整阴阳、调和气血、恢复脏腑功能的作用。现代医学已经阐明，脊柱既是支撑人体的骨性主干，又是脑、脊髓通向躯体各脏器、组织发出神经根的地方和通道，人体的自主神经节、干，主要分布于脊柱两侧。捏脊疗法通过对这些神经节、干的刺激，借助复杂的神经、体液因素，整体地、双向地调整内脏功能，从而达到增强体质和治病保健的目的。捏脊背疗法有疏通经络、增强机体抗病能力等作用，并且在健脾和胃方面的功效尤为突出，临床常用于治疗小儿疳积、消化不良、厌食、腹泻、呕吐、便秘、咳喘、夜啼等症。此外，也可作为保健按摩的方法使用。

最后提醒父母要注意，日常生活中需保证宝宝睡眠时间充足、精力旺盛，这样宝宝食欲感就强，如果睡眠不足，宝宝无精打采，就不会有食欲，日久还会消瘦。同时，适当的活动也可促进新陈代谢，增加能量消耗，促进食欲恢复。若经过一段时间的调理后宝宝厌食、腹泻、呕吐、便秘、咳喘、夜啼等症仍没有减轻，建议就医，以免引起营养不良，对宝宝身体健康造成影响。

滞症厌食，莱菔子贴压这三处

⚠**症状：** 不思饮食，食而不化，腹部胀满，大便不调等。

🍶**偏方：** 莱菔子贴压脾俞、胃俞、足三里。

方法：
每日以莱菔子按揉脾俞、胃俞、足三里三个穴位。

滞症厌食，从病名上就可以看得出是因为宝宝饮食消化不良而引起的厌食，这种疾病通常是由于不良的饮食习惯或各种急慢性疾病引起的食欲不振、食量显著减少等现象。

饮食积滞型厌食症表现出的症状有厌食腹胀、睡眠不安、口臭烦躁、大便不调、便下臭秽、舌苔厚腻、脉滑实、指纹紫滞。严重的厌食会出现长期不思乳食的现象，可影响生长发育，造成营养不良。

按照中医的说法，导致积滞的原因主要是脾胃虚弱，脾胃虚弱的根本原因是气虚。中医所说的气，包括元气、宗气、卫气，气有推动、温煦、防御、固摄和气化功能，气虚导致机体的某些功能活动低下或衰退、抗病能力下降等衰弱的现象。

同时，气虚还可导致脏腑功能减退，从而表现为一系列脏腑虚弱征象和气虚的症状。所以，气虚是因，脏腑虚弱是果，脏腑虚弱则导致胃肠"积滞"等症。这里要提醒家长注意的是，如果宝宝气虚，会有容易出汗、全身乏力、头昏耳鸣、痰多或水肿等症状，家长一定要随时观察宝宝的身体状态，以便提早预防。

对于气虚导致的宝宝滞症厌食，本节我们推荐父母使用莱菔子按压脾俞、胃俞、足三里三个穴位的方法，通常连用数日即可消除宝宝滞症厌食的症状，坚持贴压有益气健脾、强身保健的效果。

用莱菔子按压脾俞、胃俞、足三里的方法很容易掌握。首先，定位穴位：脾俞穴位于人体背部，在第十一胸椎棘突下，左右旁开两指宽处；胃俞穴位于第十二胸椎棘突下，督脉旁开1.5寸处，这里所说的"寸"是指宝宝一指宽的长度；足三里穴位于外膝眼下四横指、胫骨边缘。定位好这三个穴位之后，家长们取几颗莱菔子置于穴位处，并用胶布固定。固定好后，家长们每天给宝宝按揉穴位，每个穴位3~5分钟，每天2~3次。特别要说明的是按摩穴位的方法一定要坚持，不可三天打鱼两天晒网，否则无法起到相应的作用。

此方的治疗原理在于，脾俞、胃俞、足三里都可治疗脾胃疾病、调理脾胃功能。脾俞穴有健脾和胃、利湿升清的功效，主治腹胀，黄疸，呕吐，腹泻，痢疾，水肿等病症；足三里是足阳明胃经的主要穴位之一，常按摩足三里可生发胃气、燥化脾湿能够治疗胃痛、呕吐、腹胀、肠鸣、疳积、消化不良等；胃俞穴有和胃健脾、理中降逆的功效，主治消化系统疾病，如胃炎、胃溃疡、胃扩张、胃痉挛等。选择用莱菔子贴压穴位也是有原因的，莱菔子，就是萝卜的种子，它有消食除胀的作用，很多人都知道白萝卜有泻火通气的作用，但因为白萝卜性凉，吃多了容易伤到宝宝脾胃，而莱菔子外用，就能达到通气而不伤脾胃的效果。

如果家长们有空余时间，花几分钟按揉宝宝的中脘穴也会收到不错的效果。中脘穴位于上腹部，胸骨下端和肚脐连接线中点即为此穴。中脘穴主要治疗一些消化系统类的疾病，比如腹胀、便秘、食欲不好等都可以。具体操作方法也很简单，家长用拇指轻轻按揉宝宝的中脘穴大约300下，每天一次，一周一个疗程。坚持按揉不仅对治疗宝宝厌食有很大帮助，而且还有于宝宝的身体健康。

除了按摩的方法，本节再给各位家长朋友推荐两个简单有效的食疗方，对于滞症厌食的宝宝会有一定帮助。

（1）萝卜猪肉饼。准备白萝卜、面粉各250克，精猪肉100克，先将萝卜洗净切成细丝，放入油锅内炒至五成熟时盛出，再将猪肉剁茸，与炒后的萝卜丝调制成馅，然后加葱花、姜末、精盐调味。最后，面粉加水和匀，分成大小适中的面团，与之前的馅心一起制成夹心小饼，用植物油烙熟。经常给宝宝食用有理气消食的功效，但要注意的是，这一偏方适合于年龄稍大一点儿的宝宝。

（2）鸡内金粥。准备鸡内金6个，干橘皮3克，砂仁2克，粳米50克作为材料。首先将鸡内金、橘皮、砂仁共同研末，粳米加水适量煮粥，然后在粥将成时加入药末，并放入少许白糖适量调味。鸡内金粥有消食化滞，理气和胃的功效，可与萝卜猪肉饼搭配食用。

在此还要提醒家长朋友们，宝宝出现厌食的情况，家长们首先要排除是不是因为宝宝缺少微量元素，还要排是不是肝、肾方面的疾病而导致的厌食症，确认是由于滞症引起的厌食后，用本节的偏方再配合饮食，通常几天就能矫正过来。

除此之外，对于预防和减少小儿厌食，使宝宝们尽量不产生厌食的情况，父母们应当从平时的生活细节开始注意。首先要给宝宝营造一个温馨的就餐环境，吃饭时不要分散宝宝的注意力，这样会影响宝宝情绪，进而影响食欲。其次，平时少吃零食，尤其是饭前，饭前零食吃得过多，便会影响到正餐。饭前不吃糖分高的食物，否则也会影响正餐食欲。另外，平时宝宝饭菜的口味应尽量淡一些，避免使用过多的调味料，清淡食物有助于宝宝消化。

最后，如果宝宝腹胀严重、晚上躁动不安、睡眠不好，伴有恶心呕吐等情况，或小儿滞症厌食症状比较严重，这时家长应该带宝宝就医，以免耽误病情，影响宝宝身体健康。

体虚厌食（病后厌食），木香升麻配鸡蛋

⚠**症状**：体虚厌食表现为平时进食不香，饭量小，进食缓慢，食物含在嘴里不肯咽下去，体重身高增长缓慢，脾气急躁、好哭喜怒、睡眠不安、分神、记忆力差等。

🍶**偏方**：木香、升麻、鸡蛋。

方法：
将木香和升麻共同碾成粉末，将粉末放入生鸡蛋中，用打湿的草纸包好鸡蛋后用火烤熟即可食用。

平日家长们经常发现宝宝不认真吃饭，有时候吃一顿饭要吃一个多小时，食物含在嘴里总是不愿吞下去，很多父母为此着急，不知道是不是因为自己的做的饭菜不合宝宝胃口。家长们细心观察会发现，宝宝不光是不吃饭，而且脾气也变得暴躁，有时候还哭闹不止，晚上睡觉也不踏实。如果宝宝有上述情况，家长们不用太过着急，这是因为宝宝得了厌食症，只要家长积极地帮助孩子调理，宝宝就会慢慢好转。但是，如果宝宝厌食时间太久，会很容易营养不良，不利于宝宝健康成长。

宝宝体虚厌食是机体某些功能有所减退，不一定患病，即西医所说的"亚健康"，如不及时补养和调理，久之，对宝宝的健康影响非常大。针对这一症状，本节推荐"木香升麻配鸡蛋"这一偏方来调理孩子体虚厌食的情况。

具体方法：取木香 5 克、升麻 8 克共同研成粉末。取生鸡蛋一枚，把鸡蛋的一头敲个小洞，把细末放进去，用打湿的草纸层层包裹鸡蛋，放在火旁慢慢烤熟后为宝宝食用。每日一次，对于 3 岁以下的宝宝可以隔日一次，并且适当地减少木香和升麻的用量。

这个偏方的药理在于：升麻可以升聚阳气、清热解毒，对热病高热、身发斑疹以及疮疡肿痛都有一定效果，用于治疗热毒斑疹、牙龈腐烂恶臭、口舌生疮、咽喉肿痛、疮疡等症。木香味辛、苦，性温，归脾、胃、肝、大肠经，芳香行散，可升可降，行气止痛，常用于脾胃气滞所致的脘腹胀痛、食少呕吐、理气疏肝，可以引诸药入脾经，从而使脾经的运化能力得以尽快复苏。

这里要提醒各位家长一点，当宝宝有虚证时，家长们常常都会想要帮助宝宝补虚扶正，但要注意不能盲目进补，需依照宝宝的体质和病证采取相应措施。中医里进补分为药补和食补，人们常说"药补不如食补"，这里同样建议家长对于宝宝的虚证采用食补，因为食补不仅可补虚祛邪，并可扶正，达到补虚扶正的要求，使机体的气血阴阳达到新的平衡，恢复健康。由于宝宝年纪小，身体发育不够完善，如果家长盲目进行药补，很可能会出现过度或不当的进补，进而损伤宝宝的脏腑功能。

另一方面，家长们为了宝宝的健康成长，为了避免宝宝生病而引起体虚厌食，一定要留心注意下面几个方面。

（1）营养均衡的饮食。充足的营养是宝宝能正常生长发育的首要的条件，所以为了尽量避免宝宝体虚厌食，或出现营养不良等情况，家长们平日应该做到给宝宝均衡而且营养充足的饮食。首先，对于婴儿来说，尤其对于体质虚弱的宝宝，母乳是最佳食品，所以要让宝宝尽可能吃足母乳，并且将断奶的时间尽量延后，最好能延伸至宝宝出生后的第二年。因为母乳中含有牛奶、婴儿配方奶粉中所不具有的特殊的大量的免疫活性物质和抗体，这些都能增强宝宝的抵抗力和免疫能力，可以使宝宝免于各种病毒和细菌的侵扰，并且能有效杀灭肠道和食物中的有害菌。其次，对于已经添加辅食的宝宝，或者年龄大一些的宝宝，在日常饮食中，要注意膳食结构的科学性，要给宝宝多吃富含高蛋白的食物，如牛奶、鸡蛋、动物肝脏、瘦肉末等。此外，在平日的进食中，要注意给宝宝适当补充铁、钙及各种维生素，特别是维生素 A。在必要的情况下，家长们可以寻求专业医生的帮助，有针对性地补充宝宝体内缺乏的某种元素。

（2）做好宝宝的保暖工作。对于体质虚弱的宝宝，父母更要多费心照料，要时刻注意观察宝宝的体质变化。父母要随着季节、气温的变化为宝宝增减衣物，宝宝出汗了不能立即给宝宝脱去衣物，要防止因着凉引起感冒、咳嗽。尤其在冬季或者秋冬、冬春交替之际，要特别注意宝宝的保暖工作。保证宝宝的脚部、手部温暖，晚上睡觉也要注意适当的比大人多盖一层，以防受凉。

（3）充足睡眠很重要。充足的睡眠可以增强宝宝体质、缓解体弱多病的情况，因此家长们要保证宝宝睡眠充足。很多动辄就生病的宝宝都有睡眠不好的情况，身体得不到充分的休息，病情也难以得到好转。一般而言，正常的婴儿要每天保证睡眠 15~17 个小时，幼儿每天应达到 12~14 个小时的睡眠时间，学龄前儿童要每天保证 10~12 个小时的睡眠时间。家长们应尽力给宝宝创造一个安静舒适的睡眠环境，以保证宝宝得到充足的、高质量的睡眠。

最后依然提醒家长注意，如果经过调理宝宝厌食的情况没有转变，反而加剧，这个时候家长们切不可小视，因为长期的厌食会导致宝宝营养不良，使宝宝发育迟缓，所以应该及时带宝宝去医院向专业医生请教。

脾胃虚弱，莲子山药粥

⚠ 症状： 大便次数明显增多，排泄物中有不消化的食物，大便时泻时溏，迁延反复，饮食减少，食后脘闷不舒，面色萎黄，神疲倦怠，舌淡苔白，脉细弱。

🥣 偏方： 山药、莲子、红枣、糯米。

方法：
先将莲子、糯米、红枣用水浸泡 2 小时，之后与切成小块的山药共同煮粥，可根据宝宝的具体情况考虑加入适量白糖。

脾胃虚弱是宝宝较为常见的消化疾病，通常表现出的症状比较明显，例如吃一点儿油腻食物或者饮食稍微过多就会出现大便次数明显增多的现象，并且大便中夹杂着不消化的食物，或者大便时泻时溏且色淡无臭味，腹泻症状迁延反复，同时食欲不佳，食后脘闷不舒。

如果宝宝长期脾胃虚弱，则会表现为食后易泻，饭后腹胀、食欲不振，面色萎黄，神疲倦怠等症状，观察宝宝舌头会发现舌质淡、苔薄白。宝宝身高体重增长缓慢或停滞，身形偏于瘦弱等现象。

由于宝宝年龄小，脾胃发育不健全，所以造成宝宝脾胃的原因是非常多，通常会有以下几种情况：

（1）饮食不节。宝宝正处在生长发育阶段，脾胃功能还不健全，如果宝宝没有良好的饮食习惯，不按时吃饭，饮食上不加节制或者多以零食代替主食，就会可影响脾胃功能，造成脾胃功能失调，脾胃虚弱等症。

（2）营养失衡。宝宝无法判断日常饮食中的营养成分和食量，通常会不自觉地挑选自己爱吃的食物，这样就容易导致营养失衡，严重者会因为吃得过多而出现消化紊乱。然而，许多没有经验的家长看到宝宝营养跟不上，就盲目地给宝宝吃营养品，结果反而更增加了肠胃负担，造成恶性循环，脾胃进一步受损，进入恶性循环。

（3）过食寒凉。中医理论指出，宝宝体内"阳盛阴衰"，易产生内热，所以喜食寒凉。如果不加以节制，过食寒凉之物，就易损伤脾胃，造成脾胃虚寒，胃肠功能下降，从而影响食物的消化吸收及营养物质的摄取。

（4）缺乏微量元素。如缺锌可导致腹泻、厌食症；缺钙导致生长停滞、抽搐等；缺铁导致贫血、厌食、生长发育停滞。

（5）滥用药物。部分家长会在宝宝患病后因为着急在短时间内给宝宝服用大量药物，尤其是一些消炎、镇痛的西药，如阿司匹林、吲哚美辛（消炎痛）、红霉素等，这些药都对胃肠道有刺激作用，有时会起恶心、呕吐等症状。给宝宝过量服用药物病虽治好了，却留下了脾胃损伤的后患。

本节针对宝宝脾胃虚弱的情况，特别推荐给父母一款非常好的食疗偏方：莲子山药粥，此方不但制作方法简单便捷，而且效果非常好。

父母需要准备山药、莲子、糯米三种主要的原材料。山药应选择果肉黏液多、根块大、根须多、外皮无损伤、断层雪白、水分少的山药；莲子应选择颗粒饱满、颜色微黄、按之手感较硬的。制作时首先需要把莲子、糯米、红枣洗好后浸泡 2 个小时左右，浸泡后煮粥更易烂，而且味道更好。然后，煮粥时先用大火煮沸后调成小火，再煮 60 分钟，这样就可以了。食用时，可以根据宝宝的喜好加少许糖。这里要提醒各位家长，煮粥最好不要用压力锅，因为压力锅会破坏食物中的营养成分，有条件的话最好选用砂锅。

此方的药效原理在于，山药和莲子是食物也是药物。山药味甘、性平，入肺、脾、肾经，不燥不腻，具有健脾补肺、益胃补肾、固肾益精、聪耳明目、助五脏、强筋骨、长志安神的功效。莲子味甘、涩，性平，主治五脏不足、伤中气绝。莲子能补脾益胃、涩肠固精、养心安神，具有健脾益气、消积止泻的食疗功效。长时间食用山药莲子粥可以保护脾胃，起到养生的作用。

除了使用膳食偏方来调理宝宝的脾胃虚弱之外，家长在平日应该注重培养宝宝良好的饮食生活习惯，减轻宝宝脾胃的负担，具体方法可以参考以下几点。

（1）少吃过热、腌制、油炸、生冷刺激的食物。过热的食物对宝宝的口腔黏膜有较强的刺激，容易影响宝宝口腔内消化液的分泌。腌制食物中含有较多的盐分，对消化道有刺激作用并可能含有某些可致癌物。油炸食物不容易消化，会加重消化道负担，多吃会引起消化不良，多吃还会使宝宝喜食甜腻，对宝宝健康不利。生冷和刺激性强的食物对消化道黏膜具有较强的刺激作用，容易引起腹泻或消化道炎症，多吃生冷食物易使宝宝胃部受凉，会使胃的功能受损。

（2）饮食要做到三个适宜。首先是每餐食量适宜，每日三餐定时，到了规定时间，不管肚子饿不饿，都应主动进食，宝宝的食量要掌握好，遇到宝宝喜欢的食物也不能吃过多。其次是饮水时间适宜，其实生活中每样事情都是有规律的，喝水也一样，要不也会给脾胃造成负担，最佳的饮水时间是晨起空腹时及每次进餐前 1 小时，餐后立即饮水会稀释胃液，用汤泡饭也会影响食物的消化。最后是水果及加餐的量适宜，水果中含有大量维生素 C，对胃有保护作用，可保护胃肠黏膜和增强胃的抗病能力，因此，宝宝应平时应吃些吃富含维生素 C 的水果。但要注意的是部分水果比较寒凉，不宜多吃，而且如果水果吃得太多，就会减少宝宝正餐时间的食量。

最后，希望家长朋友们注意观察宝宝的饮食规律和脾胃虚弱的症状，如果发现症状发生变化，或者厌食和腹泻越来越严重，应去医院请教医生，不要擅自做主。

一般性肠炎，杂豆熬粥有奇效

⚠症状：恶心、呕吐、腹痛、腹泻、稀水便或黏液脓血便，可伴有发热及里急后重感觉。

🍶偏方：黄豆、绿豆、红小豆、蚕豆、黑豆、粳米。

方法：
将准备好的豆类材料一同煮粥食用。

肠炎又称感染性腹泻，包括胃肠炎、小肠炎和结肠炎。如果宝宝患有一般性肠炎，通常表现为恶心、呕吐、腹痛、腹泻、稀水便或黏液脓血便，有的宝宝还会发热并有里急后重的感觉。肠炎也可表现为长期的慢性的或反复发作的腹痛、腹泻及消化不良等症。有时宝宝还会时不时地出现反射性疼痛，在对肛门进行检查的时候就会发现肛窦、肛乳头充血和红肿，可能会影响周围的邻近器官。

这里简述一下什么是"里急后重"，这一症状与现代医学常说的排便不尽非常相似。里急后重的宝宝会感到自己有便意，但是去厕所的时候又不能排尽，总是来来回回有排便不尽感，伴有异物嵌入肛内的感觉和下坠感等。另外，宝宝会总是感觉肚子不舒服，不停跑厕所，排泄物却又不像腹泻的排泄物那样稀薄。

造成宝宝患有肠炎的原因很多，最常见的是细菌、霉菌、病毒、原虫等微生物感染，其次可能是过敏、变态反应所致。另外，脾虚也是一般性肠炎的发病的原因之一，脾虚生湿，湿邪起着至关重要的作用，故有"无湿不成泻"之说。脾虚久则伤及脾阳，就会出现不能食冷饮、脘腹冷痛、下利清谷、黏冻等严重症状。与之相同的是肝脏不调、肾阳虚衰，都可归于"五脏不调"而引起肠炎的原因。

如果宝宝出现一般性肠炎的病症，家长们可以尝试一下本节推荐的偏方，即在宝宝的日常饮食中增加豆类食物。从中医角度来说，豆类有健脾利湿、化湿补脾的作用，尤其适合那些脾胃虚弱的宝宝食用，豆类食物包括黄豆、绿豆、白扁豆、红小豆、蚕豆、黑豆等，这些豆类与粳米一起熬粥具有很好的健脾作用。本节推荐父母用各种豆类与粳米共同煮粥，每周食用3~4次，通常几日后宝宝就会有好转的迹象。

本节着重推荐一款五谷米浆，也适用于肠炎的宝宝。父母首先要准备红豆、绿豆、黄豆、黑米、大米各50克，原料洗净后浸泡12小时后，将豆子、黑米和大米放入豆浆机内，加水1.5升，选择米浆模式，待豆浆机将米浆做好后，晾至合适的温度即可给宝宝饮用，家长们可按照宝宝年龄适量饮用即可，坚持一段时间后，针对病情就会收到很好的效果。

除此之外，如果宝宝是因为脾气虚而引起的肠炎，除了应多吃豆类，也可以适当多吃点儿甘味食物。中医所说的甘味食物，不仅指食物的口感有点儿甜，更主要的是甘味食物是具有补益脾胃作用的一类食物，如山药、甘蔗、葡萄、大枣。这些食物很容易买到，制作方法也都很简单。一岁以内的宝宝脾胃的功能都是比较弱的，最适宜的食物就是母乳，到了5个月左右然后才慢慢地添加淀粉类食物，开始时可以吃一些细碎稀软的食物，如粥、米粉等。宝宝生长发育到一定程度，脾胃功能健全自然就可以吃其他各类食物了。

针对宝宝患有一般性肠炎的原因，在日常生活中为宝宝预防才是关键所在，父母可以参考以下几点，将一般性肠炎的"病原"远离宝宝。

（1）保证宝宝食物、用具清洁。一般性肠炎多是由食物不洁所引起的，所以父母要控制宝宝尽量不吃街上贩卖的生冷食物，在家中吃东西要煮沸或使用其他方法洗净消毒灭菌。餐具也要消毒干净。特别是婴儿的奶瓶、奶嘴都要严格消毒，冲好的配方奶或吃过一半的奶不可放置于温室太久。

（2）家长们也要注意个人卫生，特别是在接触宝宝分泌物后也要洗手。如果家里有患有痢疾的病人，应将病人隔离，其大便、呕吐物等排泄物接触的物品要消毒，病人应及时治疗，以免传染给宝宝。

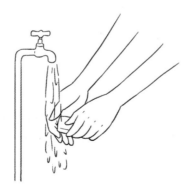

家长要注意个人卫生，特别是在清理病人呕吐物或排泄物后要及时洗手，以免传染给宝宝。

（3）注意家居卫生。夏天应装纱窗，及时消灭家中的苍蝇、蟑螂，同时注意居住环境的清洁，传染病流行的时期应避免带宝宝到公共场所，因为公共场所人太多，空气不好，很容易受到感染。

（4）宝宝的饮食要定时，要有规律，只有饮食均衡、有规律才能使身体更好地吸收利用营养物质。宝宝的饮食原则也要做到"早餐宜好，午餐宜饱，晚餐宜少"。研究表明，有规律地进餐，每餐定时定量，可形成条件反射，有助于消化腺的分泌，更利于消化吸收。

最后，假如父母发现宝宝腹泻不止，一直哭

闹不停，很可能是因为病情加重了，所以各位家长一定要用心观察，切不可大意，一旦发现，应当第一时间送往正规医院进行检查治疗。

急性肠炎，腹部按摩可缓解

⚠️**症状**：腹泻、腹痛、腹胀伴不同程度恶心呕吐，严重时可导致脱水，甚至休克。腹痛多位于脐部，闷痛较轻。

🥃**偏方**：腹部按摩。

方法：

在肚脐周围、中脘以及腹肌处做出适当按摩，缓解肠炎疼痛。

急性肠炎是肠黏膜的急性炎症，病程较短，多发于夏秋季，其临床表现多数在进食后数小时至十几小时突然起病。急性肠炎在婴幼儿中比较常见。

急性肠炎的表现主要有以下几点：

（1）腹痛：急性肠炎腹痛多位于脐部或脐周围及下腹，闷痛较轻，可有不同程度压痛。年龄较小的宝宝还不容易很准确地表达出自己不舒服的部位，这时需要家长们认真观察和耐心询问。

（2）腹泻：腹泻是急性肠炎的主要症状，但轻重不一。急性起病，每日排便数次至10多次，呈黄色水样便，可有泡沫或少量黏液，严重者可带少量脓血。腹泻严重时可致脱水、休克和酸中毒等症状。

（3）其他症状：宝宝可能有不同程度的呕吐、发热、恶寒、软弱无力、头昏、口苦等症状，如果病情严重也可出现口干，尿少，皮肤松弛，眼球凹陷，四肢发冷，血压下降等病征。

急性肠炎的病因主要有两种。一是细菌和病毒感染，常以沙门细菌属和嗜盐菌感染最常见，如果宝宝吃了被细菌污染的肉、蛋、海产品就会发病。二是进食生冷或某些药物引起，如过量的冷饮、冰糕，或者如水杨酸盐类、磺胺、某些抗生素也可引起本病。

宝宝得了急性肠炎，家长不必过于惊慌，本节给各位家长推荐一个腹部按摩的偏方，可以对急性肠炎起到治疗作用。

腹部按摩步骤简单，但是针对不同性质的腹痛，按摩方式也不一样。

一般腹痛的按摩步骤如下：

（1）按摩腹部，肚脐为圆心，两手重叠，逆时针方向，沿肠道在腹内的部位，走形按摩；

（2）按揉中脘，拇指揉按中脘（肚脐正上方一横掌，约四寸处）；

（3）摩擦腹肌，手掌根压住腹肌快速向下摩擦，反复进行，微热即可。

腹胀的按摩步骤：

（1）紧捏合谷，父母让宝宝放松坐好，用一手的食指、拇指捏紧合谷穴（虎口根部），用力捏拿数十次，使宝宝感觉到酸胀为止；

（2）按建中穴，使宝宝仰卧，用中指抵住建中穴（脐上三寸），用力按压，约半分钟；

（3）擦脐周，宝宝仰卧，两手掌重叠，以肚脐为圆心，在上腹、下腹部按顺时针方向摩动，大约坚持两分钟，以腹内产生热感为好。

腹泻的按摩步骤：

（1）点压气海，逆时针方向按压小腹，掌根揉或点压气海（肚脐正下面双指）；

（2）捏背，从宝宝腰部起捏拿起背部皮肉，向上移动，捏三下提一下，重复三至五遍。

父母除了知道给宝宝按摩的手法以外，还应当了解一些为宝宝按摩的注意事项。

（1）舒适的室温。由于为宝宝按摩的时候，宝宝大多情况是不穿上衣的，所以室温最好在摄氏 25~28℃，如果室温偏低宝宝不但容易感冒，还会容易紧张，不利于按摩。

（2）按摩地点。最好在小床上按摩，也可以在桌面或地板上按摩，注意高度要调好，以免父母为宝宝按摩完了，自己却腰酸背痛。

（3）铺毛巾。在给宝宝按摩时，无论在桌上或床上，最好先铺上柔软的毛巾，再让宝宝躺着按摩。如果宝宝较小，特别提醒妈妈，可以在毛巾下再铺一层防水垫，以免按摩中途宝宝突然尿尿或便便。

（4）注意宝宝情绪。父母在为宝宝按摩时一定要注意宝宝的表情和情绪，如果宝宝很舒服的话，按摩时间不限制多长，但如果宝宝看起来不舒服或者疼痛难忍，就要立即停止按摩。另外，宝宝按摩最佳时机就是当眼睛看起来又亮又有神，逗弄他会笑的时候。建议父母可以边按摩边跟宝宝玩，且放些轻柔的音乐稳定宝宝的情绪，按摩时尽量安静，这样不会分散宝宝的注意力。

（5）光线柔和。按摩时的光线不要太亮，尽量不要直射宝宝的眼部和脸部，亮度要柔和，如此会让宝宝有安全感，按摩时舒服又开心。

（6）注意按摩手法。按摩宝宝腹部时总是沿顺时针方向进行，和肠的蠕动方向保持一致。在划圈的同时，要尽可能放平手掌，轻抚宝宝的腹部，同时注视着宝宝的反应。做腹部按摩时尤其要和宝宝交流，要观察和询问宝宝是否有不舒服的反应，是否感到疼痛。按摩小腹部时动作要特别轻柔，因为膀胱就在这个部位，如果用力过大，会使宝宝感到不适。注意不要在离肚脐太近的地方按摩，否则有可能造成宝宝腹泻。

为宝宝按摩的注意事项虽然看起来较为烦琐，但是做起来其实都是顺理成章的事情，完成这些注意事项不但能给宝宝一个舒适的环境，而且还能轻松愉快的享受和宝宝互动交流的过程，同时有可以缓解宝宝肠炎腹痛的病征，可以说是一举多得。

本节之所为大家推荐腹部按摩来治疗宝宝急性肠炎，主要是因为按摩腹部可为宝宝通和上下、分理阴阳、去旧生新、充实五脏、祛除外邪。现代医学认为，揉腹可增加腹肌和肠平滑肌的血流量，增加胃肠内壁肌肉的张力及淋巴系统功能，使胃肠等脏器的分泌功能增强，从而加强对食物的消化、吸收和排泄，明显地改善大小肠的蠕动功能，防止和消除便秘。经常巧妙地按揉腹部，还可以使胃肠道黏膜产生足量的前列腺素，能有效地防止胃酸分泌过多，并能预防消化性溃疡的发生，并可缓解急性肠炎。

如果宝宝已经患有急性肠炎，同时因急性肠炎腹泻，父母应当根据病情发展到不同时期，对宝宝的饮食进行适当地调整。

（1）宝宝的腹泻期。应以清淡的流食或半流食为主。因为肠炎初期正是肠道急性充血、水肿、发炎和渗出的严重阶段，此时肠蠕动活跃或处于痉挛状态，因此宝宝的消化吸收功能都比较弱。此时宝宝可以吃一些如大米粥、鸡蛋面糊、细挂面等。如果宝宝腹泻严重或出汗较多，还应适当多喝一些汤水，以补充体内水、维生素和电解质的不足。

（2）好转期和恢复期。这时宝宝不再腹泻和腹痛，家长要特别注重节制饮食，不可一下子恢复健康时的饮食，宜吃些清素、软烂、温热的食物，避免进食肥肉、油炸食品、生冷坚硬的食品以及多纤维食物。另外，此时也不宜喝牛奶和吃大量的蔗糖，家长们可给宝宝吃些容易消化及营养丰富的软食，如薄馄饨皮、蒸蛋羹等、浓米粥等，并宜采用少食多餐的方法，每日进食 4~5 次，每次少量进食。

（3）初步康复期，通常指恢复期后2~3天，或者是一周之内，这时最好依然清淡、易消化的主旨为宝宝提供膳食，以防急性肠炎的复发，两周后再按正常饮食进餐。

在为宝宝预防急性肠炎方面，由于这一病症多是因为细菌感染、饮食不洁造成的。家长们在平日里多注意宝宝的饮食卫生和食品安全，就会大大减少宝宝患病的概率。具体可以参考以下几个方面：

（1）生吃瓜果必须洗净。瓜果在生长期间要浇水、施肥和喷洒农药，在采集、搬运和出售过程中，易被细菌感染，以致许多瓜果的表皮都残留细菌、虫卵和化学农药，所以瓜果在吃前必须用清水反复冲洗数次并用清水浸泡后再吃。凡能削皮的瓜果，应削皮后再吃，否则可能由于瓜果上的细菌或者农药引起宝宝的急性肠炎。

（2）杜绝刺激性饮食。对于过热、过冷、过辣的食物，父母应当尽可能避免宝宝食用，这些食物都会对宝宝的肠胃有所刺激，由于宝宝肠胃发育不完善，这一点也有可能引起急性肠炎。

（3）注意餐具卫生，餐具使用前后均应清洗并消毒。有些人在使用餐具前用开水冲一下，其实不如用清洁的水较彻底的冲洗有效。洗碗布要保持清洁，尽量保持干燥，否则容易滋生细菌。宝宝吃东西时，不要边玩边吃，玩具上可能沾有细菌、灰尘等，很容易污染食物，导致肠胃疾病的发生。

最后，若家长发现宝宝大便次数没有减少反而增多，伴随双眼下陷、手脚发凉、面色发灰、尿少症状，则是病情严重的表现，应立即带宝宝去医院就诊，以免延误病情。

第五章

五官护理小偏方，眉清目秀人人爱

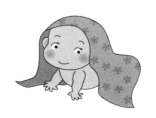

宝宝眼屎多，顺着鼻梁刮一刮

⚠症状： 宝宝眼屎过多。

🍶偏方： 内眼角按摩法。

方法：

（1）将双手洗净；

（2）将食指放在眼内角的位置，以均匀的力量向下按压；

（3）用食指指腹从眼眦内侧至鼻梁而后鼻翼，顺着鼻泪管方向上下按摩；

（4）重复 10~20 回，每天按摩 4 次。

对于很多父母来说，看着熟睡宝宝的安详、期待着宝宝的醒来是非常快乐的事情，但是很多宝宝一觉醒来，眼睛周围的眼屎特别多，严重的甚至大片大片的黏稠物，宝宝连眼睛都睁不开。

宝宝的出现过多的眼屎，最可能的原因就是身体上火。宝宝在新生儿时期，首先有可能带有从母亲体内的"胎火"，也就是说母亲在怀孕期间身体里有内火，造成宝宝在胎盘中就有上火的隐患。除此之外，也可能是因为宝宝出生后，父母担心宝宝受凉，除了给宝宝裹得比较严实，家里室温也比较高，宝宝的体温原就比成人要高一点儿，时间一长，宝宝也会产生内火。对于这两种因上火而造成的眼屎过多，家长应及时清理眼屎，消除上火的根源。

再次强调一下家庭温度略高的情况，家中其实也给了细菌一个适宜繁殖的环境，此时，当宝宝有意或无意用手揉眼睛，细菌也容易接近眼睛，易出现眼睛分泌物增多、眼睑结膜充血等结膜炎症状。

当家长发现宝宝有眼屎的时候，怎样给宝宝进行清理就变成了一门父母的必修课，如果随意擦拭，很容易导致宝宝眼部疾病，家长朋友可以参照以下步骤来为宝宝清理眼屎。

（1）要用流动水洗手，保持双手的干净，擦净双手时也不要让手过于干燥。

（2）将消毒棉球用温开水浸湿，也可以在温开水中加少量食盐，使用前甩一下，确保棉球不往下滴水为宜。如果宝宝睫毛上黏着较多分泌物影响睁眼，可用干净毛巾先湿敷一会儿。然后用之前准备好的湿棉球从眼内侧向眼外侧轻轻擦拭。父母在为宝宝清理眼屎的过程中，注意要轻柔，只要轻轻擦拭就可以，以免伤害宝宝眼睛和肌肤。给宝宝清理眼睛用的纱布或者棉棒只能用一次，另外，应避免在眼睛四周重复擦拭，以免造成宝宝眼睛细菌感染的机会大增。

如果家中宝宝眼屎过多，家长也不能总是每天为宝宝擦拭，所以在本节中我们推荐一种按摩的小偏方：内眼角按摩法。这种按摩方式可以给鼻腔内带来压力、增加内压，使泪管末端的薄膜打开，鼻泪管末端打开后，就会减少宝宝睡着时从眼睛泪腺出来的分泌物。

这个偏方的原理在于直接针对眼屎的构成，也就是鼻泪管堵塞而导致的溢泪情况。当宝宝因先天或者后天因素导致鼻泪管堵塞时，很容易出现溢泪症状，如果鼻泪管被上皮细胞残渣堵塞或鼻泪管黏膜闭塞，使得泪液和泪道内的分泌物积留在泪囊而引起泪囊炎，泪液中就容易出现黏液性分泌物，当宝宝睡着时，这些分泌物伴随泪液溢出，等到风干后就变成了眼屎。所以本偏方着重与疏通鼻泪管，对眼屎较多的宝宝有非常好的效果。

最后，在本节总结一下宝宝眼屎过多的情况和注意事项，希望能够帮助到眼屎过多的宝宝。

（1）红眼病和眼屎的关联。宝宝如果不仅仅是眼屎变多，同时眼睛会有刺痒、发红等症状，就很可能得了红眼病，家长朋友最好第一时间带宝宝去医院检查。"红眼病"除了局部用氯霉素眼药水和红霉素软膏外，最重要的还是个人卫生，由于宝宝年龄小，很多时候是不自觉地用手擦眼睛，这就会引起眼部疾病，家长最好给宝宝准备个人的脸盆、毛巾等洗浴物品，并且提醒宝宝不要用手触碰眼睛。

（2）新生儿结膜炎。宝宝眼屎增多还有可能患有其他的眼部疾病，新生儿结膜炎的宝宝也同样会增多眼屎，并且不停流泪。表面症状和宝宝"上火"极为相似，家长朋友需要多加注意。

（3）当宝宝患有眼部不适，家长有时候需要为宝宝滴眼药水或者使用眼药膏，对于新生儿时期的宝宝，滴眼药水也是一门学问。首先要背光，水平将宝宝抱起，

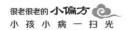

轻轻上下摇动他的上身和头部，通常宝宝会自动睁开双眼，家长朋友看准后可以顺利将药水、药膏滴在下眼睑的里面。这里家长需要注意，点药时不能使眼药瓶碰到下眼睑。

（4）当宝宝确实是因为上火导致眼屎过多的时候，可以考虑从宝宝的饮食习惯入手。加大蔬菜水果的摄取量，同时减少肉类等高热量食物，保持体内水分和正常排泄，必要时可以辅助一些清热泻火、消食导滞的膳食。

（5）如果宝宝正处于2~3个月大，早上起来发现眼屎增多属于正常，在这个时期宝宝的眼睫毛容易向内生长，眼球受到摩擦刺激就产生了眼屎，家长只要注意做好清理工作就可以了。等到1岁左右，睫毛自然会向外生长，眼屎的情况就会渐渐正常。

综上所述，如果家中宝宝的眼睛眼屎过多，首先要进行合理的判断，在确认原因之后再采取正确的方式帮助宝宝摆脱眼屎的困扰，切忌盲目清理，如果发觉是宝宝眼部患有疾病，应当尽快带宝宝到正规医院眼科进行治疗，以免耽误造成宝宝眼部受损。

鹅口疮很烦人，清清凉凉柠檬水

⚠**症状：**小儿口腔黏膜上出现白色乳凝块样物，可分布于口腔的任何部位，以舌、颊、软腭、口底等处多见。

🍶**偏方：**柠檬水。

方法：

将鲜柠檬榨汁，加入一般计量的清水稀释，然后让宝宝含在口中或者漱口即可。

"鹅口疮"又称为"雪口"，多见于周岁内的婴儿或新生儿。患病的宝宝会在舌头、软腭或颊部有成片的雪白色乳凝状的斑片，在吃东西的时候会不明原因的拒绝食物或者哭闹。

当宝宝患有鹅口疮的时候，基本症状表现为牙龈、颊黏膜或口唇内侧等处出现乳白色奶块样的膜样物，分布的状况呈斑点状或斑片状。症状起初时刻，家长常会在宝宝的舌面上出现白色斑膜，经过一段时间后会慢慢蔓延到牙龈和颊外，当宝宝发病时，口中会出现斑片白膜，白膜周围的黏膜也会有充血现象，同时宝宝的口腔会有灼热刺痛和干燥感，部分宝宝甚至会出现低烧的症状。患有鹅口疮严重的宝宝，其口中的斑膜可波及咽喉、气管或肠道黏膜，有时可引起发热、呼吸困难或腹泻。如果处于婴幼儿时期的宝宝患有此病，在喝奶时会有刺痛感，所以常常不愿意吃奶，或者在喝奶时有哭闹的现象。

宝宝患有的鹅口疮，通常是由于"白色念珠菌"感染的口腔黏膜炎症，故而又称口腔念珠菌病。其实这种病菌常见于身体多个地方，甚至在超过半数的成年人中，口腔里都有念珠菌的存在，但是很少会引发疾病。由于宝宝年龄小，身体的抵抗力不够，身体中的白色念珠菌或交叉感染来的白色念珠菌就容易引起鹅口疮的疾病。从宝宝患病原因上进行分析，有以下可能性：

（1）宝宝有可能是接触母体的分泌物而感染病菌，婴儿出生时通过产道，而母体本身就可能带有白色念珠菌。

（2）宝宝餐具消毒不彻底，如奶瓶、奶嘴甚至母乳喂养时母亲的乳头不清洁，都可能是感染源。

（3）生活用品中接触到念珠菌，例如食物、衣物和玩具。这里特别提醒各位家长，宝宝在6~7个月时开始长牙，此时的宝宝喜欢"磨牙"，所以会经常咬手指、咬玩具等，这样就易把细菌、霉菌带入口腔，引起感染。

（4）人员形式的交叉感染，小一点儿的宝宝可能会被大人们怀抱或者亲吻，这种亲昵的行为也容易感染病菌，大一点儿的宝宝在幼儿园过集体生活，也有交叉感染患鹅口疮的可能。

（5）滥用药品导致感染。如果宝宝长期不当地使用激素或抗生素，容易造成体内菌群失调，霉菌乘虚而入并大量繁殖，引起鹅口疮。

针对宝宝鹅口疮，常规的方法是使用抗菌药进行治疗，但对于幼小的宝宝来说，抗菌药并不是理想的选择，所以本节介绍一个简单有效的偏方：柠檬水。

具体方法也很简单，取一个新鲜柠檬榨汁，将果汁和水以2：1的比例稀释，用其中的一半漱口，在嘴里停留几分钟后吐出，再将另一半含在口中，使其尽可能长时间地停留在口腔里，让其充分与病灶接触，连续使用10天。为加强疗效，可以每天将纯柠檬汁滴到患处，每次滴上几滴，每天3次，持续10天。这个偏方通常在5天左右就会见效，坚持10天是为了能达到彻底康复的目的。

此偏方原理在于，中药理论认为柠檬性平，味酸甘，入肝、胃经，具有生津、健脾胃的功效。现代医学研究证明，柠檬中有丰富的烟酸和有机酸，有很强的消炎杀菌作用，初次之外，柠檬中所含的柠檬醛，具有很好的抗真菌作用，对念珠菌有一定的杀灭效果。

对于宝宝的鹅口疮，预防和注意口腔护理依然非常重要，每次喂奶后再喂几口温开水，可冲去留在口腔内的奶汁，这样霉菌就不会生长了父母可以参考以下几点来为宝宝做好鹅口疮的预防工作。

（1）产前，如产妇有阴道霉菌，需要及时治疗，切断传染途径。

（2）宝宝使用的奶嘴或其他餐具清洗干净后，应再蒸或煮10~15分钟，以便有效杀菌。

（3）哺乳期的母亲在喂奶前应用温水清洗乳晕，同时母亲要注意自己的个人卫生，经常洗澡、换内衣、剪指甲，大人每次抱宝宝时要先洗手。

（4）宝宝的被褥和玩具要定期拆洗、晾晒，宝宝的洗漱用具尽量和家长的分开，并定期消毒。

（5）父母最好带宝宝经常参加户外活动，以增加机体的抵抗力。

（6）大一点儿的宝宝在幼儿园生活时，要注意把每个宝宝的用具分开，避免交叉感染。

如果父母发现宝宝口腔内已经出现鹅口疮的时候，或者有类似奶瓣的斑块时，不要随便用棉棒揩洗，以免黏膜损伤引起细菌感染。这时可以根据霉菌不适宜碱性环境的特点进行治疗，父母可以用消毒药棉蘸2%的小苏打水擦洗口腔，擦洗的时候动作要轻，再用1%甲紫（龙胆紫）涂在患处，每天1~2次。或者，取制霉菌素一粒研成末，加入5毫升甘油调匀，涂抹在患处，这些方法都对宝宝的鹅口疮有一定疗效。

除此之外，本节再推荐一款小偏方：一是外涂红糖。红糖研末30克，取适量涂于患处，每日4~6次。二是生姜蜜汁：取30毫升左右的蜂蜜，10毫升左右生姜汁，混匀后涂在患处，每日2~3次。这两个偏方也都可以有效治疗宝宝鹅口疮。

最后，提醒各位家长，不要混淆奶渍和鹅口疮。一般来说，发现宝宝口腔中有乳白色斑点，如果家长分不清楚是否是鹅口疮，可选择用温水给宝宝漱口，如果是奶渍则容易被冲刷掉甚至化掉，如果是鹅口疮则经过几次温水漱口后依然不会改变大小和位置。另外，切忌强行擦拭，否则极易造成黏膜面糜烂、出血，并且不久又会再形成新的白色假膜。至于其他一些疾病（如细菌性口腔炎也会出现白色或黄色假膜）比较难区分的，家长无法自行判断时，就应及时带宝宝到医院诊治。

小儿口腔溃疡，绿豆鸡蛋花

⚠️**症状**：宝宝口腔里出现许多小溃疡，在牙龈、舌、颊黏膜、唇黏膜、咽喉部等处都有。

🍶**偏方**：绿豆、鸡蛋。

方法：

将鸡蛋打散，用绿豆煮汤，在绿豆未熟的时候用沸水冲蛋花。

宝宝患有的"小儿口腔溃疡"是一种口腔黏膜病毒感染性疾病，致病病毒通常是单纯疱疹病毒。此病发生的部位通常是宝宝的口腔黏膜或者舌头的边缘，比较常见的是白色溃疡，周围有红晕。

当宝宝患有口腔溃疡的时候，主要病症表现为吃东西时哭闹，流口水量增多，在口角、牙龈、舌、颊黏膜、唇黏膜、咽喉部等处均可看到大小不一的黏膜溃疡，有时黏膜上会有点儿淡黄色，黏膜周围有一圈红晕。年龄稍大一点儿的宝宝会告知家长自己嘴巴疼痛，而年龄小的宝宝则会以哭闹不安来表达自己的痛苦。同时，口腔溃疡的宝宝更易发生口臭，并常伴有血涎，由于饮食触碰到宝宝的溃疡会引来疼痛，所以部分宝宝会食欲不佳。

能够引起宝宝发生口腔溃疡的原因也很多，除了通常的病毒、霉菌或其他细菌引起感染，如果宝宝体内长期缺乏 B 族维生素也有可能引发口腔溃疡，另外，体内多寒热和一般的口腔创伤也能引起。

针对宝宝得的一般性口腔溃疡，本节推荐一款简单的清火偏方：绿豆鸡蛋汤。制作方法很简单，将鸡蛋打入碗内拌成糊状备用，取适量的新鲜绿豆，用冷水浸泡十多分钟后，再煮沸约 2 分钟，在绿豆未熟时，把绿豆水倒出冲鸡蛋花饮服，每天早晚各一次。此偏方要注意一点，此偏方基于清火去热，不适用于体质偏寒的宝宝。

针对宝宝口腔溃疡，并不是一种偏方就能够百分之百治愈，家长应当清楚宝宝口腔溃疡的具体原因后，再分别采用不同的措施。具体方法可以参考以下内容：

（1）普通创伤引起的溃疡。这类溃疡主要由口腔内部不小心碰伤、刺伤等造成细菌感染所致，相对比较容易治愈。家长可以考虑等待宝宝自愈，或者服用一般的儿童消炎药物,三、四天即可见效,并且不容易复发。

(2)缺乏 B 族维生素引起的溃疡。针对这类溃疡原因,家长朋友可以直接考虑为宝宝补充 B 族维生素,如服用复合 B 族维生素等。当然,对于宝宝的体质来说,最好还是通过饮食调理,让宝宝多吃一些含有 B 族维生素的食物,如牛奶、动物肝脏、菠菜、胡萝卜、白菜等,即可在短时间治愈口腔溃疡。

(3)体内多寒热引起的溃疡。这种情况对于稍大一点儿的宝宝比较常见,尤其是开始正常饮食的宝宝,容易大量食用高热量食物引起心脾过热,从而引发口腔溃疡。部分宝宝体质较差偏于虚寒,也容易引起口腔溃疡,并反复发作。如果是体热原因的溃疡,家长可以考虑采取清泻胃火的方法,吃一些凉性食物予以调理,或到药房购买冰硼散、凉膈散等一些散类药物,按医嘱服用。如果是虚寒引起的溃疡,可以多吃些如红糖、荔枝等调节身体状况。

在此强调的是,如果宝宝是多寒热而引起反复发作的溃疡,家长应注意为宝宝排便通畅、补充睡眠,尤其是"通便",这一方法对治疗复发性口腔溃疡有很重要的作用。除此之外,家长在宝宝饮食中注意多吃新鲜水果和蔬菜,这样可以清理肠胃,并同时注意补充维生素 C 和锌,通常宝宝溃疡会在几天内就有所康复。

(4)精神因素引起的溃疡。这种情况比较少,但部分宝宝会因为过度兴奋或忧虑促使口疮性溃疡的发生。这种情况家长更改注意安抚宝宝的精神状态,尤其注重休息。

(5)刺激性物质引起溃疡。如果家中使用些含有香料的牙膏或者涂抹一些含刺激性的药物,也会引起宝宝口腔溃疡。这种情况家长需要即使更换,在选择宝宝口腔使用的物品时,一定要选择无刺激、无伤害的材质。

综上所述,在平时生活中预防口腔溃疡,可注意以下几点:做好口腔清洁卫生。每次喝奶或用餐完毕后给宝宝用白开水漱口,宝宝的所有餐具均应在开水中煮沸消毒。不要给宝宝喂过热的奶或其他食物,以免烫伤口腔黏膜而易感染,引起溃疡。在饮食中,注意粗细搭配,平衡膳食,避免各类营养素的缺乏。同时加强锻炼,提高机体的免疫力。

最后,如果宝宝的口腔溃疡长时间未愈,家长就该考虑是否是自己对宝宝口腔溃疡原因的判断有误,这时应尽快带宝宝到儿童医院进行检查,根据医生嘱托再对宝宝进行合理照顾和对口腔的保健。

口角发炎，马齿苋加碘擦一擦

⚠症状： 口角周围潮红，起疱，呈乳白色糜烂，裂口或结痂，伴有烧灼和痛感，张口易导致出血，严重时甚至会影响吃饭说话。

🍵偏方： 马齿苋、碘水。

方法：

药房买干马齿苋，用水煎后取汁，加入等量碘附，用勾兑后的药水为宝宝涂抹患处。

口角炎，俗称烂嘴角，常发生在口角黏膜的一侧或两侧，由于病因不同而分为营养不良性口角炎、球菌性口角炎和真菌性口角炎。

口角炎一般发生在春、秋两季，春季发病率更高一些，多因为春季是宝宝生长发育的高峰季节，此时的宝宝身体代谢旺盛、水分及营养素补充不足和容易引起体内干燥上火，引发口角炎。秋季空气更加干燥，宝宝身体也容易水分不足，因此这两个季节引发口角炎的概率较大。

除了宝宝身体内缺乏水分的原因，还有可能是真菌引起了口角炎。部分宝宝平时喜欢吮手指、吃零食、舔唇或舔口角等习惯，这些习惯会让口中的唾液停留在口角，当宝宝的口角温暖潮湿的时候，链球菌和霉菌就会在这样的环境中生长繁殖，从而发生传染性口角炎。

针对宝宝的真菌性口角炎，本节推荐的偏方是马齿苋。具体方法：取 100 克左右的干马齿苋，水煎，取煎好的汁水按照 1：1 的计量兑入碘附，最后用调制的药水来清洗患处，并用马齿苋药渣外敷患处，一日 4~6 次，每次敷 10~15 分钟，一周一个疗程，一般用 1~2 疗程即可获愈。如果能采到新鲜的马齿苋，也可用鲜马齿苋直接擦涂患处，如有必要，也可以加碘一起擦洗，效果也很好。

关于马齿苋这一偏方的药效原理，很多人认为它仅仅是一种野菜，在田间地头经常可以看到，但这种植物的生命力极强，中医里认为其味酸性寒，对于清热解毒、散热消肿有不错的效用。关于马齿苋，古医书上也有过记载，在《本草拾遗》中有记载："诸肿瘘疣目，捣揩之；破痃痼，止消渴。"而在民间，很多大众早已开始使用马齿苋来治疗某些炎症。

如果宝宝患的是营养不良性口角炎，通常来说缺乏的是维生素 B 族。这种患者最初表现为口角发红、发痒，一段时间后会有上皮脱落的现象，进而形成糜烂、浸渍或裂痕，嘴巴张合时容易拉裂而出血，尤其影响到宝宝吃饭和说话。缺少维生素 B 族的口角炎通常发生在冬天，除了因为冬天空气比较干燥之外，主要是由于这个季节蔬菜、水果相对吃得少一些，容易缺乏维生素 C 和维生素 B_2，引起口角发干而皲裂。

针对营养不良性口角炎，调节宝宝饮食是关键，家长要注意宝宝的膳食平衡，加强维生素的摄入量。在平时尽量保证宝宝不要偏食、挑食，同时保持宝宝体内的水分充足，多给宝宝吃些富含维生素 B、维生素 C、维生素 E 和锌的食物，如动物肝脏、瘦肉、禽蛋、牛奶、豆制品、胡萝卜、新鲜绿叶蔬菜等。

除了饮食之外，对于宝宝日常生活中的细节，父母也应当多加注意。首先，注意宝宝的保暖工作，衣物、被褥根据季节和气温变化适当调整，不要过热或过冷。其次，要纠正宝宝的不良习惯，注意宝宝的口腔卫生，在每一次吃完饭后都以洁净的温水漱口。再次，在干燥或者寒冷的季节，在给宝宝洗脸、擦嘴后要记得涂上合适的润唇膏或防裂油，以保持皮肤滋润，防止口角干裂。最后，对已发生口角炎的宝宝，在保持口腔清洁的基础上，给宝宝服用维生素 B_2、维生素 C 或抗病毒的药物，并可时常用温的淡盐开水清洗患处，当宝宝不自觉地用舌头舔患处的时候，父母要及时制止，以防口角留有唾液滋生细菌引起复发。

最后，由于宝宝的口角炎在春天发生的概率较高，在中医里也与传统的养生理念"春捂"有关系。所以我们提示家长朋友，要注意做好"春捂"中的"三暖二凉"。

（1）背暖：背部保持适度的温暖，利于宝宝体内阳气生发，可预防疾病，减少受凉感冒的机会。

（2）腹暖：腹部要做好保暖，重点在于维护宝宝胃肠道的功能，促进对食物的消化吸收，良好的肠胃功能保证宝宝的饮食营养能够正常吸收。

（3）脚暖：脚部皮下脂肪层薄，保温性能差，又远离心脏，血液循环较差。足底的神经末梢非常丰富，对外界寒冷最为敏感，双脚受寒后，就会通过神经反射到全身，所以宝宝脚部的保暖，甚至可以保证全身的温暖，抵御寒冷保证健康。

（4）头凉：宝宝经由体表散发的热量，有 1/3 是由头部发散的，如果头部捂的过热，容易引起头晕头昏、烦躁不安。在室内、风和日丽的天气，要保持头凉可以让宝宝体内过多的热量散发出去，加油清热的功效。

（5）心胸凉：心胸凉是指给宝宝上身穿的衣服不要过于厚重臃肿，以免胸部受压，影响正常的呼吸与心脏功能。

在春天做到以上几点，可以辅助宝宝有一个健康的身体，增强抗病能力，甚至患有口角炎的宝宝也容易尽快康复。

口角流涎症，益智仁粥有疗效

⚠**症状**：小儿唾液过多而引起口涎外流的一种常见症状。

🥣**偏方**：益智仁、白茯苓、大米。

方法：

把益智仁同白茯苓烘干后研成细末，伴随大米同时煮粥，早晚为宝宝服用即可。

面对可爱的小宝宝，父母难免会想亲亲自己可爱的孩子，然而有时宝宝的嘴边或者整个脸上都有黏黏的、湿湿的、长长的口水，如此一来就让父母很为难。其实，宝宝流口水是一种正常的生理现象，只要了解了宝宝为什么流口水，用恰当的方法帮助宝宝解决这一问题，相信年轻父母们就不会烦恼，不会皱眉头了。

在中医上将婴幼儿时期的宝宝流口水现象称为"流涎"，是指口中唾液不自觉从口内流溢出的一种病症，古代医生称之为"滞颐"。

在这里我们首先阐述正常的流口水现象。一般来讲，宝宝到了一两个月大的时候，唾液腺开始发育，也就开始分泌口水了。到了两三个月大时，分泌的口水量也会逐渐增加，流口水的问题也就来了。这个时候宝宝流口水其实只是他们唾液腺发育的标志，而不是异常情况，因此家长也不必担心。

在宝宝三四个月大后，由于他们喜欢吃自己的手以及其他一些可以送到嘴里的东西，随着吸吮动作刺激唾液腺分泌，流口水的问题可能更严重，甚至弄得到处都是，出现"淹了"的问题，这是家长就要注及时给宝宝擦干净口水、保持干燥避免淹着了。

宝宝五六个月的时候，由于新牙萌出，宝宝更爱咬东西，唾液腺受到刺激后分泌增多，流出的口水也就更多。等宝宝到了1岁时，就不大爱流口水了。如果宝宝这时还有流口水的现象，家长要观察是否正常，当宝宝在玩耍或者专心做什么的时候（如专心看电视），由于宝宝的自我协调能力差、不能自动咽下唾液，因此还会流口水，这种情况也是正常的。这些流口水问题都会随着宝宝年龄的增长好转，因此面对宝宝流口水的问题家长不必过虑，只要注意宝宝的口腔卫生和清洁就可以了。

然而对于口水本身而言，由于唾液中含有消化酶和其他物质，因此，对皮肤有一定的刺激作用。常流口水的宝宝，由于唾液经常浸泡下巴等部位的皮肤，也会引起局部皮肤发红，甚至糜烂、脱皮。所以，局部尤其是嘴巴周围的护理是非常重要的。

（1）平时可用柔软的手绢垫在颈部以接纳吸收流出的口水，并经常更换。

（2）经常用温水清洗面部、下颌部及颈部，寒冷季节可涂油脂类护肤。

如果小宝宝到了两周岁以后还在不断地流口水，那么家长朋友就要注意了，这很可能就是疾病的表现。如果宝宝口腔内患有炎症，鹅口疮、口腔溃疡、牙周炎、咽炎等，都可能会刺激口腔腺体分泌，导致口水过多。另外，一些重大疾病也会导致宝宝流口水，比如面部神经麻痹、智障等，不过这种情况比较少见。

除此之外，宝宝流口水也有可能是脾胃有热或脾胃虚寒所致。《黄帝内经》中就有"脾在液为涎"的记载，"涎"就是我们俗称的口水，所以流口水主要是脾脏的问题。如果宝宝脾胃有热，火热会导致口水较多，不能自控，会有口角糜烂的症状；如果宝宝脾胃虚寒，气虚不能收摄其津液，会有口水清稀不止，大便溏薄，面白唇淡等症状。

治疗宝宝脾虚应以健脾益气，燥湿和胃，补肾摄涎为主。这里推荐益智粥这一款偏方，对小儿流涎有不错的效果。

家长只需准备益智仁、白茯苓、大米各30~50克，先把益智仁同白茯苓烘干后，一并放入碾槽内研为细末；将大米淘净后煮成稀薄粥，待粥将熟时，每次调入药粉3~5克，稍煮即可，也可用米汤调药粉3~5克稍煮。每日早晚各一次，每次趁热服食，连用5~7天即可见效。

益智粥的功效原理在于：益智仁可温补固摄，暖脾、止泻、摄唾、温肾、固精、缩尿；茯苓利水渗湿、益脾和胃，依然是尊崇"健脾"的根本原则。

如果宝宝是生理性流涎，会随着年龄的增长、脾胃功能的完善而减轻，同时宝宝慢慢能够吞咽过多的唾液，流涎则会自然消失。家长在宝宝流涎时也要注意，无论是生理性流涎还是病理性流涎，均应该保持口周、下颌、颈部等部位的干燥，可在颈部涂擦爽身粉，并要及时更换颌下垫吸收唾液的手帕等物，以免引起皮肤湿疹。

另外要向家长朋友们说明的是，民间经常有"宝宝的小脸蛋不能捏，捏了会流口水"这样的说法。事实上，流口水和捏脸蛋没有必然的关系，但婴儿脸部皮肤比较薄嫩，口腔内腮腺组织发育不完善、脆弱、易受伤害。若是经常揉捏，或力度过大可能会导致腺体的轻微损伤，唾液的分泌量会大大超过正常小儿，所以依旧不建议父母经常性或用力揉捏宝宝脸蛋。

最后提醒家长朋友，流口水的问题不仅仅是婴幼儿时期会出现，很多大人也存在睡觉流口水的尴尬，这主要是由于吃了太多的新辣食物，导致脾胃上火而致。因此在日常生活中要注意让宝宝少吃辛辣的食物，同时不要吃太饱，尤其是晚上，一定要少吃。如果宝宝长期流口水并且经过调理无效，家长应当带宝宝到医院进行智力和身体检查，以免错过其他疾病的治疗时间。

小儿舌苔厚，冰糖银耳粥

⚠️**症状：**宝宝舌苔厚腻，且发白。

🍶**偏方：**银耳、冰糖。

方法：

使用适量银耳煮汤，加入银耳重量三倍的冰糖调味，让宝宝只喝汤水即可。

宝宝的舌苔往往可以反映出宝宝很多身体状况，在宝宝健康的情况下，舌头应该呈现粉嫩、透红、光滑的质感，舌头上应该有干湿适中的淡淡的薄苔，而当宝宝身体出现病恙的时候，舌头就容易变得厚重，舌苔也会有发白的现象。

宝宝舌苔厚重通常有两个原因，一是宝宝上火，二是宝宝消化不好。如果是上火所致，解决办法相对比较简单，只要给宝宝补充水分，减少肉、蛋、奶类的摄入，增加水果蔬菜，通常就能够缓解上火的症状。

然而在中医里，认为宝宝舌苔厚腻的主要原因应该是"胃气滞胀"，也就是消化系统的功能减退。针对这一病因，本节推荐"银耳冰糖粥"这一偏方。

具体方法：取10克左右的银耳和30克左右的冰糖待用，先将银耳泡发，然后加入冰糖和适量的水一起炖，水开后小火慢炖一段时间，最后取其中汤水给宝宝服用，通常连喝三天内即可见效。

此偏方的药效原理在于，银耳在中医里有非常特别的药用价值，与人参、鹿茸同俱声誉，称为"山珍""菌中明珠"。银耳成分中含有多种氨基酸和酸性异多糖等化合物，还含有多种维生素、蛋白质、脂肪、灰分、钙、磷、铁等物质，对于调节肠胃消化和修复功能有显著疗效。而冰糖具有润肺、止咳、清痰、和去火的作用。将两者以清水慢炖，对于调节宝宝的消化系统、去火去噪，尤其对于这种因消化系统功能减退而引起的舌苔厚有积极的疗效，可以在短期内缓解宝宝舌苔厚的症状。

当宝宝因为消化不良而导致舌苔厚腻，有可能还会引起以下两种病症：

（1）便秘，当宝宝消化不良，表现在舌苔上的是厚重，但也可能会有便秘的情况，这是除了让宝宝多喝水，吃水果蔬菜之外，也可以帮助宝宝多揉揉肚子，促进其肠胃蠕动。对于年龄稍大一定的宝宝可以考虑给宝宝喝绿豆汤，有清热排毒的作用。

（2）精神萎靡。宝宝舌苔厚腻同时精神萎靡，这都可能是消化不良带来的并发症。而精神萎靡通常说明宝宝脾胃湿热，这时候应当少让宝宝吃面食，可以喝点儿小米粥作为调节。

如果宝宝舌苔厚腻情况过重，可以适当地吃点儿儿童药品，比如：鸡内金散、复方胰酶散等，如果宝宝经常消化不好，没有腹泻的情况，一般都可以用复方胰酶散来缓解。不要认为宝宝舌苔厚腻是小问题，长期会影响到宝宝的食欲和身体健康。

本节讲述宝宝的舌苔情况，而宝宝舌苔离不开舌头，中医提出，宝宝的小舌头上可藏有大学问，父母应该学着读懂宝宝小舌头的"报警"，这样就能及时知道宝宝的身体状况并做出应对措施。看舌头的变化有三个方面，即舌苔、舌质和舌形态：

（1）舌苔。当宝宝身体健康时，舌苔薄白而滋润。当宝宝消化不良而出现积食现象时，舌苔会变得厚腻。当宝宝着凉感冒，在初期的时候，舌面上会出现一层较厚的白色苔；如果感冒进一步加重，发展到后期舌苔可能会变成黄色，说明体热的现象比较明显。当宝宝发烧或者因为腹泻等原因体内缺水，舌苔会表现出一种干燥的迹象。当宝宝患有某些过敏病症，舌苔会出现"地图"形、不规则形或者剥苔形式。当宝宝肚子里有虫，舌苔表面可能会有一些白点。最后，家长不要被宝宝舌苔的假象迷惑，例如刚吃过牛奶，舌苔呈白色，吃了橘子，颜色呈黄色等。

（2）舌质。当宝宝身体健康的时候，舌质湿润呈淡红色。当宝宝贫血或者患白血病，由于血色素降低，舌质颜色会明显变淡。当宝宝出现严重腹泻伴有脱水，舌质则为红绛色并带有芒刺。部分宝宝大病过后，由于伤阴阳盛，舌质会出现干红的情况，中医称为镜面舌。当宝宝血液循环出现问题，机体缺氧，舌质容易呈紫色或有紫色斑块。

（3）舌形态，当宝宝身体健康时舌体灵活。当宝宝脑炎治疗不当，舌体会僵硬。当宝宝脑发育不良，舌头会抖动伸缩。

除此之外，在疾病过程中，也可以通过宝宝舌头的动态变化来判断宝宝的身体状况。如舌质由淡红转为红绛，说明宝宝体热越发严重。如果舌苔由白转黄，则说明宝宝由体寒症状转为体热症状。如果宝宝舌苔由黄转灰，水明病情有所加重。如果舌苔由薄转厚，说明肠胃消化问题加重，反之亦然。

综上所述，宝宝的舌头、舌苔就像是宝宝身体健康的警报器，家长可以从中预先看到宝宝许多症状的前兆。所以关注宝宝的舌头、舌苔非常重要，一旦发觉宝宝舌苔异常，应尽快采取调理措施，不要等到宝宝身体出现病患再亡羊补牢。

儿童沙眼，菊花桑叶快消炎

⚠**症状**：眼睛发痒，畏光、流泪、眼内有分泌物。

🍶**偏方**：菊花、桑叶、白朴硝。

方法：

（1）准备野菊花、桑叶各 10 克，白朴硝 5 克待用；

（2）将野菊花、桑叶、白朴硝放入清水中，文火煎半个小时左右；

（3）水煎后去渣，取澄清液，冷却；

（4）每日点眼三次，一周即可见效。

沙眼，通常是由沙眼衣原体引起的，这种衣原体比细菌要小，但是比病毒要大一些，是传染性结膜炎的一种。这种疾病半数以上会发生在儿童时期。

沙眼在不同时期会有不同的症状，其中比较典型的沙眼症状是畏光、流泪、眼内有分泌物排出，宝宝会因为双眼有烧灼感或有异物的感觉烦躁不安。如果带宝宝到医院检查，早期可以看到睑结膜有浸润、乳头增生和滤泡形成；晚期可以看到眼结膜上有瘢痕。对于轻度沙眼，宝宝会感觉眼睛发痒，眼内有异物或者有分泌物；比较严重的沙眼则会出现明显的畏光、流泪、疼痛等刺激症状。

导致沙眼的原因除了现代医学上所说的"沙眼衣原体"，在中医理论中"五轮辨证"也对沙眼有独特见解。中医里把人体上下睑胞归为肉轮，是脾胃所属，宝宝患有沙眼的病因除了眼部卫生、外感风热毒邪之外，同时还和脾胃积热，热毒交争有很大关系。宝宝身体如果脾胃积热，很容易壅滞经络，时间长久积热就会侵入血分，瘀滞为患。

针对宝宝沙眼问题，本节推荐一款比较有效的偏方：菊花桑叶水。此偏方药效原理在于，野菊花有清热解毒、消肿止痛的作用。桑叶苦寒，入肝经，有疏散风热，清肺润燥，平肝明目，凉血止血的功效，同时中医认为肝主目，所以桑叶归肝经，与沙眼非常对症。朴硝又名朴硝石、消石朴、海皮硝等，提取于矿物芒硝，性寒，主要功效是泻热、润燥、软坚。此偏方综合来说，菊花、桑叶和白朴硝，功效基本上集中在清热解毒、消肿散结方面，与沙眼的病机相符。

真对于宝宝沙眼，家长首先应该了解到，沙眼包括急性沙眼和慢性沙眼。在慢性沙眼的病程中，有时候也会有急性发作，这种情况就是复发的表现。尤其是在患病期间，宝宝会感觉痒，然后无意识地去揉搓，导致原本初期的沙眼转为严重。如果家长不够重视宝宝沙眼病患，长期放任、拖延病情很容易使得宝宝睑结膜会产生瘢痕，同时形成睑内翻和倒睫，从而导致睫毛触及眼球，摩擦角膜，引起角膜混浊及外伤性角膜溃疡而失明。

除了对已经患有沙眼的宝宝进行护理，治疗沙眼主要还是以预防为主。家长需要特别注意宝宝的卫生习惯，尤其是用眼卫生习惯，不可长期在过度疲劳的状态下使用眼睛。同时告知宝宝不用手揉眼，生活用品中的毛巾、手帕要勤洗、晒干等。一旦宝宝眼睛有不适，家长最好先到医院进行检查，确诊如果患了沙眼，要积极治疗，同时加强消毒，注意水源清洁，培养宝宝的良好习惯。

红眼病，明目粥保肝又护眼

⚠**症状**：双眼红肿，眼角还有黄色的分泌物。

🍲**偏方**：明目粥。

方法：

（1）准备白菊花 10 克，枸杞子 10 克，决明子 10~15 克，粳米 50 克，冰糖适量待用；

（2）将白菊花、枸杞子、决明子共入砂锅中，加清水适量，煎煮30分钟，弃渣留汁；

（3）将药汁中加入适量清水，下入粳米煮粥；

（4）煮至粥将熟时，加入冰糖，再煮片刻即可食用；

（5）每日一次，一般七天左右见效。

红眼病，医学上称为病毒性结膜炎。春季之时细菌病菌开始萌生，夏季之时天气炎热，细菌病毒也会依赖与汗液的原因开始滋生，所以这两个季节是此种疾病的高发期。

红眼病传染性极高，症状也比较明显，发病初期宝宝会经常揉眼睛，严重时哭吵不安，伴有发烧、眼部烧灼、刺痛、怕光等病征。这时如果父母仔细观察会发现，宝宝眼睑处有轻度红肿，眼中有大量分泌物聚集在结膜囊部。除此之外，患有红眼病的宝宝在早上醒来的时候，眼睛可能会因为眼中分泌物过多而导致上下睫毛粘在一起，甚至睁不开眼。同时，宝宝眼部的白眼珠会呈现火红色或有充血现象，如果宝宝红眼病严重，球结膜下面会出现分散性的出血点。

宝宝得红眼病的原因主要是受到病毒传染，其实红眼病本身的传染性就极强，原本健康的宝宝，如果眼睛接触了患有红眼病人的眼屎或眼泪污染过的东西，例如毛巾、手帕、书、门把手、钱币等，就容易受到传染，快则几小时后，慢则1~2天内均有可能发病。由于宝宝天生好动，所以如果家长忽视了预防工作，宝宝会因为家人、幼儿园同学甚至陌生人的感染就会患上红眼病。

对于患有红眼病的宝宝，本节我们先讲述现代医学的常用治疗方法：眼药水。治疗红眼病的眼药水通常分为抗生素类型和抗病毒类型的两种，前者常见的有氧氟沙星、环丙沙星、庆大霉素等，后者常见的有阿昔洛韦（无环鸟苷）、利巴韦林（病毒唑）等，都是比较见效的药水。家长在根据医嘱选择眼药水后，开始阶段可以每隔半小时就给宝宝使用一次，知道宝宝病情得到控制再适当减少每日使用次数，但是家长要注意坚持用药，不要看到病情有起色就随意停止用药。

在此着重提醒各位家长，给宝宝用眼药水前要先将宝宝的眼睛分泌物擦拭干净。滴眼药水之前如果宝宝烦躁拒绝，可以想办法和宝宝沟通或者做游戏，让宝宝闭上眼睛，转移其注意力，然后找合适机会，将药水滴在内眼角，当宝宝睁开眼睛时，药水就会流进眼睛里。

本节针对宝宝红眼病，推荐一款配合辅助药水治疗的偏方：明目粥。这一偏方虽然不能短时间对红眼病起到根治作用，但是辅助眼药水治疗，中西医结合疗效奇佳。

此偏方的药效原理在于，决明子具有调节免疫、抑菌及明目等作用，《本草求真》里讲述：决明子，除风散热，如果有人流泪眼痛，基本上是由于风热内淫，血不上行，要用这个药来驱除内邪。白菊花能抑制肝脏中胆固醇的合成和加快胆固醇的分解代谢，有抗炎解热的作用。枸杞子中有枸杞多糖，此种糖类有保肝作用，能促进蛋白质合成及解毒，恢复肝细胞的功能，并促进肝细胞的再生。在中医理论中，肝脏的好坏与眼睛是息息相关的，所以三种中药都有益肝脏，同时和益肠胃的粳米合煮成粥，可以达到护肝、明目。清风热的多重作用，正好适用于宝宝红眼病辅助治疗。

最后再次提醒各位家长朋友，由于红眼病的传播感染性极强，所以预防宝宝被传染是重中之重。家长在红眼病高发季节除了教育宝宝注意卫生，保持眼部清洁之外，也要尽量少带宝宝去人多的地方。一旦宝宝患病，应及时到医院请医生诊治，医生会做出细菌性还是病毒性的判断，对症下药。对患病严重的宝宝也可适当隔离，同时对宝宝的物品进行消毒，及时治疗，以免发展成慢性结膜炎。

病毒性角膜炎，蒲公英熏眼睛

⚠症状：眼皮肿胀、怕光、多泪、视物不清。检查眼球发现眼白部分发红，黑眼珠上有小白圆点或星点及丝状样物。

🪶偏方：蒲公英。

方法：

水煎蒲公英熏蒸宝宝眼部患处。

宝宝很多时候要靠眼睛来感知这个世界，认识这个世界，如果眼睛出现问题，就像是给宝宝的世界关上了窗户。所以家长一定要注意保护宝宝的眼睛，除了要对外界的伤害有所防护，宝宝的眼部疾病也同样是一个防护的重点，而在众多的眼部疾病中，病毒性角膜炎是比较常见的一种，这种眼部疾病多发于半岁至六岁的宝宝，如果治疗不够及时，很容易影响宝宝的视力。

此病症中提到的"角膜"，指的是眼球前部的透明部分，也就是生活中所说的黑眼珠。首先，引起角膜炎的原因很多，例如细菌、病毒，过敏，外伤等都可引起眼球发炎，医学上称作为"角膜炎"。而"病毒性角膜炎"就是由病毒引起的眼部"角膜炎"中的一种，此种疾病多发于春季，最常引起这种疾病的是"单纯疱疹病毒"，这种病毒一旦进入人体后，往往会先在人体的神经组织潜伏下来，表面上看起来没有任何症状，可是当宝宝体质下降、感冒、发烧、劳累、外伤等情况时，这种病毒就是萌生，并在人体细胞中快速繁殖，当病毒扩散到角膜组织中，就容易引发病毒性角膜炎。

"病毒性角膜炎"在发病初期表现为眼皮肿胀、惧光、流眼泪、看东西模糊。如果家长仔细观看宝宝的眼睛会发现宝宝眼白部分发红，黑眼珠上有小白圆点或星点及丝状物，严重的会在黑眼球上发现树枝状的损害。如果宝宝患有"病毒性角膜炎"，一般情况只有一只眼睛患病，少数情况下会两只眼同时生病，此类病患如果治疗不当会严重影响宝宝视力，但只要治疗及时，一般在 3 周左右即可基本治愈。

对于"病毒性角膜炎"，中医认为此病症的发病原因很可能是宝宝体内有蕴热或阴虚，腠理不固，风热毒邪乘虚而入，积郁时间过长，变成内热侵染到眼部所造成的。针对中医理论，本节推荐了一个简单安全的偏方：蒲公英熏蒸辅助治疗。

具体方法：取 10 克左右的蒲公英水煎，用水煎时的蒸汽熏蒸患眼，每天三次，每次持续 5 分钟，一般两周就能治愈。在熏蒸的时候注意宝宝的眼睛离蒸汽部分的距离，不要太近否则容易烫伤，太远则容易失去效果。

此偏方的药效原理在于蒲公英的效用。现代医学研究证明，蒲公英的成分有包括胡萝卜素类、三萜类、植物甾醇类、倍半萜内酯类、香豆素类、黄酮类、酚酸类，具有很好的抗病毒作用。这些成分决定了蒲公英具有清热解毒，利尿散结、抑菌、抗病毒的功效。此偏方通过蒸汽的形式给宝宝使用，首先，接触眼睛的蒸汽部分可以直接灭活病毒或诱生干扰素，其次，渗入皮肤和眼睛周围的蒸汽部分还能调整免疫系统，增强免疫功能。与此同时，蒲公英所含的元素还可以为宝宝止痛、消肿、活血化瘀，此偏方通常可以在短时间消除结膜的充血和水肿症状，减轻宝宝痛楚。

除此之外，如果家长已经带患病的宝宝去医院做过检查，可以根据医嘱允许适量使用眼药膏和眼药水，或者服用一些维生素 A 也可以辅助疗效。所以，如果家长发现宝宝患有角膜炎，最好尽快诊断及时治疗，如延误诊治或治疗不当会使病情向深部发展，严重损害宝宝视力，甚至造成失明。

最后强调一点，病毒性角膜炎也重在预防，预防的关键是尽早发现，及时用药，

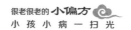

治疗一定要彻底，不要让病症有复发的可能。此外，应教导宝宝养成良好的卫生习惯，不要用手揉眼。宝宝的生活用品一定要时刻保持清洁。同时在日常生活中父母要督促宝宝坚持运动，增强抵抗力，从自身防止病毒入侵而引发眼病。

睑腺炎不用怕，水煮鸡蛋来帮忙

⚠**症状：** 眼睑皮肤局限性红、肿、热、痛，邻近球结膜水肿。

🏺**偏方：** 水煮鸡蛋辅助熏蒸。

方法：
将剥了壳的温热煮鸡蛋在病灶及周围区域进行热敷、滚动至鸡蛋温度变凉，尽可能多次使用。

睑腺炎俗称"针眼"，多发育 2~6 岁的宝宝，是一种较为常见的眼睑急性化脓性炎症。

睑腺炎分为"外睑腺炎"和"内睑腺炎"两种类型。一是外睑腺炎：又叫睑缘疖，通常是睫毛的毛囊部皮脂腺受到葡萄球菌感染产生的疾病。患外睑腺炎的宝宝开始阶段睑缘部呈局限性充血肿胀，2~3 日后肿胀部位可能演化为硬结，按压会疼痛，经过一段时间硬结逐渐软化，在睫毛根部形成黄色脓疱，如果选择穿破，会出现排脓迅速的现象，如果严重的宝宝会出现发烧、畏寒等症状。二是内睑腺炎：这是一种睑板腺的急性化脓性炎症，一般来说，宝宝发炎的睑板腺被睑板组织所包围，症状不如外睑腺炎明显。但由于睑板腺比睫毛根部的腺体大，睑板本身结构坚韧，所以内睑腺炎要比外睑腺炎更疼痛。

综合来说，当宝宝患有这种疾病，初期眼睑边缘会出现局限性红肿，经过 3~4 天，红肿部分的皮肤，中间部分会转为黄白并可见到脓头。如果宝宝睑腺炎的脓头自行破溃或经手术脓液引流排出后，会很快消肿，一周左右整个病程就会结束。

引起宝宝睑腺炎的原因很多，首先依然是卫生问题，宝宝年纪太小，很容易不自觉地用手揉眼睛，而生活中宝宝经常接触的东西往往附着这大量细菌和病毒，当宝宝揉眼睛的时候这些引起眼疾的病毒就很容易进入眼睛，慢慢导致疾病的隐患。对于年龄稍大的宝宝，眼疲劳和营养不良导致的身体免疫力下降，病菌也会乘虚而入，引起宝宝眼部的感染。

针对宝宝睑腺炎疾病，本节推荐一款较为有效的偏方：鸡蛋热敷加蒸汽熏眼。两部分配合同时使用，通常能够短时间有效的保住宝宝摆脱病痛困扰。

具体方法：将煮熟的鸡蛋剥壳后热敷患处，可进一步滚揉按摩。另一方面，可取菊花或蒲公英 5 克放入杯中，加入沸水盖上盖子冲泡 5 分钟，最后以热蒸汽熏眼。家长应当注意，给宝宝熏眼时尽量让宝宝睁开眼，每次熏 5 分钟，每天熏三次。鸡蛋揉按和蒸汽熏眼结合使用，一般三天就能痊愈。

此偏方的药效原理要从中医理论说起，中医认为睑腺炎的原因是饮食中有过多的高热或辛辣等食物，体内脾胃积累过多的热量，同时外感风邪造成的。所以从中医的角度上来说，这两条偏方都采用了热敷法。无论是鸡蛋热敷还是蒸汽熏眼，都能使宝宝眼睛周围的局部血管扩张，改善血循环，增强机体免疫力，促进炎性渗出和水肿的吸收。与此同时，两种疗法可以提高细胞组织代谢，特别是酶代谢的活力，尽快使炎症消除。在熏蒸所用的材料上，菊花和蒲公英都有清热消炎的作用，对睑腺炎这种眼部炎症的恢复有非常好的辅助效果

这一偏方基本上无任何副作用，所以即使宝宝再次复发，甚至可以继续使用此偏方来治疗。另外，在使用这个偏方的时候，家长可以用温水热敷来辅助治疗，进一步扩张血管改善局部的血液循环，对消炎祛肿、缩短病程很有帮助。例如，家长可以将干净的毛巾浸透热水后拧干直接敷在患眼皮肤上，每天 2~3 次，每次 20 分钟。只要在操作时注意温度不要烫到宝宝即可，温度建议以家长手背感觉温热为佳。

关于宝宝患有睑腺炎这种眼疾，家长还应注意以下几点：

（1）如果宝宝疾病出现反复或出现一只眼睛上长 2~3 个睑腺炎的情况，家长最好及时带宝宝到医院做全面检查，尽快查明病因以便根治。

（2）如果宝宝是内睑腺炎，有可能会在患处附近的眼球表面出现一个"水泡"，这通常是由于患处压迫周围的组织造成的球结膜水肿。随着病情的缓解，"水泡"会随之消失，所以见长不必过分担心。

（3）睑腺炎成熟后出现脓头，家长千万不要自行用针挑破或者挤破，人的面部的血管十分丰富，眼部的血管又与颅内的血管相通，面部的静脉血管没有瓣膜，不能阻止血液返流，所以，如果挤压或用针挑睑腺炎，有可能将含有大量细菌的脓腋挤入血液并流入颅内，引起脑膜炎、脑血肿以及败血症，十分危险。

（4）医学上将眼睑、鼻翼以上唇边这一部位称为"危险三角"，睑腺炎虽然

处于危险三角的边缘，但家长也要给予重视。再以往的案例中就有家长私自挑破脓包，但由于脓液引流不畅，形成肉芽组织，不但宝宝的睑腺炎没有早日康复，还会在宝宝的皮肤上留下疤痕，影响宝宝的外貌，严重的还会造成眼睑畸形。

综上所述，当发现宝宝患有睑腺炎的时候，最好在病情初期就及时到医院检查。检查后根据医生嘱托采取治疗和辅助治疗的措施。

最后，针对宝宝睑腺炎这一疾病，家长可以参考以下几点来为宝宝预防此种眼科疾病。

（1）眼部卫生。家长朋友应该时刻提醒自己的宝宝不可用脏手揉眼，甚至看起来洁净的双手也可能有细菌，所以最好从小就为宝宝培养使用干净手帕擦眼等用眼卫生习惯。

（2）注意休息，保证足够的睡眠，闭眼休息可以预防外界的病菌。

（3）如果宝宝有先天性糖尿病或消化道疾病时，家长要格外注意预防工作，因为这类宝宝血糖高或身体抵抗力相对更弱，细菌在人体内更容易繁殖，也是引起眼部化脓性感染的因素。

儿童中耳炎，黄连滴耳朵

⚠**症状**：耳鸣、耳痛、听力下降和耳道流脓。

🍶**偏方**：黄连煎水。

方法：

黄连适量，用文火煎煮，取清澈药汁凉凉后，每日三次滴3滴药汁入宝宝患处即可。

"中耳炎"在医学上全称为急性化脓性中耳炎，对于8岁以下的宝宝相对更容易感染，通常是由于耳内发生了细菌感染造成的疾病。其中又分为急性与慢性中耳炎，急性中耳炎相对容易治疗，如果及时就医可以痊愈。慢性中耳炎一般由急性中耳炎转变而来，治疗花费的时间比较长。

患有中耳炎的宝宝症状比较复杂，通常会表现出以下几点：

（1）发热：宝宝患有中耳炎的时候，身体有可能会突然发热，体温可升至37.8℃至40℃。

（2）身体反应：有的宝宝会畏惧寒冷，有困乏怠倦、没有食欲的症状。严重的宝宝会出现上吐下泻等类似消化道症状的情况。

（3）耳痛：宝宝患有中耳炎时，常常会在进食的时候哭闹、抵抗，甚至患病较重的宝宝都不愿意入睡，这都是因为宝宝吃饭、睡觉的动作或者姿势压迫了发炎的患部，导致疼痛所致。

（4）听力障碍：患有中耳炎的宝宝会出现耳鸣、耳痛、听力下降和耳道流脓等症状，有时液体大量存留于中耳部位，很容易给宝宝造成暂时性的听力障碍。

中耳炎这种疾病的病因也比较复杂，一般来说是普通感冒或咽喉感染等上呼吸道感染所引发的并发症。大部分宝宝是在感冒、长期鼻炎鼻窦炎、腺样体肥大等疾病过后引起的急性中耳炎。慢性中耳炎通常是继发于急性中耳炎，另外，鼓膜置管后细菌经鼓膜通气管进入中耳、外耳和鼓膜的外伤均可引起慢性中耳炎。

对于中耳炎，我国中医称此病为"耳脓""耳疖"，中医认为是因肝胆湿热，内火未宣，邪气盛行引起的疾病。所以在本节我们推荐一款偏方：生黄连水滴耳，这一偏方是按照中医的调养理念推荐，相信可以帮助到患有中耳炎的宝宝。

具体方法：提前准备一个干净的空眼药瓶，将10克左右的生黄连加入100毫升左右的水，文火煎至25毫升，去除药渣，将剩下的澄清药汁倒入事先准备好的空眼药瓶内，将这种汁液倒进宝宝的耳中即可。每一次滴入耳内3~4滴，每天滴3次，通常三天左右见效，但家长要注意不能随意停药，最好使用到宝宝痊愈。治疗期间禁忌辛辣、酒类、煎炒助热之物。

此偏方的药效原理在于，黄连药性苦寒，具有清热燥湿、泻火解毒的作用，中耳炎多是"上火"引起，而黄连对于清内火有非常好的作用。

无论什么病，预防永远比治疗重要。对于中耳炎来说，生活中看似简单的生活细节往往都能引发此种疾病，家长朋友可以参考以下几点来杜绝宝宝中耳炎的隐患。

1. 提捏鼻子

很多家长都不喜欢自己的宝宝有一个"塌"鼻子，所以喜欢提捏宝宝的鼻子，希望或者认为在自己的提捏后，宝宝的鼻子能变得挺拔，但是很多家长并不知道，自己的这二个小动作，和容易引起宝宝急性化脓性中耳炎。其原因在于，大人在捏宝宝鼻子的时候，力度掌握不好，容易损伤宝宝鼻腔黏膜与血管，当宝宝这一道防线损伤的时候，细菌、病毒姐会容易进入宝宝体内反生感染疾病，除了造成感冒等作为中耳炎的隐患之外，更直接的是容易使鼻腔中的分泌物因受到挤压，

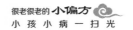

通过咽鼓管侵入鼓室而引起中耳发炎

2. 喂奶姿势不正确

平躺喂奶容易导致宝宝患中耳炎，这种情况往往不会出现在母乳喂养的现象，大多都是采用配方奶人工喂养的宝宝会有这样的隐患。这是因为宝宝肠胃发育不完善，宝宝在喝奶的时候容易吞进一部分空气，所以有时候在喂奶的过程中或者喂奶完毕，宝宝会出现反胃的现象，这时宝宝胃里的食物会重新反流入咽喉、口腔或鼻腔中，如果宝宝的状态是平躺，就很容易被返流的食物通过咽鼓管侵入耳内，引起耳内黏膜发炎。

3. 擤鼻涕要注意

当宝宝感冒或者鼻炎的时候，鼻涕就很容易增多，如果家长擤鼻涕的方法不对，也很容易会引起宝宝患上中耳炎。

部分家长给宝宝擤鼻涕的方法是用两手指捏住两侧鼻翼，用力将鼻涕擤出。但是宝宝的两侧鼻孔如果都被按住，鼻涕的出路被堵死了，这时候鼻涕很容易在没有出路的情况下向鼻腔后冲，通过咽鼓管而侵入中耳，鼻涕中的细菌、病毒趁机繁衍而导致中耳炎。

在这里说一下正确给宝宝擤鼻涕的方法：家长用手指按住宝宝一侧鼻孔，稍用力向外擤出另一鼻孔的鼻涕，再用同法擤出另一侧。如果宝宝鼻子堵住难以擤出鼻涕，父母一定注意不要硬让宝宝擤，这时要注意疏通宝宝的鼻腔然后在把鼻涕擤出。

4. 少用安慰奶嘴

据调查，在使用"安慰奶嘴"的半岁到一岁的宝宝中，比起不适用这种奶嘴的宝宝，患中耳炎的概率高出 30% 以上。这其中的原因在于：宝宝使用"安慰奶嘴"入眠，吸吮动作非常频繁，这很容易使病菌从鼻腔后端潜入咽鼓管，进而引发中耳炎症。

所以再次建议父母朋友，当宝宝半岁后，最迟再过 10 个月就应该让宝宝停止使用安慰奶嘴，父母可以选择在宝宝睡前采取互动玩耍、放音乐等方式让宝宝安然入睡。

5. 游泳引发中耳炎

大一点儿的宝宝会跟随父母到海边或者游泳池游泳，但是游泳姿势不当，是很有可能让宝宝听力下降甚至患上中耳炎的。其原因在于，宝宝在游泳过程中容易呛水，水就会趁机通过鼻腔—鼻咽—咽鼓管的途径侵入中耳，水中的细菌就会中耳发炎。另外，池水还可直接流入耳朵，感染耳膜，进而株连中耳。

所以，家长在带着宝宝游泳的时候，一定要选择清洁卫生的游泳池，最好给宝宝戴上耳罩，同时避免呛水，防止池水进入耳道。

6.乱掏耳朵

有些父母很注意宝宝的卫生，尤其看到宝宝耳朵里有耳屎的时候，不但认为是卫生问题，甚至还认为会影响宝宝听力，所以一定第一时间为宝宝掏干净。但是很少的父母会知道，随意给宝宝掏耳朵会是宝宝中耳炎的一大隐患。

首先，耳屎的学名叫耵聍，是有生理作用的，它充当着耳道"门卫"的角色，阻止虫子、脏水等异物入侵；发挥"消声器"的作用，防止剧烈声波损伤鼓膜等。当父母随意为宝宝掏耳屎，就是特意破坏了它的生理作用，解除了耳道的"门卫"，这样一来细菌就很容易随异物进入中耳造成耳道黏膜或鼓膜感染，并蔓延到中耳发生中耳炎。

这里需要与家长分享的是，耳屎是耵聍腺分泌的，一般可随咀嚼、张口或打哈欠等活动，借助于下颌等关节的运动而自行脱落并排出于耳道，不必掏挖。如果确实过多宝宝感到耳道痒，或者明显感受里面有东西出不来，这时家长再适当地为宝宝清理耳屎。

除此之外，在宝宝2~6岁期间，可能会遇到中耳炎的一种特殊类型：分泌性中耳炎，这种类型的中耳炎也是造成听力损害的一个重要因素。此病最常见的病因是香烟中的有害物质对儿童娇嫩的中耳黏膜有直接刺激作用，使中耳内分泌的黏液增加、变稠，也使咽鼓管不通畅，从而造成中耳内积液，听力随之下降。所以，为了宝宝的健康，尤其是耳部健康，家长自身尽量不要吸烟，也避免宝宝在其他环境吸二手烟。

最后，希望家长注意给宝宝一个良好的生活、生长环境，少带宝宝去人多人杂的地方，毕竟感冒、鼻炎等上呼吸道感染是引发中耳炎最常见的原因，所以预防普通的感冒、发炎病毒细菌就是在为宝宝预防中耳炎。如果家长发觉宝宝中耳炎高烧或其他痛苦症状，建议及时送往儿童医院就诊治疗。

外耳发炎，鱼脑石蛋黄油来帮忙

⚠**症状**：孩子外耳道不适，有点儿痛、痒，有些黄色分泌物。

🍶**偏方**：鱼脑石、鸡蛋黄。

方法：
（1）桔矾、鱼脑石各 15 克，粉碎，打成细末待用；
（2）用五六个蛋黄煎制的蛋黄油调匀；
（3）用棉签轻轻地擦拭外耳道，薄薄一层即可。

外耳炎，通常指宝宝外耳道不适，宝宝会感觉痒、痛，尤其在张嘴咀嚼食物的时候更加明显。观察耳部会发现，宝宝的耳道会红肿，部分父母还会在宝宝的外耳道发现黄色分泌物，严重的宝宝甚至会因为患外耳炎而牵扯到半边头痛、发烧等症状，这一疾病很容易影响到宝宝的饮食和休息。

宝宝患有外耳炎的原因很多，从根本原因上来说，通常是由于细菌病毒引起的发炎。当宝宝的耳朵进水或者潮湿的时候，真菌和细菌就容易在此生长繁殖，如果宝宝常用抗生素就更加容易受到青霉素、曲霉菌及白色念珠菌等感染而引发外耳炎。从间接原因上来说，宝宝在洗澡、洗头、游泳的时候脏水进入耳朵，或者是宝宝耳屎分泌过多，当水遇到耳屎的时候将其泡大堵塞耳道等情况，均有可能导致宝宝患上外耳道炎，而最常见原因是父母为宝宝清除耳垢造时伤害了宝宝的外耳道，造成由外损伤引起的外耳炎。

针对宝宝外耳道炎，本节推荐一款传统中医偏方：鱼脑石蛋黄油。首先介绍一下"蛋黄油"，又称为鸡子鱼、凤凰油，被称为"民间食疗第一神方"，同时也是传统中医里秘而不宣的秘方。民间制取蛋黄油的方法比较简单，先把鸡蛋煮熟，剥皮取蛋黄后碾碎，放到锅里用文火加热，慢慢就会有油渗出。

此偏方整体使用方法：准备桔矾、鱼脑石各 15 克，粉碎成末，用提前准备好的蛋黄油调匀，用棉签蘸取调试好的药油轻轻地擦拭外耳道，擦拭薄薄的一层即可。每日擦拭一次，一般三五天就会有好转。

这个偏方之所以对外耳炎有效，首先是桔矾有止血定痛、蚀恶肉、生好肉，治痈疽疔肿恶疮的效果，配合鱼脑石消炎、通淋的效果，对中耳炎、外耳炎、鼻炎等有非常好的效果。偏方中的蛋黄油含有丰富的维生素A、维生素D和卵磷脂等，这些物质对人体皮肤的再生和代谢有着重要作用，同时蛋黄油又可以让药粉贴附在耳道上，保证药效发挥持久。

虽然宝宝外耳道炎不难治疗，但是为了让宝宝避免受到此病的痛楚，家长还只注意以预防为主。首先要注意的一点就是不要让宝宝的耳朵进水，尽量使宝宝的耳道保持干燥。例如在宝宝在洗澡、洗头的时候可让宝宝低头防止水进入耳朵，在游泳的时候戴上防水耳塞等。如果不慎污水流进外耳道，家长可以让宝宝站在地面，头偏向一侧，单腿用力跳几下，然后用棉花球轻轻拭干外耳道，即可把水吸出。

除此之外，宝宝外耳道炎最常见的原因，通常是父母为宝宝清理耳屎不当，所以本节我们重点向家长朋友分析一下耳垢、耳屎的问题。一般情况下，父母尽量不要随便给宝宝掏耳朵，耳朵中的耳屎又叫作耵聍，对耳朵起到了很好的保护作用，对于宝宝来说，耵聍首先可以防止尘土、飞虫甚至是细菌进入宝宝的耳朵，同时耵聍可以起到一个消音器的作用，当外界突如其来巨大响声，很可能对宝宝的耳膜造成损伤，由于宝宝的听力还处于发育阶段，耵聍可以在这种时候对宝宝的耳膜起到一个缓冲的保护作用。综合来说，宝宝耳朵里的耵聍好处还是很多，甚至是利大于弊的，所以若非必要情况，家长不要私自给宝宝清理耵聍。

如果宝宝耵聍集结太多，家长认为有必要的时候，也最好是带宝宝去医院清洗，不要私自用金属棒或棉签帮宝宝掏耳朵。宝宝的皮肤非常娇嫩，如果家长非专业地为宝宝清理耵聍，甚至有可能使耳道皮肤破皮、受伤，这样反而增加了宝宝患病的概率。

儿童蛀牙，生姜泡茶坚固牙齿

⚠**症状**：蛀牙，儿童龋齿。

🧴**偏方**：生姜、红茶。

方法：

（1）红茶一包、去皮生姜五片（适量的生姜水）待用；

（2）红茶包和生姜一起放入杯中，用九十度以上水冲泡，或者在沏好的红茶里加入准备好的生姜汁（如果选用生姜汁的话，加入3毫升即可）；

（3）请一定注意保持茶壶和茶杯的温热，因为茶壶的温度降低会有损红茶的

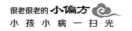

味道和香气。

蛀牙又被称作"龋齿"，是我国发病率较高的疾病之一，仅以5岁宝宝为例，发病率超过了一半，平均每个孩子就有三颗蛀牙。所以当父母一定要关注自己宝宝的蛀牙问题，发现宝宝有蛀牙的时候，一定要予以重视，保护宝宝的牙齿是宝宝一辈子的事情。

宝宝患有蛀牙后症状比较多，首先父母如果细心观察宝宝的牙齿，会在龋齿上看到龋洞，或者龋齿与其他牙齿相比较颜色、形状都不太相同。在饮食中，如果宝宝吃酸、甜的食物，或者温度过高、过低的食物时，就会出现牙痛症状。如果蛀牙严重的宝宝，即使是嗑牙的时候，都会明显感觉到龋齿部位酸疼。

对于蛀牙的病因，很多人都以为是蛀虫引起的，其实不然。蛀牙通常是因为牙齿表面或者齿缝残留食屑，没有清洁到位，而口腔中的细菌使食物残屑腐败形成酸性物质，酸性物质长时间停留在牙齿上导致钙脱落形成龋洞，这就是蛀牙。产生蛀牙后，首先宝宝无法正常咀嚼食物，颌骨会因为失去正常的生理刺激而发育不足，严重者会导致面部畸形，影响宝宝的面部形象。

本节我们推荐一个实用偏方：生姜红茶，但家长应注意此偏方适合三岁以上的宝宝，年龄太小的宝宝建议遵循医嘱采取适当措施。偏方制作方法非常简便，取生姜、红茶各9克，生姜可切成姜末，用开水将两者同时冲泡即可。

此偏方的药效原理在于，茶叶中通常含有丰富的氟元素，而红茶中的氟元素更多，氟元素可以强化牙齿的釉质，起到固齿防龋的作用，所以和红茶和红茶漱口均有保护牙齿的效果。偏方中的生姜性暖、辛，有暖胃温肺的作用，生姜功效温胃散寒，能够促进毛细血管的血液循环，当宝宝因为龋齿疼痛的时候，生姜能起到镇痛作用，甚至家长可以在宝宝牙痛之时，切一片生姜让宝宝咬在疼痛处。

对于宝宝的龋齿病患来说，依然应当以预防为主，一般来说，通过家长的精心呵护，多数宝宝是可以有效避免龋齿危害的。家长朋友可以参考以下几点来呵护宝宝牙齿：

（1）从预防"奶瓶龋"开始做起。首先依然建议对开始长牙的宝宝采取母乳喂养，除了因为母乳热量多、营养丰富之外，主要只因为母乳中有各种宝宝需要的酶和抗体，能帮助宝宝更好的消化、吸收并抵抗疾病。如果家长选择配方奶，一定要注意不能看到宝宝一哭就随意将奶头或者空的橡皮奶头塞进婴儿口内来哄婴儿，因为宝宝连续吮吸，会让口部肌肉不断收缩，容易使颌骨发育受限，如果不断吸入大量空气，会压迫上腭，使上腭变得过多过窄，甚至会引起牙龈发炎。

除此之外，给宝宝服用配方奶时不要让宝宝含着奶嘴睡着，否则容易引起乳切牙和第一乳牙患龋，也就是"奶瓶龋"。

（2）父母应当在宝宝乳牙未萌出前就开始注意口腔卫生，尤其是每天哺乳完毕后和每天晚上睡前，可以用手指缠消毒纱布轻轻擦洗牙龈和腭部，或者在进食后让宝宝喝一点儿白开水漱口。当宝宝3岁左右时，家长就应该开始教宝宝刷牙了。除此之外，部分家长把一些食物放到自己的口中咀嚼后再喂给宝宝吃，这种形式是完全错误的，家长很可能将自己口腔的细菌、病毒及霉菌等传播给了宝宝，但宝宝抵抗力不如成人，在成人口中无关紧要的细菌就有可能在宝宝口腔中引起疾病。

（3）定期检查。有条件的家庭可以每半年为宝宝做一次定期检查，专业的口腔检查有利于随时发现问题，及时处理，以利于婴幼儿的健康成长。

（4）补充氟化物。氟元素可以强化牙齿釉质，所以家长可以适当给宝宝补充氟化物。首先，可将氟滴剂滴入婴幼儿的口内，或者将氟滴剂加入食物中吃下。如果三岁以上的宝宝可以服用氟片。氟滴、氟片的补充剂量一定要在牙科医生的指导下使用。

（5）重点营养。蛋白质是儿童生长发育的物质基础，钙磷是牙齿、骨骼的主要构成部分。因此，孕妇和幼儿可以偏重于食用含钙、磷和维生素A、维生素C、维生素D丰富的食物。除此之外，饮食中也要注意促进宝宝代谢，这样才有利于钙质沉积到牙齿和骨骼上。

最后再次向家长朋友申明：宝宝蛀牙的问题并非无关紧要，家长也不要认为等到新牙长出来的时候就可以完全代替旧的龋齿而置之不理，蛀牙是可以破坏牙齿并破坏牙齿的中央神经，从而导致脓肿并且有可能引起很多并发症。所以家长一定要在宝宝出牙前就开始准备防止龋齿，如果宝宝患上蛀牙一定要予以重视，严重的情况应尽快到医院为宝宝做口腔检查，帮助宝宝获得一口健康、坚固的牙齿。

儿童牙痛，海桐皮止痛有一套

▲症状： 由蛀牙、龋齿等引起的牙痛。

♨偏方： 海桐皮。

方法：
用开水浸泡海桐皮，待水晾温之后取药汁漱口。

宝宝牙痛，通常是指由于龋齿而造成的牙龈部位神经肿痛。当父母不注意宝宝的喂养方式、饮食习惯和口腔卫生等问题时，就很容易造成宝宝患上"喂养龋"，另外，如果宝宝平时喜欢吃甜食，睡前进食甚至含食入眠，都是造成龋齿的原因。一旦宝宝患有龋齿，就随时可能会出现牙痛的病状。

对于宝宝牙痛，经现代医学统计研究，除了最常见的龋齿原因之外，如果宝宝患有牙周围炎、牙龈炎、牙本质过敏等相关疾病，也都有可能导致宝宝出现牙痛。从中西医双方的角度来说，中医认为牙痛的原因是外感风寒、风热，脾胃有热，郁而化火及肾气虚弱，虚火上升至口腔发炎等情况引起的牙痛，而现代医学认为是牙龈神经过敏，每遇冷、热、酸、甜等刺激情况，牙神经就会出现疼痛现象。

本节针对宝宝牙痛，主要推荐的偏方是海桐皮水漱口，这一偏方多适用于龋齿引起的牙痛。具体方法：取 15 克左右的海桐皮，加入适量开水（约 100 毫升）浸泡 15 分钟。等待水温降低至 30℃左右，海桐皮药性被水泡出，让宝宝含漱 1~3 分钟，一日 2~3 次，直到牙痛消失后停药。海桐皮的功效主要是驱除风寒、打通经络、生肌止痛，用来治疗牙痛有不错的效果。

此偏方的药效原理在于海桐皮，用这一味药治疗牙痛算是古方，在宋朝编的《太平圣惠方》里面记载："治风虫牙痛：海桐皮煎水漱之"。《开宝本草》中也提到"海桐皮，牙齿虫痛，并煮服及含之"。在民间长期使用中，海桐皮对龋齿牙痛确有非常不错的止痛功效。经过现代医学对海桐皮的研究分析，其含有多种生物碱具有抑制致病细菌、真菌，及镇静、止痛的效果。

除此之外，如果宝宝是因为龋齿而牙痛，家长除了偏方之外，还应当注意在宝宝的饮食中尽量避免过甜、过酸的食物，在宝宝每次进食完毕可用淡盐水漱口，或者根据医嘱使用氟化物漱口等。如果宝宝龋齿严重，则应当上医院及时给宝宝补牙治疗。

除了龋齿导致的牙龈疼痛，上文中我们还提到上火牙痛和牙龈肿痛，以下我们推荐给父母一些基本的保健按摩，父母可以参考来辅助治疗宝宝各种牙痛情况。

（1）虚火牙痛。这种原因的牙痛通常是一种隐隐微痛的感觉，在午后疼痛更加严重，牙龈微红微肿，严重的宝宝会龈肉萎缩，牙齿浮动，咀嚼困难。整体症状为唇赤颧红，咽干咽痛，虚烦不眠，舌质嫩红，舌苔少等上火类型症状。

推荐方法：首先父母可以尝试搓擦宝宝的涌泉穴 2~5 分钟，可起到散火消热的作用。其次可以横擦肾俞、命门穴及尾骶部，直到发热。最后可以按揉太溪、行间穴各 1 分钟。这三个方法可分别或同时实施，都可为宝宝散去虚火、清内热。

（2）牙龈发红肿胀引起疼痛，严重者牵引头部同时疼痛。其他症状表现为口渴、喜食冷凉、口气热臭、大便秘结、尿黄、舌苔黄少津等。

推荐方法：首先家长可以逆时针摩腹 3~5 分钟。其次可以按揉足三里、三阴交穴各 1 分钟。这两种按摩能够帮助宝宝缓解头痛，同时加快新陈代谢排出体内毒素。

（3）综合按摩法。一般的宝宝牙痛，都可以按照以下方法尝试为宝宝缓解疼痛。

①让宝宝放松倚靠而坐或者侧卧，家长以中指点揉风池、风府穴各 1 分钟。

②轻揉宝宝合谷、内庭穴各 1~3 分钟。

③宝宝轻松靠坐，双手中指指腹按压双侧缺盆穴 1 分钟，然后慢慢把手松开，反复操作 2~5 遍。

④轻柔提拿肩井穴 3~5 遍。

⑤按揉、推擦大椎穴 1 分钟或者直至温热停止。

除了发现宝宝牙痛后采取偏方、按摩甚至去医院治疗之外，我们依然推荐各位家长朋友从饮食和卫生习惯上帮助宝宝预防牙痛。

（1）饮食方面。宝宝喜欢甜食非常正常，但自律能力又不像大人，尤其在长辈的溺爱中吃糖的机会多，家长一定要控制宝宝吃糖的数量。另外，平时最好多吃些能预防蛀牙的食物，像是香菇、芹菜、葡萄干、洋葱等，饭后最好是用茶水漱口，因为造成龋齿的最大原因，就是食物残留在口腔里形成一个酸性的环境，导致牙齿的表层受到损坏，而茶水是碱性的，可以中和口腔的酸性环境，抑制口腔的致病菌，从而起到保护牙齿的作用。

（2）生活习惯。首先对于年龄较小的宝宝，父母应掌握正确的母乳喂养和奶瓶喂养方法，在宝宝没有长牙之前就做好口腔清洁工作，在宝宝长牙后就开始帮助宝宝养成刷牙的习惯。有条件的家庭可以给宝宝做定期的口腔检查。另外，要注意平时宝宝吃东西后尽量不要让食物粘在牙齿上，少吃在口腔中停留时间过久的糖果。

最后，提醒家长朋友们，当宝宝出现牙痛症状时，一定要重视，无论是龋齿、牙龈发炎还是其他原因，也许疼痛的问题并不大，但是牙痛很可能会引起其他并发症，所以尽量让牙痛消失在萌芽之中，既早日减少宝宝痛楚，又可以消除其他隐患。

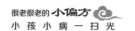

牙龈出血，红衣花生莲藕汤

⚠️症状： 牙齿出血。

🍶偏方： 花生、莲藕、红枣。

方法：

把全部食料一起放入砂锅内，加入适量清水，煮沸后仍需小火煮3个小时。

在日常生活中，有时候家长在给宝宝清理牙齿的时候，会常常碰到牙龈出血的问题，而宝宝口腔中的血液通常是从牙缝中渗出，渗血处的牙龈往往会有红肿的现象。

宝宝牙龈出血的原因通常是上火，家长可以观察一下，自己的宝宝除了牙龈出血之外，是否有口角起疱、舌苔淡黄、小便发黄、大便干结、眼屎变多等上火的普遍症状。

如果确认宝宝是因为上火而牙龈出血，那么家长就要注重给宝宝泻火来调理牙龈出血。例如给宝宝喝一些绿豆汤或者绿豆粥，由于绿豆性寒味甘，能清凉解毒，清热解烦，对上火而引起并发症的宝宝最为适宜。同时在其他饮食上家长也注意清淡为主，增加蔬果的摄入。

宝宝牙龈出血另外一个原因就是牙龈炎或者牙周炎。当宝宝牙齿表面堆积了牙菌斑，牙菌斑中的细菌产生许多有害的代谢产物会伤害牙龈组织，使牙龈组织产生炎症，宝宝的牙龈就会变得红肿松软，容易出血。

如果确认宝宝是由牙周炎、牙龈炎引起的牙龈出血，家长应当带宝宝到专业的口腔医院进行治疗，同时在治疗后加强宝宝的口腔卫生。

除了这两个原因之外，还有可能是全身疾病引起牙龈出血或者一些刺激性因素引起的牙龈出血，家长一定要明确原因再对宝宝"对症下药"，采取适当的调理方式。

对于宝宝一般性质的牙龈出血，本节推荐一款不错的小偏方：红衣花生莲藕汤。具体方法：取用250克新鲜莲藕，100克的红衣花生，10个左右的红枣，适量的清水煎水。煮开后凉凉让宝宝漱口并咽下，一日二次，通常连用3天就会见效。

此偏方的药效原理在于，中医认为牙龈出血的其中一条原因是血液不能及时凝结，气虚不能摄血（现代医学里用"血小板低"来解释），血液溢出脉络以外的表现，调理此症的中心在于补气益血。偏方中红衣花生能抑制纤维蛋白的溶解，增加血小板的含量，改善血小板的质量，改善凝血因子的缺陷，加强毛细血管的收缩功能，促进骨髓造血功能。藕有清热凉血的作用，大枣有补气养血的作用。

所以偏方中这三者综合使用能够有效调理宝宝的牙龈出血症状。

最后，针对宝宝牙龈出血的不同症状、原因和应对措施，做一个简单的整理，希望能对家长朋友们有所帮助：

（1）刷牙不当导致伤害牙龈。给宝宝用的牙刷一定要柔软，牙刷的毛要细，并且在给宝宝刷牙或者教宝宝刷牙的时候一定要掌握好力度，并且告诉宝宝正确的刷牙方式，以免是宝宝刷牙过于用力导致伤害了牙龈而出血。

（2）普遍牙龈炎。牙龈内毛细血管扩张、增生，再加上儿童的牙龈上皮角质化差，稍有刺激就会引起牙龈毛细血管破裂出血。如果牙龈沟里沉积牙结石，坚硬的牙结石损伤牙龈，就更容易出血了。这种情况建议家长带宝宝到医院做专业的口腔检查和护理。

（3）缺乏维生素。宝宝如果缺少维生素会对身体各个部位均有影响，如果宝宝缺少维生素 C 就容易牙龈出血，因为维生素 C 关系到人体的皮肤、黏膜及牙龈里毛细血管的通透性。缺乏维生素 C 的宝宝毛细血管通透性会增加，血液容易渗透到血管外面，甚至有很多毛细管壁破裂而出血。这种情况父母应及时为八宝补充维生素 C，可以根据医生嘱托适量服用维生素 C，或者多吃些水果、新鲜蔬菜或菜汁、水果汁等。

（4）宝宝身体其他疾病。这种情况比较特别也严重，例如白血病、再生障碍性贫血、血友病等，这也可致牙龈出血。如果是这些疾病引起的牙龈出血，通常表现为牙龈多处出血。并且出血后不容易止住，清理比较困难。这种类型的宝宝一定要及时到医院诊治处理。

综上所述，宝宝牙龈出血比较常见，家长不必过于担心，但如果宝宝长期牙龈出血或者流血不止，家长就要予以重视并及时送医。另外，在饮食、卫生、生活习惯中一定要多加注意，预防宝宝出现牙龈出血的病痛。

牙龈肿痛，金银花水来漱口

⚠️**症状：** 牙龈肿痛。

🍵**偏方：** 金银花水。

方法：

（1）泡水含漱，每天 1 剂每次 10~15 分钟，漱后吐出，不可吞咽入胃；

（2）用金银花泡开水盐水漱口。

牙龈肿痛，实际上指的是牙齿根部疼痛，同时牙龈根部周围齿肉肿胀，故称牙龈肿痛，也叫牙肉肿痛。

此病症主要表现为牙龈肿胀肥大，呈深红色或暗红色，牙龈乳头呈球状突起，组织松软等。由于牙龈肿胀肥大，很多宝宝的牙龈沟壑加深，这时宝宝每日的饮食残渣更容易藏在其中而导致细菌滋生，细菌会加剧口腔炎症。如果宝宝抵抗力较低，甚至可能导致单发或多发性的龈脓肿，相关症状如刺激性牙龈出血、发胀、口臭等。部分宝宝牙龈肿痛时，还有可能引起牙龈痒、局部发热等全身症状。

宝宝出现牙龈肿痛的原因较多，例如牙周炎、智齿冠周炎、食物嵌塞等都有可能引起牙龈肿痛。最主要的一点是牙龈有炎症，牙龈下的炎症通过牙缝，牙结石，口腔死角进行多方位的传播，牙龈附着牙菌斑而导致牙龈肿痛。

针对宝宝牙龈肿痛的问题，在这里我们推荐一款有效缓解病痛的偏方：金银花水。制作和使用方法很简单：将金银花放入温水中浸泡，带到谁变色后即可，让宝宝口含金银花水漱口，每天1次，每次10~15分钟，漱后吐出，不可吞咽入胃。此偏方适于三岁以上的宝宝，对于比较小的宝宝可用温盐水来漱口。

此方的药效原理在于，中医认为牙龈肿痛主要是胃热上火，所以治疗也从清火着手，而金银花性甘寒气芳香，甘寒清热而不伤胃，芳香透达又可祛邪，具有清热解毒缓解牙龈肿痛的功效。家长给宝宝使用金银花的同时，还要保证宝宝体内水分充足，根据宝宝的体质特点还可以加入栀子花、菊花等清热药物。

在宝宝成长过程中，牙龈问题很难避免，但是应当让宝宝减少疾病的困扰，在本节总结几条预防、保护宝宝牙龈肿痛的方法，希望能帮助到家长朋友们。

（1）从引发牙龈肿痛的病原着手。如果宝宝的牙龈肿痛是因为牙周炎、智齿冠周炎等牙科疾病造成的，那么家长要从这写根本的炎症入手，才能尽快并彻底地解决宝宝牙龈肿痛的问题。

（2）提高宝宝体质。身体健康才能更好地预防疾病，所以家长要经常带宝宝到户外活动，晒晒太阳，提升宝宝的免疫力。

（3）减少甜食。甜食通常是每个宝宝的最爱，但甜食也是口腔细菌的美食，尤其是糖果、粘牙的甜食碳酸饮料都会引起蛀牙，还会影响食欲，所以家长要控制宝宝甜食的摄入量，尤其注意在宝宝睡前不能吃甜食。

（4）宝宝出牙期间加强护理。出牙时期是宝宝一个特殊的时期，这段时间宝宝会出现牙龈痛痒的感觉，所以爱咬东西，这时家长可以给些硬的食物，如面包、饼干让宝宝啃，夏天还可以给冰棒让他去咬，冰凉的食物止痒的效果更好。

（5）宝宝进食后注意清理口腔。每次给宝宝喂养食物后，可以让宝宝喝白开水漱口，以便把残留食物冲洗干净，如有必要家长可以使用清洁工具帮助宝宝清洁口腔。

（6）补充维生素、矿物质。宝宝的牙齿发育需要多种维生素，如维生素A、维生素C、维生素D和矿物质钙、磷、镁、氟等。因此，宝宝出牙期间一定要给予宝宝足够的蛋白质、钙质、维生素类的食物，如肉类、鱼类、蛋、牛奶、豆制品、水果、蔬菜等，促进宝宝牙齿的健康发育。

最后，如果宝宝牙龈肿痛严重，家长认为应该用药时，尽量带宝宝先到医院做检查，然后在医生指导下服用药物，不可私自为宝宝使用消炎或止痛药。

过敏性鼻炎 鼻炎汤很管用

⚠️**症状**：眼睛发红发痒及流泪。鼻痒，鼻涕多，多为清水涕，感染时为脓涕。鼻腔不通气，耳闷，头昏，头痛等。

🍵**偏方**：葛根、芫荽、粳米。

方法：

葛根洗净放入锅内，加水煮后去渣，再加入粳米煮粥，最后将芫荽切碎后放入调匀即可。

过敏性鼻炎又称变应性鼻炎，是鼻腔黏膜的变应性疾病，也属于鼻炎的一种，通常由于机体对某种物质过敏而引起的鼻炎都称作过敏性鼻炎，并可以引起一系列过敏性症状出现。

宝宝的过敏性鼻炎通常表现为充血或者水肿，宝宝经常会出现鼻塞、流清涕、鼻痒、喉部不适以及咳嗽等症状，发作的时间可长可短，常常数分钟，有的可持续数小时，发作来得突然，消失的也很快，发作停止后宝宝感觉完全正常；没有发热、头痛、精神不振、食欲不好等症状，因而很容易和感冒区别开。具体症状会表现在以下几点：

（1）鼻痒和连续打喷嚏。过敏鼻炎发作后，宝宝几乎每天会数次阵发性连续打喷嚏，喷嚏后会有鼻塞和流涕的症状，症状在早晨和夜晚比较明显。

（2）鼻涕稀薄而量多。宝宝打喷嚏的时候，大量的鼻涕会倾泻而下。但急性反应趋向减弱或消失时，可减少或变稠厚，若继发感染可变成粘脓样分泌物。

（3）鼻塞。程度轻重不一，单侧或双侧，间歇性或持续性，亦可为交替性。

（4）嗅觉障碍。这种情况比较严重，如果是由于黏膜水肿、鼻塞而引起者，多为暂时性。如果因黏膜持久水肿导致嗅神经萎缩而引起，多为持久性，这时父母就该及时带宝宝到医院进行治疗，否则会引起宝宝终身嗅觉失灵的可能。

宝宝过敏性鼻炎的原因较为复杂，主要还是从过敏源入手。通常1岁以内最常见的过敏原是来自室内的尘螨，温血动物的皮屑、毛发、唾液、禽类的羽毛和食物。尘螨的可能性最大，因为这种螨虫可能藏身与屋内的死角、地毯等地方，当宝宝匍匐爬行于地毯上吸入大量过敏源的时候就很容易诱发或加重疾病。

除此之外，食物、花粉、遗传和疾病也都是可能引起过敏性鼻炎。首先，食物过敏中以鸡蛋和牛奶最常见，但进食过敏食物，一般伴有其他器官系统症状，如荨麻疹、哮喘等，宝宝有可能是偶尔吸入食物气味引起鼻炎。其次，花粉引起的症状至少需要几个花粉季节才会明显体现，通常在4、5岁以后才逐渐增多，但如婴儿居住地接近某种风媒花花粉的来源处，在生后最初2年大量暴露于这些花粉，则可能较早出现症状。再次，有过敏性家族遗传病史的宝宝相对的病发率要高出很多，很容易引发过敏性鼻炎。最后，过敏性鼻炎经常伴随着感冒发作，感冒有时会直接导致宝宝过敏性鼻炎的发病。另外，宝宝在一些疾病中使用的抗生素等药品也会间接引起宝宝过敏性鼻炎的发作。

针对与宝宝过敏性鼻炎，本节推荐一个食疗偏方：葛根芫荽粥。此方适用于一岁宝宝的过敏性鼻炎，家这样可以尝试一下。

具体方法：取新鲜葛根50克，粳米100克，芫荽10克。首先将葛根洗净放入锅内，加水约2升，煮沸后水剩下1升左右即可，然后取出煮后的药渣，然后加入粳米后煮成粥，最后加入切成碎末的芫荽调匀食用即可。

除此之外，本节再推荐一款不错的偏方：薄荷苏叶饮。取鲜薄荷5克，苏叶15克，适量冰糖。将鲜薄荷叶、苏叶洗净放入锅内加水500毫升，煮开后捞出薄荷和苏叶；再根据宝宝的身体状况放入适量冰糖，随时服用。此方可适用于6个月以后的宝宝。

当宝宝患有过敏性鼻炎的时候，家长要以治疗调理位置，但是当宝宝健康的时候，预防宝宝过敏和患上过敏性鼻炎更加重要。宝宝由于年龄小，免疫力低，很容易就会接触到过敏源，家长可以参考以下几点，做好宝宝过敏性鼻炎的预防工作。

（1）天气环境因素。宝宝在春、冬两季比较容易过敏，春季是细菌、病毒滋生的高发季节，包括花粉过敏的宝宝在这个季节发生鼻炎的比例都很大。冬季气候又干又冷，如果房间里有暖气，那么室内外的温差就更大，时冷时热更让宝宝难以忍受，会因为免疫力低便跟着天气而敏感起来，进而出现鼻子痒、皮肤痒、经常咳嗽等情况。

（2）凡是有过敏性症状出现的宝宝，饮食上都要以清淡为主，少吃油腻、油炸、烧烤、刺激性的食物，多吃新鲜蔬菜和富含维生素 C 的食物，牛奶和鸡蛋需要根据宝宝的具体情况适当减量，海鲜类及贝壳类最好及时停止，等到宝宝过敏结束后，经过医生建议再考虑恢复。

（3）宝宝的房间要保持空气流通。尤其在阳光充分的时候可以把家中的衣服、被子等进行晾晒，阳光能有效地杀灭尘螨，杜绝宝宝过敏的一大原因。

（4）按摩宝宝鼻骨的两侧也可以缓解过敏性鼻炎，使宝宝呼吸畅通。生活中父母可以试着让宝宝用冷水洗脸，这样能增强皮肤抗刺激的能力，同时增加局部的血液循环，保持鼻腔通气。

（5）加强平时的锻炼，提高宝宝体质和身体免疫力，积极防治急性呼吸道疾病，也是防止过敏性鼻炎发作的根本所在。

综上所述，过敏性鼻炎通常是由过敏源导致的，家长在帮助宝宝对抗过敏性鼻炎时，可从过敏源、宝宝本身抵抗力双向入手，事半功倍。如果宝宝过敏性鼻炎较为严重或者引起其他并发症，家长应及时带宝宝到正规医院进行观察和治疗。

鼻窦炎很难受，辛夷苍耳泡泡手

⚠ **症状**：常常鼻塞，晚上睡觉还老张着嘴。

♨ **偏方**：辛夷苍耳泡泡手。

方法：

先将苍耳子 15 克放入 1000 毫升水中烧开，小火煎 10 分钟，再放入纱布包裹好的捣碎的辛夷 15 克再煎煮 20 分钟，待水温冷却至 40 度左右，浸泡双手 15~20 分钟。一日一次，直到痊愈。

鼻窦炎是鼻窦黏膜的非特异性炎症，为一种鼻科常见多发病。在各种鼻窦炎中，上颌窦炎最多见，依次为筛窦、额窦和蝶窦的炎症，鼻窦炎对于年幼的宝宝可以单发，也可以多发。

宝宝患有鼻窦炎的症状通常和感冒非常相似，同时小儿感冒也有可能引发鼻窦炎。与普通感冒相比，鼻窦炎引起的鼻塞、鼻涕多的症状持续时间在一周以上，并且没有好转的迹象，而且通常每次感冒宝宝都是鼻子都会先有反应。除此之外，因为鼻窦炎会影响宝宝通过鼻腔呼吸，所以宝宝晚上睡觉时总是会张着嘴巴。

宝宝患上鼻窦炎的原因较多，大致有以下可能：

（1）宝宝身体发育和体抗力原因。宝宝的鼻窦通常要到10岁才能发育完整，在这之前感染鼻窦炎的可能性较大，并且宝宝年纪小，全身抵抗力降低，如果因疲劳、受凉受湿、营养不良、维生素缺乏等原因，都会有可能得鼻窦炎。

（2）全身性疾病。如果宝宝患有贫血、内分泌功能不足，急性传染病如流感、麻疹、猩红热、白喉等疾病，也有可能诱发鼻窦炎。

（3）鼻腔相关些疾病。如果宝宝有鼻中隔偏曲、中鼻甲肥大、鼻息肉、变态反应性鼻炎、鼻腔异物或鼻腔肿瘤，也可引起鼻窦炎。

（4）邻近炎症疾病。耳、鼻、口想通，如果宝宝患有扁桃体炎或腺样体肥大、上颌第二双尖牙及第一、第二磨牙根部的感染，拔牙时损伤上颌窦壁或龋齿残根坠入上颌窦内等也可导致鼻窦炎。

针对宝宝鼻窦炎，本节推荐一款简便实用的小偏方：辛夷、苍耳子烧水泡手。本偏方药效原理出自《本草纲目》，《本草纲目》书中指出辛夷善于治疗鼻渊、鼻鼽、鼻疮及痘后鼻疮等疾病。现在医学中用它来治疗急性或慢性鼻炎、过敏性鼻炎、鼻窦炎等，都有一定疗效。苍耳子有发散风寒，通鼻窍，止痛的作用，用来搭配辛夷使用疗效更佳。另外，苍耳子单独使用来治疗鼻窦炎也不错，只要取苍耳子三十个，轻轻捣烂，用文火和麻油放在一起煎制，冷却后放在小瓶里备用，每天用消毒棉签蘸取涂在宝宝的鼻腔内，一天三四次都可以，两周一个疗程，通常办个疗程即可见效。

除本节推荐的偏方之外，推荐家长朋友可以用紫苏子按揉迎香穴来辅助治疗鼻窦炎。将一手拇指按在一侧迎香穴上，先顺时针按揉10~15次，再逆时针按揉10~15次，再换另一侧按揉迎香穴。按揉迎香穴可按揉迎香穴以有效缓解宝宝感冒引起的鼻塞。同时紫苏子性温味辛，有降气消痰、平喘之功效。

很多家长发现宝宝患有鼻窦炎后，都是从短期着眼，想尽快解决宝宝的呼吸不畅、头晕、精力差等症状，但家长朋友需要注意的是，如果宝宝患有鼻窦炎，就会习惯用嘴巴呼吸，长期如此可能导致细菌直接进入咽部，引起扁桃体炎或者中耳炎、咽炎等。所以从长远来看，如果宝宝第一次发生鼻窦炎没有得到很好的治疗，或者急性鼻窦炎反复发生，就可能演变成慢性鼻炎，很难彻底治疗。由此可见，父母一定要重视宝宝鼻子的保护，可以参考以下几点实施对宝宝鼻窦炎的预防和保健：

（1）平时注意宝宝鼻腔卫生，养成早晚洗鼻的良好卫生习惯。

（2）注意给宝宝擤涕方法。先按塞一侧鼻孔，稍稍用力外擤，之后交替而擤。鼻涕过浓时以盐水洗鼻，避免伤及鼻黏膜。

（3）家长带宝宝游泳时，尽量做到头部露出水面。

（4）有口腔疾病的宝宝，要彻底治疗。

（5）卧室应明亮，保持室内空气流通。但要避免直接吹风及阳光直射。

（6）给宝宝用药一定要遵循医嘱。

（7）慢性鼻窦炎的宝宝，治疗要有信心与恒心，同时加强锻炼，增强体质和抵抗力。

咽喉肿痛，冰糖草莓滋润下

⚠症状： 咽喉肿痛。

偏方： 草莓、冰糖。

方法：
使用纯净水将冰糖小火熬化，翻入新鲜草莓煮三分钟即可。

咽喉肿痛又称为"喉痹"，通常是由于宝宝体内上火而表现出的症状，疼痛的直接原因往往是急性扁桃体炎、急性咽炎和单纯性喉炎、扁桃体周围脓肿等，患病的宝宝会感觉到咽喉部红肿疼痛、吞咽不适。

本节针对宝宝的咽喉肿痛，介绍一款对于缓解疼痛非常有效地偏方：冰糖草莓汤。制作方法非常简单，首先选取新鲜草莓去蒂、洗净备用，将适量的纯净水烧开后，加入冰糖，小火慢熬，等冰糖全部溶化后，放入草莓再煮上两三分钟，味道适宜即可。

偏方的药效原理在于草莓味甘酸，性凉，含有多种维生素，其中所含的胡萝卜素是合成维生素A重要物质，具有明目养肝作用，含有的果胶和丰富的膳食纤维，可以帮助消化、通畅大便。除此之外，草莓含有、果糖、蔗糖、柠檬酸、苹果酸、水杨酸、氨基酸以及钙、磷、铁等矿物质，有润肺、生津、健脾的功效。对于治疗无痰干咳、咽喉肿痛、烦热干渴、积食胀痛、病后体弱等症有显著效果。

在本节我们希望家长可以对宝宝咽喉肿痛有一个更详细的了解，如此有利于家长朋友们在宝宝患有咽喉肿痛的时候能够正确处理，第一时间帮助宝宝摆脱咽喉肿痛的困扰。

中国传统中医认为，咽喉肿痛多半是肺胃郁火上冲或外感风热等因素造成的。所以当宝宝咽喉肿痛的时候往往还会伴有高热、口渴、头痛、痰稠黄、大便干结、小便黄、舌质红、舌苔黄厚等症状。但是宝宝上火也有区别，可能是单纯内热，也可能是体内同时脾胃内寒造成的虚火，两种原因造成的咽喉肿痛在治疗上也有所区别，所以家长应做好区分再给宝宝实施清热缓解的方法。

当宝宝咽喉肿痛时，家长可以摸一下宝宝的手脚，如果手脚是热的，就是内热大。这种情况引起的发热、咽喉肿痛，其治疗方法与肺胃郁火上冲引起的发热、咽喉肿痛是一致的。

（1）给宝宝多喝水，可以在水中加少许的盐，让宝宝喝淡盐开。

（2）给宝宝多吃寒凉的水果，如西瓜、香蕉、梨、猕猴桃等，较小的宝宝可以喝这些水果榨的汁。

（3）三岁以上的宝宝，可以同时配合背部刮痧。沿着宝宝脊柱的两侧，将由脖子至腰——即足太阳膀胱经经过的部位涂上麻油，再用刮痧板（商店都能买到，如果没有刮痧板，可用圆润的、没有棱角的瓷制勺子）从上往下轻轻地刮，宝宝内热重时，很快就能看到被刮的部位发红。家长要注意的是，给宝宝刮痧时，手法不要重，轻轻地沿脊柱两侧各刮十几下就可以了，刮完后让宝宝多喝温水，就能很快退热，咽喉肿痛也会减轻。

（4）家长不会刮痧或宝宝较小不宜刮痧时，可以通过按摩的方法降热。先搓宝宝的背部，主要是颈椎及两肩胛之间，这样可以作用于宝宝的胸肺。搓的次数不用太多，来回几十下，搓到皮肤发热就可以了。

再搓宝宝的两只胳膊，主要是大拇指往上的内外两侧。大拇指内侧运行的是手太阴肺经，连通着肺与咽喉；大拇指外侧向上，是从食指经过合谷穴往上运行的手阳明大肠经，不但通大肠，也联络着肺与咽喉。在胳膊上的这两条经络搓上几十下，搓热了，对治疗咽喉肿痛效果明显。然后再搓搓宝宝手上的大鱼际，按压手上的合谷穴，这些都是治疗咽喉肿痛的主要穴位。

最后搓宝宝小腿上的足阳明胃经，也就是沿着足三里穴向下的这条经络，来回搓几十下，搓热了就可以，这样就能将热往下引了。如果家长能坚持将全套搓下来，同时让宝宝多喝温开水或淡的温盐水，宝宝发热及咽喉肿痛的现象很快就能缓解。

与单纯内热相对，如果宝宝的手脚是凉的，往往代表宝宝身体内寒而有虚火。宝宝身体内寒气较重或又受了风寒，也会有发热、咽喉肿痛的症状，而且通常表现为忽冷忽热、舌苔发白、小便颜色淡、清，少数宝宝还会有咳嗽、流涕等症状。生病后吃药、输液的效果都不明显，白天是低热或正常，下午、晚上症状就加重，遇到这种情况，家长可以参考以下方法来进行处理：

（1）家长可以在给不煮的稀饭里加两片生姜、两段葱、几滴醋，煮好后，给宝宝吃的时候去掉姜、葱。这道姜葱粥祛寒、发汗、退热的效果非常好，一天可以给宝宝喂上2~3次。不退热后，将材料中的葱去掉，等白苔也明显退去，姜也可以去掉。

（2）喝完姜葱粥后，家长可以再给宝宝用较热的水泡脚，泡20~30分钟后，搓脚心各50下，捏10个脚趾各20~30下，最后主要按摩大脚趾根部的扁桃体反射区。只要宝宝咽喉肿痛，在这个部位按压时，宝宝肯定会有疼痛感。找准痛点后，就在痛处按压5~10分钟，两只脚都这样按摩，一天2~3次，宝宝的咽喉肿痛也会减轻。

（3）家长在整个治疗过程中都要给宝宝喝大量温开水，一小时一杯，让宝宝多排尿，咽喉肿痛会明显缓解。

（4）宝宝就是因为身体虚寒才会得病，所以必须加强营养，两岁以上的宝宝可以每天吃固元膏1~2次，一次小半勺。家长还要给宝宝多吃烧得烂烂的肉汤、鸡汤，肉也都要一起吃掉。咽喉肿痛的时候千万不要吃鱼、虾、山药、辣椒。

综上所述，在治疗宝宝咽喉肿痛的过程中，家长一定要分清原因，然后针对"缓解"和"治疗"同步进行，如果家长参考本节对宝宝进行身体调理，一定要注意坚持和全面，只挑几样执行。如果宝宝的咽喉疼痛比较严重，还是应该第一时间送宝宝到正规医院进行治疗。

急性喉炎，赶紧求助鱼腥草

⚠症状： 急性喉炎。

✿偏方： 鱼腥草。

方法：
鲜鱼腥草60克，洗净捣烂，用米泔水1碗煮沸冲调，加适量白糖，每日2次，用于急性咽喉炎。

小儿急性喉炎好发于6个月~3岁的宝宝，是以声门区为主的喉黏膜的急性炎症，中医也称为"喉风、喉音、喉痹"等。

宝宝如果患有急性喉炎，表现出来的症状并不而同。通常来说起病会比较急，昼轻夜重，宝宝会有发热、畏寒、咳嗽、多痰、咽喉部干燥、刺痒、异物感、声嘶等症状，其中以咳声如犬吠为主要特征。患病轻的宝宝仅有声嘶，声音粗涩、低沉、沙哑，如果不及时治疗会逐渐加重，甚至可能完全失音。如果患病宝宝喉部肿胀严重，也会出现吸气性呼吸困难，所以家长一定要特别注意，不能掉以轻心。

另外，很多时候咽喉炎发于感冒之后，咽喉处会有病毒入侵，继发细菌感染出现炎症，炎症侵入声门下区，则呈哮吼样咳嗽，夜间症状常见加重。病情重者可出现吸气期喉鸣及呼吸困难，胸骨上窝、锁骨上窝、肋间隙及上腹部软组织吸气时下陷（临床上称为三凹征），烦躁不安、鼻翼翕动，出冷汗，脉搏加快等症状。

宝宝急性喉炎一症，大多是上呼吸道感染引起的，病毒、细菌等致病物质进入喉咽，导致咽喉部位有炎症反应。咽喉部黏膜下组织松弛、淋巴管丰富，一旦出现炎症，极易产生水肿，阻塞喉管，导致呼吸困难，所以喉炎也可以理解为喉管水肿。由于宝宝咳嗽功能不强，不易排出喉部及下呼吸道分泌物，更使炎症不易治愈，呼吸困难加重。

本节针对宝宝急性喉炎，推荐一款具有很好疗效的小偏方：鱼腥草。具体方法非常简单：取新鲜鱼腥草60克左右，洗净后放在碗中捣烂，用适量煮沸的米泔水冲调，然后放入适量白糖调味，每日服用2次即可，通常3~5日就会起效。

此偏方的药效原理在于，鱼腥味辛，性微寒，归肺经，又叫作侧耳根、猪鼻孔。鱼腥草入药具有清热解毒、消痈排脓、利尿通淋的作用，在我国传统医学中具有较为广泛的应用。常与芦根、桔梗、瓜蒌等同用于肺痈吐脓，痰热喘咳，对于急性喉炎有不错的消炎作用和辅助治疗并发症的效果。

对于宝宝急性喉炎，预防依然是首位的，而预防此病通常是从预防上呼吸道感染入手，所以家长可以参考以下几点来呵护宝宝"咽喉要道"：

（1）均衡饮食营养。如果宝宝爱吃甜、辣等刺激性食物，家长一定要为宝宝避免，多次水果蔬菜等含维生素较高的食物，均衡搭配才能提高宝宝身体抵抗力，进而预防疾病。

（2）充足睡眠。宝宝长身体大多在晚上，晚上宝宝深睡眠多，各种脏器细胞修复就好。

（3）适当运动。运动可以加快代谢，通过汗液排出体内脂肪酸，尿酸和其他多余的代谢产物，同时可以增强宝宝的体质。

（4）充足水分。喝水可以清洁肠道，补充水分，加快体内毒素从尿液中排出。

（5）衣物和卫生。随着季节，适时添减衣服，同时培养宝宝良好的卫生习惯，勿让细菌从口入，引起急性喉炎。

（6）空气清新。父母保证每天给宝宝的房间开窗通风1~2次，每次15~20分钟。一周用食用醋或者艾条熏蒸房间空气消毒，可以有效地减少呼吸道疾病。

除此之外家长还应注意，对于比较胖、年龄小的宝宝更容易发生急性喉炎。比较胖的的宝宝咽喉部组织比较肥厚，一旦水肿，更容易“胀”开来堵住喉咙。年龄小的宝宝肌肉的控制能力不强，这样的宝宝如果有异常咳嗽，家长要格外留意。

最后，如果家长想在宝宝感冒后判断有没有发展成喉炎，可以从宝宝的咳嗽声听出来，如果声音嘶哑，咳嗽起来有破锣音，就要小心了，最好第一时间带宝宝到医院检查。喉炎的病情发展很快，一旦致病菌到了喉咽部，从引发喉炎到喉梗阻，可能只需要两三个小时。

宝宝急性喉炎的病情常比成人严重，若不及时诊治，可危及生命，所以家长一定要给予重视。

小儿鼻出血，快用冰可乐

症状：宝宝出现流鼻血的症状。

偏方：冰可乐。

方法：

用拇指和食指紧捏住宝宝鼻梁上部硬骨两侧的凹陷处，取一瓶冰可乐，给宝宝喝上一口，不要咽下，含在口里即可，把冰凉的瓶子紧贴着孩子的前额，持续给他冷刺激，3分钟即可见效。

儿童流鼻血是一种比比较常见的现象，宝宝很可能是在玩耍、低头或轻微触碰鼻子时发生鼻出血的现象，某些宝宝也会在睡梦中不知不觉地发生鼻出血现象。

宝宝鼻出血的根本原因，还是要从人体气血方面寻找。中医认为流鼻血是由于人的气血上逆导致的，鼻属于肺窍，鼻子出现病症，一般来说，与肺和肝等部位出现异常有着很大的关系，当人的肺气较热、气血上升时，人就会流鼻血。家长要注意的是，上火不是导致鼻子出血的原因，上火和流鼻血的原因是一样的，都是气血上逆导致的结果。除此之外，小孩活泼好动，经常无意间会碰伤鼻子，亦可能因好奇将异物塞进鼻孔，令鼻黏膜破损，都有可能引致流鼻血。

从直接原因来说，宝宝鼻子出血有90%以上都是发生在鼻子里面一个叫作立特氏区的部位。宝宝的"立特氏区"部位的黏膜很薄，有丰富的血管，当外界空气持续干燥的时候，薄薄的黏膜上就容易长痂，这时候如果打个喷嚏，会加速气流的冲击，有可能把痂冲掉，并连带着损伤下面的血管而致出血。

本节针对宝宝鼻出血，是从鼻内流血部位着手，推荐一款偏方：冰可乐。如果家长突然看到宝宝流鼻血，可以马上用拇指和食指紧捏住宝宝鼻梁上部硬骨两侧的凹陷处，一边取一瓶冰可乐，给宝宝喝一口，并告诉宝宝不要咽下，含在口里即可。随后，把冰凉的瓶子紧贴着宝宝的前额，持续给他冷刺激。如此处理，没过几分钟，宝宝的鼻血就不再流了。

此偏方中，用手紧捏住宝宝鼻梁上部硬骨两侧的凹陷处，其实就是为了压迫这个位置下面的立特氏区，直接进行压迫止血。至于把冰凉的可乐瓶紧贴前额，同时让宝宝含一口冰可乐，目的就是进行冷刺激，血管遇到寒冷，肯定会收缩，所以在这个冷刺激下，立特氏区的血管就会收缩，血就能一下止住了。

除了冰可乐之外，本节再介绍一款异曲同工的方法：冰水手帕。家长可准备一大碗冰水，然后拿个小手帕，卷成细条状并浸泡在冰水里，再塞进出血的鼻孔里，其目的是直接压迫出血点，刺激局部的血管并使之收缩。如果鼻子出血量很大，直接把鼻腔浸泡在冰水里就可以了。这里需要家长注意的是，虽然是冰水，但也要注意温度，防止冻伤宝宝。

为了避免宝宝鼻出血，可以根据逼出血的原因，从内在"祛肺热，调理气血"和外在"保护立特氏区"双方面入手。

（1）饮食调理宝宝的气血。为了避免宝宝出现肺热的情形，要少吃辛辣的食物，多喝水，多吃新鲜水果、蔬菜，如番茄、芹菜、萝卜、莲藕、荸荠、西瓜、雪梨、枇杷、橙、橘子、山楂等，忌多食导致上火的辛燥、煎炸食品。

这里特别再推荐一款食疗偏方：阿胶炖瘦肉。采用阿胶6克，瘦肉30克（切片），同放碗内，加适量开水，加盖隔水炖1小时，入少许食盐调味食用。有滋阴养血、止鼻血功能。

（2）纠正宝宝抠鼻子、挖鼻孔的不良习惯，学会擤出鼻子中的脏东西。

（3）注意室内通风，冬天也要常开窗换气，保持室内湿度，使室内空气新鲜，气温适当。

（4）在干燥季节，对有曾经常有鼻出血症状的宝宝，家庭应备有金霉素眼药膏（红霉素药膏），每天可在鼻腔内均匀地涂抹，以滋润鼻黏膜。

除此之外，要提醒部分家长，当宝宝有流鼻血时，父母首先必须镇定。因为父母的紧张情绪非常容易影响到宝宝；一旦宝宝也跟着紧张，血压就会升高，从而加重了流鼻血。还要注意的是，如果宝宝流鼻血的时候让宝宝把头后仰会有几点坏处，首先会使鼻腔内已经流出的血液因姿势及重力的关系向后流到咽喉部，并无真正止血效果。同时，咽喉部的血液会被吞咽入食道及胃肠，刺激胃肠黏膜产生不适感或呕吐。如果宝宝鼻出血的量比较大，还容易吸呛入气管及肺内，堵住呼吸气流造成危险。家长应该让宝宝采取直立坐姿，稍微前倾，头微微朝下，这样既有利于止血，也可以防止鼻血从咽喉处流入体内。

最后告知家长朋友们，虽然大部分流鼻血的原因是因为鼻膜破裂，但也有少部分，是因为身体的疾病状况造成的，例如：血友病、白血病、血小板过低，或肝脏、肾脏病症等凝血功能的问题，高血压、血管瘤疾病也同样会有鼻子出血的情形。可是这种潜在的状况非常容易被忽视，因而延误了就医。如果常常有不明原因地流鼻血，或是血流的时间过长，还是让医生检查一下为好。

小儿头疮，夏枯草很有效

▲**症状**：宝宝出现头疮。

偏方：夏枯草、鸡蛋。

方法：
夏枯草加水烧开后，用药水煮鸡蛋，吃蛋喝汤。

小儿头疮是夏季宝宝常见的病症，普通头疮的原因有两种：一是传染性的，宝宝可能再和其他宝宝玩耍时传染而来；二是由于挠破了痱子后引起化脓菌感染造成的。有的宝宝只长出三四个脓疮，而严重的宝宝则满头都是，密密麻麻的非常可怖。

当宝宝患有头疮的时候，除了头部有脓疮这一症状之外，也可能会伴有38℃左右的发热症状。如果宝宝的脓疮化脓，稍微碰一下就很痛，睡觉的宝宝往往会因为翻身时碰到脓疮被痛醒，然后因为疼痛大哭不止。

中国传统中医在《巢氏病源》中记载，小儿头疮是有腑脏有热，热气上冲于头，而头部遇到风邪或者湿气，湿气和体热相搏，折损血气而发生病变，由此出现头疮的病症。

本节从中医理论出发，针对宝宝头疮问题推荐夏枯草这一偏方。具体操作方法：将夏枯草放入锅中加水烧开，然后把鸡蛋洗干净，将蛋壳微微敲裂，不要敲破，放入药汁中，再熬二三十分钟，然后喝汤吃蛋。夏枯草的用量要根据宝宝年龄决定，不宜过多，四岁的宝宝适宜，5到10克，家长可根据宝宝的年龄和体质适当调整药量。

此偏方的药效原理在于夏枯草的药性，据《神农本草经》记载，夏枯草因冬至生，夏至枯而得名。其性味辛苦，性寒，入肝、胆两经。用于疏肝解郁，清热散结效果极佳。经现代医学研究，夏枯草有降低血压和抗多种细菌的作用，常用来治疗淋巴结核、甲状腺肿大、乳腺炎、高血压等病。若用于肝阳上亢引起的高血压病、头痛、头疮、耳鸣、烦热污出等病症都有非常好的疗效。

除此之外，为了预防宝宝头疮的发生，建议父母们还是不要给宝宝留长发，以防夏天宝宝容易出汗起痱子。卫生方面，一定要给宝宝勤洗头洗澡，保持头部干爽卫生。如果宝宝后脑勺长了头疮，父母要注意在给宝宝换纸尿裤的时候，或者放宝宝到床上睡觉的时候一定要轻轻将宝宝侧身放在床上，并在后背垫上枕头或抱枕之类的柔软靠物，以免触碰到宝宝的痛处让宝宝梦中惊醒。

最后，为避免其他原因导致宝宝患上头疮，父母首先要注意在宝宝开始起痱子时，爸爸妈妈就要经常给宝宝剪指甲、勤换枕巾以保持清洁。其次，如发现有脓疮生成，哪怕只有1个，也要尽早进行治疗。

在治疗时也要注意，一般在就诊时要具体看脓疮的状况选择去外科还是去儿科就诊，如果脓疮有一部分已经化脓，且已变软，就必须去外科将其切开。当宝宝脓疮痊愈以后，在宝宝的耳后、脑后部仍然会留有几个淋巴结肿块，这些肿块极少化脓，如果这些肿块摸着不痛，就不要多做处理，肿块自己会慢慢变小。在宝宝康复阶段注意卫生和营养即可。

小儿口臭，芦苇根煮水加冰糖

⚠ **症状：** 宝宝口里有难闻的气味。

🍶 **偏方：** 芦根冰糖水。

方法：

（1）取新鲜芦根 100 克、冰糖 50 克待用；

（2）将芦根和冰糖放瓦盅内隔水炖煮 30 分钟左右；

（3）去渣代茶饮（按照宝宝年龄的大小取适量的芦根冰糖水）。

看到可爱的小宝宝，家长都喜欢亲吻小宝宝的脸和嘴，但是很多小宝宝的嘴巴有异味，这种小儿口臭的现象往往困扰着家长，其实更代表着宝宝身体状况欠佳。

一般情况下，小儿口臭分为硫性口臭和氨性口臭。硫性口臭多为局部性口臭，为口腔内微生物分解蛋白质、肽和氨基酸后，产生的含硫气体导致。其中挥发性硫化物是导致口臭的重要成分。氨性口臭则通常属于病理性，来源于全身性疾病，如果宝宝疾病关系到呼吸系统、消化系统、内分泌系统等都有可能引起氨性口臭，其中最常见的胃肠疾病。氨味主要是因为胃幽门螺杆菌分解尿素产生氨，并且不论有无胃病，只要胃内有幽门螺杆菌感染到一定数量就会出现氨性反应，由于胃的酸性环境不利于氨的吸收，当胃内气体聚积到一定浓度时，便通过食管经口腔呼出，就形成了宝宝的口臭现象。所以说，当宝宝出现口臭时，有经验的父母甚至可以根据口臭的味道，大致判断出宝宝身体的那一部分出现问题。

除了表面的口腔异味，当宝宝患有口臭的时候，也可能会因为肠胃问题伴随腹泻、大便恶臭、拒食、夜卧不宁等症状。所以看似小小的口臭，往往也是宝宝身体健康的信号灯。

针对宝宝口臭问题，如果不是体内肠胃、口腔有重大疾病，还是不建议服用抗生素等药物，完全可以通过中药调理或者食疗保健来帮助宝宝治愈。本节推介的偏方是芦根冰糖水。具体方法也非常简单，家长只要选用鲜芦根放瓦盅内，然后加入适量冰糖隔水炖熟即可，最后去除药渣，代茶饮用，通常几天后就会有效果。

此偏方的原理在于，芦根性味甘寒，归肺经、胃经，主治热病烦渴、胃热呕吐、肺热咳嗽、肺痈吐脓、热淋涩痛等症状，对缓解呼吸道疾病和肠胃疾病都有辅助作用。冰糖清热生津，润肺和胃，除烦止呕。本方以夏季炎热时应用较多，两者合用可以清热去燥，调肺养胃，减少从体内上涌口腔的异味。

除此之外，宝宝口臭重在预防，尤其是简单的刷牙、漱口，都是看似简单但对宝宝口臭有非常重要作用的事情，家长朋友贵在坚持培养宝宝的良好习惯。同时，家长朋友可以参考以下几点来帮助宝宝远离口臭问题：

（1）口腔卫生：刷牙是保持口腔洁净、防止口腔疾病、远离口臭最有效的方法。1岁以下的婴儿，在哺乳后或每天晚上，妈妈应在哺乳后喂些温开水冲洗口腔。1岁以上宝宝，家长就应帮助其刷牙，或者用餐完毕和晚上睡前让宝宝喝些温开水，或用淡盐水漱漱口。2岁以上的宝宝，就可以自己学会刷牙了。在这一阶段，妈妈要培养他早晚刷牙的好习惯才是首要。

（2）睡前停食：首先在平时就不要让宝宝吃不洁净的食物，特别是睡前不要吃过甜的和油腻的东西。可以让宝宝多吃些水果和蔬菜，增加纤维素、维生素，促进肠道蠕动，减少宿便，这样也有利于防治胃肠和口腔等疾病，防止宝宝口臭的发生。

（3）食具清洁：宝宝所用的食具、奶具等要经常清洁消毒，母乳喂养的宝宝，妈妈就要多注意乳头的洁净卫生，减少致病菌的感染，防止口腔细菌滋生导致的口臭问题。

（4）保持良好的消化功能：宝宝如果消化不良，肠胃中积食就可能将肠胃的气味上涌到口腔，形成口臭，所以保持宝宝的消化能力很重要。一旦出现消化功能紊乱，可在医生的指导下口服乳酶生、肠道益生菌等助消化物品，饮食上多进食富含纤维素的饮食，保持大便通畅。同时，宝宝应进行一定的体育活动，保持愉悦的情绪，均可使口腔唾液分泌增多，保持口腔清洁。

最后提醒各位家长，如果宝宝患有病理性口臭最好及时就医。当发现宝宝口臭的同时宝宝也有具体的痛苦部位，妈妈应首先带宝宝到医院就诊，检查口腔及耳鼻，检查宝宝一般状况，除外龋齿、牙龈炎、口腔溃疡、扁桃体炎及中耳炎、鼻窦炎等病理性疾病，尤其不能忽略鼻腔异物。根据医生嘱托合理应用抗生素，消除炎症，同时去除龋齿、鼻腔异物等，当病变治愈时，宝宝的口臭也就会自行消失了。

第六章

皮肤护理小偏方，清清爽爽心情好

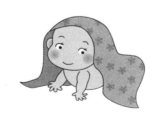

幼儿急疹，地肤子紫草叶来擦洗

⚠**症状：** 幼儿在持续高烧不退的 3~5 天后，体温突降，皮肤突然出现红色的斑丘疹。

🜚**偏方：** 地肤子、紫叶草。

方法：

将两味药用清水煮后晾温，每日两次擦洗患处。

急疹是宝宝常见的一种疾病，多见于 2 岁之前的宝宝，因此又被称为婴儿玫瑰疹。急疹发病有一个过程，常先出现在颈部及躯干等部位，后波及至全身，主要以腰部和臀部较多，面部和膝以下皮疹较少，以中心多周边少的向心性皮疹为主要特点。通常患过一次后就会产生抗体，终身免疫。

急疹的病征比较明显，病发初期，宝宝会气色不好，精神状态差，头部发热，严重者会有明显的体温变化甚至高烧，伴随轻微的咳嗽流鼻涕。除此之外，急疹还可能有以下一些特征：突然高烧，并持续发烧 3~4 天；服用退烧药后，药效很短；高烧期间伴随拉肚子、轻微的咳嗽、流鼻涕等；高烧退后出现玫瑰色疹子，一般以腰部和臀部较多，疹子在一到两天内消退，无色素沉着或脱屑现象。

宝宝急疹通常是由人类疱疹病毒 6、7 型感染引起的，是一种靠唾液传播的急性传染病，四季皆有患病的可能性，发病高峰期多在冬春季。此病患因为由病毒引起，所以是具有传染性的，由于宝宝出生后，从母体里获得的免疫力逐渐消退直至最后消失，自身体抗力很低，所以宝宝与病患密切接触，那就很容易被传染。

本节针对宝宝急诊病症，特别推荐一款有效的偏方，地肤子、紫叶草。操作方式非常简单，选择地肤子、紫草叶各 15 克，加入 500 毫升的水煮 15 分钟，晾温后擦洗宝宝的患处，每日两次即可。这个方法在出疹前和出疹后都可以使用，但家长需要注意的是，擦洗的时间不宜过长，在 8~10 分钟即可，擦洗完后要迅速帮助宝宝擦干身体，避免感冒着凉。

此偏方使用的就是地肤子和紫叶草的药性，地肤子可以清热祛湿止痒，紫叶草清热解毒，祛热祛湿，两者都是对抗急疹的良方。用药方中煮出的汤汁给婴儿擦拭身体和患处，可以达到减轻宝宝的不适的效果。

另外，当宝宝在急疹初期，体温持续高烧不退时，除了推荐的"地肤子、紫叶草"之外，家长还可以尝试将毛巾放在冷水中浸湿，拧成半干放在患处，也能帮助宝宝缓解痛楚。同时，家长要让发烧的宝宝多饮水，保持体内水分充足，以防止高烧导致的虚脱，且饮水能排出一定的体内毒素，促进幼儿有效出汗，降低温度。

在宝宝出急疹期间，家长还需要注意以下几点：

（1）当宝宝出疹后，切勿乱服用药物，以免发生药物使用不当。

（2）当宝宝出现急疹症状时，切勿带宝宝去人多的场所，以免造成交叉感染。

（3）患幼儿急疹的宝宝饮食一定要清淡，如果患儿没有食欲，不用勉强过多进食。

（4）宝宝的衣物不宜过多，要保证宝宝能够出汗和有效散热。

（5）注意保持室内空气卫生，注意通风，室内温度不宜太高。

最后提醒家长朋友，从病状表面看，幼儿急疹与幼儿麻疹、风疹的症状很容易混淆。家长在宝宝生病时很容易着急后乱投医，因此，在就诊前，正确处理就必须要学会区分。家长可以从出疹时间是判断，麻疹在高烧是出疹子，而幼儿急疹的出疹则相反，是在退热以后。

另外家长要知道，急疹会有一段时间的潜伏期，一般是一到两周，在此期间内，家长要多注意观察和照顾宝宝，如果出现持续的高烧，首先要采取的措施是暂时的隔离，以免传染给其他孩童。因为急疹一般是在高烧退后，开始出疹，而在出疹之前，婴儿的病状与一般的感冒、发热的状况极为相似，只有退热后开始出疹，才能最后确诊是幼儿急疹。如果潜伏期过后，婴儿没有出疹，那就说婴儿没有患上幼儿急疹。

当确诊宝宝患有急疹后，如果家长认为家中无法对宝宝病情做出更好的辅助治疗，则应该第一时间送往医院，以免小病拖久引起其他病变。

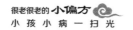

尿布疹不用愁，艾草帮助解烦忧

⚠症状： 宝宝患上尿布疹后臀部皮肤会变得比较粗糙，同时患处皮肤可能出现红肿以及一碰就痛的肿块。

🍵偏方： 达克宁霜涂抹、艾草煮水涂抹。

方法：

（1）取适量达克宁霜，涂抹于患处皮肤，每日 3~4 次；

（2）准备艾草 10 克，加入 500 毫升清水，煮 8~19 分钟，煮好后捞出艾草，将艾草水放至合适温度，每晚涂抹于患处即可。

宝宝的皮肤娇嫩，极易受到尿液、粪便混合物的刺激，从而出现红肿、疹子、硬块等问题，即尿布疹，老百姓俗称"红屁股"。随着纸尿裤的普遍使用，宝宝患尿布疹的概率比以往更高。

尿布疹的典型症状为宝宝臀部出现红色的小疹子或臀部皮肤变得比较粗糙，有的宝宝症状则不同，可能在臀部形成较大的疼痛硬块，并且会扩散到肚子和大腿上，给宝宝造成更大的痛苦。

尿布疹的发病原因很多，尿布更换不及时、感染、使用抗生素等都可能诱发尿布疹，此外早产的低体重宝宝、配方奶粉喂养的宝宝、腹泻的宝以及刚开始添加辅食的宝宝更容易患上尿布疹。以下是诱发尿布疹的主要原因：

1．臀部潮湿

宝宝排尿、排便后会造成臀部皮肤潮湿，潮湿的环境容易滋生细菌，宝宝排泄出来的尿液与粪便中携带着细菌，如果尿布或纸尿裤更换不及时，这些细菌就会在潮湿的臀部分解、形成刺激性很强的氨，臀部皮肤受到刺激后就会形成尿布疹，因此脏尿布被称为孕育尿布疹的温床。

2.使用问题尿布

尿布摩擦臀部皮肤同样会导致尿布疹，质地粗硬的尿布和纸尿裤对宝宝皮肤的伤害尤为严重。此外，很多纸尿裤在生产过程中添加的芳香剂以及清洗尿布时使用的洗涤剂同样会刺激宝宝的皮肤，诱发尿布疹。

3. 添加新食物

给宝宝更换配方奶粉、添加辅食时会导致宝宝的粪便成分发生变化，同时增加排便的次数，体质敏感的宝宝还可能出现腹泻的不适，从而间接增加患尿布疹的概率。

4. 使用抗生素

使用抗生素为宝宝治疗疾病有一定的副作用，抗生素在消灭有害菌的同时也会抑制有益菌的正常生长，造成宝宝霉菌感染和腹泻，这些都是促进尿布疹发生的因素。

针对宝宝尿布疹的病症，本节我们推荐的偏方是涂抹达克宁霜和艾草水。达克宁霜的具体方法是将宝宝的臀部用温水清洗干净，用柔软的纱布擦干后轻轻涂抹上达克宁霜，每日涂抹 3 到 4 次。艾草水的具体使用方法是取艾草 10 克，锅中加清水 500 毫升，一起煮 8~19 分钟，捞出艾草后将药水水放至温热，每晚为宝宝涂抹臀部即可。

达克宁霜治疗尿布疹的原理在于达克宁霜属于广谱抗真菌药，对皮真菌、念珠菌、酵母菌、子囊菌、隐球菌等具有抑制和杀灭作用，所含的有效成分咪康唑可作用于菌体细胞膜，改变其通透性，阻止其摄取营养物，从而起到杀菌抑菌的作用。在宝宝的臀部涂抹达克宁霜可以有效杀灭细菌、抑制细菌生长繁殖，从源头上切断尿布疹的诱因，因此达克宁霜具有良好的治疗尿布疹的效果。

这一偏方治疗尿布疹的原理在于艾草性温味苦，具有理气血、温经脉、逐寒湿、止冷痛等功效，煎汤外洗可祛湿止痒，对湿疮疥癣具有良好疗效。现代医学研究表明，艾草对多种细菌具有抑制作用，用其煮水涂抹宝宝臀部能够有效保护皮肤，避免滋生有害细菌。

宝宝长了尿布疹，家长应对宝宝的臀部进行重点护理，做到以下几点：一是勤换尿布，保持患处皮肤的干爽洁净，减少尿液粪便混合物对娇嫩皮肤的刺激，换下脏尿布后及时清洁臀部皮肤，用毛巾温柔擦拭，不要大力地来回擦，以免弄伤宝宝的娇嫩皮肤；二是涂抹爽身粉，这样可以对患处皮肤形成保护层，让受损的皮肤表面保持清爽干净；三是当气温较高时，可以让宝宝自由玩耍，尽可能不给宝宝穿尿不湿，也不要涂抹隔离霜，直接接触空气可以让尿布疹的症状减轻，这样让皮肤增强抵抗力，进行对自我的修复。

尿布疹重在预防，预防的重点在于隔离尿液、保持皮肤的干爽。尿布和纸尿裤不仅要勤换，还要换地有技巧。家长应多留心观察宝宝的反应和哭声，掌握宝宝排尿、排便的表现规律，以便及时更换尿布和纸尿裤，避免臀部皮肤和排泄物接触时间太长。此外，在更换尿布和纸尿裤的过程中家长应该注意尿布和纸尿裤的位置，不要太向上，避免盖住肚脐，前方最好位于肚脐下2、3厘米处，后方的长度则要达到宝宝的腰部，这样既可以减少皮肤被沾湿的部分，同时也可以做到保持肚脐处的干爽清洁。

当尿布疹发生后，因个人体质各异，不同的宝宝会出现不同的症状，家长应细心观察。如果不能确定，请及时去正规医院就诊。另外需要注意的是，由于宝宝皮肤的敏感程度不同，可能症状会有轻有重，当患处皮肤情况严重时，如出现囊肿甚至出血等情况，家长应尽快携带宝宝去医院就医。

宝宝红屁股，橄榄油来涂一涂

⚠症状：宝宝臀部局部出现片状红斑或生水泡，破皮甚至溃烂流水。

🝔偏方：纯橄榄油、棉签。

方法：

（1）准备一个专门用来清洗宝宝屁股的小盆，并保持小盆的卫生清洁；

（2）将烧开的开水倒入准备好的小盆中，晾温待用；

（3）用晾温的开水清洗宝宝的小屁股，洗完后要暴露宝宝的臀部，使局部皮肤干燥洁净。（注意：父母在为宝宝清洗"红屁股"时，应用手蘸水轻柔地进行清洗，而不要用毛巾直接擦洗臀部，清洗完毕后要用干净毛巾轻轻吸干水分）；

（4）用棉签蘸取橄榄油，轻轻涂在患病部位；

宝宝红屁股，医学上称之为"尿布疹"或"尿布皮疹"，是婴儿中常见的皮肤病，指发生于婴儿臀部的局限性片状红斑或生水泡的病症，通常出现在宝宝尿布包裹部位，是一种皮肤炎性病变。

"红屁股"的表现首先是宝宝睡卧不安，双腿动作频率高。如果家长发现宝宝的臀部、大腿内侧及外生殖器等处皮肤发红，还有许多小红点，基本就可以诊断宝宝的哭闹是由于"尿布疹"引起的。

宝宝出现"红屁股"的原因主要是由于排泄物对柔嫩皮肤的刺激。尿布疹大多发生在周岁以内的宝宝身上，通常在7~9个月时最厉害。因为宝宝在这一时期开始进食不同种类的食物，并且食量逐渐增大，排出的尿便对臀部皮肤的刺激性增大，尤其在腹泻或排出的粪便在尿布中过夜、宝宝或哺乳期母亲使用抗生素时，尿布疹发作的概率更大。从中医的角度来说，这一阶段的宝宝是血热之体，皮肉娇嫩，当尿布潮湿浸渍过久，湿热之气交蒸，就容易导致皮肤发炎。

宝宝患有红屁股的具体原因主要有以下四个方面：

1. 尿布更换不及时

宝宝吸收快，排泄快。小宝宝每天会有 10~14 次的小便，每次尿湿后，若没有及时更换尿片，就会导致宝宝臀部的皮肤长时间在潮湿、闷热的环境中不透气，从而形成了尿布疹。

2. 小屁屁清洁不当

第一次为人父母，很容易在照顾宝宝方面经验不足，没有及时给宝宝的小屁屁做清洁，有些妈妈则是清洁过度，将宝宝小屁屁上的天然皮脂保护膜破坏了，导致一些细菌和污垢有机可乘。

3. 生理性腹泻或是母乳性腹泻

一些宝宝由于乳糖不耐受或是种种原因导致腹泻，这时候粪便及尿液中的刺激物质也会使小屁股发红。

4. 过敏

部分宝宝属于过敏性体质，而一些妈妈又给宝宝使用了含有较多化纤成分的尿布，或是经常使用一些含有刺激成分的清洁液、湿巾等物品，致使宝宝小屁屁的皮肤过敏，这也是造成红屁屁的原因之一。

针对宝宝臀部发红，如果症状相同那就可能已经患上了尿布疹。这时，家长朋友也无须紧张，我们日常食用的橄榄油就是解决宝宝红屁股的有效方法。

父母只需要在宝宝排尿排便后，都要用温水清洗宝宝的臀部，轻柔擦拭干净后，使用湿棉球蘸取橄榄油，在患病部位轻轻地从前向后擦拭，将橄榄油擦拭均匀即可。

橄榄油能对于红屁股起到很好的疗效，主要是因为橄榄油比较纯净，适用于宝宝娇嫩的皮肤，同时橄榄油能隔离尿液、粪便对宝宝娇嫩肌肤的刺激。另外，橄榄油的强保湿作用能滋润宝宝肛门附近的黏膜，避免受到稀便的刺激。因此，这一偏方很适用于由尿布疹导致的红臀。

防治宝宝红臀，主要还是靠日常护理。对仅仅是局部皮肤潮红的轻度红臀，应保持臀部清洁、干燥，做到及时更换湿尿布，即使是一次性尿布也应定时更换，不能机械地规定 8 个小时换一次。每次在宝宝大便后或换尿布时，父母可以用温开水或 4% 的硼酸水洗净，吸干，再涂些植物油或不影响皮肤清洁干爽又有隔离抗菌作用的药膏，而不应使用肥皂清洗臀部。另外，保英药膏中含有的羊毛脂也可以很好地帮助宝宝受损皮肤的修复。

在气温或室温条件允许的情况下，可以把尿布垫在臀部下面，让臀部充分暴露在空气中或阳光下，每日 2~3 次，每次 10~20 分钟，一般 1~2 天红臀就能有所恢复。

在日常的生活中，护理红臀还可以参照以下几点：

（1）给宝宝勤换尿布，用护肤柔湿巾擦拭。

（2）尽量选择柔软舒适的旧棉布做尿片，能自己控制大小便的宝宝要穿满裆裤。

（3）进行排尿训练，培养宝宝良好的大小便习惯。

（4）每次清洗宝宝臀部后要暴露宝宝的臀部于空气或阳光下，使局部皮肤干燥。

（5）宝宝大小便后必须将小屁股上的尿液、粪便擦拭干净。女宝宝还要注意，擦屁股时要从前面往后擦，因为女宝宝尿道短，容易感染细菌，引起尿路感染。

（6）带宝宝外出时，随身带上一包柔湿巾，可以解决宝宝在外洗屁股的大难题。

（7）勤给宝宝清洗、换尿布也可以避免红臀的发生，处于新生儿时期的宝宝皮肤十分娇嫩，通常不适应纸尿裤，屁股容易起尿布疹，因而传统的布尿布一时无法完全淘汰，特别是夏季，尽量选择尿布、尿不湿混合使用的方式。

最后提醒家长朋友，以上方法只适用于宝宝红屁股病发初期，如果出现严重的感染现象，家长应及时带宝宝入院就诊。

过敏性湿疹，清沥草有奇效

⚠️**症状：** 有可见红色丘疹，严重者出现渗液，后有结痂，伴随皮屑的出现，反复不愈，瘙痒难受；主要分布在宝宝面部，额头、耳郭等位置。有时也会出现在脸颊处，严重者可蔓延全身，多发生在皮肤褶皱处。

🏺**偏方：** 清沥草水擦拭。

方法：

（1）准备好 25 克清沥草，800 毫升左右的水备用；

（2）先将清沥草放在水中浸泡约 20 分钟，然后用大火烧开浸泡后的药液，再用小火慢炖 20 分钟左右；

（3）将煮好后的药液放置合适温度，用药时，用棉签蘸取，涂抹在患处，一日 3~4 次，通常三日左右会起效。

小儿过敏性湿疹又叫作"奶癣"，是宝宝常见的一种过敏性皮肤病，发作时瘙痒异常，不容易治愈，病情容易出现反复的状况。这种皮肤炎症可发生在任何季节，但多在冬季复发或加重，同时多见于那些胖嘟嘟的宝宝，婴儿期的宝宝常发病于出生后第 2 或第 3 个月，儿童期的宝宝长发病于 ~10 岁，湿疹好发于颜面部及皮肤皱褶部如颈后、肘内侧、腘窝，也可累及全身。

宝宝患有过敏性湿疹最明显的一个症状是伴有奇痒，很多宝宝会用手抓挠皮疹的部位，造成皮肤破溃。宝宝躺着时，会由于瘙痒在枕头上蹭脑袋，容易形成枕秃；趴着时，会不自觉地用床单摩擦面部止痒；抱起宝宝时，会依偎在你的肩膀揉蹭脸部。病情严重的宝宝会常因瘙痒而烦躁不安，夜间哭闹以至影响睡眠，或由于用手抓痒导致皮肤细菌感染而使病情进一步加重。

除此之外，宝宝患有小儿湿疹的症状还会表现：皮肤痕痒及干燥，患处有红色的鳞屑，病发的部位通常呈现对称，通常病发在面部，继后伸延到颈、手及脚的内折部位，长久病发的皮肤部位会逐渐增厚，手脚有裂纹，下眼睑有皱折以及嘴角有破裂的病征。

从现代医学上来说，小儿过敏性湿疹的根源通常是因为宝宝接触了过敏源。很可能是某些过敏性体质的宝宝不小心吃了过敏源相关的食物，过敏源易透过较薄的肠壁进入血液中，由于皮下毛细血管最丰富，所以湿疹就立刻表现在皮肤上。因此平时可以吃一些有益菌，改善宝宝的胃肠道系统，等宝宝胃肠道系统趋于完善，湿疹会有所好转。现在医学上不提倡为了避免过敏而减少宝宝正常饮食，这样会使宝宝得不到应有的营养。

本节针对小儿过敏性湿疹，推荐清沥草这一偏方，对缓解宝宝湿疹奇痒，治疗过敏性湿疹有很好的辅助作用。此偏方的药效原理在于清沥草这一味药材，其性苦、寒，归肾、膀胱、大肠经，功效为清热燥湿，泻火解毒，除骨蒸清虚热。用于湿热泻痢，黄疸，带下，热淋，湿疹瘙痒，尤其对小儿湿疹有奇效。

虽然本节的偏方对过敏性湿疹的症状有非常好的缓解作用，但过敏性湿疹容易复发，极难根治，要想从根本上治愈过敏性湿疹，家长还需要根据宝宝体质的不同，参考以下几个方面多做注意：

（1）饮食。父母不要给宝宝食用过量的刺激食物，饮食注意清淡，保持每日排便的畅通。

（2）避免过敏源。一些宝宝对牛奶、蛋类制品过敏，所以父母要注意在饮食中让宝宝避免甚至避开过敏源相关、含有过敏源的食物。

（3）加强锻炼。父母要带着宝宝经常出去散散步，增强宝宝自身的抵抗力，提高身体对外界环境的应激能力，从根源上阻止过敏性湿疹的发作。

（4）着重保护皮肤。父母在平时要注意减少对宝宝皮肤的刺激，在给宝宝洗澡时，避免碱性洗浴用品，宝宝贴身的异物和被褥要柔软，但是家长也不要对宝宝皮肤进行过度清洁，要让皮肤形成自然的皮脂膜来对自身进行保护。

（5）如果宝宝的过敏性湿疹不是太严重，父母可以先不做治疗，只要注意保持宝宝患病处皮肤的清洁，切忌使用碱性较强的洗浴用品，通常只需用清水洗脸即可，也可以使用一些弱酸性的洗面奶来进行清洁，因为弱酸性是适合皮肤的环境，能给皮肤提供一个良好的保护屏障。皮肤在弱酸性环境下，可以生成一种能保护皮肤的皮脂膜，这种皮脂膜会保护皮肤，增强皮肤的耐受性。

最后提醒家长朋友，过敏性湿疹出现后，首要的任务就是排查过敏源，尽可能远离过敏源，减轻症状。如果宝宝的过敏湿疹出现严重反应，请及时去正规医院就诊，遵循医嘱，配合医生进行进一步治疗，不要耽误病情。同时，在药物方面，听从医生的吩咐，适量口服一些抗过敏药，例如维生素 C，父母也要注意对宝宝钙质的补充，注意营养的均衡。

带状疱疹，马齿苋来帮忙

⚠️**症状：**有明显的皮肤灼热感，碰触有明显痛感，随之变成水疱，水疱外环绕红晕。

偏方：马齿苋敷于患处。

方法：

（1）取干马齿苋适量，研磨成细末，使用时加糖调味，用温开水送服，一天三次；

（2）鲜马齿苋、花生油各取适量，一起捣成糊状，敷于患处，干燥后再次敷于患处，每天换药 4~6 次，直至痊愈；

（3）出现了带状疱疹的情况后，如果对这种病毒没有免疫力的儿童感染，可能会发生水痘。一旦出现症状，马齿苋可以内服外敷来治疗此病。

带状疱疹是一种急性的感染性皮肤病，是由水痘带状疱疹病毒引起的，其特征为簇集性水疱沿身体一侧周围神经，呈带状分布，伴有显著的神经痛及局部淋巴结肿大。宝宝患病是因为自身抵抗力弱，难以抵抗病毒。根据调查研究，人是带状疱疹的唯一病毒宿主，当这种病毒随着呼吸道黏膜进入人体内的血液中，宝宝会出现水痘或者无症状，然后成为病毒携带者。病毒会一直潜伏在宝宝的神经节里，当身体的抵抗力下降时，病毒就会被激活，产生水痘以及带状疱疹。如果宝宝患病后成功治愈，通常会获得对这种病毒的免疫细胞，病症往往不会再次复发。

当宝宝患有带状疱疹后，首先患处皮肤会出现很多的水疱，沿着身体一侧的周围神经条状分布。水疱中有水，四周发红，触之有痛感，大部分宝宝还会出现身体局部淋巴结肿大的现象。

中医对这一病症描述得更为详细一些，中医认为，带状疱疹出现的原因可从人体状况分为两种：一是因为肝经气郁，导致肝胆的火气旺盛；二是由于脾湿郁久，体内湿气过重，外部环境又出现重大变化，受到风邪导致病发。

前者称之为"热盛"。由于热盛而患有带状疱疹的宝宝，会有皮肤潮红的病征，水疱触之有紧绷感，非常疼痛，同时有口舌干燥，心烦易怒，小便呈黄色的症状。从舌头上来看，舌苔发黄。

后者称之为"湿盛"，由于湿盛而患有带状疱疹的宝宝皮肤会呈现淡红色，水疱不是紧绷的，而是比较松弛，没有热盛患者那样的疼痛。会出现肚子痛的症状，肠胃不适，出现拉稀的现象。从舌头上看，舌苔是白色的，这样的就需要去除湿气。

针对宝宝带状疱疹这一疾病，本节推荐一款较为广泛适用的偏方：马齿苋。具体方法：首先选取适量干马齿苋，研磨成细末，然后加入适量糖调味后用温开水送服，一天三次。或者选用适量的鲜马齿苋、花生油，一起捣成糊状，敷于患处直到药膏变干，每天换药 4~6 次。

此偏方的药效原理在于，马齿苋性寒，味甘酸，入心、肝、脾、大肠经。含有大量维生素 E、维生素 C、胡萝卜素及谷胱甘肽等抗衰老有效成分，有"天然抗生素"的美称，对于缓解带状疱疹有非常好的效果。

带状疱疹会给宝宝带来很大的病痛，所以家长还是要注重预防工作，以下是专家提出的预防措施，家长朋友可以作为参考。

（1）气温的剧烈变化很容易让宝宝感染上带状疱疹，所以在季节更替时要为宝宝及时增减衣物，加强对温度的感知。

（2）保证宝宝充足的睡眠和心情开朗。

（3）适当增加宝宝蔬菜水果的摄入量，补充体内所需要的各种营养成分，也可适当吃一点儿粗粮，保持每日排便通畅。

（4）把宝宝体内补充足够的水分，同时忌吃辛辣刺激的食物。

（5）适量的运动，这里要特别提醒家长不要让宝宝运动过量，可以从散步开始，给宝宝一个适应外界环境的过程。

最后希望父母朋友们知道，对于带状疱疹来说，预防后遗症是十分重要的。由于这种病毒感染后，容易出现后遗神经痛，所以在早期的治疗中，护理需要合理进行。治疗病症时期和恢复时期，父母要尽量给宝宝创造一个在安静、空气清新的环境，在这样的环境中治疗，利于病情的恢复，同时，最好不要让宝宝在患病期和康复期进行太大的运动量。除此之外，由于因为个人体质和情况不一，当出现严重的症状时，应当及时送至医院就诊。

宝宝出痱子，桃叶煮水洗澡好治疗

⚠症状：身体出现的红色斑疹或丘疹，有痒感，严重者会感到疼痛麻痹感，顶部有针尖大水疱。

🫖偏方：桃叶水擦拭患处。

方法：

（1）将桃叶在阴凉处阴干，使用时大约需要50克，首先在热水里浸泡一会儿，然后让孩子用桃叶水进行洗澡；

（2）情况严重时，可以用100克桃叶加1000毫升的水搅拌均匀，用大火熬开，到只剩一半水量即可，然后用药液涂抹于患处，每日3~4次，可使痱子迅速痊愈。

痱子又称"热痱""红色粟粒疹"，是夏天比较最多见的小儿皮肤病，此病可能发生在宝宝的头部、前额等处，初期只是皮肤发红，后会出现密集成片如针头大小的红色丘疹或丘疱疹。

当宝宝患有痱子后，通常在颈、胸背、胳肢窝等部位出现红、白两种丘疹，其中红痱多发于额、颈、胸、背、肘窝等部位，会有痒和灼热感；白痱多发于躯干部位，胸部最多，宝宝不会感觉特别痒。

宝宝患有痱子通常是因为夏天独特的季节性造成的。夏季天气炎热，湿度大，当宝宝出汗过多时，汗水不易蒸发，容易留着皮肤表面，堵塞毛孔，然后汗液会渗透入皮肤，在汗孔处发生丘疹。

针对宝宝夏季身上出痱子的情况，本节推荐一款非常有效的偏方：桃叶水。具体方法非常简单，将桃叶放在阴凉处阴干，在使用的时候先把洗澡水烧开，取适量干桃叶浸泡在水中，等水温合适并有清香后用桃叶水为宝宝擦拭患处，较大的宝宝可直接用桃叶水沐浴。

此偏方的药效原理在于，要想治好宝宝的痱子，根本上是在于解决宝宝的排汗问题，排汗畅通了，痱子自然就消失无踪。在李时珍的著作《本草纲目》中记载，桃叶的重要作用是"风痹无汗""发汗"功能，所以"桃叶水"这一偏方正是对症下药，十分适合用来祛除痱子。同时，现代科学技术发现，桃叶中含有柚皮素，这种成分具有消炎杀菌的作用，桃叶中还有一种重要的物质："丹宁"，丹宁可以使痱子迅速消失，起到止痒消炎的作用。由此可见，用桃叶来治疗痱子，是十分科学有效的，并且桃叶作为一种天然的材料，没有任何后天的加工，无毒副作用。除了使用桃叶之外，父母还可以在洗澡水中加入艾叶或者薄荷，洗完后涂抹清凉的花露水等，但要注意，花露水不能涂抹过多，以免对宝宝的娇嫩皮肤形成刺激。

对于年幼的宝宝来说，对痱子预防更为重要，当夏季到来温度较高时，父母应该注意给宝宝降温，在宝宝出汗后应当及时帮助宝宝正确消汗并且洁净皮肤，防止汗液残留堵塞毛孔。具体内容父母可以参考以下几个方面：

（1）在炎热的夏季，父母不能让宝宝在高温环境下做太多运动，否则宝宝因大量运动出汗，温度高而汗水长时间留在宝宝皮肤上，对宝宝皮肤也会有长时间的刺激，容易出痱子。

（2）每天坚持为宝宝洗1~2次澡。洗澡水的温度不宜过热过凉，水温过热时，会刺激皮肤，洗去皮肤上的大量皮脂膜，导致痱子增多；水温过冷时，又会让毛孔骤然收缩，无法把汗腺中的汗水排出去，也容易导致宝宝出痱子。在给宝宝做皮肤清洁的时候不能过度，过度清洁会带走皮肤油脂，无法让皮肤形成自己的保护系统，反而对宝宝皮肤造成了伤害。

（3）夏季给宝宝选择的衣物应该以宽松舒适、吸汗透气为主。选择这样的衣物，可让宝宝皮肤尽量接触流通空气，能有效地带走汗液，不让汗液在皮肤上长久逗留而出痱。

（4）饮食方面，针对夏季炎热，宝宝的事物应当以降温、消暑清淡为主，同时增加水果蔬菜的摄入，补充人体所需的维生素和营养物质。

（5）切记给宝宝过多涂抹爽身粉。当宝宝出汗后，汗液和爽身粉会形成混合物堵塞毛孔，导致汗液排出不畅，导致痱子进一步严重。

因此，在夏季父母注意日常生活中的点滴小事，就可以有效预防宝宝生痱子。但是在此我们要提醒各位父母朋友，宝宝的身上痱子出会觉得非常痒，而宝宝年龄小自控力差，当感觉痒时会不自觉地抓挠。宝宝在挠自己的皮肤时，手上的细菌传染到皮肤上，引起细菌感染，严重者会成为疖子。疖子有时会出现化脓的情况，当弄破脓包后，会出现黄色的组织液。如果治疗护理不当，很可能引起伤口处发炎，出现头疼、发热的症状。所以当家长看到宝宝身上出痱子时，一定要及时为宝宝剪指甲，并且注意宝宝的举止，不要让宝宝随意抓挠痱子。

最后强调一下，由于每个宝宝体质的不同，症状可能以不同的情况出现。如果宝宝痱子出现严重情况时，请及时带宝宝去正规医院就医，尤其是宝宝因抓挠出现感染，一定要第一时间送往医院进行检查治疗。

小儿麻疹，快喝荸荠酒酿汤

⚠️**症状**：有发热、咳嗽等症状，口腔黏膜上有带着红晕的灰白色点状物，眼结膜充血。

🍶**偏方**：荸荠、酒酿。

方法：

荸荠去皮切片，连同酒酿一起加入少许水煮熟，吃荸荠喝汤。

宝宝患有的"小儿麻疹"通常是由小儿麻疹病毒感染所引起的，是冬末春初易发的一种传染病，也是儿童时期发病率较高且又易传染的一种急性传染病。这种疾病会影响到皮肤及呼吸道并有高度传染性，潜伏期是7~14天，有并发肺炎的可能性，其典型症状就是出疹，同时还会在口腔黏膜上出现小儿麻疹黏膜斑。

对于小儿麻疹的症状，由于小儿麻疹也属于呼吸道疾病，所以会具有普通感冒发烧的症状，除此之外，在发病的第三天左右，宝宝体温会下降，但口腔内膜会出现白色盐粒状的斑点，之后患病宝宝的体温又会上升，出现皮疹。宝宝身上的皮疹一般最先出现在额头及耳后，呈红色斑点，微微隆起，皮疹逐渐向头部及身体扩散，当皮疹扩散时，其斑点愈来愈大，甚至有彼此连接的现象。这里特别申明一点，当宝宝第二次有发热症状时，随有灰白色的疹子出现在皮肤黏膜处，这种灰白色的疹子是确定麻疹的重要根据。

本节针对宝宝患有的小儿麻疹，特别推荐一款有缓解和辅助治疗作用的偏方：荸荠酒酿汤。具体方法非常简单，提前准备好荸荠 10 个和 100 克左右的酒酿，将荸荠去皮切片，放入酒酿中，加入少许的水煮开就可以了。将所做好的荸荠酒酿汤晾至事宜温度，每日喂宝宝食用两次即可，食用时应将荸荠吃下，效果更佳，通常连续几天就会有缓解病症的作用。

此偏方的药效原理在于荸荠营养丰富，含有蛋白质、脂肪、粗纤维、胡萝卜素、B 族维生素、维生素 C、铁、钙和碳水化合物，在荸荠中，英国的研究人员又发现了一种抗菌成分，这种抗菌成分就是荸荠英，荸荠英对大肠杆菌，金黄色葡萄球菌以及小儿麻疹病毒都有抑制作用。荸荠酒酿汤主要作用是清热，使得疹子容易被发出，不至于变得更严重。在麻疹的治疗中，特别是对初期的治疗，有着显著的效果。

如果宝宝已经换上麻疹，家长一定要对宝宝做好护理工作，这是患儿重要的康复条件。首先给宝宝一个安静卧床休息的地方，室内空气要保持清洁，温暖湿润，一定不能让宝宝着凉。其次，饮食上以清淡为主，选择易消化的食物，忌吃油腻辛辣的刺激食物，同时保证宝宝体内充足的水分，利于排尿和出汗，加快身体的代谢，让毒物排出体外，多吃新鲜的蔬菜水果以及富含高蛋白的食物，如蛋类、鸡肉等。

除此之外，如果宝宝身体发热甚至有发烧的症状，家长应当根据具体情况选择冰袋物理降温或者用儿童退烧药药物降温。如果宝宝身上已经有明显的麻疹，家长还应避免让宝宝去用手抓挠患处，否则会让伤口恶化，出现越抓越痒的情况，如果实在瘙痒，可以使用冰袋敷于患处，用冰袋降温缓解痒的感觉。

对于没有患有麻疹的宝宝，家长一定要注意预防措施。首先就是即使接种疫苗，通常宝宝在八个月时会打第一针疫苗，7 岁时再打一针疫苗加强。接种疫苗后 12 天内，体内会产生抗体。除此以外，由于麻疹病毒是通过患病者的口沫、眼结膜分泌物、鼻腔分泌物等传播的，婴儿的抵抗力弱，一定要从源头切断传播途径，所以家长要避免宝宝去人群密集的地方，尤其避免和已经传染上该病毒的人群进行接触。家长还应当为宝宝做到：勤晒衣服、勤晒被子、让宝宝要经常晒太阳、

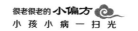

保持宝宝皮肤的清洁等。

最后提醒各位家长朋友，宝宝年龄小体质弱，而麻疹是一种比较严重的疾病，一旦确诊是麻疹，父母最好还是立刻将宝宝送到医院进行治疗，不可胡乱用药。

出了水痘怎么办，鸡蛋黄油有奇效

⚠️症状：患者会有发热症状，并且伴随全身出现大小不一的水疱、丘疹。

🝰偏方：鸡蛋、冰片。

方法：

取煮熟的鸡蛋蛋黄，用小火熬油，加入适量冰片搅拌均匀后敷在患处。

"小儿水痘"是一种由水痘—疱疹病毒引起的急性传染病，一般在6个月到学龄前的宝宝比较多见。此种疾病一年四季均可发病，春冬两季为高发期。小儿水痘主要通过呼吸道飞沫传染和接触传染，传染性很强，但一次患病后可终身免疫。

宝宝患有水痘起病时会出现发热、咳嗽、咽痛等症状，皮肤会出现红色小斑疹、丘疹、疱疹，部分宝宝的皮肤上甚至可能同时存在多种疹状。皮疹大多见于躯干部、颈部、口腔等部位，通常会先出现在头部和躯干，逐渐蔓延到四肢。皮疹开始的时候表现为红色小丘疹。经1~2天变成椭圆形、绿豆大小的水泡，水泡周围呈淡红色，3~4天疱疹干缩结痂，一周后完全干燥而成痂盖，就不再有传染性。一般预后良好，很少发生重的并发症。

针对宝宝可能患有的小儿水痘这一疾病，本节推荐一款实用小偏方：鸡蛋黄油。偏方使用方法非常简单，先取大约5个鸡蛋煮熟，把煮熟后的蛋黄取出来，用锅勺分别压扁压碎，文火来炒，大概10分钟后，蛋黄炒黑，就可以看到锅边有油出来了。只取熬好的鸡蛋黄油，蛋黄不要，加入5克冰片，搅拌均匀后外敷在宝宝水痘患处即可。与此同时，父母可以使用薏苡仁、粳米同时煮粥作为辅助宝宝康复的膳食。

此偏方的原理出自中医理论，中医认为水痘为外感时邪而伤及肺脾，体内有湿气转化为内热，最终表现在肌肤上所造成的。偏方中性味甘、平，入脾、胃经，能够帮助宝宝强健脾脏，调理身体，冰片入心、肺经，有通诸窍，散郁火的作用。两者合用，加上辅助的薏苡仁米粥，对缓解宝宝水痘痛楚有非常好的效果。

针对"小儿水痘"这种宝宝常见的小儿疾病，父母朋友首先要明确当宝宝确诊后如何配合治疗和一些注意事项：

（1）当宝宝已经确认患有小儿水痘，由于这种疾病有较强的传染性，所以家长首先要将宝宝适当地隔离，直到宝宝全部的水疱都结痂干燥之后再解除隔离。

（2）当宝宝的水痘已经病发至面部并开始伴有痒痛时，父母一定注意不要让宝宝抓挠患处。如果宝宝不小心抓破水泡，手上的细菌就容易进入伤口引起化脓，就可能引起发烧、高热的症状。所以家长一旦确诊宝宝患有水痘，最好尽快为宝宝剪短指甲、勤洗手，保持宝宝的卫生状况。同时，父母还要给宝宝注意勤换衣物，注意清洁皮肤，保持患处的干燥清爽。

（3）当宝宝患有小儿水痘时，父母要注意宝宝的衣物以宽松舒适为主，太过紧贴的衣服会摩擦宝宝的皮肤导致痒痛现象。由于汗液会加强对宝宝皮肤水痘的刺激，所以宝宝的异物应当选择纯棉、吸汗、透气的材质，防止宝宝因为自身汗液而加重病情。

（4）要注意对患病的宝宝的衣物进行消毒和清洗。对于直接接触到宝宝的衣物，被子，毛巾、餐具等，都需要根据物品的不同来做不同的消毒。对于衣物被子等，可以使用消毒液，毛巾等物品可以采用太阳照射，用紫外线来进行杀毒。而对于餐具来说，可以将其放在锅中进行蒸煮来消毒。

（5）如果宝宝在患水痘期间病情恶化，或者出现高烧不退，咳嗽，头疼、呕吐等症状，家长最好及时带宝宝到医院检查治疗。

（6）家长要保持患病宝宝房间的空气流通和阳光照射。清新的空气有利于宝宝身体康复，而充足的阳光对宝宝身体好的同时，紫外线可以对房间起到杀菌消毒的作用。

除了对患病宝宝的照顾之外，对于在小儿水痘发病期内的健康宝宝，家长也应该了解如何进行预防，在此根据专家指导可以做以下参考：

（1）父母需要以身作则注意个人卫生习惯。水痘病毒有可能是父母从外界带给宝宝的，而宝宝年龄较小，抵抗力差，所以姐粗病毒后容易患上水痘，因此家长必须从自我做起，注意个人卫生，尤其在外出到家和宝宝接触前一定先洗手。

（2）同样是要保持室内的通风，经常开窗换气，让室内空气流通，能有效地带走病菌，减少感染概率，清洁空气。

（3）尽量少带宝宝去人多的地方。水痘的传播方式一般是通过已经得病的人的体液通过呼吸道传染，或者是水疱内的组织液通过接触传染，所以当父母带着宝宝去人多的地方，就很可能不经意地接触了懈怠水痘病毒的患者。

（4）要经常带着宝宝去户外，呼吸户外的新鲜空气，适当的运动增强宝宝的体质和抵抗力。

（5）饮食方面，要注意补充宝宝体内的水分、维生素等，每日给宝宝食用新鲜的蔬菜水果，少吃辛辣刺激的食物。

（6）让宝宝进行对水痘的接种，疫苗在接种后十五天内产生抗体，免疫力持久，接种疫苗是对抗病毒最有效的手段。

最后，由于每个宝宝个人体质不同，如果宝宝病情加重，出现了高烧不退的情况，请尽快到正规医院就诊。

宝宝毛囊炎，芙蓉树叶加碘酒

⚠️**症状：** 在毛囊出产生小丘疹，丘疹四周有明显红晕，有毛发在丘疹之中，脓包破后有少量脓液，排出后即结痂。

🍵**偏方：** 芙蓉叶加碘酒外敷。

方法：

（1）将芙蓉花或者芙蓉叶捣碎，加少量碘酒敷于红肿处，一日一次；

（2）五倍子碾成粉，加入蛋黄油调匀，将混合物抹在毛囊处。一日 1~2 次。

毛囊炎是一种常见的皮肤炎症，通常是毛囊部发生的急性、亚急性或慢性化脓性或非化脓性炎症。这种疾病对大人来说，并不是太大的问题，但发生在宝宝身上就会有许多困扰。

当宝宝患有毛囊炎后，起初阶段会出现与毛囊一致的炎性小丘疹，丘疹周围有红晕，之后丘疹迅速变为脓疱，脓包的中心会有毛发贯穿，不相融合。脓包的外壁非常薄，如果不小心破坏后会有少量脓性分泌物流出，同时宝宝会感觉到瘙痒和微痛。脓包经过数天后会干燥结痂而愈，不留瘢痕。这里要特别提一下，对于处于青少年的宝宝，家长容易把毛囊炎和粉刺相混淆，家长可以根据脓包内有无毛发来做初步判断，但最好还是到医院做专业的检查确诊，以免耽误宝宝病情。

毛囊炎通常是因为毛囊堵塞，使得汗腺中的汗管无法顺利排汗，而汗液中的脏污会停留在毛囊中无法排出，脏污中有金黄色葡萄球菌或链球菌，长时间的累积下就会导致毛囊发炎。

虽然毛囊炎不常见于儿童，但如果发生在宝宝身上，家长一定要给予重视。本节针对此病症推荐"芙蓉叶加碘酒外敷"这一偏方，父母只要将适量的芙蓉叶或者芙蓉花捣碎，然后加入少量的碘酒敷在红肿处即可。

此偏方的药效原理在于芙蓉叶，其性凉，味微辛，有清肺凉血，消肿排脓的作用，在很多地区都有种植。治疗时取适量加以消毒碘酒敷在患处，能够帮助宝宝毛囊炎的患处消毒凉血，消肿止痛，所以治疗毛囊炎的效果非常好。

如果宝宝已经患上了毛囊炎，从治疗方面来讲，父母可以从以下几点加以注意：

（1）勤剪指甲。当宝宝患有毛囊炎，容易因为瘙痒而抓挠，这时父母要注意为宝宝勤剪指甲，防止宝宝把毛囊炎的患处抓破，导致手上细菌感染患处加重病情。

（2）注意宝宝的沐浴用品。宝宝由于年纪还小，皮肤非常娇嫩，所以父母在宝宝的沐浴用品时一定要注意。很多洗发露和沐浴露含有化学物质，如果洗不干净就会残留在皮肤上，对皮肤产生刺激，对于已经患有毛囊炎的宝宝来说，也容易加重病情，即使没有患病的地方，这些化学制剂也容易刺激毛囊导致发炎。

（3）饮食方面要做到清淡为主，少油腻，少吃含有大量脂肪的动物蛋白的食物。多给宝宝喝水，多吃蔬菜水果，还有要吃含纤维素多的杂粮，帮助每日肠道畅通，来让身体进行排毒，对健康是很有好处的。

对于健康的宝宝，家长同时也要注意预防毛囊炎，有关专家提出了这样几个方面：

（1）帮助宝宝养成有规律的作息，保持宝宝充足的睡眠和愉悦的心情。

（2）保持维生素的摄入。宝宝挑食是很正常的现象，这时家长不应该因为溺爱而只给宝宝吃他喜欢的食物，均衡饮食，增加维生素才是对宝宝真正的关爱。

（3）不要过度给宝宝清洁身体。过度的清洁会让皮肤流失皮脂，皮肤失去的应有的保护屏障，就会分泌更多的油脂。这样下去就有可能患上脂溢性皮炎。

（4）适当加强宝宝的身体锻炼，宝宝出现毛囊炎也是一种身体抵抗力下降的表现，所以提高宝宝体质和免疫力也是预防的一大措施。

这里提醒各位家长，不要以为毛囊炎是小毛病，如果毛囊炎久治不愈，很容易形成慢性毛囊炎。慢性毛囊炎如果在宝宝的头部就会引起永久性脱发，严重的宝宝会有淋巴结肿大、头疼的症状，是可能引起败血症的。所以在本节我们再次推介两个常用小偏方，希望能帮助宝宝摆脱毛囊炎的痛楚。一是苦瓜瘦肉汤，把汤煮熟后，家长可以让宝宝将瘦肉、苦瓜、汤一起食用，有祛除体内湿气的作用。二是五倍子蛋黄油，只要将五倍子碾碎，加入蛋黄油调匀敷在患处即可，作用和"芙蓉叶加碘"相同。

最后，希望家长朋友了解，由于每个宝宝的体质各异，如果在一段时间的调理后宝宝的病情没有好转甚至更加严重，请立即去正规医院就诊，听从医生指令，配合医生治疗。

脑袋长瘊子，马齿苋涂一涂

⚠**症状**：皮肤上出现由针尖到绿豆大小的丘疹，外观平滑，摸起来很硬，皮肤颜色呈淡褐色。一般会密集分布在皮肤某处。

🍵**偏方**：马齿苋。

方法：

使用干马齿苋熬煮，用药液擦拭患处，药渣外敷患处。

"瘊子"是"疣"的俗称，通常来说是由人类乳头瘤病毒感染所引起的一种皮肤良性肿瘤，多发于青少年时期的宝宝，往往在手指、手背、足缘等处比较多见，严重的宝宝会发生于身体表面的任何部位，甚至鼻孔、舌面、耳道内、唇内侧、睑缘、四肢等等。

一般来说，宝宝所患的瘊子是"寻常疣"，这种疾病初期阶段，猴子比较硬而且顽固，同时患处会出现突出皮面的小丘疹，丘疹呈现灰黄、灰白、黄褐或淡黄色，其表面粗糙角化。患病宝宝出现的瘊子数目不确定，初起多为 1 个，之后会变成几个、十几个甚至更多，如果病症严重的宝宝，随病程进展皮肤的损害可能增大，甚至呈斑片状。

引起宝宝长瘊子的根本原因是 HVP 病毒，也就是之前提到的人乳头瘤病毒。人乳头瘤病毒经伤口进入暴露的基底细胞。可以分裂的基底层细胞是病毒 DNA 的贮存处，带有病毒 DNA 的上皮细胞可以不出现任何临床表现而呈潜伏状态。发病时，病损处皮肤棘层肥厚，乳头瘤样增生和过度角化，伴有角化不全现象。

根据中医的理论，引起瘊子的主要原因是宝宝体内产生风邪毒气，同时外界环境的温度、湿度、污染等出现了巨大改变，导致了血瘀、肌肤不润，之后会在体外的皮肤上表现出来。针对这一病症原理，本节推荐"马齿苋"这一偏方。

操作方法: 取干马齿苋100克左右，加水熬住，水开后可以在小火慢煮一段时间，尽量将马齿苋的药性释放到水中。煮完后晾温，用药水擦拭患处，除药水之外也可以用药渣外敷患处，一日4~6次，每次敷10~15分钟，一周一个疗程，一般1~2疗程即可痊愈。

此方药效原理在于，马齿苋性寒，味甘酸；入心、肝、脾、大肠经，有清热解毒，利水去湿的功效，同时可以散血消肿，除尘杀菌，消炎止痛，止血凉血，对缓解和治疗小儿寻常疣有非常不错的疗效。

本节我们再推荐其他几个有效的偏方，希望能帮助宝宝摆脱寻常疣的困扰，家长可以根据宝宝的具体情况和偏方的用材，选择合适的方法。

（1）用吃完的香蕉皮来治疗瘊子。将已经吃完的香蕉皮直接外敷在长了瘊子的部位，时间要敷的长一点儿，使得瘊子软化，然后瘊子会一点儿一点儿地脱落，最终痊愈。

（2）用鲜芝麻花捣成泥，在患处外敷，每日1~2次，每次5~10分钟，治疗瘊子效果。

（3）使用蒲公英也可以用来治疗瘊子。准备一些蒲公英的杆，这种杆折断后会有一种白色的植物体液流出来。使用这种白色的液体，涂抹在患处，一日3次，一周一疗程。但要注意，在涂抹了患处之后，不要立刻冲洗，应该让这种白色的液体在患处多停留一会儿，效果才会明显。因为蒲公英中，含有一种可以抗病毒的成分，这种抗病毒的成分可以杀灭HVP病毒。使用此法，一般一个疗程就可以看到效果，疣会明显的变小，最后消失。

如果宝宝已经患有寻常疣，家长除了给予宝宝及时的治疗以外，同样也要注意不要让宝宝随意抓挠身上的瘊子，因为患处其中含有HVP病毒，这种病毒有传染性，里面的细菌通过直接接触皮肤来进行传播。如果宝宝不小心抓破了患处的猴子，里面的病毒流出，容易蔓延到皮肤别的部分，造成被污染的皮肤也会被感染。

对于健康的宝宝，父母也同时要注意对寻常疣的预防。首先，父母要做到经常清洁自身，不把细菌带回家传染给宝宝。其次，父母可以带着宝宝经常出门走走，增强宝宝的抵抗力，让宝宝接触接触外界的环境，培养对外界的耐受力，但尽量不要带宝宝去太多公共场所，比如游泳池、浴室等。这种疣对于宝宝来说不容易出现，但是父母也要做好一些预防工作。再次，父母要注意宝宝的饮食问题，多给宝宝吃一些能增强免疫力的食物，如菌类、胡萝卜等，还有一些含有高蛋白的食物，如鸡肉、牛奶等。然后要注意宝宝的衣物被褥的清洁消毒，由于HVP病毒的传播途径是通过直接接触来进行传染，所以与宝宝接触的物品和生活环境，最好都经过阳光或者合适药物的消毒。最后，家长要注意宝宝的伤口，宝宝年龄小容易好动，所以磕磕碰碰造成伤口在所难免，如果宝宝不小心弄伤皮肤，应该立刻进行清洁，并对伤口进行消毒包扎，以防HVP病毒从伤口处侵入宝宝皮肤。

除此之外，家长需要知道，当宝宝身上出现瘊子的时候，除了常见的"寻常疣"以外，还有可能是丝状疣、扁平疣等。如果宝宝的病情不明或者出现恶化，请尽快带宝宝就医，听从医生安排进行治疗。

防蚊虫叮咬伤皮肤，常备薄荷水

⚠**症状：** 宝宝皮肤被蚊虫叮咬，或出现痱子。

🍶**偏方：** 薄荷水。

方法：

准备好薄荷10克，加入500毫升水煮上5到8分钟。煮好后放置合适温度每晚给宝宝患处擦洗即可。

夏季是蚊虫滋生的季节，而由于夏季的温度较高，宝宝通常会有大面积的皮肤裸露在外面，这就方便了蚊子叮咬宝宝。蚊子是通过它又尖又细的嘴叮咬人体皮肤，吸血时也注入唾液，所以会造成皮肤的瘙痒与红肿，而通过文字的唾液，可以传播疾病，如疟疾、丝虫病、黄热病、流行性乙型脑炎等。

当宝宝被蚊子叮咬后，首先会鼓起一个肉包，然后被叮咬处会出现红肿、痒、痛等症状。而较小的宝宝会表现出烦躁、哭闹，甚至会用手去抓挠，抵抗力较差的宝宝甚至可能会引发炎症，或者出现发热等不良反应。

针对夏季宝宝防蚊虫的问题，本节推荐家长朋友使用薄荷水为宝宝擦拭身体，则能有效去除蚊虫，也能辅助宝宝被叮咬的地方快速康复。父母只要准备好10克左右的薄荷叶，加入适量的水煮沸，让薄荷的精华渗透到水中，放置合适温度每晚给宝宝患处擦洗即可，及时没有被蚊虫叮咬的宝宝也能有效预防。

此偏方的药效原理在于薄荷本身，《本草纲目》中记载：薄荷味辛、性凉，无毒，能有效地透疹止痒、消炎镇痛，其实在生活中常见的风油精、止痒滴露、清凉油等抵御蚊虫用品基本都含有薄荷成分。甚至曾在美国《华尔街日报》曾刊登过一篇文章中指出，薄荷牙膏可以缓解蚊虫叮咬带来的瘙痒感，这其中也是利用薄荷的有效成分。

在本节除了薄荷之外，我们再推荐一款同样有效的小偏方：防风加荆芥。准备好800毫升的水，先放入8克左右的防风，中火煮10分钟，后再追加同等分量的荆芥一起煮10分钟。煮好后放置合适温度给宝宝擦身体就可以了，其方式和效果和"薄荷偏方"相似。

针对夏季蚊虫叮咬，父母可以参考以下几点，做好对宝宝的保护和预防措施：

（1）家长平时就注意保持室内的清洁卫生，注意打扫不留卫生死角给蚊虫等细菌生物不给蚊虫以藏身繁衍之地。

（2）为了家中空气质量，不免会多开窗，而在夏日开窗透风时不要忘记用纱窗做屏障，防止各种蚊虫苍蝇乱入。

（3）家长可以考虑在家中放置一些夜来香、米兰、薄荷，也可以起到防止、驱逐蚊虫的作用。

除此之外，由于宝宝皮肤娇嫩，所以家长在宝宝被蚊虫叮咬后一定要及时处理，同时注意及时为宝宝修剪指甲，不要让宝宝抓破叮咬处，避免引起皮炎、丘疱疹以及水疱皮肤病。或者导致生皮肤发生感染、红肿等。如果宝宝抓破了患处并出现严重的炎症，应该及时去正规的医疗场所就医。

日光性皮炎，冰牛奶湿敷能缓解

⚠症状： 太阳下曝晒后数小时后，暴晒处的皮肤出现红肿疼痛的情况，也有可能引发脱皮以及水疱或大疱。

偏方： 牛奶。

方法：

将牛奶降温后，用毛巾沾牛奶为宝宝擦拭患处。

小儿日光性皮炎又称多形性日光疹，俗称晒斑，这种疾病多见于光感性皮肤的宝宝，春夏两季由于宝宝裸露在外的皮肤较多，所以这两个季节也是此病的高发期。宝宝病患部位有皮肤损伤、烧灼感、痒感或刺痛，病症较轻的宝宝1~2天内皮疹可逐渐消退，有脱屑或遗留，或者有不同程度的色素沉着，病症较重的宝宝会有类似感冒的症状，如发烧、乏力、全身不适等，需要一周左右的时间才能恢复。

如果宝宝患有小儿日光性皮炎，症状相对比较明显。当宝宝暴露在外的皮肤受到强烈日光照射严重时，宝宝的面、颈、手背等处会先发病，医学上根据日光性皮炎的症状轻重程度，通常分为一度晒伤和二度晒伤：

（1）如果宝宝是一度晒伤，会在局部皮肤出现弥漫性红斑，红斑的边界比较清楚，通常在出疹后24~36小时为高峰时段。

（2）如果宝宝是二度晒伤，会有局部皮肤红肿的症状，相继出现水疱甚至大疱，水疱壁紧，疱液为淡黄色。宝宝会感觉到灼痛或刺痒感。如果水疱破裂，会有糜烂的现象，不久后会干燥结痂，遗留色素沉着或色素减退。二度晒伤的宝宝通常在第二天症状到达高峰，可伴有发热、头痛、心悸、乏力、恶心、呕吐等全身症状。

宝宝患有的日光性皮炎，阳光照射是一个较为重要的因素，另一方面原因也可能是宝宝摄入了过敏性的食物，如灰菜、苋菜、萝卜叶等，或者使用了过敏性的药物，如补骨脂素、白芷素等，这些也是引起疾病的原因之一。除此之外，从宝宝自身来说，宝宝的皮肤娇嫩并且比较白，皮肤内黑色素的成分较低，而黑色素是保护人体晒伤的一大重要屏障，宝宝在这方面防御力较低，也就更容易被晒伤从而患有日光性皮炎。

针对"小儿日光性皮炎"，本节推荐"冰牛奶湿敷"这一偏方，家长只需要用冰牛奶浸透干净的毛巾，每个2~3小时用湿毛巾敷宝宝的患处，敷20分钟左右，可以一直使用直到宝宝病症康复为止。

此偏方的药效原理在于，牛奶味甘性微寒，首先就有润肤、养颜、美白的妙用。其次，针对此种病症是由于阳光暴晒导致，牛奶不仅可以让宝宝的皮肤得到充分的营养，同时牛奶中含有酶的组成部分，也是实现抗发炎、肿胀及舒缓的效果，达到非常不错的疗效。

那么，在阳光较强的夏季，父母应该如何避免宝宝患日光性皮炎？根据这一病症的病因，可以从"避免阳光"和"远离过敏源"两方面入手。

（1）减少日光对宝宝的直接照射。紫外线通常是造成日光性皮炎的主要原因，所以当家长带宝宝外出或者户外活动的时候，要尽量避免让紫外线长时间直接晒到宝宝的皮肤，并且时刻做好防晒准备。这里要提醒家长朋友，所谓"避开阳光直射"并不等于完全不让宝宝接触阳光，适当地让宝宝晒一下，能够帮助宝宝增强抵抗力，同时皮肤产生一定的黑色素，是有利于预防小儿日光性皮炎的。

（2）父母应当细心观察和总结一下，看皮炎发生是否和接触的食物、化妆品、药品等物质有关，如发现其中有关联，最好能避免接触。也可到医院皮肤科，通过斑贴试验和光斑试验，请医生帮助寻找致敏物质。

（3）还可以对皮肤进行适当的轻柔按摩。经常性对我们的皮肤进行按摩，可以促进皮肤自我加快新陈代谢，增强皮肤抵抗能力。同时，在夏季为宝宝选择浅颜色的衣服，有利于反射紫外线。在饮食上应多吃富含维生素 B 和维生素 E 的食物，如海带、杂粮等，并且适量的摄入脂肪，脂肪可以保证皮肤的弹性，增强皮肤的抵抗力，让宝宝做到饮食均衡，保证健康的成长。

综上所述，在发现宝宝患有日光性皮炎后，父母应当及时为宝宝皮肤进行降温、滋养，同时防止宝宝再被阳光直射。由于夏季炎热，除了日光性皮炎，夏季还容易引发的皮肤问题还有很多，例如脱皮，丘疹，脓包疮等不同的皮肤炎症，所以如果宝宝的皮肤病症无法确认或者严重，还请家长朋友及时送至医院就诊。

宝宝头上结痂厚，涂点儿植物油可化解

⚠**症状：**头皮上有干燥皮屑，类似头皮屑，也有黄色较厚的片状物。

☗**偏方：**植物油。

方法：

在宝宝头皮上面，稍微涂一层植物油，用梳子把软化的痂梳掉，注意用力轻柔。

宝宝头上的结痂也称"乳痂"或"摇篮帽"，是一种较为常见的现象，通常出现在刚出生几个月的宝宝身上，到 6~12 月就会自动消失干净，不过，也有些宝宝的结痂可能要几年才能脱落干净。

当宝宝头上结痂的时候，在头皮处会出现一片片干燥的皮屑，像头皮屑一样，严重的宝宝会有一些鳞片状、碎壳状的渣样脱落物，脱落物呈黄色或棕色，甚至较厚、较油腻。这里简单提示一下家长朋友，如果以上提到的脱落物不是出现在宝宝的头部，而是在宝宝的耳朵或眉毛周围出现类似的情况，甚至腋窝和其他皱褶部位也有就称为"脂溢性皮炎"。宝宝头上结痂通常没有害处，但如果是"脂溢性皮炎"，家长就要多加注意了。

宝宝头上结痂的原因很多，首先，当宝宝还在母亲肚子里的时候，可能接受到了过量的荷尔蒙，刺激了自身的皮脂腺导致分泌过多油脂，堵塞了毛孔，油脂又容易吸附脏东西，所以造成了结痂。其次，宝宝刚出生时，皮肤表面会有一层保护性质的油脂，这是一种由上皮细胞分泌物所形成的角质样物质，如果宝宝没有及时清洁头部，这些分泌物就会粘住空气中的灰尘，时间一长就会在脑袋上形成一层厚厚的痂。另外，维生素 B_2 的缺乏也可能导致头皮结痂。

虽然宝宝头上结痂通常不会对宝宝有害，但如果结痂过厚，宝宝会感觉瘙痒而不自觉地用手抓挠，一旦不小心抓破头皮则容易引起其他病变。与此同时，如果是在炎热的夏天，宝宝头上厚厚的结痂会影响宝宝脑部皮肤通气散热。所以，父母发现宝宝头上结痂的时候，尽量在第一时间帮助宝宝清除结痂。

本节向父母推荐用植物油这一偏方来帮助宝宝清除结痂，最重要的原因是植物油几乎没有副作用。父母只需要选择合适的植物油，如橄榄油、芝麻油、菜籽油等，使用前先将植物油应高温消毒，待放凉冷却后备用。在涂抹植物油之前，父母应当先用婴儿用洗发露来清洁头皮，去掉一部分油脂，然后再将冷却的植物油涂在头皮表面结痂处，让植物油在宝宝结痂处停留 15 分钟左右，可以让结痂被植物油充分的浸泡，通过这样的浸泡松软后，薄的结痂会自然掉落，厚一点儿的结痂可以继续采用此方一点儿点儿脱落掉。最后，当宝宝的结痂顺利清除后，父母可以使用婴儿洗发露再次清洁头发，去除植物油带来的油脂。

除此之外，我们再推荐一种常规方法，使用洗发露来进行祛除。由于小儿专用洗发露是一种含有乳化剂的油水混合物，洗发露的清洁原理是使油质变成微小的粒子，而宝宝头上的结痂通常就是油脂分泌形成的物质。父母使用洗发露帮助宝宝清理结痂的时候，就是把结痂中的油分解的小粒子混合在水中，然后溶解在水里，最后冲洗掉。不过，父母选用洗发露的时候，尽量选用比较温和的婴儿护理洗发乳，然后将洗发乳倒在掌心中，轻轻地用洗发乳涂在宝宝的头皮结痂处。涂抹完毕后，父母可以使用指腹来进行按摩，对结痂处可以小心地搓揉。然后让洗发露在头皮上停留 2 个小时左右，再用温水洗去，每天一次，直到结痂脱落。

除此之外，父母还应注意在清除结痂的过程中，经常给宝宝洗头来清除死皮，但不能过度的清洁，否则会刺激皮脂腺，分泌出更多的油脂，一般每天用清水做头部清洁就足够了。同时家长要掌握好给宝宝洗头的水温，过高的温度会带走大量头皮上的油脂，造成皮肤油脂不够，从而本能地大量分泌油脂，油脂对于清除结痂来说不仅不利于清洁，甚至会起到负面作用。

最后提醒各位家长朋友，由于湿疹和结痂症状较为相似，因为湿疹具有传染性，生长速度极快，所以当不能确定时，请去医院询问医生确诊，一定不能随意给宝宝治疗。

皮肤瘙痒真难受，维生素E、白醋甘油来解忧

⚠**症状：** 发病时皮肤可能出现肉眼可见白色皮屑。

🔥**偏方：** 维生素E，白醋和甘油。

方法：

（1）取普通装的油状维生素E即可，将胶囊剪破，涂抹于皮肤瘙痒处；

（2）用适量的白醋和甘油混合在一起，每天三次涂抹在皮肤瘙痒的地方，一个星期左右见效。

宝宝年龄小皮肤相对娇嫩，对于外界的耐受性比较差。当外界空气、环境中的过敏源、细菌等和宝宝的皮肤有所接触，都有可能引起宝宝皮肤瘙痒。当宝宝皮肤瘙痒的时候，首先情绪会出现烦躁，较小的宝宝会哭闹不安，而年龄大一点儿的宝宝容易随意抓挠引起别的皮肤病，所以，父母要了解宝宝的皮肤瘙痒，从而以最快最好的方法帮助宝宝摆脱瘙痒。

宝宝皮肤瘙痒一般分成头皮瘙痒和体表瘙痒。

（1）头皮瘙痒。造成宝宝头皮瘙痒的原因有很多，最常见的原因中，一是由于给宝宝洗头的水温过高。过高的水温会导致宝宝头皮出油，油脂过多容易和空气中的灰尘接触导致瘙痒，所以父母要注意给宝宝洗头的水温度控制在37~38℃较适宜。二是由于洗发水偏向于碱性。弱酸性的洗发露才适宜宝宝的头部皮肤，而成人用的洗发露大多偏于碱性，如果父母随意使用的话就容易对宝宝头部皮肤造成损伤，导致瘙痒。这一方面，我们推荐家长使用野菊花泡水来给宝宝洗头，如果找不到新鲜的野菊花，泡茶喝的干菊花也具有同样的止痒效果。三是由于缺钙导致的头部瘙痒。家长可以在宝宝的日常饮食中准备一些高钙的食物，例如虾皮、蛋黄、动物内脏等。保证宝宝身体对于钙的需要。

关于宝宝头部瘙痒，这里再提示各位家长一点：最好不要给宝宝剃光头，虽然光头可以便于宝宝排汗，比较清凉，但是汗液里面有盐分，如果没头发，盐分就会直接刺激皮肤，让宝宝觉得皮肤更加瘙痒，如果宝宝的头发比较少，一出汗就会用手去把汗擦掉，一旦弄出伤痕，就可能会引起细菌感染。

（2）体表瘙痒。造成宝宝体表瘙痒的原因通常是过敏，首先，家长要考虑是不是某些食物导致宝宝瘙痒，比如蛋类、海鲜、竹笋等。这时家长就要注意宝宝的饮

食，同时可以考虑使用"冰镇""拍打"的方法来为宝宝止痒，一定要注意不能让宝宝抓伤搔痒处，引起更严重的皮肤疾病。其次，外界环境对宝宝皮肤影响也不能忽视，例如空气中的灰尘和尘螨，有宝宝的家庭中，最好不要使用地毯，家具也以皮质、木质为宜。父母尽量保持家里环境的清洁，经常打扫卫生，减少家里的浮尘，避免细菌、尘螨的生长。最后，宝宝的贴身衣物和经常接触的玩具也都可能引起宝宝体表瘙痒。对于这一方面，父母要注意的就是宠物、香烟、清洁剂、消毒剂等化学制品也要远离宝宝，同时常给宝宝和所接触的东西做清洁。宝宝的贴身衣物最好是棉质布料，这种材质吸湿性好，而且保湿性好，并且耐热耐碱，所以制出来的衣物也都吸汗透气、柔软、防敏感、不刺激宝宝皮肤。最后一种可能性就是皮肤干燥，宝宝的皮肤要比成年人更加水嫩，所以稍有干燥就会感觉瘙痒。父母可以在宝宝洗澡后用适当的滋润性护肤品，以锁住皮肤表面水分，缓解干燥瘙痒。

本节针对宝宝的皮肤瘙痒的症状，推荐两款简便实用的偏方："维生素 E"和"白醋甘油"。首先是维生素 E，家长只要在药店购买普通的油状维生素 E 即可，在家中取出油液，涂抹于宝宝瘙痒的患处。这种方式主要缓解干燥引起的皮肤瘙痒，对其他原因的瘙痒也有辅助作用，并可以滋润皮肤。其次，家长可以用适量的白醋和甘油混合在一起，每天三次涂抹在皮肤瘙痒的地方，一个星期左右见效。这以偏方对于大多皮肤瘙痒都有一定作用。

最后，如果宝宝一直有瘙痒的情况，则应该考虑到湿疹等皮肤疾病，最好带宝宝去医院检查确诊，以防未知病情的恶化影响宝宝的身体健康。

婴儿体癣不要急，婴儿油效果好

⚠️症状： 毛囊呈现开口状，感到瘙痒，严重者在患处有灼热感。

🫙偏方： 婴儿油。

方法：

清洁干净患处后，在掌心涂好婴儿油，然后涂于患处，用掌心轻轻按摩数分钟直至婴儿油被皮肤吸收。

体癣又叫"圆藓"，通常是皮肤癣菌引起的，这种疾病多发于春秋季节，是除了手、足、会阴和臀部以外，光滑皮肤上的浅部被真菌感染形成的，具有一定的传染性，一旦发现要立刻进行治疗，否则有可能会传染到皮肤各处。

当宝宝患有体癣，在局部患病区域会引起轻度的炎症反应，初起为红丘疹或小水疱，继之形成鳞屑，再向周围逐渐扩展成边界清楚的环形损害，有的宝宝会在患处大环中央位置再次出现新皮损，扩展衍生进而变成数层同心圆状的外观，而通常损害部位的边缘可见丘疹、水疱，体癣的边缘还会不断扩展，中央则趋于消退。如果患病严重，环形皮损内还可以再出现环形的丘疹、水疱、鳞屑，继而呈同心环形损害，同时伴有不同程度的瘙痒。

宝宝的体癣疾病主要是由一种叫"皮肤癣菌"的真菌引起，这种真菌通过接触传染，由于宝宝身体的抵抗力比较弱，免疫力较差，更给了这种真菌可乘之机，即使数量很少，也可能引起体癣。对于这种真菌来说，潮湿的环境都特别容易生长繁殖，还会出现在小动物身上，当宝宝和家中的宠物或者在外和其他小动物接触，就有可能触碰到这种真菌导致体癣。除此之外，在日常生活中，空气的不洁净，气候的变化，还有空气湿度比较大，这些原因都可能引起体癣的产生。

本节针对宝宝体癣问题，推荐家长使用婴儿油这一偏方，在使用前将宝宝病患处清洁干净，在掌心涂好婴儿油并将双手搓热，然后轻柔宝宝患处，为宝宝一遍涂抹婴儿油一边按摩，按摩时间可以略长一些，有助于婴儿油被宝宝皮肤吸收。另外，家长还可以选用新鲜半夏，将其除去表皮磨成泥状，然后加入几滴醋，混合成均匀的药糊，涂在宝宝体癣的患处，一日三次，也能对宝宝的体癣有非常好的治疗效果。

除了使用偏方之外，对于已经患有体癣的宝宝，家长在照顾宝宝治疗、恢复的时候，一定要注意以下几点：

（1）对于年幼的宝宝来说，治疗体癣不能涂抹外用的激素类药物。这种激素类药物不仅不能抑制真菌生长，反而会对真菌产生刺激，更导致真菌的疯长。并且，宝宝处于生长发育阶段，这种激素类药物对宝宝的健康不利。

（2）对于有体癣的宝宝来说，要避免皮肤暴露在太过极端的天气里面。例如冷风或者强烈的日晒，这些本身就对宝宝有所伤害，更不利于皮肤的修复，而且这种极端的气候，让真菌更容易繁殖，非常不利于对体癣的治疗。

（3）对于患有体癣的宝宝，要注意饮食清淡。在日常饮食上避免辣椒、油炸食品等油腻刺激性的食物，要常吃新鲜蔬菜水果，保持饮食均衡，为身体提供足够的营养，才能让皮肤

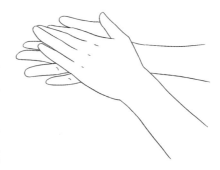

家长将双手搓热后再给宝宝涂婴儿油，这样婴儿油更容易被宝宝吸收。

223

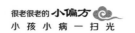
恢复的情况变好，利于体癣恢复。

对于健康的宝宝，父母也要做好全面的预防措施，由于这体癣的传染途径广泛，所以从生活中点滴入手，才能让宝宝将体癣拒之千里之外。

（1）养成宝宝良好的卫生习惯，保持皮肤的干爽，这样可以消灭真菌生存的温床。尤其当在天气炎热的时候，父母要为经常出汗的宝宝及时更换衣服，擦干汗水，不要让皮肤一直浸泡在汗水中，真菌会在这种潮湿的环境最容易滋生引起体癣。

（2）给宝宝洗澡时，要用温和的沐浴液来清洁宝宝的身体，同时父母要特别注意宝宝皮肤的褶皱处，这些地方需要着重清洗消毒，不让真菌有可乘之机。对于宝宝的皮肤护理来说，不需要使用肥皂，因为肥皂具有很强的碱性，而宝宝的皮肤特别娇嫩，这种碱性对皮肤的伤害极大，皮肤需要天然的油脂来对自己进行保护。

（3）宝宝的生活用品要单独消毒、使用。不要让宝宝使用公共浴室、宾馆等公共场所提供的卫生用品，宝宝不能和他人共用生活物品。

（4）可以让宝宝吃一些B族维生素丰富的食物。B族维生素可以提高抗病能力，加强免疫能力。

最后，如果家长朋友看到宝宝病情没有改善，应该及时就医，寻求医生的帮助。如果体癣分布广泛，除了外涂的药物，还应该在医生的指导下，内服抗菌药物，对于治疗体癣来说，同样有着很好的效果。

宝宝皮肤易过敏，地肤子泡澡有奇效

⚠**症状：** 皮肤瘙痒，出现荨麻疹等各种皮疹。

偏方： 地肤子。

方法：
取地肤子适量，用清水熬煮，在洗浴时，取适量药液放入洗澡水中。

小儿皮肤过敏通常指的是以红、肿、瘙痒为特征的发炎性皮肤病，当宝宝过敏后会浑身不适，年龄小的宝宝会经常哭闹，大一点儿的宝宝会忍不住抓挠患处，严重的还会造成食欲不振，进而影响宝宝的精神状态。

通常来说，当宝宝患有皮肤过敏时，症状大致分为感知型和外显型。感知型症状通常是指宝宝明显感觉到身体表面痒、紧绷；而外显型症状通常指宝宝患处皮肤便会出现干燥、面部红斑、脱屑、红肿等可见症状，如果宝宝患病严重，两种症状会同时发生，部分宝宝还会有可能会发生胸部紧绷，麻木，肿胀等症状。

宝宝皮肤过敏大致上来说有两大原因，一是宝宝本身过敏体质，另一个是外界的过敏源。

（1）过敏体质。如果宝宝经常打喷嚏，出湿疹，而且不容易治愈时，父母一定要注意，这就有可能是过敏性体质的可能。过敏的体质是可以遗传的，如果父母其中一方对花粉、宠物或某种食物过敏，宝宝则有 50% 的可能性患过敏症；如果父母双方都有过敏的话，宝宝患过敏症的概率会更高，皮肤过敏情况也一样，而宝宝皮肤比成人更加娇嫩，所以，更容易出现皮肤过敏、皮肤干燥等各种状况。

（2）外界过敏源。每个人身体中都有免疫系统，而宝宝由于身体未发育成熟，体内的免疫系统不完全，所以收到外界物质刺激的时候，就可能会出现过敏反应。例如外界的空气、花粉、灰尘、蛋清、巧克力或其他物质。

本节针对宝宝皮肤过敏，推荐"地肤子泡澡"这一偏方。父母只要取地适量的地肤子，加入大约一升的清水先用大火烧开，然后用小火慢炖熬煮，最后只要在宝宝洗澡的时候，取适量药水放入洗澡水里即可。

此偏方的药效在于地肤子，其性寒，味辛、苦，这一味中药里含有三萜皂苷、脂肪油、生物碱、黄酮等化学成分，有清热利湿，祛风止痒的作用，对于宝宝的风疹、湿疹、皮肤瘙痒，过敏瘙痒有非常好的效果。除了用于沐浴的"地肤子"，本节再推荐一款辅助治疗的食用偏方：马齿苋。选用适量新鲜马齿苋和三块豆腐干备用，先将马齿苋洗干净，用沸水浸泡 5 分钟左右，然后挤干水分，充分晾干。将晒干的马齿苋切成细末，豆腐干切成小块，拌匀后倒入麻油即可为宝宝食用。马齿苋清热解毒，消炎止痛，除尘杀菌，对皮肤过敏同样有很好的辅助作用。

除了了解过敏后的治疗偏方，针对宝宝皮肤过敏的原因，家长更要注重预防。家长可以参考以下几点，在生活细节和宝宝自身方面多加注意。

（1）要控制环境的湿度。由于潮湿的环境容易滋生细菌，所以宝宝房间的湿度不能超过 50%，否则皮肤会因为细菌而过敏；同时也不能太干，否则宝宝皮肤会因为干燥而瘙痒，不利于免疫系统的工作。因此控制宝宝生活环境的湿度非常重要。

（2）清除灰尘。在宝宝生活的环境里尽量避免灰尘，家长可以经常用潮湿的抹布进行清洁，减少室内的灰尘。被套枕头除了要经常晒太阳进行消毒杀菌之外，也要经常清洗更换，以便减少宝宝接触灰尘的可能。

（3）让宝宝远离化学产品。父母最好不要在家长用化学类的空气清新剂、固态香薰、杀虫剂等，这些人工化学制品容易让宝宝产生过敏反应，家庭总使用空气净化器来对室内的空气进行清洁即可。

（4）避免花粉。大部分宝宝皮肤过敏的原因和花粉有关，所以家长尽量少带宝宝去花开的旺盛的地方。尤其是花粉传播的季节，更要注意。

（5）饮食方面。对于6个月以下的宝宝，选择母乳喂养可以降低过敏的概率，当宝宝6个月以后，可以适当地添加辅食。另外，对于婴幼儿时期的宝宝来说，由于肠胃发育的还不是很完全，所以饮食还是以清淡、易消化为主，防止出现拉肚子、呕吐等现象。

在饮食方面，家长还要注意宝宝是否对某种食物过敏，比如花生、牛奶、鸡蛋等，如果发现宝宝在食用了某种食物后发生了过敏反应，家长要注意在饮食中避免。

（6）增加运动量，加强身体的免疫功能。宝宝过敏体质是天生的，但随着长大，体质改变和加强，免疫系统也逐渐成熟，大部分的过敏反应会减轻，所以父母可以加强宝宝锻炼，增强其对外界的适应能力。

除此之外，对于敏感性体质的宝宝来说，尽量不要让皮肤在敏感反应之后再次受到刺激物。一般来说，维生素 B_5 等物质对于敏感皮肤来说具有非常好的修复作用，同时敏感反应出现时，皮肤较为干燥，可以使用一些保湿产品，最好选用一些比较天然的物质，如猪油等进行修复。

最后提醒各位家长朋友，由于每一个宝宝的体质不同，对于过敏体质的宝宝，父母一定要进行精心的呵护，可以让宝宝少受很多痛苦。但是，如果皮肤敏感问题较严重，应该去及时寻找医生的帮助，听从医生嘱咐，配合治疗。

宝宝冻疮怎么办，抹抹大蒜能预防

⚠**症状：** 多发在冬季，患处出现红色斑块，遇热有强烈瘙痒感，同时伴有疼痛感。

🧴**偏方：** 大蒜涂抹患处。

方法：

将大蒜切片，涂抹在患处即可。

冻疮是宝宝在冬季或早春季节常见的一种疾病，在这种寒冷季节，宝宝体表血管会因为外界的寒冷刺激而收缩，进而局部血液循环不良，发生瘀血和组织缺氧的现象，从而造成局部组织损伤，就成了我们日常所说的"冻疮"。

冻疮多发于远离宝宝心脏的末端部位，如手、足、耳轮、面颊等处。比较典型的症状为皮肤损伤，常有局限性指盖、蚕豆大小、暗紫红色隆起水肿性斑块或硬结，患处的边缘表现为鲜红色，中间位置是青紫色，如果用手按压会褪色，松手后颜色会慢慢恢复，并且患处紧绷没有光泽，触碰患处会感到非常冰冷，宝宝会感觉痒、灼烧、肿胀的感觉。如果冻伤严重的宝宝，患处会有肿胀感会非常强，表面可形成水疱，内含淡黄色或血性浆液、疱破后可形成糜烂或溃疡。

造成宝宝冻伤的原因除了外界寒冷之外，很大的原因也是因为宝宝年龄小，体质过于虚弱，低温会导致宝宝气血运行不畅，使得静脉处堆积瘀血，造成了血液的不循环堵塞进而形成了冻疮。另外，在天冷的时候，部分家长习惯于给宝宝穿过多过紧的衣服，这样就更加限制了宝宝体表血液的循环，也是造成冻疮的一个原因。而中国传统医学则认为，冻疮是由于宝宝阳气不足，外感寒邪、湿邪，体质无法抵御，使得气血运行不畅，瘀血阻滞而导致发病。

本节为了帮助宝宝冻疮病症，推荐使用"大蒜"这一偏方，父母只要将大蒜切片涂抹宝宝冻疮处即可，每日三次，通常几日后即可见效。如果宝宝冻疮较为严重，父母可以将大蒜捣烂成泥，敷在发生冻疮的地方，过一昼夜后洗去，三至四天后再敷一次，便能有效地缓解冻疮，甚至可以预防冻疮复发。

除了大蒜之外，辣椒也可以缓解宝宝冻疮疾病。方法是把红辣椒晒干之后，放在热水中慢火烧开制成药水，如果宝宝是手脚起冻疮，可以放在药水里浸泡直到药水变凉，如果宝宝是耳朵、面颊有冻疮，可以用毛巾吸收药水后捂一捂患处，最后然后用泡过的辣椒纱布包好，外敷于患处，可以有效缓解患处的痒感。

日常中，甘油对于冻疮也有很好的治疗效果。甘油也是一种常见的生活用品，能够起到滋润肌肤，起到帮助皮肤油脂平衡的作用。父母也可以给宝宝经常涂抹甘油，同样能起到预防的作用，防止皮肤破裂。

对于宝宝冻疮来说，父母依然应当把预防放在第一位，由于四季变化和温度差异无法改变，从宝宝身上入手进行冻疮预防才是关键所在。

（1）饮食保障。父母可以适当给宝宝增加一些根茎类、辛辣食物、肉类和汤类作为辅食。因为冬季吃点儿辣椒可抵御寒冷；肉类可以温中暖下，补气活血，特别是羊肉性味甘温，有暖中补虚、开胃健脾、益肾养肝、御寒祛湿之功效；而汤类可以考虑枣姜汤，这种汤可以增强人体抗寒能力，不仅能预防冻疮，而且可以减少感冒和其他疾病的作用。冬季寒冷，应该减少宝宝食物中凉性的成分，多给宝宝身体补充热气。

除了补充热量，在冬季还应当为宝宝补充大量维生素，多吃一些蔬菜，保持身体的营养均衡，这样也可以加强宝宝的抵抗能力，防止冻疮发生。

（2）加强运动。首先，适当运动有利于宝宝全身的血液循环，当血液能够更好地流如身上毛细血管的时候，对冻疮的预防会有很大帮助。其次，如果宝宝选择户外运动，既可以呼吸新鲜空气，同时可以适应外界的寒冷；如果是室内运动，即便是拍拍手，跺跺脚，也有利于刺激手足末端血管促进血液循环的能力，使其温热不被冻伤。

除此之外，父母可以利用每天为宝宝洗手、洗脸的机会，帮助宝宝轻轻揉搓皮肤，至微热为止，以促进血液循环，消除微循环障碍，达到"流通血脉"的目的。

（3）足部保暖。古人说"双足暖，身未寒"，意思就是说一个人双脚暖和了，全身就暖和了。所以父母在冬天给宝宝的鞋子一定要足够保暖，如果天气太冷，还可以多穿一双袜子，能够起到有效的御寒作用，同时两双袜子在脚部走路的时候摩擦就产生了热量。

在此次需要提醒广大父母的是：冻疮具有复发性。当宝宝有冻疮的病史，例如今年被冻伤引发冻疮，那么明年冬天也容易复发。因此，家中可以常备冻疮膏，积极防护宝宝的皮肤冻疮严重的宝宝，父母可以从秋季开始就开始预防，每天早晚分别用手掌为宝宝将患处搓热，如此坚持到次年春天，若能连续控制两个冬季不发病，就说明基本治愈了。另外一点，宝宝的受冻部位不宜立即烘烤及用热水浸泡等，因为冻疮经过加热，很容易出现剧烈的瘙痒感，使得宝宝想要抓挠，对于病情的治疗不利。

最后，如果宝宝的病情受冻后的病情没有好转反而恶化，请及时带着宝宝去就医，不要耽误治疗的最佳时机。

宝宝荨麻疹，艾叶治疗好帮手

⚠**症状：**患处出现不规则的一圈一圈红斑，红斑中间触摸有灼热感，瘙痒难耐，天气炎热时易发作。

🏺**偏方：**艾叶水清洗。

方法：
取适量艾叶用水煎熬，大火烧开后用小火慢炖 5 分钟左右，放凉至合适温度后，给宝宝洗澡或擦拭身体。

荨麻疹俗称"风疹块"，通常是由于皮肤、黏膜小血管扩张，或者渗透性增加而出现的一种局限性水肿反应。

当宝宝患有荨麻疹时，其症状主要表现为皮肤上面出现粉红色或者红色的大疙瘩（风疹块损害），这些疙瘩一般会在几个小时内骤然发生又迅速消退，宝宝会感到非常瘙痒，严重者还伴随着嘴唇或口腔内部的肿胀，甚至有呼吸困难等症状，而此病痊愈后则不留任何痕迹。

荨麻疹的发病的原因很多，一般情况下会有以下几点：

（1）饮食相关。由于现在很多食物中，都含有人工添加剂，比如调味料，或者是色素，这些人工添加剂对于宝宝消化功能还不完善的肠胃来说，会造成一定的负担。同时，一些食物中大量的添加剂会刺激皮肤或者表皮细胞，有可能诱发荨麻疹。

如果宝宝患了荨麻疹，父母首先应该排查宝宝近期的食物，根据经验，引发宝宝荨麻疹一般是 12 小时到 24 小时内的食物。家长可以经过之前的记录进行排查，第一时间找出引起宝宝荨麻疹的食物，以便帮助宝宝尽快康复。

（2）接触物品相关。比如空气中的花粉、粉尘、动物皮屑、羽毛、化纤衣物等都有可能会引起宝宝荨麻疹，另外，太过极端的天气如寒雪、阳光直射等，也有可能引发荨麻疹。

（3）空气湿度相关。如果宝宝属于敏感体质，则空气湿度也会成为引发宝宝荨麻疹的一个因素，家中最好准备加湿器，尽量保持空气中的湿度一致。

（4）遗传因素。如果父母一方中是敏感体质，特别是得过荨麻疹的父母，宝宝遗传这种体质的可能性也是有的，这种情况的家庭要格外注意宝宝的呵护。

针对宝宝可能患有的荨麻疹，本节推荐一款比较实用有效的偏方："艾叶泡水"。使用方法非常简单，家长选取适量的艾叶，然后加入 1 升左右的水进行煎煮，先用大火烧开后用再用小火慢炖 5 分钟左右，最后放凉至合适温度，在给宝宝洗澡时用来浸泡身体。

此偏方的药效原理在于艾叶，艾叶本身含有挥发油这一主要成分，还含有鞣质、黄酮、醇、多糖、微量元素及其他有机成分，具有抗菌、抗病毒、抗过敏、止血和抗凝血、增强免疫功能等作用，用于荨麻疹有非常好的辅助治愈作用。

除了艾叶之外，父母也可以给宝宝使用丝瓜叶，这也是一款比较有效的偏方。具体方法为，先取适量鲜丝瓜叶，将丝瓜叶切碎揉烂之后，汁液涂在患处，反复搓擦，一天 2~3 次，坚持 10 天左右就会有明显疗效。

如果宝宝已经患有荨麻疹，除了使用偏方之外，家长朋友还可以参考以下几点来帮助宝宝治愈病患。

（1）防止宝宝抓挠。患有荨麻疹的宝宝会感觉瘙痒，所以父母要防止宝宝去抓挠患处，以免越抓越痒，情况严重的。父母应当及时将宝宝的指甲剪去，防止抓破皮肤，引起发炎。另外，父母可以用冷敷、拍打、按摩等方式来减轻痒感。

（2）饮食营养。换了荨麻疹的宝宝，不能多吃高蛋白的食物，饮食要清淡，可以适当地服用维生素 B 群和维生素 C，让宝宝多吃偏碱性的食物，比如葡萄、海带等。特别是对于肠胃功能不够健全的宝宝来说，不适宜的食物会导致宝宝身体状态异常，进而荨麻疹容易复发。

（3）充足睡眠。这一点也为了更好地提高宝宝的身体免疫力，帮助宝宝以自身机制调节来自愈疾病。

（4）注意用药。当宝宝患有荨麻疹的时候，父母对其用药一定要遵循医嘱，必须确定不是激素类的药物，不能有依赖性，否则不利于宝宝成长。

同时，当宝宝身体健康的时候，父母也要注意对荨麻疹的预防，防患于未然才是对宝宝最好的呵护。首先，如果父母确认了宝宝对某种食物过敏，那么就要及时地把这个食物从宝宝的菜谱中拿掉。对于宝宝来说，刚出生时免疫功较低，随着成长发育，宝宝过敏现象会有很大的改善，这时候就可以逐渐慢慢恢复饮食。其次，如果宝宝不是对食物过敏，那么家长就要考虑空气湿度和天气情况。相对而言，荨麻疹更容易发生在夏天，由于夏季炎热，宝宝皮肤很容易被汗液浸泡，从而对皮肤产生一种刺激，同时，夏天细菌比较容易滋生，当宝宝和这些细菌进行了接触，柔嫩的皮肤就更容易被细菌感染从而一起荨麻疹。最后，家庭的清洁非常重要，简单来说就是防尘、防螨，浮尘和螨虫是引起宝宝皮肤病最常见的两大因素，所以父母要注意经常把宝宝的被子，衣服，毛巾以及贴身衣物，经常清洗并用阳光杀菌，降低宝宝荨麻疹的被诱发概率。

本节最后提示各位父母，荨麻疹是由于多重原因导致的，身体内部和外界环境都可能让荨麻疹被诱发，所以无论是预防还是治疗，父母都要双管齐下。同时，因为每个人的情况不同，如果宝宝的病情出现恶化，父母要及时带着宝宝去正规医院就诊。

第七章

传染病及寄生虫病
防治小偏方，让宝
宝和他人更加亲近

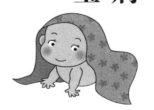

流行性腮腺炎，马齿苋捣烂敷患处

⚠**症状：** 流行性腮腺炎一般出现在宝宝的耳朵一侧或两侧，表现为耳垂下肿大，表面发热有触痛，张口或咀嚼时局部感到疼痛。

🍲**偏方：** 捣烂的马齿苋。

方法：

（1）准备马齿苋100克，仙人掌50克（注意要把仙人掌表面的刺去掉），把两种东西放在一起捣烂，均匀涂抹于宝宝的患处；

（2）一天换一次，可取得显著疗效。

流行性腮腺炎是由腮腺炎病毒引起的小儿常见的急性呼吸道传染性疾病。人们俗称为"痄腮"，流行性腮腺炎多发于幼儿以及和有传染史患者接触过的宝宝，儿童发病率较为突出的年龄段是四岁至十五岁。流行性腮腺炎以空气为介质进行传播，由于冬季和春季天气干燥，有利于病毒的传播，所以这两个季节属于腮腺炎的高发季，不过感染治愈后，患病者可获得持久的免疫力。

由于腮腺炎容易在幼儿之中多发，因此在发病的高峰季节，学校应加强晨检工作，对可疑患儿和接触过患者的宝宝，应观察21天左右。同时作为预防，家长要注意在流行期间尽量不要让宝宝参加大型集体活动。对于宝宝自身而言，一方面要加强宝宝的卫生知识，养成良好的卫生习惯，另一方面要多参加体育锻炼，增强自身的身体素质，提高免疫力。

流行性腮腺炎的主要症状为一侧或两侧的耳垂下肿大，皮肤表面发热，而且有触痛，张口或咀嚼时局部会有疼痛感。腮腺肿胀在发病两天到三天最明显，以后逐渐消退，约两周肿胀完全退尽。在腮腺炎的初期三天到五天，会有发热、乏力、不愿吃东西等症状。

中医学认为，腮腺炎是由感受风湿邪毒所致。其发病机理可归结为：风热上攻，阻遏少阳；胆热犯胃，气血亏滞和亏损；邪退正虚，气阴亏耗等。因足少阳之脉起于内眦，上至头角下耳后，绕耳而行，故见耳下腮部漫肿，坚硬作痛。从这一角度出发，本节提供的小偏方是仙人掌和马齿苋，可以用于治疗流行性腮腺炎。具体的做法如下：首先，准备新鲜多汁的仙人掌一块，去掉皮刺，捣烂如泥。其次，将适量马齿苋洗净，沥干，捣烂，与仙人掌混合，敷于患处。每日换 1 次。较为严重的也可以一日两次。

此偏方的药理在于马齿苋具有散血消肿的功效，能治痈肿恶疮、丹毒等。由于它的来源广泛，而且采摘方便，多新鲜入药，效果非常好。针对流行性腮腺炎，无论是初起还是后期，都可以用刚采摘的马齿苋捣碎外敷。为了加强效果，加入适量的仙人掌（新鲜的最佳），因为仙人掌味淡性寒，可以起到清热解毒，消肿止痛的作用。然后用纱布固定。既能消肿止痛，也可以很好地保护皮肤，加快消肿。

在照顾感染流行性腮腺炎的宝宝时，家长应注意以下几点：

（1）宝宝感染流行性腮腺炎后张口时会感到疼痛，所以食欲会变得很差。为了能尽快地痊愈，饮食也需要精心调理。一般多给予流食或半流食，比如较软的粥类、软面条、白粥、水果汁等。

（2）另外，要让宝宝多饮用温开水、淡盐水，有充足的水分，来促进腮腺管口炎症的消退。也可以服用一些具有清热解毒功能的食物，比如绿豆汤、藕粉、白菜汤、萝卜汤等。

（3）由于腮腺发炎时，酸性食物会增加腮腺的分泌，使其疼痛加剧。因此，忌进食酸性食物和饮料、鱼、虾、蟹等食物。

（4）尽量保持口腔卫生，经常用温盐水漱口。如果肿胀难忍，也可以局部热敷：用包了毛巾的热水袋在患处热敷，可以减轻患处的疼痛。在腮腺炎的早期，可以用冷毛巾局部冷敷，使局部血管收缩，以达到减轻炎症充血的程度，从而减轻疼痛的目的。

（5）病症严重的宝宝因高热，精神及体力都很差，应当卧床休息以减少体力消耗，有助于康复。

（6）为了防止进一步传染，家长要将宝宝的餐具于其他人的分开，并定时煮沸消毒。衣服被褥等物品多在太阳下晒晒，杯子等物品可每天用开水烫 1~2 次。

需要注意的是，以上方法只是能够起到一定的缓解和辅助作用。一旦腮腺炎

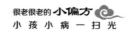

引起了宝宝高烧或者身体发热的情况，尤其是发热超过39℃以上的患儿，就不能只是消肿止痛，父母最好尽快带宝宝到正规医院进行治疗，根据医生指导来采取适当的降温和治疗措施。

病毒性肝炎，芹菜蜂蜜巧帮忙

⚠**症状：**病毒性肝炎表现为食欲减退、全身无力、上腹部饱胀不适、恶心、肝区疼痛，压痛及肝功能损害等。

🍵**偏方：**芹菜汁与蜂蜜同时炖好，温服。

方法：
（1）鲜芹菜150克洗干净，把芹菜用刀切成小段；
（2）把芹菜倒入搅拌机绞成汁后，加入蜂蜜，与蜂蜜同时炖好，温服；
（3）每天2次，早晚各一次。

病毒性肝炎是由多种肝炎病毒引起，以肝脏病变为主的一种传染病。传染性极强，对身体的危害比较大，且不同类型的病毒性肝炎传播途径也不尽相同。根据发病时间的长短有慢性和急性之分。病程在6个月之内则称为急性肝炎，超过6个月者为慢性肝炎。

常见的类型有以下几种：

甲型肝炎，这种类型一般发病急，病程持续时间较长，一般经常在儿童中传播。流行时间多在冬春季节。该病毒的传播方式主要是"粪口"传播，即病菌会存在与患者的粪便中，进而污染水源、食物、衣物等，进而传播给健康的宝宝。

乙型肝炎，此种病毒可长期存在于病人体内，其中一小部分可发展成慢性肝炎，并可转变成肝硬化。它是转变成肝硬化发病率最高的一种肝炎。

丙型肝炎，它的病毒传播方式和途径与乙型肝炎相似。目前认为：输血后引起的肝炎中80%~90%属丙型肝炎。此型肝炎也能发展为肝硬化。

丁型肝炎，它是一种有缺陷的病毒，它要依赖于乙型肝炎病毒的帮助，因此丁型肝炎不能单独存在，所以，丁型肝炎与乙型肝炎以重叠感染或者同时感染的形式存在，其传播方式与乙型肝炎相似，而且在我国南方地区感染率较高。

戊型肝炎，大多成人为得病人群，潜伏期比甲型肝炎长，为2~9周；一般不会发展成慢性。

总的来说，该病的临床表现为乏力、食欲减退、恶心、呕吐、厌油、腹泻及腹胀，部分病例有发热、黄疸等。

本节提供的小偏方为芹菜蜂蜜汁，具体做法如下：首先将芹菜洗净后切成小段；然后放入砂锅中放入适量清水，煮开后放入芹菜煮熟，再将芹菜及水放入食品加工机中打成泥；过滤掉菜泥后与搅匀的蜂蜜同时炖好，温服。每天早晚各一次，可养肝护肝的功效。

芹菜有水芹、旱芹两种，功能相近，药用以旱芹为佳。旱芹有"药芹"之称，作为一种药食佳蔬，含有丰富的铁锌元素和蛋白质以及大量的纤维素，可以平肝清热。而蜂蜜作为食疗的原料在我国已有几千年的历史。而蜂蜜营养丰富，含有多种维生素以及钙、镁、钾、磷等物质。具有安五脏，益气补中，止痛解毒的功效，对肝脏也能起到很好的保护作用，能促使肝细胞再生，对脂肪肝的形成有一定的抑制作用。

由于病毒性肝炎的传染性极强，因此无论是宝宝感染了那种病毒性肝炎，首先要做的就是做好隔离工作。在宝宝患病期间，加入由于病毒性肝炎会有食欲减退的症状，所以肝炎患者的饮食也尤其的重要。尤其要注意饮食方面的护理工作。家长应多给宝宝喂食易消化的清淡食物。食物中注意维生素和蛋白质的搭配；饮食不宜过饱，切忌暴饮暴食。长期饱餐加上习惯性便秘的肝病患者，更易诱发早期肝硬化。少吃可引起消化功能减弱，易致吸收不良性的油腻煎炸食品。

对病毒性肝炎的预防也是家长不可忽略的，要想有效地预防病毒性肝炎，要做到以下几点：

（1）首先要养成良好的卫生习惯。不与他人共用剃须刀及牙具等；生活要规律，保持良好的心态。

（2）注意饮食卫生。不喝生水，也不要生食海鲜，因为蛤、蚝以及贝类等容易受到A型肝炎病毒感染。

（3）保持正常体重。超重可能增加患肝病的概率。

（4）节饮食养护肝脏。饮食一个重要原则是"均衡"。为求速效减肥，三餐只吃水果，而不吃其他食物，或者是"低糖饮食"——高蛋白、低碳水化合物的饮食组合，不均衡的饮食增加肝脏负担。

（5）不乱吃药。吃进去的药物都必须经过肝脏解毒。除了医师处方药，避免自行服用其他药物。

（6）注意睡眠时间。成年人正常的睡眠时间应为 8 小时，宝宝的睡眠时间要比成人长。凌晨 1 至 3 点钟是养肝血的最佳时间，此时人应该处于深度睡眠状态，因此要确保让宝宝在 23 点之前入睡。

（7）注射相关的疫苗来预防。目前甲肝疫苗可用于预防甲肝，乙肝疫苗可预防乙肝个体间的传染（包括阻断母婴传播），因此家长应及时的让自己的宝宝注射相关的疫苗。

总而言之，病毒性肝炎应力争做到早发现、早诊断、早治疗。治疗时一定要对症下药。一般来说，治疗对甲型和戊型肝炎以切断传播途径为主；对乙型和丁型肝炎以接种乙型肝炎疫苗为主；丙型肝炎则以控制肠道外（如经血）传播途径为主。

流行性脑膜炎，生吃大蒜泥可预防

⚠**症状：**突发高热、剧烈头痛、频繁呕吐、皮肤黏膜瘀点、瘀斑，眼睛突出，头痛，头晕，恶心，呕吐，发热等症状。

🍶**偏方：**大蒜泥生吃或泡醋生食。

方法：

将 3~4 瓣大蒜剥皮洗净，每日生吃。

流行性脑膜炎也就是我们通常所说的"流脑"，是由脑膜炎奈瑟菌引起的一种脑膜或脑脊膜（头骨与大脑之间的一层膜）被感染的疾病。脑膜炎在温带地区极易流行，全年都可能有散发病例出现，冬春季节常会出现季节性发病高峰。

流行性脑膜炎大致分为普通型、暴发型、轻型、慢性型，其中普通型脑膜炎较为常见。感染此病的宝宝常出现哭闹、拒食、烦躁不安、皮肤感觉过敏和惊厥等表现。具体的症状表现为大部分皮肤黏膜出现瘀点，刚开始时呈鲜红色，会迅速增多、扩大；在病发 1~2 天后进入脑膜炎前驱期可能会出现发热伴有咽痛、咳嗽等症状。少数患者会引起病情急剧加重，从而转为暴发型，爆发型病情变化快，如果不及时治疗 24 小时内会危及生命，这种状况常发生宝宝身上，因为宝宝的抵抗力低。

由于引起脑膜炎的原因不同，脑膜炎大体被划分为以下几种类型：

1.急性化脓性脑膜炎

致病菌类型随患者之年龄而异。在青少年患者中以脑膜炎双球菌感染为主。该菌存在于病人和带菌者的鼻咽部，借飞沫经呼吸道传染，细菌进入上呼吸道后，大多数只引起局部炎症，成为健康带菌者；仅小部分机体抵抗力低下的患者，细菌可从上呼吸道黏膜侵入血流，并在血液中繁殖，到达脑脊膜后引起脑膜炎。在冬春季可形成流行，称为流行性脑膜炎。

2.结核性脑膜炎

是由结核杆菌引起的脑膜非化脓性炎症，约占全身性结核病的 6%。结核分枝杆菌感染经血播散后在软脑膜下种植形成结核结节，结节破溃后大量结核菌进入蛛网膜下腔。近年来，结核性脑膜炎的发病率及死亡率都有增高趋势。早期诊断和治疗可提高疗效，减少死亡率。

3.细菌性脑膜炎

是因某种细菌传染造成。分 3 种类型，即流感嗜血杆菌 B 型、脑膜炎奈瑟菌（双球菌）和肺炎链球菌（肺炎双球菌）。一些研究指出人们最易在患感冒时被病菌传染，因为鼻子发炎使细菌进入颅内变得极为容易。

4.病毒性脑膜炎

可由几种病毒引起，包括几种与腹泻有关的病毒，其中之一可能是被大田鼠等咬后感染。

既然脑膜炎的对宝宝的伤害如此严重，家长就应该在日常的生活中做好预防工作，让宝宝远离脑膜炎的伤害。那么预防工作该怎么做呢？首先，本节为家长们提供一款对预防脑膜炎比较有效地小偏方——生吃大蒜泥。为达到良好的预防效果，在食用大蒜前，可将大蒜捣成泥状。并在空气中先放置一刻钟，让蒜氨酸和蒜酶在空气中结合产生大蒜素后再食用。 每天 1 次或隔天 1 次即可，每次吃 2 ～ 3 瓣。

这个方法之所以能起到预防流行性脑膜炎的作用是因为，大蒜中含有的蒜辣素被称为"天然的抗生素"，具有抗病毒作用能杀死各种杆菌，因此经常用于提高免疫力，预防多种疾病。研究人员曾做过相关的实验证明，大蒜素对脑膜炎球菌有致命的杀伤力。研究人员指出，人类的很多疾病都是因为血液中脂肪水平过高引起的。许多日常食物，像鸡蛋、奶酪、咸肉等，吃了之后就会使血液中的脂肪成倍上升。但是如果同时吃蒜，脂肪上升的趋势就会受到遏制。每天都吃蒜，能够杀菌解毒、延长寿命。另外，大蒜宜生食，这是因为，遇热后，大蒜中的大蒜素就会流失，大蒜也就因此失去其原本的杀菌的作用。不过大蒜并不是吃得越多越好。因为大蒜吃多了会影响维生素 B 的吸收，刺激眼睛等。由于大蒜有一定的刺激性和腐蚀性，因此在患有胃溃疡患和头痛、咳嗽等疾病时，不宜食用大蒜。

为了更好地预防流行性脑膜炎的发生，在吃大蒜的同时，家长们也应该做好其他方面的预防措施。具体可参考下面的做法：

（1）加强消毒。可燃烧艾叶、苍术、雄黄等传统的消毒剂，让中草药的清香气味均匀地分布到室内各个角落。这种方法不仅能预防疾病，而且还能杀灭空气中的各种霉菌。

（2）要注意通风，常晒太阳、晒被褥、晒衣服。家长应尽量避免携带宝宝到人多拥挤，通风不畅的公共场所；外出时应戴好口罩。

（3）要保持个人卫生，饭前便后勤洗手，多晒太阳。饮食要合理，注意荤素搭配。

（4）避免过度劳累，注意休息，经常参加运动锻炼，提高身体抵抗力。

（5）预防接种，增强免疫力。15 岁以下儿童是"流行性脑膜炎"的易感人群，需要重点保护。除了在流行季节少去或不去人多的公共场所外，还可以接种流脑多糖体菌苗，提高对"流行性脑膜炎"的免疫能力，接种疫苗后免疫时间可维持一年以上。

流行性脑膜炎如及时诊断，合理治疗是可以获得良好的康复的。所以，一旦怀疑宝宝感染了流脑，家长应立即送医确诊给予抗菌治疗。

传染性伤寒，纯芝麻油煎鸡蛋来帮忙

⚠**症状**：发热前可有畏寒，少有寒战，出汗不多。常伴有全身不适、乏力、食欲不振、腹部不适等，病情会逐渐加重。

🗿**偏方**：纯芝麻油煎鸡蛋。

方法：
用纯芝麻香油煎鸡蛋，加一些生姜末，连吃一周。

伤寒是由伤寒杆菌引起的急性消化道传染病。其症状主要表现化为全身单核巨噬细胞系统的增生性反应，以回肠下段淋巴组织增生、坏死为主要病变。典型病例以持续发热、神情淡漠、脾大、玫瑰疹和血白细胞减少等为特征，主要并发症为肠出血和肠穿孔。根据症状表现的不同伤寒被分为：普通型，轻型，暴发型，迁延型，逍遥型，顿挫型。

伤寒杆菌从口进入胃中，在胃中如果没有被胃酸杀死，则会进入到小肠，经过肠黏膜侵入到集合淋巴结、孤立淋巴滤泡及肠系膜淋巴结中进行繁殖，再经门静脉或胸导管进入血流，形成第一次菌血症。如果宝宝的身体本身免疫力较低，伤寒病毒就会随血流扩散至骨髓、肝、脾及淋巴结等组织大量繁殖，这一阶段是伤寒病毒的潜伏期，大量繁殖后病毒会再次大量侵入血流，形成第二次菌血症，这一阶段患者开始时出现发热、皮疹及肝脾肿大等症状。同时细菌可随血液循环扩散至全身各器官及组织引起病变，如急性化脓性骨髓炎、肾脓肿、脑膜炎、急性胆囊炎、心包炎等。细菌可经胆道进入肠道随粪便排出，或经肾脏随尿液排出。

感染伤寒病毒后，宝宝会出现肠壁淋巴组织中产生严重的炎症反应，并伴有肿胀、坏死、溃疡等症状。严重者会出现血管出血甚至肠穿孔等病状。一般情况下，患病过程会持续一个月。一个月后，随着人体免疫力的增强，伤寒杆菌从体内逐渐清除，组织修复而痊愈，但约3%可能会成为慢性带菌者，少数患病者容易由于免疫功能不足等原因引起复发。

一般来说，伤寒的破坏性极大，感染伤害后都要紧急送医治疗。本节为家长朋友们提供一个对治疗伤寒能起到很好的辅助作用的小偏方：纯芝麻香油煎鸡蛋，以帮助患病宝宝早日康复。

中医讲究，药食同源药补不如食补：用纯芝麻香油煎鸡蛋，加一些生姜末，连吃几天便可治疗伤寒引起的咳嗽等症状。这是因为芝麻、鸡蛋性平，有一定的养血润燥功效；生姜微温，有发汗解表，温肺止咳的功效。

伤寒的治愈和恢复，与病人的身体状况、并发症状况、治疗时间和方法、过去曾否接受预防注射以及病原菌的毒力等都有关系。宝宝的免疫功能较低，家长在宝宝感染伤寒期间更应给予宝宝周到的照顾。从中医的角度来看，伤寒感冒的人除了有鼻塞、喷嚏、咳嗽、头痛等一般症状外，还有畏寒、低热、无汗、肌肉疼痛、流清涕、吐稀薄白色痰、咽喉红肿疼痛、口不渴或渴喜热饮、苔薄白等特点，通常要穿很多衣服或裹盖棉被才会感觉病情有所舒缓。在饮食方面，应该注意维持水、电解质平衡。给予高热量、高维生素、易消化的无渣饮食。当宝宝退热后，食欲增强时，仍应继续进食一段时间无渣饮食，以免诱发肠出血和肠穿孔。

为了能让感染伤寒的宝宝得到及时的治疗和正确的护理，家长应该对伤寒病症有一个全面的了解。下面我们就对其进行一个补充介绍。

首先家长们应该知道伤寒都是有潜伏期的，其潜伏期一般为7~23天，部分可潜伏10~14天，整个病程为4~5周。根据病程中的不同表现，一般将伤寒的病程分为以下几个时期：

（1）初期：病程约为一周。这一阶段伤寒的发病较慢，患伤寒的宝宝表现为发热，体温呈现阶梯样上升，最高时可达39~40℃；在发热前可有畏寒，少有寒战，出汗不多。常伴有全身不适、乏力、食欲不振、腹部不适等症状，病情逐渐加重。

（2）极期：病程为2~3周。这一阶段患病宝宝表现出伤寒患者比较典型的症状和体征。具体表现如下：①持续高热，热型主要为稽留热，少数呈弛张热或不规则热，持续时间10~14天；②消化系统症状：食欲不振明显，舌苔厚腻，腹部不适，腹胀，可有便秘或腹泻，下腹有轻压痛；③心血管系统症状：相对缓脉和重脉；④神经系统症状：可出现表情淡漠，反应迟钝，听力减退，重症患者可有谵妄，昏迷或脑膜刺激征(虚性脑膜炎)；⑤肝脾大：多数患者有脾大，质软有压痛。部分有肝大，并发中毒性肝炎时，可出现肝功异常或黄疸；⑥玫瑰疹：于病程第6天胸腹部皮肤可见压之褪色的淡红色斑丘疹，直径2~4毫米，一般在10个以下，分批出现，2~4日内消退。

（3）缓解期：病程第3~4周，体温逐渐下降，症状渐减轻，食欲好转，腹胀消失，肝脾回缩。本期可出现肠穿孔、肠出血等并发症。

（4）恢复期：病程第5周，体温正常，症状消失，食欲恢复，一般在一个月左右完全康复，但在体弱或原有慢性疾患者，其病程往往延长。

手足口病，紫草二豆粥

⚠**症状**：手足口病多以发热起病，一般为38℃左右。口腔会出现分散状的疱疹，米粒大小，疱疹周围有炎性红晕。

🍶**偏方**：紫草二豆粥。

方法：

将绿豆、赤小豆、粳米、甘草、紫草根浸泡、淘洗干净。等绿豆、赤小豆、粳米开锅后放入紫草根，等出锅5分钟前放入甘草。

手足口病也被称为也可以叫发疹性水疱性口腔炎，由肠道病毒引起，其病毒寄生在患儿的咽部、唾液、疱疹和粪便中，可通过唾液、喷嚏、咳嗽、说话时的飞沫、皮肤接触等直接传播，也可以通过生活用品、餐具等间接传播，是一种传染度颇高的发疹性传染病。一般多发于 5 岁以下儿童，一年四季都有可能发病，但以夏秋季节患病最多。一旦流行，就会使很多宝宝被传染，被传染上的宝宝会在手、足皮肤或口腔黏膜上出现类似水痘样的小疱疹，因而被称为手足口病。

感染手足口病的宝宝发病后，手、足、口等患病部位几乎会在同一时间出现疱疹或破溃后形成溃疡，一般脚底心部位最多。同时舌下、口腔黏膜、咽喉部也会出现类似症状。疱疹是一些薄壁的水疱小至米粒，大至豌豆大，较硬而且周边还带有红晕。疱疹破溃后会形成溃疡，疼痛感较重。此时的宝宝常常会表现出烦躁、哭闹、不吃饭等症状。发病的宝宝有时还会出现高烧症状，体温一般在 38 度以上，伴有头痛、咳嗽、流涕等症状。小儿手足口病的疱疹较少出现在躯干及面部，一般在一周左右就能消退，只要护理得当，就不会在皮肤上留下任何疤痕。不过，由于引起手足口病的肠道病毒也具有侵害脑和心脏的特性，因此有可能引起脑膜炎、心肌炎等并发症，但这种可能性不大。

当宝宝感染手足口病时，家长不能慌不择神，首先应将其隔离，让宝宝应留在家中，避免传染他人，宝宝用过的物品应全部消毒，不宜蒸煮或浸泡的物品可置于日光下暴晒。这里我们为家长提供一个能有效缓解宝宝手足口病症状的小偏方——紫草二豆粥。此粥香甜可口又可疗疾防病，下面我们就给大家具体介绍一下：

具体做法是，取紫草根 10 克、甘草 20 克，绿豆、赤小豆、粳米各二两。先将绿豆、赤小豆、粳米、紫草根浸泡、淘洗干净。等绿豆、赤小豆、粳米开锅后放入紫草根，出锅 5 分钟前放入甘草。每日给宝宝和一至两次。在喝粥的基础上，家长还应加强宝宝的口腔护理，务必保持宝宝的口腔清洁，预防细菌继发感染。具体的做法可在每次餐后用温水给宝宝漱口，如果宝宝口腔出现糜烂时可涂金霉素、鱼肝油，以减轻疼痛，促使糜烂早日愈合。

这个偏方之所以有效是因为，紫草是中草药的一种，紫草中的紫草素含有抗病原的微生物，能抑制多种病毒；赤小豆具备利水消肿，解毒排脓等功效。这两种原料再加上绿豆和甘草都有利于帮助患病宝宝清热解毒。

除此之外，要想让患病的宝宝及早康复，下面几点还需家长要格外注意：

1. 保持室内空气流通

为了给宝宝营造一个合适的康复环境。患病宝宝居住的房间应空气新鲜，温度适宜。具体可以这样做：定期开窗通风，每日用乳酸熏蒸进行空气消毒。把适量的乳酸加入适量水中，加热蒸发，使乳酸呈细雾状散于空气中。居室内应避免人员过多，为防止空气污浊，宝宝的居室内禁止吸烟。

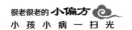
2.隔离在家的宝宝要注意休息及饮食

患病宝宝一周内应卧床休息，多饮温开水。患病宝宝可能会因发热、口腔疼痛没有胃口，不愿进食。这时家长可以为宝宝准备一些清淡、可口、易消化的食物。如果宝宝的有口腔糜烂的症状，家长可以多准备一些流质食物。切忌不可让宝宝吃冰冷、辛辣、咸重等刺激性食物。

3.保持卫生

在宝宝患病期间，宝宝的衣服、被褥要柔软整洁，及时清理和更换。对于臀部有皮疹的宝宝，家长应做到时刻保持其臀部清洁干燥，随时清理其大小便。为防止患病宝宝抓破皮疹可将其指甲剪短，若疱疹破裂，应根据医生指导为宝宝选择合适的外伤药物，以免皮肤感染。

治不如防，为了更好地预防手足口病的发生，家长们应加强对手足口病的认识和预防。时刻做到"勤洗手、喝开水、吃熟食、勤通风、晒衣被"。在肠道病毒感染容易发生的春夏季节，务必做到讲究环境、食品卫生和个人卫生；不喝生水、不吃生冷食物；饭前便后洗手，保持室内空气流通；尽量不带宝宝去人群密集场所；哺乳的母亲要勤洗澡、勤换衣服，喂奶前要清洗奶头。

另外，家长如果在手足口病流行期间发现宝宝发热、起皮疹或口腔溃疡的症状，应及时到医院就诊，及早诊治，以免延误病情。

小儿风疹，西红柿汁加白糖

⚠症状：患小儿风疹的宝宝会出现低热或中度发热，伴头痛、食欲减退、乏力、咳嗽、喷嚏、流涕、咽痛和结合膜充血等轻微上呼吸道炎症，偶有呕吐、腹泻、齿龈肿胀等。部分患病宝宝在咽部和软腭可见玫瑰色或出血性斑疹。

偏方：西红柿榨成汁加入白糖。

方法：

鲜西红柿汁15毫升、白糖5克，拌匀，一次服下，每日两次。

小儿风疹是儿童常见的由风疹病毒引起的一种急性呼吸道传染病。多发于冬春季节，可能会形成区域性流行。小儿风疹的传播性较强，一般通过咳嗽、谈话或喷嚏等就可传播。另外，孕妇感染风疹之后可通过胎盘将风疹病毒传染给胎儿。从没有患过风疹也没有接种过疫苗者的人群极易感染风疹病毒，并感染康复后获得持久的免疫力。

小儿风疹总体的临床表现为上呼吸道轻度炎症、发热、全身红色斑丘疹、耳后、枕后及颈部淋巴结肿大。具体来说，小儿风疹分为前驱期和出疹期两个阶段。前驱期一般为出疹前的1~2日，这个时候的症状较为轻微甚至无明显症状。有的宝宝会出现发热症状，并伴有头痛、食欲减退、乏力、咳嗽、喷嚏、流涕、咽痛和结合膜充血等轻微上呼吸道炎症。部分患病宝宝在咽部和软腭可见玫瑰色或出血性斑疹。1~2天后患者进入出疹期，这个阶段患病者的面部开始出现皮疹，皮疹会迅速扩散至除手掌和足底外的躯干及四肢。皮疹为直径约2~3毫米的淡红色细点状斑疹、斑丘疹或丘疹。皮疹一般持续1~4天消退，出疹期常伴低热、轻度上呼吸道炎症，同时全身浅表淋巴结肿大，耳后、枕后和颈后淋巴结肿大最明显，肿大淋巴结轻度压痛、不融合、不化脓。脾脏轻度肿大。淋巴消肿比较缓慢，会持续一个月左右。在皮疹消退后一般不会有色素沉着，也不会出现脱屑的情况。

值得注意的是，如果风疹患者没有得到及时的治疗和保养，也有可能引起一些并发症。比如，脑炎等。尽管引起并发症的可能性较低，但家长在护理患病宝宝的时候一定要十分注意。

很多人可能会对这个小偏方产生疑问，因为西红柿汁加白糖在日常生活中非常普遍。接下来我们就告诉读者为什么这个偏方有助于患上风疹的宝宝康复。这是因为西红柿具有生津止渴，健胃消食，清热解毒，补血养血和增进食欲的功效。据营养学家研究测定：每人每天食用50~100克鲜番茄，可满足人体对几种维生素和矿物质的需要；而西红柿所含的"番茄素"有抑制细菌的作用；另外西红柿还含有丰富的抗氧化剂，而抗氧化剂可以防止细菌对皮肤的破坏。因此对于宝宝风疹的康复有极好的帮助。

宝宝患上风疹一般情况下是不需要住院治疗的。在治疗的同时只要家长做好护理工作，宝宝都可治愈。这就要求家长时刻保持患病宝宝的皮肤洁净，勿让宝宝随意抓挠（这样可避免继发皮肤感染）。如果宝宝出现发热症状，家长应鼓励宝宝多喝水。另外，家长们要注意在宝宝康复期间也要特别对儿童的饮食加以重视。长应注意营养，为宝宝提供清淡的饮食，以菜粥、面汤等容易消化吸收的食物为好。也可以多吃一些新鲜的水果和一些新鲜的蔬菜，以保证维生素的摄入量。注意不要吃甜食和一些辛辣、油炸、油腻等带有刺激性的食物。比如洋葱、油条、奶油、巧克力，等等。

为了让宝宝早日康复，家长还可以采用按摩的方法对宝宝进行辅助治疗。常用手法有以下几种可供参考：

（1）让宝宝保持仰卧姿势，家长以拇指揉鼻翼两侧、揉印堂、攒竹穴各1分钟，再左右分抹宝宝额部，抹到太阳穴后用拇指点揉法。如此反复操作3~5次。

（2）患儿俯卧，家长以拇、食、中三指捏拿大椎穴处的肌肉组织，以皮肤红紫为度。然后，点揉风池、肺俞、风门穴各1分钟。

（3）以中指推揉膻中穴1分钟。

（4）按揉合谷、曲池穴各1分钟。

最后，必须提醒家长们，风疹的预防才是最重要的，为了更好地让自己的宝宝远离小儿风疹，在流行期间，家长应尽可能不带易感儿童到公共场所，避免与风疹病儿接触。幼托机构的接触班级，在潜伏期内应与其他班级隔离，不收新生，防止传播。

小儿丹毒，黄豆汁助康复

⚠ **症状：** 突然寒战、高热，体温可达39~40℃，伴有全身不适、继而在患部出现红肿，周围境界比较清楚，自觉灼热、疼痛，局部淋巴结肿大。

🜍 **偏方：** 黄豆浓汁涂患处。

方法：

取黄豆若干，打碎磨制成浓汁，然后涂抹在患处。可一日两次。

丹毒虽然以"毒"命名，却并不是病毒感染引起的，而是由细菌感染引起的急性化脓性真皮炎症。其病原菌是A族乙型溶血性链球菌，病菌主要由皮肤或者黏膜的破损处侵入，也可以由血行感染。之所以称其为"丹毒"是因为发病时皮肤突然发红，其色如丹涂脂染而得。其中发于头面部的被称为抱头火丹，发于躯干内的被称为内发丹毒，发于腿部的被称为腿游风，新生儿丹毒被称为赤游丹。

本病多发生于营养不良和低蛋白血症的宝宝。患病宝宝会出现火毒炽盛，易致毒邪内陷，见壮热烦躁、神昏谵语、恶心呕吐等全身症状，严重者会危及生命。一般情况下，丹毒好发于下肢及头面部，一般发病较急，在初期阶段，多数患病宝宝会有一些前驱症状，表现为突然寒战、高热，体温可达39~40℃，伴有全身不适、恶心、呕吐，有时还会出现高热惊厥。继而在患部出现边界清晰的红肿，用手指轻压，红色即可消退，除去压力时红色很快恢复，红肿向四周蔓延，红肿有灼热、疼痛感。有时可发生水疱，往往边缘高出正常皮肤。急性期可伴有轻重不等的全身中毒症状及附近淋巴结肿大，化验检查白细胞增高，同时中性粒细胞也会增高。

针对宝宝患丹毒的症状，我们为家长朋友推荐"黄豆浓汁搽患处"的偏方，以帮助宝宝早日康复。具体做法是取黄豆若干，打碎磨制成浓汁，然后涂抹在患处。可一日两次。

此偏方的药理在于黄豆中含有丰富的维生素和多种人体不能合成但又必需的氨基酸。中医认为黄豆宽中、下气、利大肠、消水肿毒，具有补脾益气、消热解毒的功效，作为外敷，黄豆浓汁具有消热解毒的奇效。在外敷的同时，患者的饮食也尤为重要，患者要多食菜水果，饮食清淡，忌辛辣油腻刺激食品。注意个人卫生，加强体育锻炼，增强机体抗病能力。

在这里要提醒家长朋友们，黄豆浓汁的涂抹只是为了减轻患病宝宝的疼痛，还远达不到治愈的效果。下面我们提供一些很有效的中医治疗方法，供家长朋友们参考：

除了治疗之外，家长也不能忽视对患病宝宝的养护工作。在护理的时候，家长应注意让宝宝卧床休息，多饮开水，床边隔离。对于出现皮肤黏膜破损的宝宝，应及时治疗，以免感染毒邪。饮食中应 多吃蔬菜水果，饮食清淡，忌辛辣油腻刺激食品。注意个人卫生，加强体育锻炼，增强机体抗病能力。

1.让宝宝多休息

多休息，不要过于疲劳。过度劳累，能耗伤人体的气血，机体抵抗能力下降。应劳逸结合，加强体育锻炼，提高机体的抗病能力。

2.合理饮食

宝宝的日常饮食应以清淡为主，多饮开水。禁忌一切发物、膨化食品、辛辣物，如牛、羊肉及海鲜等，在发病时都不能吃。

3.要保持良好的卫生习惯

为防止接触性传染，不与家人共用洁具，每天要用温水洗脚，勤晒衣物，经常更换鞋袜。

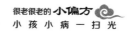
4.加强个人防护，防外伤

本病痊愈后，往往在原发部位有反复再发的倾向，应保护原发部位，防止意外撞伤、虫叮、蚊咬或用力搔抓。

最后我们要提醒家长朋友们，在宝宝全身和局部症状消失后，尚须继续用药数日，不宜过早停药，以防复发。如果宝宝患的丹毒属于脚湿气致下肢复发性丹毒，应彻底治愈脚湿气，如有足癣或皮肤损伤，应同时治疗，防止再次感染。

小儿蛲虫病，香油蒜泥巧帮忙

⚠**症状**：宝宝肛门及会阴部会出现皮肤剧烈瘙痒，夜间尤为明显，常常会影响到宝宝的睡眠，伴随会出现食欲下降、消化功能紊乱、夜间烦躁惊醒、遗尿、磨牙等症状。

🍵**偏方**：香油蒜泥。

方法：

将单独的蒜头去皮洗净，捣烂如泥，加入少于香油，搅拌成泥浆状，取适量纱布包裹成小包，在睡时放在肛门处。蛲虫闻香后钻入蒜泥中，即可杀灭。每晚用 1 次。宝宝连用 3 晚，即可治愈。

蛲虫病是由寄生在人体内的蛲虫导致的一种寄生虫病，患病宝宝的症状表现为肛门及会阴附近瘙痒。蛲虫的体积非常小，呈白色，形状细小如同线头，长度不超过一寸，人们俗称它为"白线虫"。它主要寄生在患者的盲肠、结肠以及直肠等处。雌虫多于夜间爬出肛门，在肛门、会阴部产卵，虫卵经口进入肠道发育为成虫。虫卵抵抗力强，易于传播，可经手、衣裤、被褥或玩具、食物吞食或随空气吸入等方式传播。宝宝在吃东西时不注意卫生，吃了含有虫卵的食物或者是吸吮虫卵污染的手指是导致感染的途径。

宝宝的肛门、会阴部遭到蛲虫成虫或虫卵的刺激后，会出现局部炎症反应。寄生在宝宝体内的成虫附着在肠黏膜上，也会造成宝宝肠内出现慢性炎症，严重者会形成溃疡，引发肠出血。除了这些，因蛲虫寄生的部位不同，还有可能引发阑尾炎、盆腔炎、腹膜炎、肠梗阻等并发症。

蛲虫的寿命为两个月左右，如果没有重复感染就可自行痊愈。但是因为患者的肛门和会阴部皮肤剧烈瘙痒，局部皮肤可因抓挠而发生皮炎和继发感染。虫体附着的局部肠黏膜可发生轻微损伤，引致食欲减退、消化功能紊乱或肠道慢性炎症等症状。还可出现烦躁夜惊、遗尿、磨牙等。

要想确定自己的宝宝是否感染小儿蛲虫病，方法十分简单。家长可在小儿入睡后 2 小时左右检查肛门，如发现成虫即可确诊。另外，如果患病宝宝肛门周围皮肤粘有大量蛲虫卵，涂片检查虫卵也易帮助确诊。

在治疗本病的同时，应该根据蛲虫的特点，采取综合措施，防止相互感染和自身反复感染。

在此为大家提供一个能有效杀灭蛲虫的小偏方——香油蒜泥。具体的做法如下：首先将单独的蒜头去皮洗净，捣烂如泥，加入少于香油，搅拌成泥浆状，取适量纱布包裹成小包，在睡时放在肛门处，蛲虫闻香后钻入蒜泥中，即可杀灭。

大蒜味辛、性温，入脾、胃、肺经；具有温中消食、行滞气、暖脾胃、消积、解毒、杀虫的功效。大量的实验也表明，大蒜有明显的抗炎作用，所含的脂溶性挥发油可增强巨噬细胞的活性，从而加强机体免疫功能，起到消炎止血的作用。但应注意敷贴时间不可过长，感觉发热即去掉。

蛲虫的寿命不到三十天，寿命较短，如无重复感染，不治亦可自愈。除此之外，父母可以每晚睡前清洗会阴和肛周，局部涂擦蛲虫膏可杀虫止痒。由于蛲虫应强调以预防为主，搞好环境卫生，培养良好的卫生习惯，如饭前、便后洗手，不吸吮手指，勤剪指甲，勤换内衣裤，婴幼儿尽早穿满裆裤，玩具、用具、被褥要经常清洗和消毒。此外，需要强调的是，如果蛲虫爬入女孩外阴、尿道、阴道，就很有可能发生尿道炎、阴道炎，若钻入阑尾，可致阑尾炎。

除了本节主推的香油蒜泥外，我们再推荐几款医学和饮食方面的治疗方法：

医学方面：可用内服的驱虫药——蛲虫散：使君子、大黄，二者 8：1 剂量，研为细面，每次 1~1.5 克，每日 3 次，每次饭前服，5~6 天一个疗程，可连用 1~2 疗程。若下焦湿热，可用苍术、黄柏、苦参、百部、地肤子等药内服。

饮食方面："海南椰鸡汤"具有杀虫消疳，养心安神的功效，对防治蛲虫病有一定疗效。具体做法如下：椰子 1 只、鸡肉 300 克、核桃仁 50 克、红枣 5 枚、盐 3 克、姜片 5 克；将鸡肉洗净，切块，入沸水中氽烫后捞出；核桃仁用水浸泡，去除油味；红枣去核洗净；椰子取汁，椰肉切块；将鸡肉、核桃仁、红枣、姜片、椰汁与椰肉放入砂锅中，加入适量清水，先用大火煮沸，再改用小火煲煮约 3 小时，煲煮至汤熟时，加盐调味即成。

小儿黄水疮，西瓜霜有奇效

⚠️**症状：** 黄水疮是一种儿童常见的化脓性皮肤病，多发于宝宝的面部及四肢暴露部位，如颜面、口周及四肢，发病之初皮损开始为散状红斑或丘疹，很快变为水疮，从米粒到黄豆大小快速化脓，为传染性脓疱疮。

🏺**偏方：** 西瓜霜。

方法：

（1）先用 75% 的酒精和 1% 碘酒把周围健康皮肤进行消毒处理；

（2）在无菌情况下刺破脓疱，用外用生理盐水，清洗创面，切忌用清水洗；

（3）创面清洗后，把西瓜霜喷剂对准创面喷敷，不久后创面就可以收敛黄痂，不会再往外渗出脓液；

（4）每日喷敷 1 至 2 次，3 至 5 日后痂皮即可脱落、痊愈；

（5）禁用水洗皮损部位及病变部位发痒时，勿抓，以免脓液流到患者其他部位受到传染。

黄水疮又称脓疱疮是一种常见的化脓性皮肤病。黄水疮多发于夏秋季节，常发病见于宝宝暴露在外的部位如颜面、口周及四肢，是一种皮肤接触性的传染病。在西医看来黄水疮是由细菌感染所致，而中医则认为中医认为风、湿、热、火、毒乘虚内侵是婴幼儿患黄水疮的主要原因。

黄水疮是皮肤科常见病，亦是儿科常见病、多发病。各年龄组均可发病，1~5岁的宝宝较易患病。黄水疮发病之初的皮损为散状红斑或丘疹，很快变为周围成炎性红晕的水疱，水泡从米粒到黄豆大小快速化脓，溃脓干燥后形成黄色痂皮。黄水疮的发病情况及致病菌根据不同地区环境的差异亦有不同，湿度大、温度高、气压低的环境有利于致病病菌的生长和传播。

对于宝宝来说，此病的感染传播主要来自于其他患病者的接触，随着人们饮食、起居习惯的改变以及供暖条件的改善，许多人体内火毒堆积、熏蒸肌肤、湿热互结，导致黄水疮不仅仅多见于炎热和干燥的季节里，疮在冬春季发病率也越来越高。如果在学校等公共场所发现患病宝宝，应该把患病宝宝及时隔离治疗，患者接触到的东西应严格进行消毒，以防止疾病的扩散。可以补充适当维生素 A、B 族维生素、维生素 C，必要时可注射丙种球蛋白，可增强免疫力。

家长在发现自己的宝宝感染黄水疮后应给予宝宝及时的治疗，避免宝宝搔抓。局部治疗原则为杀菌、消炎、收敛、干燥。全身治疗根据药敏试验选择相应的抗生素。在这里我们为家长朋友们提供一个比较有效的局部治疗小偏方——西瓜霜。具体的操作方法为：首先用 75% 的酒精和 1% 的碘酒给宝宝患病皮肤周边消毒。然后在无菌状态下将脓包刺破，之后用生理盐水清洗创面。家长们一定要注意，不可用清水清洗宝宝的患病创面。清洗后，给宝宝的创面喷上西瓜霜喷剂，不必包扎。此操作每日 1 到 2 次，3 至 5 日后痂皮即可脱落。

喷上喷剂后不久我们就可以看到创面开始结痂了，在这个过程中，家长一定要看护好宝宝，避免宝宝因发痒抓挠，因为抓挠会导致对患病部位的二次伤害以及造成新的感染。

西瓜霜之所以对治疗黄水疮有效，其药理在于西瓜霜制剂主要成分为西瓜霜、黄柏、黄芩、黄连等，这些中草药有清热解毒、抗菌消脓、清肿止痛、燥湿收敛、固痂的功效，因此治疗黄水疮有很好的效果。

除了治疗外，为了保证宝宝能顺利的康复，在宝宝康复期间家长一定要时刻注意宝宝。首先是宝宝的饮食问题。宝宝的饮食应以清淡为主，多喝白开水，若在夏季患病可多吃清暑利湿的饮食，如荷叶粥、绿豆粥、芹菜、马齿苋等；避免燥热、刺激性食物，如油腻及油炸类、辣椒咖啡、巧克力等；少吃或不吃发物，如海带、猪头肉、各种海鱼等。

其次是卫生清洁方面的问题。家长应做到每天都给宝宝换洗衣服，并把换下来的衣服、尿布、包被等煮沸消毒，在阳光下晾晒。另外，还要保持宝宝肌肤的清洁卫生，勤洗澡、勤剪指甲，养成良好的卫生习惯。

为了让宝宝更好地康复，下面我们再为家长们提供几种主要以清热解毒为配方，供家长们参考：

（1）野菊花 10 克，加水煎好，然后去渣留浓汁，用小块纱布浸药水，每天洗敷患处 2~3 次；

（2）无花果叶 150 克，加水煎好，取汁擦洗患处，次数不限，消炎祛湿。

（3）马齿苋、蒲公英、野菊花、千里光适量。加水煎好，湿敷或外洗。每日 3~4 次。

（4）土茯苓、薏苡仁、黄柏适量加水煎好，然后煎好取汁。药水用消毒棉签蘸，

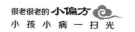

外涂患处，每天 2 次。

以上几种方法，对宝宝黄水疮的康复治疗都会起到一定的帮助作用，但再好的治疗也不如预防，让宝宝彻底远离黄水疮的侵害，这就要求家长朋友们在日常生活中注意个人卫生和家庭环境的卫生，勤洗澡，勤换衣的同时保持环境明亮、干燥、清洁；注意体育锻炼，锻炼时衣着要宽松，减少对皮肤的摩擦；合理安排饮食，多吃些新鲜蔬菜水果，多喝白开水。

小儿水痘不用怕，冰片蛋黄油解决

⚠️**症状**：水痘的皮疹向心性分布，以躯干、头、腰处多见。成批出现周身性红色斑丘疹、疱疹、痂疹，一般还会伴有发热的症状，但体温通常在 38.5℃以内。

偏方：冰片蛋黄油。

方法：

（1）先取 5 个鸡蛋将其煮熟；

（2）把煮熟后的蛋黄取出来，用勺把它压扁压碎；

（3）小火煎炒，大概 10 分钟后就可以看到锅边有油出来，一个蛋黄一般可以剪出 2 毫升的油，去渣取油，用时加入冰片 5 克涂在患处；

（4）父母可以多备一些，作为家庭常备的药。

小儿水痘俗称水花、水疱，是一种小儿最常见的出疹性传染病，多发于冬春季节。是由水痘带状疱疹病毒初次感染引起，传染率很高。主要是呼吸道飞沫直接接触传染或接触患儿的衣服、被褥、玩具等间接传染。

水痘发病时患病宝宝会有出现下面一些症状，比如：身热咳嗽，低热头痛，乏力，食欲不振，烦躁不安等。最初常见于腹部或背部，像蚊子咬了似的红色小疹点，开始时可能只有 1~2 个，因此极易被家长们忽略。经 1~2 天后，水痘逐渐蔓延到四肢变成椭圆形、绿豆大小、周围呈淡红色的水疱。几天后疱疹变干，形成痂，2~3 周后脱落。但是水痘经常分批出现，起病后 3~5 天可陆续又见新皮疹，出现红疹点和水泡，因此会出现红疹点、水泡、三种疹形并存的情况。早期的水痘疹子看起来晶莹剔透，里面都是水，但是发展很快，并且是向心分布的，口腔、咽部黏膜、眼结膜均可出现皮疹。水疱破后宝宝会有疼痛感，并且一般还会伴有发热的症状，对此父母不用过于担心，因为发热通常在38.5以内。

水痘很少伴有并发症。最常见的并发症是由于抓、挠引起的继发链球菌感染，患有湿疹的孩子尤其容易并发感染。另外有可能发生的两个并发症为肺炎和大脑炎，这两种情况都比较罕见，多因宝宝免疫系统功能低下造成。

本节我们为家长朋友们提供小偏方为"冰片蛋黄油"，此偏方能有效缓解水痘症状，防止宝宝因感染留下痘疤。具体的操作方法是取5颗煮熟的鸡蛋，取其蛋黄捣烂煎炒，约10分钟后即可看到有油流出，去渣取油后加入5克冰片，涂在宝宝的患处即可。

中医认为水痘为外感时邪，伤及肺脾，生湿化热，发于肌肤所致。治疗时应以疏风清热、解毒祛湿为主，我们为家长朋友们提供的偏方"冰片蛋黄油"正好具有清热润肤、消炎止痛、收敛生肌和保护疮面的作用，且冰片又有散热止痛的作用，因此对治疗水痘能起到良好的作用。偏方中的蛋黄即鸡蛋内部发黄的部分，鸡蛋中的大多数蛋白质都集中在蛋黄部分，此外蛋黄还富含对人体生长十分有益的珍贵微量元素。蛋黄油是从鸡蛋的蛋黄中煎取的油，蛋黄油含有丰富的维生素A、维生素D和卵磷脂等，这些物质对人体皮肤的再生和代谢有着重要作用。

除了治疗之外，家长还要对患病的宝宝进行精心地护理，下面我们提供几点护理患病宝宝时需要注意的事项供家长朋友们参考：

（1）宝宝在确诊感染水痘后，立即在家隔离直至全部结痂。尽管患水痘后，一般情况下宝宝的病情都比较缓和，在没有皮肤细菌感染的情况下一般都能顺利恢复。但其传染性很强，为了防止传染他人以及为患病宝宝营造良好的康复条件，应尽可能做好患病宝宝的隔离工作。

（2）保证宝宝的饮食健康。宝宝出水痘期间，身体可能会出现因发热造成的水分流失，出现大便干燥等情况。这时家长应注意多让宝宝卧床休息，并注意给宝宝补充充足的水分，可用具有良好清热解毒的绿豆汤来代水，吃一些清淡易于消化并富含营养的食物，如面条、稀饭、牛奶、豆浆、鸡蛋等，切忌食用辛辣刺激、难以消化类、油脂类食物。

（3）避免宝宝抓挠患处，抓破痘疹，特别是注意不要抓破面部的痘疹。患处被抓破后易化脓感染，若病变损伤较深，则有可能在宝宝患处留下疤痕。为了防止这一情况发生，家长应把宝宝的指甲剪短，保持手的清洁。可缝制一副毛边向外的手套，戴在病儿手上，如果疱疹破了，可涂1%的紫药水，如有化脓可涂抗生素软膏。

（4）保证宝宝的卫生清洁。宝宝的衣服要清洁宽大，被褥要勤晒，防止因穿过紧的衣服和盖过厚的被子，而造成过热引起疹子发痒。

（5）避免给宝宝使用"肤轻松"等含激素的软膏，因为水痘患儿往往免疫力低，不宜使用激素。应为宝宝补充足够蛋白质，提高免疫力。

（6）个别水痘病儿可合并发生肺炎、脑炎。如发现病儿高热不退、咳喘，或呕吐、头痛、烦躁不安或嗜睡，应及时找医生诊治。

在对水痘有了上面的了解后，家长们在遇到自己的宝宝感染水痘的情况时，就不必过于着急了，因为对于一般的水痘只要舒心照料，是可以自然痊愈的。不过如果孩子出现诊后持续高温不退，并且有呕吐的状况等，还是需要立即送往医院进行治疗。

缓解小儿猩红热疼痛，胖大海蜂蜜有疗效

⚠症状：咽痛、胃寒头痛、扁桃体肿大或化脓，呕吐，烦躁，出现皮疹，皮疹鲜红。

🥄偏方：胖大海加蜂蜜。

方法：

用沸水闷泡一枚胖大海，几分钟后加入适当蜂蜜，晾温后搅匀即可服用。

小儿猩红热是由链球菌引起的呼吸道传染病。可通过呼吸、咳嗽、打喷嚏、说话等方式传播，也可以通过皮肤伤口或产道等处传播。人群普遍容易感染，患者和带菌者是主要传染源，感染后人体可以产生抗菌免疫和抗毒免疫。小儿猩红热一般多发于10岁以下的儿童，一年四季都有可能发生，但以春季为多。小儿猩红热比较的潜伏期一般为2~4天，有时也可能短至1天，长至7天。起病急，伴有发热，患病宝宝的体温一般为38~39℃，重者可达40℃以上。

总的来说，小儿猩红热的症状为：患病宝宝会感觉到全身不适，咽喉及扁桃体会明显疼痛出血，伴有化脓；颈部及颌下淋巴结肿大，有触痛；出现食欲下降、呕吐、烦躁等症状。大部分患者会出现皮疹，皮疹鲜红，有时似点状出血，最初见于腋下、颈部与腹股沟，1日内迅速蔓延至全身。疹盛时皮肤瘙痒，细小密集，

疹间皮肤通红。典型皮疹为弥漫着针尖大小的猩红色小丘疹，触之如粗砂纸样，或人寒冷时的鸡皮样疹。疹间皮肤潮红，用手压可暂时转白。

在出疹一周内患病宝宝会出现皮肤脱屑，脱屑首见于面部，次及躯干，然后到达肢体与手足掌。躯干和手足的大片脱皮，呈手套、袜套状。脱屑的程度与皮疹轻重有关，一般2~4周脱净，不留色素沉着。少数人在病后可出现变态反应性心、肾并发症。

为了缓解宝宝在患病过程中的疼痛症状，我们为家长们提供一个小偏方——胖大海蜂蜜饮。具体做法就是将1枚胖大海洗净，将沸水冲入杯中，盖上盖。3~5分钟后加入15克蜂蜜，将搅匀即可。

此方的药理在于胖大海具有清热润肺，利咽解毒，润肠通便的功效。对于肺热声哑，干咳无痰，咽喉干痛，热结便闭，头痛目赤等症状有良好的治疗作用。而蜂蜜具有滋阴润肺的效果。因此二者结合起来对缓解猩红热给患病宝宝带来的疼痛有很好的效果。不过需要家长朋友们注意的是脾胃虚寒，平时就时常腹部冷痛、大便稀溏的宝宝，如果服用胖大海会容易引起腹泻，损伤元气。因此不宜使用此偏方。

当然，只是缓解宝宝的疼痛是不够的，要想让宝宝彻底康复作为家长还应该对小儿猩红热做全方位的了解。具体来说，小儿猩红热又可分为轻型、中毒型和外科型。

首先是轻型。轻型猩红热的症状表现为其全部病程中缺乏特征性症状，往往至出现典型的皮肤脱屑时，才取得回顾性的诊断。患病宝宝可能出现1~2天的低热或不发热，皮疹隐约可见，出疹期很短，无杨梅舌。发病后1~3周皮肤脱屑或脱皮。

然后是中毒型。中毒型猩红热的症状表现为起病急骤，体温可高至40.5℃以上。全身中毒症状明显，头痛、惊厥、呕吐、为常见症状。咽扁桃体炎症严重。有明显红斑疹。如合并脓毒症状，甚至患病宝宝有可能发生休克，危险性很高。

最后是外科型。外科型猩红热的症状表现为链球菌经皮肤或黏膜伤口感染时，可有局部急性化脓性病变，皮疹从创口开始，再发展到其他部位皮肤。

对于感染小儿猩红热的宝宝，家长在对其进行护理的时候应该注意宝宝的饮食应以清淡少盐为主，宜吃高热量、高蛋白质的流食。对于伴有咽峡炎的宝宝，在进食时可能伴有疼痛，可喂食些软食或流质饮食，如牛奶、豆浆、蛋花汤、鸡蛋羹等含优质蛋白高的食物以及藕粉、杏仁茶、莲子粥等补充热量的事物。在宝宝高烧时还应注意为其补充足够的水分，多食清热解毒的食物，如绿豆汤等。

下面，为了帮助宝宝尽早康复，我们再为家长们推荐一些对于治疗小儿猩红热比较有效的食疗法：

（1）生地黄粥：准备生地黄30克，粳米30克。将生地黄洗净，切片，加清水适量，大火熬煮半小时，滤去药汁。再熬一次，共取汁100毫升，将米淘净，熬煮成粥，趁热加入药汁即成。

（2）双花饮：备白糖50克，金银花，菊花，山楂各25克；将金银花、菊花、山楂洗干净，同时放入锅内。加入适量清水，用温火熬煮约30分钟左右，滤渣取汁。加入白糖搅匀即成。

（3）葛根粉粥：准备粳米30克，白糖10克，葛根粉10克；将粳米淘净，放入锅中，加清水适量；大火烧沸，再改用温火熬到半熟时，加入葛根粉，继续熬成粥。加入白糖搅匀即成。

预防禽流感，麻杏石甘汤

⚠**症状**：人感染后的症状主要表现为高热、咳嗽、流涕、肌痛等，多数伴有严重的肺炎，严重者心、肾等多种脏器衰竭导致死亡，病死率很高。

🍶**偏方**：麻杏石甘汤。

方法：

取麻黄9克，杏仁9克（去皮、尖），甘草6克（炙），石膏18克，煎煮成中成药。

禽流感是禽流行性感冒的简称，它是由禽流感病毒引起的一种急性传染性疾病，被国际兽疫局定为甲类传染病，又称真性鸡瘟或欧洲鸡瘟。起初禽流感只在动物中流行。近年来，禽流感的传播已经超越了禽类的范围，并开始侵袭人类。1997年，香港一儿童死于不明原因的多脏器功能衰竭，经美国疾病预防控制中心以及世界卫生组织鉴定，为禽甲型流感病毒引起的人类流感，首次证实了禽甲型流感病毒能感染人类。而在所有的感染者中，妇女和儿童占了多数。

禽流感的传染源主要是病人及隐性感染者。此病多发于冬春季，其病毒可通过消化道、呼吸道、皮肤损伤和眼结膜等多种途径传播。

宝宝感染禽流感病毒后主要表现为起病突然，并伴有畏寒、高热、头痛、全身酸痛、乏力等全身中毒症状，还可能出现轻度鼻塞、流涕、喷嚏、咳嗽、咽痛等上呼吸道感染症状。有时还伴有胃肠症状，包括恶心、呕吐、拉肚子等。病情重者很快出现病毒性肺炎、干咳、胸痛、呼吸窘迫综合征、呼吸衰竭、心衰及肾衰等多脏器衰竭。部分还会出现头痛、烦躁、嗜睡及意识障碍等问题。禽流感引发的很多症状如疼痛、干咳、发热等都比一般感冒严重，而且若不及时治疗可引起严重的并发症。

禽流感发病快，病死率极高。因此为了宝宝的生命健康，家长在平时必须做好预防工作，尤其是在感冒多发季节。下面我们就为家长朋友们提供一个对预防禽流感极为有效的小偏方——麻杏甘石汤，具体做法是将麻黄、杏仁、炙甘草、生石膏四味中药材，经过筛选、煎煮制成的中药汤剂。

此偏方的药理在于：大部分热病（感冒）都是内有火邪、外感风寒所致。麻黄甘草汤的主要功用就是发表寒、清内火。这是因为麻黄性温辛散，能发汗散寒而解表，又可散风透疹，也能宣畅肺气而止咳平喘；杏仁能生津止渴，润肺定喘，滑肠通便；生石膏具有清肺热，降肺气的功效；而甘草具有清热解毒，调和诸药的功效。因此这个偏方针对流感病毒侵袭肺卫所致的发热、咳嗽、咽痛、痰黄等症状，能清热解毒、宣肺化痰，护肺效果显著。但是家长朋友们在使用此偏方时一定要注意所选材料的用量，否则不但不能让偏方起到治疗的效果，还有可能造成对宝宝的伤害。

除了通过药物预防外，为了让宝宝避免遭受禽流感的侵害，家长对禽流感的早期的预防工作，还需要注意以下几个方面：

（1）在禽流感肆虐时期，家长应做好病毒防护工作。

平时注意室内开窗通风，帮助办不办增强体质，合理营养，保证宝宝充足睡眠，让宝宝养成良好的卫生习惯。少带宝宝去公共场所，不去病家串门。最好为宝宝接种流感疫苗。若发现宝宝出现发热、头痛、鼻塞、咳嗽、全身不适等呼吸道症状时，应尽快到医院发热门诊就诊，并务必告诉医生宝宝发病前7天是否到过禽流感疫区，是否与病禽接触等情况，并在医生指导下治疗和使用药物。

（2）健康的生活方式和良好的卫生习惯对预防禽流感非常重要。

首先要注意饮食卫生，对于禽肉、蛋类食品要彻底煮熟，加工、保存食物时要注意生、熟分开。保持室内空气流通。要让宝宝多加强体育锻炼，避免过度劳累。

喂养家禽的家长,要注意保持自身良好的卫生习惯,每次喂养和接触家禽后要洗手。尽量避免接触候鸟、水禽等易于携带禽流感病毒的动物。圈养家禽的家庭要定期消毒禽舍。家长饲养时要戴口罩,穿工作服,接触污染物后要洗手,处理禽粪时应戴手套。让孩子尽量避免密切接触家禽和野禽。婴幼儿可接种流感灭活疫苗。

那么禽流感、流感、普通感冒之间有什么不同?如果孩子发烧,家长怎样才能知道孩子是得了禽流感、流感,还是普通的感冒?

由于患有禽流感的症状与流感非常相似,主要表现为发热、流涕、鼻塞、咳嗽、咽痛、头痛等,体温大多持续在39℃以上,而且持续时间较长。所以,最直接辨别的方法是追溯疑似患病的宝宝是否到过疫区,或与家禽有密切接触,或与禽流感患者有密切接触史。但有时追溯起来可能并非易事,应通过病毒学检验、病毒抗体检验等对流感患者进行禽流感的排查。

小儿蛔虫病,生南瓜子能打掉

⚠️**症状**:患病的宝宝常表现出有腹痛、夜间磨牙、食欲不振、面部消瘦有白斑等症状。

🥄**偏方**:生南瓜子。

方法:

将南瓜子自然晾干,取出瓜子仁碾成粉末,加入蜂蜜调匀后空腹食用。

小儿蛔虫病是由于蛔蛔线虫寄生于人体小肠或其他器官而引起的小儿最常见的肠道寄生虫病之一。蛔虫病的发生没有明显的季节性,各地都可以发病。人对蛔虫普遍易感,儿童较成人多,尤以学龄前期和学龄期儿童感染率最高。其成虫为长圆柱形,形体和蚯蚓十分相似。

蛔虫的虫卵在外界发育,虫卵随粪便从寄主体内排出,经人口食感染。进入人体后虫卵先孵化为幼虫,继之发育为成虫。在虫卵发育为成虫的过程中,在小肠里吸取营养,排泄毒素,能引起许多症状和并发症。长期严重的感染可妨碍宝宝的生长发育,患病宝宝会出现有不想吃饭,或能吃长不胖,腹胀,阵发性腹痛等症状。而且蛔虫具有钻孔的习惯,会在肠道内到处乱窜,其幼虫还会移至其他部位。如果钻到胆道中,就有可能钻引起胆道堵塞;如果钻到阑尾也会引起阑尾炎。另外，蛔虫还有纠结成团的特点，有可能把肠道堵起来。在纠结的过程中会刺激肠壁引起疼痛，严重者会将肠道堵起来，引起严重的并发症，甚至危及生命。

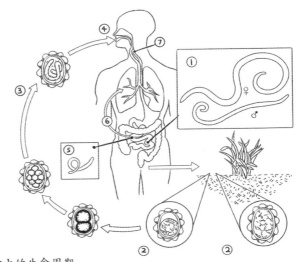

蛔虫的生命周期

　　本节针对小儿蛔虫病提供的小偏方是"生南瓜子"。具体做法是将去南瓜子将其自然晾干，然后把南瓜子去皮后，将南瓜仁磨成粉末。最后加入用蜂蜜或者白糖调匀，让宝宝空腹食用，每天2次，2~3后就可以看到蛔虫排出。此方对于治疗成人蛔虫病也有效用，只需多吃几天即可。

　　这个偏方的药理就在于南瓜子味甘、性平，含氨酸、脂肪油、蛋白质、维生素 B_1、维生素 C 等。南瓜子富含的氨酸，为有效驱虫成分，具有驱虫、消肿的效用。且没有毒副作用，对蛲虫病、钩虫病等也有明显的效果。

　　当然，要想彻底让宝宝远离蛔虫病，家长还应注意以下几个方面：

1.提早预防

　　为了更好地预防蛔虫病，应养成良好的卫生习惯。首先，家长应做到让自己的宝宝饭前便后洗手。因为宝宝的小手难免经常接触其他东西，宝宝接触的地方有可能附着虫卵，如果不经常洗手，宝宝手上染虫卵就容易被吃下肚。吃下肚的虫卵，就会在人体内孵化成小蛔虫。其次，要加强粪便的管理，确保环境卫生。

2.及时发现

　　为了更好地诊断出小儿蛔虫病，家长需要注意以下几种情况症状：

　　（1）宝宝是否经常出现腹泻、便秘或腹痛等症状却又不明原因；

　　（2）宝宝胃口不好，不想吃饭，却喜欢吃油炸或香甜的零食；

　　（3）宝宝是否出现异食癖，吃一些稀奇古怪的东西，如泥土、纸、墙灰等；

　　（4）宝宝虽然吃得很多，却怎么都吃不胖，很消瘦（可能是营养被蛔虫吸食）；

（5）宝宝会有磨牙，流口水，睡眠不好症状，晚上睡觉时会出现惊厥的情况；

（6）宝宝的肚脐周围会比较硬，或者是有包块。

（7）有一些宝宝在感染蛔虫病后身上还会出现"虫斑"。虫斑多表现为以下5种状态：巩膜出现蓝斑，为三角形、圆形或半月形；下唇黏膜出现颗粒，灰白色针头大小的小丘疹；有红斑出现在舌面，位置不定，呈圆形，边缘整齐；有白斑出现在面部，中间淡白，呈圆形，边缘整齐；絮状白云出现在指甲上。

当宝宝出现其中任何一种症状时，都有可能是感染了蛔虫病，家长们应做到给予宝宝及时的确诊和治疗。

预防血吸虫病，党参黄芪炖鸡汤

⚠**症状：** 起病较急，有畏寒、发热、腹痛、腹泻、食欲不振和肝脾轻度肿大等症状。

🪔**偏方：** 党参、黄芪、母鸡。

方法：

取适量党参、黄芪，可加入几粒红枣已及其他调味料，同整只母鸡一起放入炖盅内蒸至熟烂。

血吸虫病又叫"大肚子病"，是血吸虫寄生于人体血管内所引起的寄生虫病。世界上主要有6种寄生于人体的血吸虫它们分别是日本血吸虫、埃及血吸虫、曼氏血吸虫、间插血吸虫、湄公血吸虫、马来血吸虫。血吸虫的传染源为人和哺乳类动物，是一种人畜共患的疾病。其中牛、羊、猪、犬及野鼠为主要的动物传染源。一般通过钉螺传播、通过粪便传播等。流行于我国的只有日本血吸虫一种，因日本首先发现而命名，主要由皮肤接触尾蚴的疫水感染。

血吸虫病分急性、慢性和晚期三种。病人发病迅猛、凶险，伴有发热、过敏、肝脾肿大等症状，在短期内可发展成为晚期或直接进入衰竭状态，严重者可导致死亡。慢性血吸虫病一般发展较慢，开始没有太明显的症状，多数病例表现为慢性腹泻、腹痛，大便稀，偶尔带血；重者有脓血，类似慢性菌痢，腹部主要体征为肝脾肿大；晚期血吸虫病人极度消瘦，出现肝脾肿大、肝硬化、腹水等症状，严重者会丧失劳动能力，更有甚者造成死亡。

本节提供的小偏方为党参黄芪炖鸡汤。党参黄芪常用食法，可以用党参黄芪炖鸡汤，基本材料为母鸡(柴鸡或绿乌鸡)1只，党参50克，黄芪50克，红枣10克。具体的操作方法为将母鸡下沸水锅中焯去血水、洗净；将红枣洗净、去核；将党参、黄芪用清水洗净、切段。将鸡放入炖盅内，加适量水，放入党参，黄芪、红枣、料酒、精盐、味精、姜片，蒸至鸡肉熟烂入味，取出即成。

此偏方具有健脾胃、补气益血、提高人体免疫力的功效，对血吸虫有很好地预防作用。其药理在于：党参和黄芩作为常用药，常用在和食材搭配上。家长朋友应该了解一下它们的功效，及党参黄芪常用食法。党参有补中益气，健脾益肺。用于脾肺虚弱，虚喘咳嗽，内热消渴的功效；功效近似人参而为较弱用于气血两虚证，脾肺气虚证。黄芪则有益气固表、托疮生肌、利水消肿之功效。用于治疗气虚乏力，久泻脱肛，便血崩漏，表虚自汗，久溃不敛，血虚萎黄，内热消渴，慢性肾炎，糖尿病等。炙黄芪益气补中，生用固表托疮。

除了在药物方面的预防外，还有一些预防措施也是家长朋友们不能忽略的。比如，在血吸虫病流行的区域不要轻易下水，不在有钉螺分布的湖水、河塘、水渠里游泳、戏水。雨后与早晨不要在河边草地赤足行走，不饮生水等；因生活不可避免接触疫水者，可在接触疫水前涂抹防护油膏，预防血吸虫感染；若不小心接触疫水后，要及时到当地血防部门进行必要的检查和早期治疗；食用螺时请一定要高温灭菌，建议多吃蛋白质，少吃脂肪类饮食等。

丝虫病导致乳糜尿，芹菜根帮忙来治疗

⚠症状： 丝虫病的症状和体征主要表现在下肢的淋巴管炎、淋巴结炎及象皮肿，而班氏丝虫病除这些体征外，还出现精索、附睾及睾丸的急性炎症，鞘膜积液、阴囊象皮肿、乳糜尿等症状和体征；其中患病者由丝虫病引起乳糜尿后尿液呈乳白色或酱油色，或夹杂有乳糜凝块，静置后上浮脂滴等。

偏方： 芹菜根。

方法：
取芹菜根、荠菜、糯稻根、川草薢30~60克，水煎服，治乳糜尿。

丝虫病是由于丝虫寄生在人体淋巴系统、皮下组织、腹腔、胸腔、心血管及心包腔等处所引起的一种慢性传染病。一般经由吸血昆虫传播。

丝虫病的发病机制至今尚未完全阐明，丝虫病的发生与发展取决于多种因素，与宿主的机体反应性、感染的虫种、程度和次数以及虫体的发育阶段、寄居部位和成活情况等因素有关。临床表现以急性为反复发作的淋巴管炎、淋巴结炎和发热，慢性为淋巴水肿及象皮肿等为主，特别是班氏丝虫病还可引起鞘膜积液及乳糜尿等。丝虫病的症状和体征主要表现在下肢的淋巴管炎、淋巴结炎及象皮肿，而班氏丝虫病除这些体征外，还出现精索、附睾及睾丸的急性炎症，鞘膜积液、阴囊象皮肿、乳糜尿等症状和体征。其中乳糜尿是患丝虫病的宝宝最为常见的一种症状表现。丝虫病引起乳糜尿后，患病宝宝的尿液会呈乳白色或酱油色，或夹杂有乳糜凝块，静置后上浮脂滴等。

那么面对宝宝因患丝虫病引起的乳糜尿家长应该怎么做呢？本节我们为家长朋友们推荐的一个小偏方——芹菜根。其操作方为芹菜根、荠菜、糯稻根、川萆薢30~60克，用水煎煮后，让宝宝服用。

为什么芹菜根能治疗乳糜尿呢？这是因为感染丝虫病后淋巴系动力学改变较粗淋巴管内的瓣膜被破坏，正常的生理功能受到影响，逆向流动的淋巴液在泌尿系淋巴管管壁薄弱处进入尿液，导致了乳糜尿的产生。乳糜尿的治疗基本大法是补中益气，清热利湿，健脾益肾。

丝虫病的发生与湿热有关。湿热蕴蒸，侵入机体，滞留脏腑经络而致本病。而芹菜含有利尿有效成分，可消除患病宝宝体内水钠潴留，利尿消肿。临床上以芹菜水煎有效率达85.7%，可治疗乳糜尿。

虽然偏方对患病宝宝的治疗有很大的辅助作用，如果宝宝病发比较严重的话，家长应该及时将宝宝送往正规医院，让其得到更好的治疗。

第八章

血液及神经系统小偏方，
细调慢养出奇效

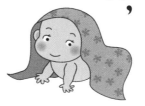

小儿缺铁性贫血，喝猪肝瘦肉补血粥健脾益气

⚠症状： 皮肤苍白、口唇少血色、头发干枯。

🥄偏方： 猪肝、瘦肉。

方法：

将瘦肉、猪肝洗净剁碎，加入油盐拌匀，后加入煮熟的白粥中再次煮至肉熟即可。

缺铁性贫血是一种全球性营养缺乏性疾病，也是一种由于各种不同原因引起的体内储存铁缺乏，影响细胞的血红素合成而发生的贫血。是幼儿时期的常见病，在 6 个月至 3 岁的宝宝较为常见。

一般来说，缺铁性贫血的症状主要表现为皮肤苍白、口唇少血色、头发干枯。严重的甚至有呼吸、心跳增快，心脏可听到杂音，肝脏、脾脏肿大的体征。

导致宝宝发生缺铁性贫血的原因很多，但主要的原因是：

（1）宝宝先天储铁不足。宝宝在母体内的最后三个月是从母体中获得的铁营养最多的三个月，因此，如果宝宝早产、双胎或多胎、胎儿失血和孕母严重缺铁等均可能导致宝宝先天缺铁，为日后发生缺铁性贫血埋下种子。

（2）生长过程中铁的摄入不足。这是导致宝宝缺铁性贫血最主要的原因。由于人乳、牛乳和谷物中的铁的含量非常低，因此家长在日常的生活中应该对给宝宝吃一些含铁较多的辅食，如果补铁不及时就容易引起缺铁性贫血。

（3）宝宝对铁的需求量大。特别是婴儿生长发育较快，婴儿 5 个月和 1 岁时的体重分别是其出生时的 2 倍和 3 倍。随着婴儿体重的增加，其血容量和血液中

的血红蛋白也要大大增加，这就需要更多的铁。有关资料显示：婴儿时期的宝宝每增加 1 千克体重，就需要增加铁质 35~45 毫克。此时，如果不及时给宝宝添加含铁丰富的食物，就易导致缺铁性贫血的发生。

（4）铁吸收障碍。食物搭配不合理可影响小儿对铁的吸收，另外经常腹泻的宝宝不仅对铁的吸收会产生障碍，甚至还会增加铁的排泄。

从中医的角度来看，宝宝缺铁性贫血是血虚证，多因家长喂养不当或在宝宝病后没有很好的调养让宝宝出现脾胃虚弱或心脾两虚所致。治疗宝宝贫血，健脾是第一要义，脾脏的消化吸收作用，关系到疗效的好坏。临床上切忌一见血虚，就给以补血。补血药多属于滋腻之品，容易损伤脾气，导致运化失常，不能生血，反过来加重贫血。所以，健脾运土是治疗的重要原则。

给宝宝补铁最好采用食疗的方法，尽管这种方法的见效速度不如吃药来得快，但其补铁效果更为稳固，且没有副作用对宝宝缺铁性贫血有很好的治疗作用。

出于这方面的考虑本节为家长们推荐的小偏方就是能够起到健脾补血功效的补铁小偏方：猪肝瘦肉补血粥。具体的操作方法如下：

鲜猪肝 50 克，鲜瘦猪肉 50 克，大米 50 克，油 15 毫升，盐少许。将猪肝、瘦肉洗净剁碎，加泊、盐适量拌匀；将大米洗干净，放入锅中，加清水适量，煮至粥将熟时，加入拌好的猪肝、瘦肉，再煮至肉熟即可。每日一剂，或隔日一剂，一次或两次食完。

治疗和预防宝宝的缺铁性贫血必须选择含铁丰富的食物。动物肝脏和血含有丰富的血红素铁瘦肉、猪肝等天然肉食属于动物性蛋白质，含有大量容易吸收的血红素铁和含蛋白质（每 100 克猪肝含铁约 22.6 毫克），易于吸收，是缺铁性贫血患儿的良好食疗食品。同时动物性食品中铁的吸收率较高，达 10%~20%。由于这些天然食物补铁的特点是循序渐进，短期吸收的量也不会太大，因此不会产生负面作用。

由于缺铁性贫血的发病比较缓慢，因此在该病发病之初很多家长都不会重视，往往当家长将宝宝送往医院的同时，宝宝的病情已经发展为中度贫血。出于这种情况，就要求家长在日常的生活中做好对缺铁性贫血的预防工作，除了经常给宝宝喝补血粥之外，还要注意其他富含铁、维生素、蛋白质食物的补充，如鸡蛋、大豆、麦芽、木耳、海带、紫菜、玉米、菠菜、芝麻酱等。也就是说，要确保为宝宝对各方面营养的均衡吸收，因为缺铁性贫血根源是营养吸收不均衡，要想让宝宝彻底远离解决问题，就应该从长期的饮食上多加注意，只有长期坚持才能收

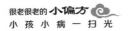
到较好的效果。

值得一提的是，相关研究发现，虽然植物性食品铁的吸收率较低，但是如果将动物性食品与植物性食品同时食用，可以促进植物性食品中的非血红素铁的吸收。因此家长在采用动物性食品给宝宝补铁的同时，多给宝宝吃一些富含维生素 C 的蔬菜水果，也可以促进动物性食品中铁的吸收。基于这一原理，除了本节主推的小偏方之外，下面我们再为大家推荐一款"参枣莲子粥"，辅助效治疗小儿缺铁性贫血的方法，供家长朋友们参考，具体做法如下

具体做法：党参 15 克，红枣 20 克，莲子 30 克，粳米或大米 30 克。将党参切成片，红枣洗净，剖开去核，莲子打碎。将粳米淘洗干净与党参、红枣、莲子一起放入锅中，加清水适量，煮至米熟即可。年龄小的宝宝食粥浆，大一点儿的宝宝食粥及红枣，每日一剂，分两次食完。参枣莲子粥中的党参和红枣都具有益气补脾的作用，能有效改善血虚萎黄，其中的多糖成分能促进造血功能。莲子清心醒脾，补脾止泻。三种材料共同熬粥，可健脾益血，养血补虚，尤其适用于缺铁性贫血、大细胞性贫血、病后体质虚弱。

小儿痉挛不用怕，艾灸丹田有奇效

⚠️症状： 全身突然快速地抽动，出现弯腰、点头，同时两手上举、两下肢屈曲等表现。

🍶偏方： 艾绒、熟附子。

方法：
将熟附子研成粉末后与白面粉做成饼状，在宝宝丹田处用艾绒团隔饼热灸。

痉挛是指肌肉突然做不随意挛缩，俗称抽筋，会令患者突感剧痛，肌肉动作不协调。

小儿痉挛是儿科癫痫病史中一种特殊类型，主要发生在 1 岁以内的婴儿。其症状主要表现为全身突然快速地抽动，宝宝有可能出现弯腰、点头，同时两手上举、两下肢屈曲等表现。每个 1 至 2 秒发作一次，呈连串发作，有时宝宝会连续抽动 4 至 8 次，严重的患病宝宝甚至能连续抽动上百次。有的患病宝宝在发作时还会伴有吼叫声，由于每次病发都极为消耗体力因此发病后患病宝宝都会非常疲倦。另外，

小儿痉挛病如果治疗不及时很容易留下后遗症。后遗症的主要表现为智力低下。

发烧、癫痫、头部创伤、脑部疾病、中毒等都是常见的引起小儿痉挛的原因，还有些痉挛至今没有发现其明确的发病原因。中医学认为，痉挛发生的原因有：先天因素（胎中受惊，元阴不足）、血滞心窍以及惊风之后，瘀阻窍道是发病的主要原因；外感风邪、内伤饮食、惊骇恐惧可成为诱发因素。痰阻气逆、瘀血为其主要的病理过程；病位在心、肝、脾、肾。临床可分为阴痫、阳痫、惊痫、风痫、痰痫、食痫、瘀血痫等证型。痉挛通常是独立事件，但患癫痫的宝宝可能会经常痉挛。

这里推荐以一款偏方用来辅助治疗婴儿痉挛。熟附子10克，研细末，用白面粉少许，合面做饼，将饼置于丹田穴位上（位于脐下3寸处），用艾绒团灸数次。

这个偏方的主要作用在于豁痰开窍、熄风化痰、镇心开窍。如果宝宝的痉挛反复发作，宜用健脾化痰、调补气血、养心益肾等法固本培元。

小儿痉挛的早期诊断和治疗是非常重要的。根据引起小儿痉挛的不同病因，小儿痉挛病被分为热性痉挛和愤怒性痉挛两种不同的类型。治疗因此治疗小儿痉挛病首先要做到对症下药，因此在治疗之前家长首先应该区分清楚自己的宝宝属于哪种性质的痉挛，只有这样才能采取及时有效的治疗措施。

1. 热性痉挛

一般发生于婴儿时期，抽搐常伴有高热。具体的症状表现为全身哆嗦颤动，腿弯曲、双臂向前向外急伸，两眼上翻等，尽管每次发作的时间都比较短但是发作次数频繁。发作时还常伴有一些感冒的症状。

对于患热性痉挛的宝宝，家长一定要经常测量宝宝的体温。因为如果宝宝有上述症状但是没有发热的话，家长就要考虑其他病症的可能了。

2. 愤怒性痉挛

宝宝患了愤怒性痉挛的主要表现为突然憋气、口唇发紫、紧握拳头几秒钟、两眼往上翻。

愤怒性痉挛的发病原因生常常是因为家人太过溺爱宝宝，而有些宝宝则把这个作为"武器"，当家长对其要求不能满足时，有些宝宝就会产生愤怒性痉挛。

在对宝宝进行治疗期间如果看到宝宝痉挛，可以马上采取下列措施：

（1）把宝宝安全地放在地上，脸朝下或侧卧，使舌头向前，分泌物会因重力作用而从喉咙处排出。

（2）痉挛当中或之后，不要立即给宝宝吃或喝任何东西；也不要试图控制宝宝的颤抖。

（3）如果宝宝的嘴唇并不发紫，呼吸正常，那么不要担心。

（4）虽然这样的情况很少见，但如果宝宝嘴唇发紫，没有了呼吸，那么在清理了呼吸道之后给他做口对口的人工呼吸。

（5）为了防止宝宝扭动时撞到家具，将宝宝身边的障碍物全部清除。

痉挛的治疗一直以来都是医学上的难题，如果宝宝患病的情况比较严重，家长最好还是及早地送医治疗。痉挛的治疗是一个长期的过程，有些家长担心自己的宝宝吃药过多影响为了的发育而私自停止用药，这种做法是十分危险的。由于痉挛的频繁发作，会对孩子的智力发育造成严重影响，因此在整个治疗过程中，家长千万不可擅自减药、停药，只有好好配合治疗才能让自己的宝宝早日康复。

小儿多动症，甘麦大枣汤

⚠**症状：**注意力不集中、活动多、情绪不稳，甚至任性、冲动、冒失等。

🍶**偏方：**甘草、小麦、大枣。

方法：

取适量三味药材，放入砂锅内用水煎煮 20 分钟即可。

儿童多动症是"儿童注意缺陷多动障碍"的简称，又叫"轻微脑功能障碍综合征"是一种常见的儿童行为、学习障碍。是指发生于儿童时期，表现出明显的注意力不能集中、活动过多、任性冲动和学习困难为主要特征的一种综合征。多发于宝宝 6 岁之前，男孩多于男孩多于女孩，男女比例约为 5：1，发病率在 10%。

儿童多动症虽然智力正常或接近正常，其主要表现为注意力不集中、活动多、情绪不稳，甚至任性、冲动、冒失、课堂搞小动作、逃学、说谎，这些行为导致患病者的学习困难，成绩下降，给家长及老师带来很大的烦恼。

综合来讲儿童多动症的形成有以下原因：遗传因素；患儿母亲产前营养不良、服药、X 线照射、精神创伤。产时新生儿早产、难产、剖宫产、窒息、颅内出血、产后的颅脑外伤、高热惊厥、感染、中毒等造成的轻微脑损伤；微量元素缺乏；铅中毒；家庭和学校教育方式方法失当；社会环境因素等。

不管是哪一种原因引起的，这种行为异常会严重影响到宝宝的身心健康及学习发展，多动症儿童活动之所以缺乏自控能力，并不是其身体功能能量充沛运转过快，相反正是因为其体内的"刹车"失灵让宝宝无法自如地控制自己。

下面我们为家长朋友们提供的小偏方——甘麦大枣汤，对于治疗宝宝的多动症有很大的帮助作用。具体的做法是准备甘草9克，小麦18克，大枣5个。将甘草、小麦、大枣放入砂锅内，用适量水煎煮20分钟。

这个偏方的药理在于：多动症其实是体内血液量缺少而造成的，所以多动症宝宝的饮食一定要是利于消化吸收并且营养丰富的新鲜食物。只有宝宝的血液充足了，身体内部才会平衡和谐，内部和谐了外部才能获得同样的安静、平稳。因此凡事具有甘润滋养，生血安神，和中缓急的作用，有利于去火和调理宝宝身体内各个脏器，使其保持和谐、平衡。

当然再好的治疗都离不开提前的诊断，之有正确判断宝宝的病症才能给予宝宝最好的治疗，家长可参照以下10条予以自测，若你的宝宝具备以下特点的其中4条或更多，那么家长就需要带宝宝到相关门诊检查，以便早日确诊。

（1）需要其静坐的场合难于静坐，常常动个不停。

（2）容易兴奋和冲动，好哭闹、不安静、难以满足要求。

（3）常常干扰其他儿童的活动。

（4）做事粗心大意，常常有始无终。

（5）很难集中思想听课、做作业或其他需要持久注意的事情。

（6）要求必须立即得到满足，否则就产生情绪反应。

（7）在家里乱翻东西，对课本、文具、玩具、图书、闹钟等用品毫不爱惜，任意拆散丢失。

（8）难以遵守集体活动的秩序和纪律。经常多话，好插话或喧闹。

（9）学习困难，成绩差，但不是由智能障碍引起的。

（10）不是由于精神发育迟滞，儿童期精神病，焦虑状态，品行障碍或神经系统疾病所引起。

需要注意的是在诊断的时候应排除宝宝属于正常的顽皮儿童或患其他神经、精神障碍性疾病的可能。尽管正常的顽皮儿童也会表现出一些多动或活动量较多但其多动的行为是可以理解的，而多动症患儿的行为则是比较唐突，容易冲动，破坏性大，会让人产生厌烦感，且多动症患者自我不能控制。

多动症是可以治愈的疾病，治愈率可达90%以上。但基本上不会完全自愈，目前国内外对多动症的治疗，主要有以下三个方面：

1. 行为教育

此方法多用于学龄前儿童，对于有多动症的学龄前宝宝一般不主张给他们使用药物，而是培养他们良好的学习和生活习惯为主。对此这个时期的宝宝，父母、教师和医务人员都应本着关心、爱护的原则对他们进行耐心、细致地行为教育方面的引导和治疗。对于那些经常表现出行为异常的宝宝不应厌烦、责骂或体罚。而应给予积极地正面教育，具体包括家庭行为教育和教师行为教育两个方面：

家庭行为教育的具体做法是：家长帮助患病宝宝做好作息时间安排，比如安排好宝宝的休息时间和文娱活动，确保宝宝活动劳逸得当；注意培养宝宝的注意力和独立活动能力，让宝宝渐渐养成安静地坐下来，集中精力学习的习惯；要建立家庭奖励制度和处罚规定，鼓励宝宝的进步，对其不良的表现进行适当的批评和处罚让宝宝意识到错误。当然惩罚中切忌带有嘲笑、歧视和打骂；要以表扬为主，发现孩子的特长和爱好，给予积极向上的引导，同时为宝宝做出良好的榜样。

教师行为教育以课堂管理为主，教师应做到积极与多动症宝宝交流，让其明白道理，促使其专心听课；安排多样化的教学形式吸引宝宝将注意力放在学习方面；另外教师还应多与家长联系，共同关心、鼓励和监督宝宝的成长。

2. 西医疗法

给予宝宝西药方面的治疗，现阶段治疗多动症的药物主要以利他林、匹莫林、咖啡因等中枢神经兴奋剂为主。药物剂量因人而异，从小剂量开始，达到最佳效果，这些都要在医生指导下用药，不能自己随便用药、停药。药物疗程一般要持续半年，服药时禁用苯巴比妥钠或各种含有此药的补液，在服药的过程中要注意少食辣椒。

3. 中医疗法

近年来，中医对小儿多动症的治疗也积累了不少经验，中医的治疗以滋阴潜阳、温肾养心、宁神益智、健脾化湿等基本原则进行论制成中成药应用。比如，用红枣 20 粒、黑木耳 6 片，泡发后打碎做成糊，每天下午给孩子吃上小半碗，能滋阴、补血、除燥、通便，连吃 3 天后，改成隔天吃一次，孩子情绪稳定后停掉。同时可以给孩子吃鳝鱼，每周两次；还可以给孩子吃孩子的固元膏，黑芝麻的量由 250 克增加至 350 克，做好后每天早晚吃一次，一次小半勺即可。

小儿骨髓炎，自制鲜萍泥鳅膏辅助治疗

⚠**症状：**局部红肿疼痛，按压痛十分明显，并有全身发热等中毒表现。

🍵**偏方：**萍鳅膏。

方法：

（1）鲜萍全草 30 克、活泥鳅 2 条备用；

（2）泥鳅用水养 24 小时，保留体表黏滑物质，洗后再用冷开水浸洗 1 次；将鲜萍、泥鳅一起捣烂敷患处，每天 1 次，2 周为 1 个疗程。

小儿骨髓炎是化脓性细菌侵入骨组织所引起的一种骨骼感染性疾病。受感染的骨骼就像皮肤受感染一般会发炎，形成脓液。通常骨骼感染只发生在一个肢体的一个关节附近的单独区域之内，症状通常在两、三天内发生。

骨髓炎最主要的一个症状就是受感染区会发生疼痛及严重触痛，尤其是当感染区近处的关节弯曲时，感染区的皮肤会变得红肿，疼痛异常。除了疼痛之外，早起患病者常常伴有发高热等症状。病情严重者会出现恶心或呕吐、寒战、高热，受累肢体则出现明显的红肿热痛。更严重者，可有肢体抽搐、昏迷或休克，甚至死亡。在极少的情况下，如果宝宝的骨髓炎没有得到及时的治疗很有可能因为细菌扩散到血液中造成败血症。

骨髓炎常发生于十岁以下的儿童，男多于女。分为急性和慢性。

急性骨髓炎是一种骨的化脓性病变，由金黄色葡萄球菌、溶血性链球菌和其他脓菌引起骨髓炎症，通常由血行，伤口和邻近组织浸润三个途径感染。小腿的胫骨和大腿的股骨最易发病，其次为上臂的肱骨和前臂的桡、尺骨。急性骨髓炎常发生在儿童，这是由其骨骼解剖特点的结构和特殊性决定。正常情况下，人体预防细菌侵入造成化脓性感染主要靠皮肤完整的黏膜屏障作用、体内完善的免疫系统。儿童处于生长发育的活跃阶段，免疫系统抵抗力较弱，皮肤容易破损。另外儿童喜动不喜静，跑跳活动多，造成受伤的机会也就随之增多。一旦受伤，这些部位的毛细血管网即破裂出血而有利于细菌停留、繁殖，形成长骨干骺端感染病性，出现局部红、肿、热、痛及发热等一系列感染中毒症状。

而慢性骨髓炎多由急性血源性骨髓炎治疗不当或延误诊治演变而来，少数为开放性骨折并发感染所致。常反复发作多年不愈，有时会因并发症而致终身残。

从中医的角度来看，本病是一种毒气深沉，从这一角度出发，本节推荐的小偏方为萍鳅膏。这个小偏方之所以对治疗骨髓炎有辅助作用，是因为其萍鳅膏具有显著的提毒拔脓、消肿止痛、生肌收口和促进病骨修复作用。不过要想彻底治愈骨髓炎，还需要家长做很多工作，比如在宝宝有相关症状的前期，家长要马上送医检查及早确定宝宝的病情。对于已经确诊的宝宝家长要做好护理工作，如果宝宝受到创伤，应将其创口彻底清洗干净，然后敷上清洁的贴布，直到创口完全愈合。

另外，即使自己的宝宝是健康的，家长也应做好充足的预防工作。因为很多原因都可以引起骨髓炎。如果孩子偏食非常严重，只爱吃肉，基本不吃蔬菜，如果一顿没有肉，他就不吃东西。长期以来，他维生素和碳水化合物摄入严重不足，体质非常差，免疫力低下，所以当细菌侵入体内后，机体抵抗力无法与细菌抗衡，细菌在腿部堆积导致感染。

虽然骨髓炎并不多见，但采取预防措施是很有必要的。预防骨髓炎的主要途径是增强孩子的自身免疫力。家长应让孩子均衡饮食，尽量不挑食、偏食，穿衣冷热得当，多晒太阳，多参加户外运动。此外，做父母的应帮助孩子养成良好的个人卫生习惯，加强营养。如果孩子患上了疖、痈、急性扁桃体炎等疾病应及早治疗，阻断细菌进入血液循环。同时，这一疾病一旦确诊，还是应第一时间送往医院进行及时治疗。

小儿舞蹈病，赭石牡蛎汤

⚠**症状：**会突然出现无意识的手臂乱动、身体弯曲或行走起来摇摇晃晃等。

🍶**偏方：**赭石牡蛎汤。

方法：

（1）生代赭石21克（先煎），生牡蛎24克（先煎），天竺黄6克，白蒺藜9克，钩藤15克，全蝎9克，防风9克，归尾9克，白芍12克，桑枝30克；

（2）水煎服，每日1剂，日服2次。

舞蹈病又称风湿性舞蹈病，患病宝宝发病时会突然出现无意识的手臂乱动、身体弯曲或行走起来摇摇晃晃等，医学上称这种病态的乱动为舞蹈病。舞蹈病常发生于链球菌感染后，为急性风湿热相关病症中的神经系统症状，可单独存在或与其他风湿热症状同时并存，约40%伴心脏损害。

患有舞蹈病的宝宝一开始会有情绪不稳，易激动等精神症状，渐渐的会出现全身或部分肌肉不自主的无意识的运动，这种无意识的运动多见于四肢和颜面部，表现为面容奇异、扭头、缩颈、挤眉、弄眼、伸舌歪嘴、耸肩、手舞足蹈等动作交替出现，致使患者不能持物，不能进食，影响写字和说话等。还同时伴有肌肉的张力减退、四肢被动运动时松软缺乏张力、四肢关节痛、喉咙痛、心跳、发热等表现。而且患病者越兴奋、注意力越集中，病症表现就越激烈。

从中医的角度来看，舞蹈病实际上是风湿热的一种表现，属于一种原因不明性的一种脑病。舞蹈病并不是一种独立的病症，大约1/4患者在病前已发生风湿热的表现如关节痛、环形红斑、皮下结节、咽痛及风湿性心肌病等。

本节为家长朋友们提供的小偏方是赭石牡蛎汤。这一偏方的药理在于赭石有重镇安神的作用，而牡蛎可治少阳不和，气火交郁，心神被扰等症。

舞蹈病的治疗需要一个长期的过程，如果宝宝的症状一缓解家长一定要注意坚持让宝宝服药，不能症状一缓解就停止用药。这样会导致宝宝的病情反复发作，并可引起其他并发症。

对于患病宝宝是否需要住院这一问题，要看宝宝的舞蹈病是否引发心肌炎。如果宝宝仅有舞蹈病的症状，最好还是在家中治疗，因为宝宝需要一个安静的治疗环境，在治疗期间家长为宝宝提供一个良好的生活环境，对于宝宝的康复十分重要。由于患病宝宝全身或部分肌肉呈不自主和不协调的运动，四肢乱动，不能持物，甚至不能进食，严重影响日常生活，因此，家长应仔细护理，消除患儿的精神负担，增强战胜疾病的信心。另外，家长还应让宝宝多卧床休息，保持环境安静，避免光线和噪音的刺激。在饮食方面饮食上可吃些容易消化和营养丰富的食物。同时为了增强宝宝的体质也应鼓励宝宝做一些适合体育锻炼，增强体质，提高机体的抗病能力，并积极预防呼吸道感染，避免寒冷潮湿。

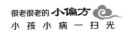

小儿长不高，黄豆炖猪蹄

⚠**症状：** 孩子的身高相比同龄人矮了很多。

🍶**偏方：** 黄豆、猪蹄。

方法：

（1）猪蹄一个，黄豆适量；

（2）先将黄豆用水泡发，猪蹄用水焯熟，切块，再将猪蹄和黄豆、适量酱油、葱姜，倒进清水，焖煮大概 1 个小时，待猪蹄肉质变软即可调味食用。

小儿长不高从医学的角度来讲实质宝宝的个头与同龄人相比要矮。如果宝宝的身高低于同年龄、同性别、同地区儿童身高 5 厘米左右或者在一百个小孩当中，身高排行倒数前三位的，即可称之为"矮身材""长不高"。

宝宝的健康成长是父母最为关心的话题，近年来，宝宝长不高的问题也成为很多家长的困扰。那么宝宝为什么长不高呢？首先是遗传因素，父母的个子比较矮时，宝宝就可能遗传父母长不高的基因，但这种遗传因素对宝宝身高的影响不是绝对的，因为最终身高还受到其他后天因素的影响。

除遗传因素外，营养状况是影响宝宝长高的主要原因之一。当宝宝吸收的营养不能满足骨骼生长需要时，宝宝的身长增长速度就会减慢。与骨骼生长关系密切的营养素有维生素 D、钙和磷。碘和锌不足，也会造成孩子个子矮小。据调查，有长不高宝宝有 90% 以上都存在着挑食、偏食、厌食等坏习惯。

另外，一些疾病往往也会引起的宝宝长不高。这类长不高最常见的就是体内的分泌系统的疾病垂体分泌生长激素减少的"垂体侏儒症"。患上这种病的宝宝除了长不高之外，骨骼发育晚，青春期性发育也晚，一般来说只要通过适当的治疗也能让这类宝宝长高，但是其身高仍会低于正常人。

为了让宝宝能健康的成长，家长必须为宝宝提供有助于骨骼生长，同时富含各种营养的食物，如豆类制品、蛋、鱼虾、奶类、瘦肉等动物性食物，富含维生素 C 和维生素 A 以及钙等无机盐的蔬菜、水果等。尤其是钙，宝宝的骨骼发育对钙的需求量极大。这里我们为家长们推荐一款黄豆炖猪蹄，其原料为一个猪蹄和适量的黄豆。首先用水将黄豆泡发，把煮熟的猪蹄切块后，将猪蹄和黄豆倒入清水中伴以适量酱油、葱姜，焖煮大概 1 个小时，待猪蹄肉质变软即可调味食用。

这个偏方之所以有助于孩子长高是因为豆类的营养丰富，蛋白质含量高，优质蛋白质量好，其营养价值接近于动物性蛋白质，又比动物蛋白更加容易吸收，而且富含钙、磷、铁、钾、镁等无机盐，是膳食中难得的高钾、高镁、低钠食品，特别适合脾胃娇嫩的小孩食用，一方面容易消化，不会给肠胃造成负担，另一方面营养丰富，对于孩子的均衡摄入非常重要。而猪蹄，富含骨胶原蛋白，有保持血管弹性、健脑和防止脂肪肝形成的作用，有助于青少年的生长发育。

　　除了提供宝宝长高所需的营养外，良好的生活习惯、恰当的运动、乐观的心态也对宝宝的身体生长起到良好的辅助作用。

　　（1）养成良好地生活习惯。良好的生活习惯是影响宝宝身高的重要因素。例如不让宝宝熬夜。宝宝身体发育所需的生长激素一般在晚10点以后进入分泌的最高峰，而很多家长不注意，让宝宝在10点之后都无法入睡，这样让宝宝错过了生长激素分泌的"睡眠黄金期"，反而为宝宝的长高增加了不利因素。因此家长若想让自己的宝宝长个子，要尽量最好让宝宝在晚间10点以前就寝。

　　（2）健康运动增强体质。运动是促进宝宝长高的又一重要因素。经常参加体育活动，能促进宝宝身体的新陈代谢，加强血液循环，这样就能给骺软骨输送更多的营养物质，使骨骼生长发育旺盛。在选择运动项目的时候家长应该根据宝宝的实际情况选择轻松活泼、自由伸展和开放性的项目，比如游泳、舞蹈、羽毛球、乒乓球、单杠等。切忌选择那些对身高增长不利的负重性、收缩性或压缩性的运动，如举重、举哑铃、拉力器、摔跤、长距离跑步等。

　　（3）时刻保持积极乐观的心情。快乐情绪也可以帮助宝宝长高。当今时代，宝宝的生活很可能被繁重的课业、学艺课程所填充，虽然达到了父母望子成龙的期盼，可是休息的时间越来越少，这就难免不影响宝宝的生长发育。儿科专家们说，影响宝宝生长的重要荷尔蒙之一——生长激素，在睡眠和运动的时候分泌较高，在情绪低落的时候分泌较少。如果您的宝宝一直处在课业压力大、就寝时间拖后、心情也不愉快的状态里，那就容易"低人一头"了。

　　尽管宝宝的身高增长需要足够的营养物质，但是家长朋友们也要注意，一定不能给自己的宝宝胡乱进补。因为很多家长为了给宝宝的健康成长补充营养而为宝宝准备了看似丰盛却不健康的饮食，这很有可能造成宝宝性早熟，性早熟的宝宝体内大量的性激素反而会促进其骨骺过早地融合，提前停止自然生长。

　　综上所述，宝宝的长高问题是关系到宝宝一生的大事，家长必须给予高度重视，及早发现和治疗，必要时一定要就医检查，配合治疗。

小儿肌性斜颈，中医揉捏法助治疗

⚠**症状**：颈部侧歪。

🍶**偏方**：中医揉捏法。

方法：

着重对胸锁乳突肌进行按摩。

小儿斜颈也就是我们俗称的"歪脖子"，在医学界被称为肌性斜颈。一般来说，分为以下几种情况：

先天性肌斜颈：是由于一侧胸锁乳突肌挛缩导致的小儿斜颈，是最为常见的一种肌性斜颈。其典型表现为其典型表现为：一般在生后2~3周在颈部出现一个包块，包块位于胸锁乳突肌的中部或下部，和肌肉在一起。一般情况下，随着宝宝的成长，包块会渐渐地变小甚至消失。

骨性斜颈：是由于宝贝的颈椎椎体发育异常，例如颈椎融合，颈椎形，颈椎和颅底间异常连接等。这种性质的颈部会有活动受限，脖子转动不灵活等表现。需要照颈椎的 X 线片或者 CT 扫描来辅助诊断。骨性斜颈的治疗比较困难，治疗的风险比较大，效果也不太理想。

眼性斜颈：是由于宝贝眼肌麻痹，斜视，内视（俗称"斗眼"）等眼睛疾病导致的颈部歪斜。这种斜颈的宝贝需要到眼科就诊和治疗，一般情况下，眼睛疾病治愈后，宝贝歪脖的问题会消失，但是，有的宝贝需要一些后续的辅助治疗（包括手术），才能逐渐恢复正常。

急性斜颈：也称为"炎症性斜颈"，是由于颈部的炎症导致的斜颈。这种性质的斜颈，在发病之前宝贝的头颈部是正常的，发生斜颈是突然的。引起急性斜颈的常见原因有：部淋巴结炎，咽喉壁脓肿，椎体的结核病，椎体的肿瘤等。这里面最多见的是寰枢椎半脱位，表现类似"落枕"，但性质不同于"落枕"。需要拍摄颈椎的开口位片子或者颈椎的三维 CT 检查，才能明确诊断。这种性质的斜颈需要及时和有效的治疗，例如：颈托保护，咽部炎症消炎，颈部牵引等。

神经性斜颈：由于颅内肿瘤，脊髓空洞症等引起的斜颈。比较少见，属于神经外科治疗的疾病，并需要神经外科医师给予相应的治疗。痉挛性斜颈：由于颈部肌肉痉挛引起的斜颈，原因不明，比较少见，检查和诊断不太容易，治疗方面也没有太好的方法。

习惯性斜颈：在排除了上述器质性病变引起的斜颈之外，存在的斜颈称为习惯性斜颈。也就是说宝贝做了很多检查，但是，始终没有找到一个引起斜颈的原因，那就可能是习惯性斜颈，但轻易不要做出习惯性斜颈的诊断，因为有可能潜在的原因还没有被发现。

小儿肌性斜颈本身有一定的自愈倾向，但是，积极地治疗会促进这一过程。通常来说，在1~2岁之前可以采用保守治疗，在1~2岁之后就需要采用手术治疗的方法。本节我们为1~2岁的宝宝推荐中医揉捏法进行治疗，具体情况如下：

第一步，患儿取仰卧位，医者在患儿患侧的胸锁乳突肌处涂少量滑石粉，然后施用推揉法，以舒筋活血。

第二步，用拇指、食指指腹捏拿、弹拨患侧胸锁乳突肌10次，以松解其粘连。

第三步，用拇指指腹轻揉肿块10分钟，以散瘀消肿。

第四步，双手抱患儿头部，扳正头颈，并稍做牵拉旋转活动，以改善恢复颈部活动功能。

第五步，用拇指、食指指腹揉捏胸锁乳突肌的起止点，以松解其挛缩。整个治疗过程为30分钟。

在治疗过程中，有一些注意事项家长一定要多加注意，比如平时可用小米做一低枕，患病宝宝仰卧位时，垫在患侧颈部，以保持头部的正确睡姿；侧身睡眠时，要患侧颈部朝下，将枕头垫在患儿头部的耳朵处，以拉长颈部。

尽管中医揉捏守法对治疗小儿先天性肌性斜颈的效果很好。但是，家长必须注意，由于这种方法的专业性比较强，如果按错位置，很有可能引起对宝宝更大程度上的伤害，因此家长在自行治疗前需掌握专业的按摩手法和技巧，如果做不到这一点，还是建议家长带宝贝到专门的医院找专业的治疗师来做。

除了本节主推的中医揉捏治疗法外，为了让宝宝早日恢复健康，下面再为家长朋友们介绍几种辅助治疗方法：

牵伸疗法：这种方法在西方比较流行。具体步骤是分两步，第一步，头部向对侧侧屈，使健侧耳垂接近肩部；第二步，缓慢转动下颌，使下颌逐渐接近患侧肩部。该方法的目的是逐渐牵拉患侧的胸锁乳突肌，使其逐渐拉长和拉松。强调手法要轻柔，要诱导宝贝配合治疗，切忌暴力。每次牵拉15~20次，每日4~6次。

诱导疗法：这种方法原理和牵伸疗法相同，只是将治疗融入生活中去。例如，喂奶的体位，多采用矫正的体位，如果为右侧肌性斜颈，那么妈咪在哺乳的时候，尽量用左侧乳房哺乳，用左侧手臂抱宝贝喂水。再例如在宝贝能够辨别声音和颜色的时候，尽量用宝贝熟悉的声音和喜欢的颜色诱导宝贝颈部转向，来实现牵伸治疗的目的。

矫形枕头：这是一种特制的枕头，不同侧的斜颈，有相应的矫形枕头，可以在宝贝休息和睡觉时使用，太大的宝贝（5~6月以上）不适合用矫形枕头方法。

上述这些方法，比较常用，也比较有效，但是，并不是所有的宝贝都能够通过保守治疗予以治愈。目前为止，保守治疗对哪些宝贝有效，对哪些宝贝无效，哪些宝贝能够自愈，哪些宝贝最终需要手术，尚不能提前准确判断和预测，这需要父母的理解。

不论采用哪一种治疗方法，肌性倾斜的治疗原则都是早发现早治疗。对于1~2岁的宝宝家长尽量采用保守治疗，如保守治疗的效果不明显也要及时进行矫正手术。

儿童救急小偏方，关键时刻心不慌

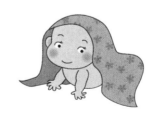

蹭伤擦伤不用愁，鸡蛋膜来解烦忧

⚠**症状**：小孩皮肤擦伤、出血。

🔺**偏方**：鸡蛋膜。

方法：

（1）取一个新鲜生鸡蛋，磕破后蛋清和蛋黄留用；

（2）轻轻撕下鸡蛋壳里面的薄膜，撕下的越完整越好。将撕下来的鸡蛋膜贴在伤口创面上，20分钟以后取下；让皮肤呼吸10分钟后，换另外一块鸡蛋膜敷于创面上，10分钟以后取下即可。如果创面比较严重，敷的次数和时间就需相应增加。

日常生活中，难免有些磕磕碰碰，大人们经常都会擦破皮肤，更别提活泼好动的宝宝了，出现蹭伤擦伤对宝宝们来说是常有的事情。因此，作为家长在日常生活中掌握一些简单易行的小偏方是很有必要的。这里给父母们推荐一个小偏方：鸡蛋膜。鸡蛋膜即包裹在鸡蛋外侧，蛋壳之下的一层蛋白质成分的膜。这个小偏方的操作方法非常简单，只将蛋壳的薄膜取下敷在伤口处即可。在这里我们给家长朋友们介绍一种能够轻松剥下鸡蛋膜的方法：用注射器将水注入蛋壳和蛋膜之间，鸡蛋膜就很容易脱离出来，而且完好无损。

那么，鸡蛋膜为什么能对蹭伤擦伤起到治疗作用呢？

这是因为鸡蛋膜中含有蛋白质90%左右，脂质体3%左右，糖类2%左右。它的蛋白质中含有的胶原蛋白对伤口愈合有着良好的促进作用。相关研究表明，鸡蛋膜是一种半透膜，能让水分子等小分子透过，而葡萄糖、蛋白质一类的大分子则被阻挡。用它来治疗外伤，就是利用了这一点。如果切菜时不小心把手弄破了，也可以把鸡蛋膜剥下来贴在伤口上，发挥它的收敛、止血、消炎作用。

除了本节主推的小偏方外，下面我们再介绍一个与其有着同样功效的方法，以便于家长们在缺少上述原料时使用。这个方法就是大蒜膜，取一瓣大蒜，小心剥去外皮。我们会发现有一层透明薄膜附在上面。小心将蒜膜取下，轻轻贴在伤口上。要确保蒜膜紧贴大蒜的那一面贴在伤口上，这样才能将蒜膜的杀菌作用最大化。使用大蒜膜也有同鸡蛋膜一样的功效。这是因为大蒜自身含有多种药物成分，比如大蒜素等。而大蒜素具有强大的杀菌作用，能有效地杀菌消炎。

无论采用哪种方法，只要能恰当地运用这些小偏方，就能轻松应对小擦伤小蹭伤。

在运用本节的小偏方时家长朋友们要注意，本节提供和的小偏方针对的是蹭伤擦伤等较为轻的伤口创面，若伤口较大较深，则需要及时用药物消毒止血。在这里，我们也给大家介绍一些基本的处理创伤面的方法。

（1）清创。蹭伤擦伤的创面经常附着了一些不干净的物质，如不清洁极易引起创面感染，因此创面的清洁工作十分重要。清洁创面时可选用淡盐水（浓度约0.9%，即1000毫升凉开水中加食盐9克），变冲洗边用洁净的棉球擦洗，直到将伤口彻底洗净。

（2）消毒。有条件者可用碘酒、酒精棉球消毒伤口周围，消毒时需沿伤口边缘向外擦拭，注意不要把碘酒、酒精沁入伤口内，否则会引起强烈的刺激痛。

（3）上药。可在创面上涂一点儿红药水（红汞），此药有防腐作用且刺激性较小。但要注意不宜与碘酊同用，因两者可生成碘化汞，对皮肤有腐蚀作用；如果宝宝对汞过敏，则不能涂红药水。新鲜伤口不宜涂紫药水（甲紫［龙胆紫］），此药虽然杀菌力较强，但有较强的收敛作用，涂后创面易形成硬痂，而痂下组织渗出液存积，反而易引起感染。

（4）包扎。用消毒纱布或清洁布块（可用熨斗熨几下）包扎伤口，小伤口也可不包扎，但都要注意保持创面清洁干燥，创面结痂前尽可能不要着水。

（5）感染创面的处理。如果创面发生感染，可用淡盐水先将伤口洗净再涂以紫药水；或将紫花地丁研细，加热消毒后，加等量甘油，和两倍水，调成糊状，涂敷患部，每天或隔天换药1次。对皮肤及表浅软组织早期化脓性炎症，敷药数次，即可见效。也可用大蒜捣烂取汁，取大蒜汁1份，加冷开水3~4份，冲洗化脓伤口；必要时还可将大蒜汁稀释一倍后湿敷，但蒜对皮肤有一定刺激性。

在处理宝宝擦伤蹭伤的问题时家长们还应注意下面两点，首先，当宝宝皮肤出现擦伤蹭伤时一定要慎用创可贴。这是因为，擦伤皮肤的创面比普通伤口大，再加上普通创可贴的吸水性和透气性不好，不利于创面分泌物及脓液的引流，反而有助于细菌的生长繁殖，容易引起伤口发炎，甚至导致溃疡。其次尽管擦伤虽然与饮食没有多大的关系，但是还应注意不要吃刺激性的辛辣食品，适当吃点儿蛋白质含量高的食物。注意局部护理，让伤口慢慢结痂，千万不能让宝宝去抠结疤。

在这里需要提醒一下各位家长，其实小的割伤不需要去医院治疗，它们会自己长好。伤口止血后我们就可以把包扎物去掉了，让伤口暴露在空气中，这样反而恢复得更快。不过如果伤口较深的话，应立即送医院进一步处理。

夏季中暑，快按穴位来缓解

⚠️**症状：** 体温升高，但不流汗、皮肤发红发热、头晕恶心，失去方向感，昏昏沉沉。

🍶**偏方：** 穴位按摩。

方法：

对关冲穴、中冲穴、太冲穴三个穴位进行按压和按揉。

中暑是指因高温引起的人体体温调节功能失调，体内热量过度积蓄，从而引发神经器官受损。一般的中暑只要采取一些小措施就能使中暑者的症状得到缓解，但重症中暑，是一种致命性疾病，病死率高。该病通常发生在夏季高温同时伴有高湿的天气。盛夏季节，人如果长时间暴露在高温的日光下，体内的汗排不出来，就有可能引起体温升高，导致中暑。

那么怎样才能判断宝宝中暑了呢？中暑的最典型现象之一就是人感到很热但不流汗。其次是皮肤感到燥热，且发红；如果您的宝宝量肛温或耳温超过39甚至40度，表现出烦躁不安及哭闹，呼吸及脉搏加速，倦怠、甚至进入抽搐或昏迷状态。较大的宝宝会有头晕、恶心、失去方向感，而且昏昏沉沉的现象。

宝宝是中暑的易感人群。总的来说有以下三方面的原因：

（1）人类是恒温的动物，所以我们的体温调节中枢（位于视丘下部），会随着外界的温度，产生一些反应来维持正常的体温范围。然而宝宝体温的调节中枢尚未成熟，所以对于周遭环境温度的变化，适应性较差。

（2）宝宝单位体重的相对体表面积胜过成人，而且易于吸收环境中的热量。但其循环能力较差，不易将过多的代谢热量输送至体表散发出体外，如外界温度过高，就不能散热，反而会吸热。再加上宝宝的皮肤表皮薄、血管分布丰富，更容易受外界高温影响。所以，婴幼儿对高温高热之耐力不佳。

（3）宝宝的排汗功能差。汗水附在皮肤表面蒸发时，可吸收皮肤上热量而降温（占人类散热量的20%~25%）。但幼儿因皮肤汗腺数量少，且体内水分贮存量有限，所以此种散热方式就不太有用。四是幼儿的代谢速率较高，产热多，故需配合较大的体表面积及较快的呼吸气流进出方能排热以维持正常的体温，但如果周边环境的温度高过体温，吸入的是热空气，反而将促使体温升高。

面对可能已经中暑的宝宝，家长首先要做的就是尽快让宝宝远离暴晒，立即去立即去阴凉通风的地方。除此之外，家长们还应学习一些简单的救济措施。本节我们为家长们提供的小偏方就是穴位按摩，下面我们就为介绍几处对缓解中暑症状比较有效的穴位及其按摩方法：

关冲穴：关冲穴位于无名指距指甲根0.1寸的地方，手背朝上，左手的关冲穴偏左侧，右手的偏右侧。中暑后，可用大拇指指腹按揉此穴，同时采用指甲尖掐、压，需要注意的是，按摩要有一定力度，感到发麻和胀痛后，持续按压半分钟到1分钟，然后再按压另一只手。

少冲穴：少冲穴位于小拇指指距指甲角0.1寸的地方。按摩这个穴位时应采用正坐、手背朝上的姿势，用右手大拇指和食指轻轻夹住左手小指指甲两侧的凹陷处，以垂直方式轻轻揉捏此穴位。此穴是脑部的反射区，不要用蛮力，左右手可互相揉捏。

中冲穴：中冲穴的位置在中指距指甲根0.1寸地方的中间位置，中冲穴的按摩方式与关冲穴相同。

太冲穴：太冲穴位于双脚背面，处于正坐或仰卧的姿势，以手指沿拇趾、次趾夹缝向上移压，压至能感觉到动脉跳动，便是太冲穴。大人中暑后也可用左手拇指指腹揉按右太冲穴，3分钟后换右手拇指指腹揉按左太冲穴，反复做2~3次，共10~15分钟。

另外，轻度中暑还可取足三里、大椎、曲池、合谷、内关五穴，以单手拇指或双手指顺该穴经络走向，由轻至重在该穴位上按压，缓慢疏推和点按穴位，反复进行3~5分钟，以局部产生酸、麻、痛、胀感为度。

　　另可增加人中、十宣、委中、阳陵泉、少冲五个穴位，以点掐、按压为主，每穴点掐、按压3~5分钟。经上述治疗后，若条件许可，给予清凉含盐饮料，或以银针针刺以上穴位，有增强疗效的作用。了解了按摩穴位能缓解中暑的方法后，家长也不能过于大意。因为每个宝宝的体质有所不同，具体情况有所差异，无论哪种方法，都要密切观察，如果症状没有减轻需立即就医。

　　尽管以上的偏方很有效，但作为家长，都想尽可能减少孩子受伤害的概率，所以预防宝宝中暑比解决更重要，预防方法也很简单，最根本的就是可以避开炎热的时间段带宝宝出行。

　　一般来说，夏天的上午10点到下午4点这段时间日照强烈，这段时间在太阳下行走极易中暑，尤其是皮肤娇嫩、身体脆弱的小孩子，家长应注意尽量避免让宝宝接受长时间的日照。如果在室外行走，家长应注意给宝宝遮光防护，如打遮阳伞，戴遮阳帽等，准备充足的饮料。

　　另外，家长要及时给宝宝补充水分：养成良好的饮水习惯，不要等宝宝口渴了才给他（她）喝水，因为口渴表示身体已经缺水了。平时要注意多吃新鲜蔬菜和水果亦可补充水分。充足睡眠也很重要，夏天日长夜短，容易感到疲劳。充足的睡眠，可使大脑和身体各系统都得到放松，也是预防中暑的好措施。

　　在日常的饮食中父母要注意增强营养。营养膳食应是高热量、高蛋白、高维生素A、维生素B_1、维生素B_2和维生素C。宝宝平时可多喝番茄汤、绿豆汤、豆浆、酸梅汤等。另外父母带宝宝外出要随身携带防暑药物，如人丹、十滴水、藿香正气水、清凉油、无极丹等。一旦出现中暑症状就可服用所带药品缓解病情。

蜜蜂蜇伤，蜂蜜葱泥能救急

⚠**症状**：蜜蜂蜇伤，局部剧疼、灼热、红肿或水疱形成。

🍶**偏方**：蜂蜜、葱泥。

方法：
（1）准备葱白一节和蜂蜜一汤匙；
（2）葱白洗净捣成泥，加上蜂蜜调匀，敷在伤口处。

孩童时期是对各种事物都好奇的年龄阶段，夏天带宝宝去公园里游玩时，宝宝喜欢在花丛东嗅嗅西看看，如此一来就和可能被蜜蜂蜇到。更有可怜的宝宝，不小心捣了蜜蜂窝，招来蜜蜂们的群起攻之。

蜂类蜇伤是蜂尾的针刺刺入皮肤，将毒液注入人体内引起的一种中毒或过敏性损害。宝宝很容易因为顽皮和好奇被蜜蜂蜇伤。蜜蜂蜇伤的症状轻重最根本的取决于进入体内毒液的数量。一般来说，单个蜂蜇一般只有局部症状，如果被群蜂蜇伤多处可引起全身症状。一般被单蜂蜇伤处出现瘀点，伤口周围会起呈红斑状的血疹或水疱，局部剧痛，奇痒。若被蜂蜇的比较严重被蜇伤者则可能出现头晕、恶心、呕吐、发烧、烦躁不安，甚至昏迷、痉挛、中毒性休克或过敏性休克等全身症状。宝宝皮肤娇嫩，身体脆弱，被蜜蜂蜇伤后，可能会引起较严重的反应，父母应该予以重视。

由于宝宝的因此当宝宝被蜜蜂蜇伤后后，首先要先把蜜蜂的断刺拔出，接下来要及时采取一些有效的治疗措施。本节我们为家长朋友们提供急救小偏方为蜂蜜葱泥，其制作方法非常简单，即将两颗大葱洗净捣成泥状后，加上蜂蜜调匀，敷在伤口处，每天换一次药，约3天便可消肿治愈了。

为什么蜂蜜葱泥能治疗蜜蜂蜇伤呢？这是因为除了作为烹炒食物时的最佳作料外，葱其实自古以来也是中医常用的药物。相关医书记载葱白具有解毒良效，尽管葱不可与蜂蜜一起内服使用，但在治疗肿毒时，与蜂蜜一起使用更有益于其功效的发挥。而蜂蜜同样具有很高的药用价值，早在李时珍《本草纲目》中就充分肯定了蜂蜜有"涂汤火伤，即时止痛"的作用。蜂蜜中含有多种营养成分，能刺激皮肤的血液循环，改善营养状况，提高新陈代谢水平，促进细胞生长发育，延缓衰老，使皮肤的弹性和韧性增强，表面更加光滑润泽。同时蜂蜜还可消灭表皮的细菌、病毒及其他微生物，有助于被蜇伤口的恢复。

特别提醒家长的是被蜜蜂蜇伤后一定不要用土、破布、脏手绢等东西堵塞伤口，这样很容易引起宝宝的伤口感染，给宝宝带来更严重的伤害。

为了更好地避免宝宝被蜜蜂蜇伤，家长可以教宝宝认识蜜蜂，玩耍时不要过于靠近蜂窝；在到花丛草丛玩耍的时候也要小心有蜜蜂出没。如果碰到蜜蜂，也不要惊慌失措，因为一般情况下蜜蜂是不会轻易蜇人的。如果宝宝出现全身症状或伤口较为严重，家长还应及时送医院救治。

毒蛇咬伤，白矾液帮助紧急处理

⚠症状： 普通的蛇咬伤会在人体伤口处皮肤留下细小的齿痕，伤者会有轻度刺痛感，有的还会起小水疱，一般情况下不会造成全身性反应。被毒蛇咬伤后，伤者会在20分钟内出现局部疼痛、肿胀、麻木和无力等症状，严重者可至死亡。

偏方： 白矾液。

方法：

将白矾放于热锅中溶化。趁热将白矾液滴于伤处。

现如今，越来越多的家长在休闲时光带着自己的宝宝到郊外旅游，体验大自然的美好。但是美好的旅途难免配上意外，比如被蛇咬伤。被普通的蛇咬伤后会，人体伤口处的皮肤会留下细小的齿痕，伤者会有轻度刺痛感，有的还会可起小水疱，不过一般程度的咬伤不会造成全身性反应。而被毒蛇咬伤，根据中毒情况的不同，症状表现也不一样。总的来说，伤者会有如伤口灼痛、局部肿胀并扩散，发烧、恶心、呕吐、抽筋等，严重者甚至会在被咬后6～48小时内死亡。

野外郊游的时候，宝宝难免会被虫子咬伤。普通的小虫子倒不那么严重，若是被蛇咬伤，父母们要学会些应急的急救措施，否则后果不堪设想。很多家长都不会注意在野外郊游时带上治疗蛇咬伤的药物，那么如果宝宝被蛇咬伤，在等待医生救援的同时，家长应该做怎样的紧急处理呢？

首先，我们为家长朋友们提供一个可以有效治疗蛇咬伤的小偏方：

其制作方法非常简单。将白矾加热使其溶化，在白矾液保持温热的情况下将其滴于咬伤处即可。

白矾是矿物明矾石经加工提炼而成的结晶。具有强力凝固蛋白质的神奇作用，外用有解毒杀虫、燥湿止痒、止血止泻，清热解毒的功效。在使用这个小偏方的时候家长们应注意一定要适量使用，且在使用前要将伤口清洗干净。

说到清洗伤口，下面我们就为家长朋友们介绍一下被蛇咬伤后的相关处理知识。

如果宝宝被蛇咬伤，家长千万不可惊慌。为了防止毒液扩散，应立即让宝宝停止活动。用鞋带或长布带在伤口靠近心脏处扎紧 5 ～ 10 分钟。具体来说，如果被咬伤的是手指可直接绑扎指根；脚趾被咬伤可绑扎脚趾根部，手掌或前臂被咬伤可绑扎肘关节上；脚部或小腿被咬伤可绑扎膝关节下，大腿被咬伤可绑扎大腿根部。

注意绑扎的时候无须过紧，同时立即清洗宝宝的伤口。清洗时可用凉开水、泉水、肥皂水等，但最有效的还是用 1 ：5000 的高锰酸钾溶液，这样可以清洗掉伤口表面的毒液。

如果伤口内有毒牙残留，家长们也不必惊慌，可采取下面的措施进行急救：可用小刀等尖锐物将毒牙挑出，有条件的最好能将尖锐物用火烧一下消毒。以牙痕为中心作十字切开，深至皮下，然后用手从肢体的近心端向伤口方向及伤口周围反复挤压，促使毒液从切开的伤口排出体外，边挤压边用清水冲洗伤口，这个排毒过程应持续 20 ～ 30 分钟。

为了进一步将残留在宝宝体内的毒液排出，家长可用随身携带的杯子制作一个简单的拔火罐，操作方法如下：先在茶杯内点燃一小团纸，然后迅速将杯口扣在伤口上，使杯口紧贴伤口周围皮肤，利用杯内产生的负压吸出毒液。切忌不到万不得已的时候，家长不要用嘴吮吸伤口排毒，如果使用这一方法，吮吸者的口腔、嘴唇必须无破损、无龋齿，否则就有中毒的危险。吸出的毒液随即吐掉，吸后要用清水漱口。

做完上面的紧急处理后要立即将送往医院，进行进一步的治疗。在整个治疗护理的过程中，家长都要注意要安抚宝宝的情绪，让宝宝不要有太大的精神压力。

意外都是可以避免的，为了防止宝宝在郊游中受到毒蛇的伤害，家长们在带宝宝到野外前应该做好充分的准备工作。可参考下面的注意事项：

（1）要给宝宝穿戴整齐。鞋子以靴子、球鞋为最佳，裤子以长筒裤为好，务必扎紧裤脚。

（2）在带宝宝游玩的过程中，最好随身携带一根树枝或木棍，边前进边敲打四周草丛，这可以事先赶走蛇虫。

（3）在户外露营时，要保证宝宝帐篷周围没有任何杂物、乱石、野草等，并要在帐篷四周喷洒杀虫类药物。

（4）为防止意外地发生，最好带足一些必备的消炎解毒类药品，以备用于急救。这样即使宝宝出现什么状况，也能及时处理。

（5）带宝宝郊游，最好到人流相对较多的地区，不可以去人迹罕至的地区。

异物侵入眼睛，干咳也是好方法

⚠**症状**：眼睛进了异物。

🍶**偏方**：干咳。

方法：

睁眼或用手撑开眼皮，咳嗽几下，可以将异物震出来。

宝宝在外面玩耍，眼睛很容易被异物侵入。这时候宝宝因为眼睛不舒服会不自觉地揉眼睛，殊不知这样会伤害宝宝脆弱娇嫩的眼球和皮肤。遇到这种情况时家长一般会采用"吹一吹"或"洗一洗"的方法帮助宝宝处理，其实这两种方法都不能很好地让异物离开宝宝的眼睛。那么家长到底应该怎么做呢？本节为大家提供一个简单方便又有效地小偏方，那就是——干咳，即让宝宝睁大眼睛，然后身体稍微前倾，教他（她）干咳几下，咳了两三下后，便可将异物震出来了。

很多人都觉得这是不可思议的一件事，但其实处理眼睛进异物的方法并不困难。这个小偏方的原理也非常简单，就是利用咳嗽引起身体内部的震动，将眼中异物震出来。

干咳法是一种最简单易行的方法。但是平常的时候，宝宝眼睛里进了异物的时候，父母该怎么处理呢？首先要按住宝宝的双手：眼睛会因遭异物入侵而使宝宝产生不适感。宝宝难免会用手去揉眼睛，却因此造成更大的伤害，所以当怀疑宝宝因眼睛有"脏东西"而去揉眼时，首先需将宝宝的双手按住，以制止他再去揉眼睛。

为了防止稍后清洗宝宝眼部时，宝宝的头部可能会晃动而影响清洗，所以父母可以用手轻轻固定住宝宝头部。

将宝宝的头部倾向受伤眼睛的另一侧，如果左眼受伤，头部向左面倾斜；如果右眼受伤，头部则向右面倾斜。准备好冷开水、汤匙，迅速准备一碗干净的冷开水或矿泉水，用冷开水冲洗眼睛：以汤匙盛水冲洗受伤的眼睛约 5 分钟，父母一定要注意不能用自来水洗眼睛，这样容易引起细菌感染。

若入眼的异物是化学物品或量大且污染重时，必须用当时认为最干净的水冲洗 30 分钟，不能因为找不到"干净水"而延误抢救时间。

眼睛是人的五官当中比较脆弱的，父母对宝宝的眼睛健康要格外注意。当宝宝眼睛进了脏东西了，要在既不伤害宝宝眼睛的前提下把脏东西弄出来。清除宝宝眼睛异物的"三不"原则：

（1）不能揉眼睛。因为揉眼睛，不仅异物出不来，反而会擦破角膜上皮，使异物深深嵌入角膜，加重疼痛，并且揉眼时会把细菌带进眼里，引发角膜炎、角膜溃疡。揉挤还会使眼充血，结膜水肿。有些孩子会直接用手擦眼睑内膜，这也是错误的做法，因为手上有许多细菌，直接用手擦结膜时会把细菌带进眼里，引起炎症。

（2）另外也不能用手帕或毛巾揉擦眼睛，用手帕揉擦可能损伤脆弱而灵敏的角膜，造成角膜溃疡、感染，影响视力。生石灰进入眼睛不可用水冲。若是生石灰进入宝宝眼睛，父母千万不要直接用水冲洗，因为生石灰遇水会生成碱性的熟石灰，同时产生热量，处理不当反而会灼伤宝宝眼结膜或角膜。

应用棉签或干净手绢一角将生石灰粉拨出，然后再用清水反复冲洗眼睛，至少 30 分钟。冲洗后还应去医院检查治疗。

（3）不乱用眼药水。当宝宝眼睛进入异物时，父母会想到为孩子使用眼药水。但眼药水不是治疗眼病的万能药，不对症使用会走入误区。

在异物未取出时，滴用眼药水是无效的，部分眼药水有收缩血管的作用，滴用后可减轻患眼的充血症状，影响父母的判断。还有部分孩子对某种药物过敏，会产生不必要的损害。所以，如果父母打算使用眼药，必须遵照医嘱，对症用药，以免增添本可避免的新的眼疾。

综上所述，下面是本文为各位父母总结的异物侵入眼睛处理的 6 大步骤。

（1）将宝宝的双手按住。眼睛会因遭异物入侵而产生不适感。多数的宝宝难免会用手去揉眼睛，却因此造成更大的伤害，所以当怀疑宝宝因眼睛有"脏东西"而去揉眼时，首先须将孩子的双手按住，以制止他再去揉眼睛。

（2）将宝宝的头部固定住。为了防止稍后清洗宝宝眼部时，宝宝的头部可能会晃动而影响清洗，所以大人可以用手轻轻固定住宝宝头部。

（3）让宝宝向受伤的一侧倾斜。将宝宝的头部倾向受伤眼睛的另一面（如：如果左眼受伤，头部则向左面倾斜）。

（4）准备好冷开水、汤匙。迅速准备一碗干净的冷开水（必须经过煮沸的冷水）或矿泉水。

（5）用冷开水冲洗眼睛。以汤匙盛水冲洗受伤的眼睛约 5 分钟。但不能用自来水洗眼睛，这样容易引起细菌感染。但杜医生特别提醒：若入眼的异物量大且污染重或是化学物品时，必须用当时、当地认为最干净的水源争分夺秒冲洗30分钟，不能因为找不到"干净水"而延误抢救时间。

（6）闭起眼睛。等到不适感稍稍缓和，可让宝宝试着闭起眼睛，并让泪水流出，希望借此使异物随泪水自然流出眼睛。

有时在郊外游玩，灰沙、小虫很容易飞进宝宝眼中，可是在外面哪有冷开水和汤匙，所以，我们再教给爸妈两招应急的办法。

（1）如果异物进入宝宝眼睛，爸妈可用拇指和食指轻轻捏住上眼皮，向前提起，向眼内轻吹，刺激眼睛流泪，将沙尘冲出。

（2）先让宝宝眼睛向上看，爸妈用手指轻轻扒开下眼皮寻找异物，应特别注意下眼皮与眼球交界处的皱褶处易存留异物。如果没有，可翻开上眼皮寻找。找到异物用湿的棉签或干净手绢的一角将异物轻轻粘出。

轻度烫伤不要紧，生姜鸡蛋清来帮忙

⚠️症状： 皮肤发红、气泡、疼痛。

🍶偏方： 生姜、鸡蛋清。

方法：

将适量蛋清与蜂蜜调和后敷在烫伤处。

烫伤多指由高温液体造成的损伤，这是经常发生在年幼宝宝身上的一种伤害。随着电、气、火使用量的增多，家里的一些危险隐患也相应地增加。宝宝被烫伤，大多数都是成人的疏忽造成的。根据烫伤程度的不同，烫伤被分为三度。一度烫伤只损伤皮肤表层，局部轻度红肿、无水泡、疼痛明显；二度烫伤是真皮损伤，局部红肿疼痛，有大小不等的水泡，大水泡可用消毒针刺破水泡边缘放水，涂上烫伤膏后包扎，松紧要适度；三度烫伤是皮下、脂肪、肌肉、骨骼都有损伤，并呈灰或红褐色，此时应用干净布包住创面及时送往医院。切不可在创面上涂紫药水或膏类药物，影响病情况观察与处理。

宝宝被烫伤后，家长必须冷静下来，然后根据不同情况，进行有针对性的应急处理，才能尽可能地降低烫伤对宝宝所造成的伤害。那么，宝宝一旦意外烫伤了，是直接冷水冲洗？或是用冰块冷敷？家长究竟该怎么做才能使宝宝化险为夷？

本节为家长朋友们提供一个小偏方，对于宝宝的烫伤应急处理有很不错的效果：蜂蜜和蛋清。首先家长需要从鸡蛋中将鸡蛋清分离出来，切忌不要掺入蛋黄，因为掺入蛋黄会严重影响偏方的效果。然后将蜂蜜煮熟与鸡蛋清混合在一起，这是因为煮熟了的蜂蜜能够最大限度地吸收蛋清中的蛋白质，从而结成一个防护膜覆盖在烫伤的皮肤上。如果有条件的话，也可以加入香油（芝麻油）加以辅助，这样效果会更佳。

这个偏方之所以有效是因为我们都知道，蜂蜜是一种营养丰富的天然滋养食品，具有良好的保健作用。其成分除了葡萄糖、果糖之外还含有各种维生素、矿物质和氨基酸。具有护肤美容、抗菌消炎、促进组织再生等作用和功效。而鸡蛋清不但可以使皮肤变白，而且能使皮肤细嫩，还具有清热解毒和增强皮肤免疫功能的作用。

可以说这个既简单又实用，如果一时间找不到蜂蜜，家长朋友们也不用着急，下面我们再为家长们提供一个方法，其材料也极为简单，只需要生姜几片即可。首先要把生姜碾成姜汁，小心地把这些姜汁收集起来，然后用消毒棉签蘸姜汁外涂，或用姜汁纱布湿敷在烫伤处。其药理在于生姜在中医学上是一味药材，性温，吃过生姜后，人会有身体发热的感觉，这是因为它能使血管扩张，血液循环加快，促使身上的毛孔张开，这样有利于把烫伤处多余的热气带走。

不论是哪种方法，只要能及时处理烫伤，就可以避免皮肤伤情继续恶化，伤疤也是可以淡化的。所以，以后生活中万一不幸遇到了烫伤，千万别惊慌，用这两个小偏方冷静处理就行了。

以上是对烫伤紧急处理的介绍，在做好紧急处理后，对宝宝的护理也很重要。由于烫伤的种类有很多种，不同类型的烫伤处理方法也有所不同。在这里，我们就简单的为家长朋友们介绍一下不同烫伤除了药物治疗外地应急处理办法。下面就以两种比较典型的烫伤为例给大家做介绍其处理方法：

首先是宝宝穿着衣服被热水烫到。这时，若无法立即脱下衣服，可让宝宝先泡到浴缸里再把衣物脱掉，或用剪刀将衣服剪开取下。除去衣物后，可用大量的自来水冲淋宝宝受伤的部位，以便为其伤口降温。这个降温的过程一般需要15分钟左右。如果宝宝的烫伤没有造成严重的伤口，家长可自行为宝宝涂抹药油。涂药后直接包上消毒药布、干净的手帕或纱布把宝宝送往医院治疗。

若宝宝烫伤较严重，比如除去衣服时，伤口处已有明显的红色渗水的创面（表皮已烫掉）就不要再用水冲洗，因为这样极易造成感染。这时可用庆大霉素加生理盐水擦拭患处，用纱布严密包裹后，立即送医院进行治疗。

其次是烧碱烫伤。这种烫伤多因家长烧碱的放置疏忽造成宝宝如果不小心沾

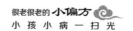

到，就会被灼伤。面对类似这种化学性的灼伤，家长要立刻用流动的水冲洗受伤部位至少15分钟。切忌将其受伤部位泡在水里，因为化学物质扩散，容易造成更严重的受伤。在给宝宝应急处理的同时应立即同时拨打急救电话，立即送医院治疗。

宝宝烫伤后，千万不可揉搓、按摩、挤压伤口处的皮肤，也不要急着用毛巾擦拭，以免表皮剥脱使皮肤的烫伤加重。创面不要用红药水、紫药水等有色药液涂抹，这样会影响医生对烫伤程度的判断，也不要用碱面、酱油、牙膏等乱涂，以免造成感染或使创面加深。

事实上，只要家长平时多注意，最好预防措施，烫伤是可以避免的。那么家长朋友们应该怎么做呢？

（1）安全用火。有些家庭，爸爸吸烟后喜欢随手扔掉烟头、打火机乱扔；妈妈在做饭期间不关闭燃气；部分地区仍继续使用的火炉……这些都很容易造成宝宝被火焰烧伤。因此家长一定要确保家庭用火的安全，从源头消灭烫伤的危害。

（2）安全用电。宝宝好奇心强、自我保护的意识还较弱，如果爸爸妈妈在看护时稍有疏忽，很可能就会被电灼伤。比如：电线老化造成金属线裸露、电线接头没有进行处理等。家长在日常生活中也要做有心人，注意家中的开水壶不要放在宝宝可以够到的地方；过烫的用具和食物也一定不要让宝宝接触到；电熨斗用完后，要放到安全处等。

（3）家长在平时就要对宝宝进行安全意识的培养，做生活的有心人。如：教会宝宝在使用饮水机时先接凉水再接热水；洗澡时一定先用手试一试水温等。

总而言之，家长在日常生活中方方面面都应做好充足的准备，让宝宝远离烫伤的危险，对于严重的各种烫伤，特别是头部、面部、颈部，经过正确的早期急救处理后，都应该尽快送医治疗，以免延误治疗，造成不良后果。

鱼刺卡喉咙，试试威灵仙

⚠️症状： 鱼刺卡吼、吞咽困难，严重者会出现咳嗽、呼吸困难等症状。

🝆偏方： 威灵仙。

方法：

取威灵仙1两，加水2碗，煎成1碗，慢慢咽下，在30~60分钟内服完，一日内可服 1~2 剂。

众所周知，鱼肉富含有丰富的蛋白质，多食鱼肉对于人体健康非常有益。也正因为如此，很多家长都经常给自己的宝宝吃鱼肉。但是给宝宝吃鱼有一个潜在危险，那就是如果鱼肉中的鱼刺没被清理干净，就容易出现宝宝被鱼刺卡喉的情况。

一般来说，最容易被鱼刺卡住的部位是扁桃体下端和舌根部。被鱼刺卡住后，人的咽部会感到刺痛或有异物感，如果鱼刺较大，被卡的人就会感到吞咽困难。如果鱼刺刺激到喉黏膜，则会引起被卡者的剧烈咳嗽，并因反射性喉痉挛及异物阻塞而出现呼吸困难，严重者甚至有可能引起不同程度的喘鸣、失音等。

大多数情况下，家长在碰到宝宝被鱼刺卡喉这种情况后都会采取吞咽饭团和喝醋的方式来处理，然而这两种方法其实是不科学的。因为饭团的吞咽不但没有办法将鱼刺带入食管反而会将露在外面的鱼刺推入组织的深部，增加喉管伤害和取出的难度；而科学研究也表明食醋短时间内无法软化鱼刺骨。因此这两种方法都不实用。下面我们就为大家提供一个对处理鱼刺卡在喉咙的情况有帮助的小偏方——"威灵仙"，具体的操作方法是取威灵仙 50 克，加两碗水熬至一碗水，让宝宝慢慢咽下，一定要让宝宝在 30 分钟到 60 分钟内将整碗水喝完。另一种处理方法是用威灵仙五钱，和适量的米醋在一起煎煮，然后取适量的药液让宝宝缓缓咽服，这对治疗鱼刺卡喉也有很好的效果。

威灵仙属药用植物，在我国分布广泛。它之所以对治疗鱼刺卡住喉咙的问题有奇效，其原因在于鱼刺卡喉后，喉部组织出现会局部挛缩，而威灵仙的抗组织胺作用能使食管平滑肌兴奋性增强，由节律收缩变成蠕动，并使局部松弛，使鱼刺的松脱变得更容易些。另外，尽管威灵仙没有直接对软化鱼骨的作用，不过喉咽食道的分泌液带酸性，有助于威灵仙发挥疗效。

除了本节介绍的这个小偏方外，下面再为家长朋友们介绍几种对处理鱼刺卡喉有帮助的方法：

（1）鱼刺刺入部位较浅时，小动作帮大忙。

如果鱼刺较小，扎入部位较浅的话，可以让宝宝做几次呕吐或咳嗽的动作，或用力做几次"哈、哈"的发音动作（注意咳吐时不可咽口水），利用气管冲出来的气流将鱼刺带出。鱼刺夹出后的两三天内也要注意观察，如宝宝还有咽喉痛，进食不正常或流口水等表现，一定要带宝宝到正规医院的耳鼻喉科做检查，看是否有残留异物。

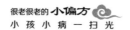

（2）小小橙子皮，对付鱼刺卡喉。

橙子皮也是生活中，还有些小窍门，对于治疗宝宝贝鱼刺卡住很管用。鱼刺鲠喉时，家长可剥几片橙子皮，每片稍微窄一点儿，让含着慢慢咽下，便可让鱼骨化解。

（3）维生素 C 对鱼刺的软化作用

用维生素 C 也可以软化鱼刺。细小鱼刺鲠喉，可以取维生素 C_1 片，让宝宝含服，慢慢咽下，几分钟后，小鱼刺就会被软化甚至消除。

事实上，怎样的治疗都不如预防，从一开始就让宝宝远离鱼刺卡喉的困扰，要做到这一点家长们应该注意以下两个方面：

（1）在选择食用鱼方面，可以多选择鲳鱼、扒皮鱼等肉多刺少的鱼类。

（2）在鱼的制作方面，可多为宝宝制作成鱼肉泥，具体可参考下面的制作方法：将处理好的鱼洗净后取鱼腹部的肉约 100 克，经仔细检查无鱼刺后剁成鱼泥，加入少许盐、细葱末均匀搅拌，最后将拌好的鱼泥放入瓷碗隔水蒸熟即可。

最后还要提醒家长朋友们，在运用这个小偏方的时候还应该注意的是，如果本偏方服用四剂后还没有产生效果，应结合异物种类、梗阻部位，尽快送医治疗，以免贻误病情。

晕车晕船，姜片贴肚脐来预防

⚠**症状：** 头晕恶心、呕吐、浑身乏力。

🍶**偏方：** 姜片或土豆片。

方法：

取新鲜生姜一片，或鲜土豆一片，贴于肚脐。

晕车也称晕动症，是指人们在乘坐交通工具时，由于交通工具速度忽快忽慢，加之颠簸震动，超出了内耳平衡器官的适应能力，而产生头晕、头痛、恶心、呕吐、虚脱甚至休克的症状，一般还会伴有面色苍白、出冷汗、心动过速或过缓等症状。坐车坐船已经成为现代社会不可避免的事，但宝宝晕车晕船是让很多家长头疼的一件事。尽管这些症状一般在下车后会得到好转，但是晕车晕船的带给宝宝的伤害是难免的。因此家长做好"防晕"方面的功课至关重要。

家长首先应该了解宝宝晕车晕船的原因。宝宝晕车晕船的原因之一是由其视觉引起的。由于车外静止的物体和车存在一个相对运动，宝宝看到车外的物体的快速运动时，就可能会晕车而且相对运动越快，宝宝发生晕车的机会就会越多。但一般来说由这个原因引起的晕车症状都比较轻。宝宝晕车的另外一个原因是其前庭平衡系统发育不够完善所导致，这也是大多数宝宝晕车的主要原因。由于宝宝的前庭功能正处于发育阶段，还不够完善，如果行驶中的车辆颠簸得厉害，就有可能导致宝宝的前庭器官的兴奋性增高，引起宝宝晕车。

下面我们就为家长朋友们提供一个预防宝宝晕车的小偏方"姜片贴肚脐眼"。这个小偏方的操作方法非常简单，在宝宝乘车前 20~30 分钟，将鲜生姜切成 5 分钱硬币大小、两毫米左右的姜片覆盖在肚脐上，外用伤湿止痛膏或医用胶布固定即可。如果乘车时间超过 10 小时，可在中途更换一次。

这个小偏方之所以能够预防晕车，有两方面的原因：第一是生姜的功效。生姜经常被人们拿来治疗恶心、呕吐，从中医的角度来看，生姜性味辛温，有发表健胃、止呕解毒等功效。现代医学研究也证明，生姜中的姜酮、姜烯酮有很强的末梢性镇吐、镇静的作用。第二是肚脐的特殊位置有密切关系。肚脐是人体一个非常重要的穴位，中医将其称之为"神阙"穴。神阙穴和诸经百脉相通，起着调节各脏腑生理活动的作用。肚脐部表皮角质层薄弱，药物有效成分非常容易穿透弥散，且脐部给药有利药物循经直达病所，更好地发挥疗效。因而上述有效成分可通过肚脐到达全身，进而起到防治晕车的作用。

不过这里需要提醒家长朋友们此偏方对脾胃虚寒者的预防效果最为明显，但并不适用于所有的宝宝，胃火较盛的宝宝并不适用此法。那这些宝宝们应该怎样预防晕车呢？不用担心，除了本节主推的小偏方之外，我们再给家长朋友们介绍其他一些预防宝宝晕车的有效方法：

（1）在乘车前让宝宝嘴里含酸味的东西，如话梅之类的食品。

（2）在乘车前 1 小时左右，将新鲜橘子皮表面朝外，向内对折，然后对准宝宝的两鼻孔两手指挤压，皮中便会喷射也带芳香味的油雾。可让宝宝吸入 10 余次，这个方法简单易操作，在乘车途中也照此法随时吸闻。

（3）风油精：乘车途中，将风油精搽于宝宝太阳穴或风池穴。也可滴两滴风油精于肚脐眼处，并用伤湿止痛膏敷盖。

（4）食醋：乘车前喂宝宝喝一杯加醋的温开水，途中也不会晕车。

家长知道自己的宝宝晕车，除了用一些小偏方去预防之外，在乘车时多留心一些小细节也是能避免宝宝晕车的，比如：

（1）出门带宝宝乘坐公交车时尽量选择前排位置。因为前排相对比较平稳，没有后排颠簸得那么厉害，且车身的移动与车辆行进方向不同，不太容易导致晕车的发生。

（2）坐车时，引导宝宝注视车窗前方较远处的风景，不要看两旁快速移动的物体。

（3）坐车时，可以适当打开车窗，保持车内空气清新，且避免在车内吸烟，或携带气味较重的食品。可以使用空调来调节车内空气，但不要让车内温度太高。

（4）坐车前不要让宝宝吃得太饱太过油腻，但也不应空腹，以防加重晕车症状。

最后为了让宝宝彻底远离晕车，家长朋友们可以在日常生活中多让宝宝做一些加强前庭功能的锻炼。小宝宝可以抱着在原地慢慢旋转，注意不要摇晃太厉害，以免损伤脑子；年龄稍大的宝宝可以带他玩滑滑梯、荡秋千、旋转马等游戏可以设法转移宝宝的注意力，比如给宝宝拿玩具玩或是播放舒缓的音乐，给宝宝讲故事。

冻伤怎么办，抹抹大蒜能预防

⚠症状： 由于气候寒冷引起的局部皮肤反复红斑、肿胀性损害，严重者可出现水疱、溃疡。

🍶偏方： 大蒜。

方法：

（1）夏天取十几瓣大蒜头捣烂，在烈日下暴晒至发热，然后敷于冻疮易发部位或冬天患过冻疮的皮肤上。每日3次，一连5至6天，可预防生冻疮；

（2）冬天，将大蒜剥去皮，用器皿装好，放锅内蒸熟，取出后在冻伤处擦拭，轻者1次，重者2次即愈；

（3）最好选用紫皮大蒜，普通白皮蒜效果稍差；

（4）本方只适合冻疮没有破溃时使用，一旦冻疮破溃一定及时到医院做清创处理，平时还要注意消毒，以免感染。

冻伤是一种由寒冷所致的末梢部局限性炎症性皮肤病，是冬季的一种常见病。该病病程较长，容易在冬季反复发作，不易根治。宝宝的皮肤娇嫩，很容易在寒冷的冬天被冻伤。

一般情况下，被冻伤的主要表现为暴露部位出现充血性水肿红斑，遇温高时皮肤瘙痒，严重者可能会出现患处皮肤糜烂、溃疡等现象。

造成冻伤的原因是外部气候和人体自身两方面的原因，气候方面，寒冷的气候，包括空气的湿度、流速以及天气骤变等速都可加速身体的散热，使体温过冷形成冻伤。人体自身方面，局部来讲可能是由于鞋袜过紧、长时间站立不动及长时间浸在水中等使身体局部血液循环发生障碍，热量减少，导致冻伤。而从全身因素考虑疲劳、虚弱、紧张、饥饿、失血及创伤等均可减弱人体对外界温度变化调节和适应能力，使局部热量减少导致冻伤。

当宝宝被冻伤的时候，家长应是采取一些有效地治疗方法。否则，冻伤的地方因为红肿不仅影响健康、美观，而且也会影响孩子的心情。那么，宝宝冻伤后家长该如何处理呢？

冻伤一般采用外部治疗。本节为家长朋友们提供一个对治疗冻伤有显著效果的小偏方：大蒜。具体的可采用下面的操作方法：将大蒜剥去皮，用器皿装好，放锅内蒸熟，取出后在冻伤处擦拭，轻者 2~3 次，重者 3~5 次即愈。

需要注意的是，在选用大蒜时最好选用紫皮大蒜，普通白皮蒜效果稍差。且本方只适合冻疮没有破溃时使用。一旦冻疮破溃一定及时到医院做清创处理。平时还要注意消毒，以免感染。另外，为了防止冻伤的复发，家长可在夏天取十几瓣大蒜头捣烂，在烈日下暴晒至发热，然后敷于宝宝冻伤易发部位或冬天患过冻疮的皮肤上。每日 3 次，一连 5 至 6 天，这样做可预防生冻疮。

该偏方之所以有效是因为大蒜中含硫化合物具有奇强的抗菌消炎作用，对多种球菌、杆菌、真菌和病毒等均有抑制和杀灭作用，是当前发现的天然植物中抗菌作用最强的一种。

除了本节提供的小偏方外，家长还应做好相关的护理工作。一旦发现宝宝被冻伤后，应立刻让宝宝离开寒冷的地方，然后进入较温暖的地方。要注意，如果宝宝冻伤了，尤其是手部冻伤了，千万不要去烤火，因为这样，会易使手部组织受热过快而导致烂掉。当宝宝的身体温度有所上升后，也不会再感觉到特别冷的时候，记得找一块软的棉布用温水浸泡后，反复的地揉搓被冻伤了的部位。这样做是为了让冻伤的地方的血液流动加快，从而缓解那个地方的不舒适感和疼痛感，并有效地缓解冻伤。

在宝宝冻伤得初起阶段，可先用热盐水连续一周浸泡患处 15 分钟，再把大葱、大蒜和生姜共同捣制成泥状后，涂抹于患处。这样可起到止痒和预防冻疮的再发生的作用，此法简便易行，疗效还很好，先试用一下自己观察看看。另外一定不要让宝宝把皮肤抓破，以免感染加重病情。如果宝宝的冻伤较为严重，出现破烂了，那以上的方法就不适用了。因为这样会感染内部结构，而导致伤痛更严重。这个时候，最好是用凡士林外涂。虽然效果不是太快，时间周期拉得会很长，可是至少会安全。如果感染了，最好是去正规的医院进行就医，不要让冻伤的伤口暴露在外面，引起二次感染。

除了本节主推的小偏方外，下面再为大家介绍其他几个对冻伤有治疗效果的方法：

（1）鸡蛋皮。将鸡蛋皮煎成汤的方式去擦洗被冻伤的地方。具体方法为打几个鸡蛋，只用鸡蛋皮，然后放水里，煎成汤后，等到降到身体适合的温度后，把宝宝冻伤的部位放进水里，反复地搓洗。这样，当宝宝感觉到冻伤的地方有湿润感或者僵硬的感觉消失后，就可以了。

（2）生姜：用新鲜的生姜片涂搽常发冻疮的皮肤，连擦数天，可防止冻疮再生；若冻疮已生，可用鲜姜汁加热熬成糊状，待凉后涂抹冻疮患处，每日两次，连续 3 天，就会见效。

（3）萝卜：将萝卜切片，用电炉或炭火等热源烘软，贴在冻疮患处，继续烘烤，距离与热度感觉舒适为度，过了几分钟冻疮处有发痒的感觉直至肿消失。

（4）白菜：白菜、茄子根等量洗净后煎浓汤，趁热洗患处，每日早晚各一次。

（5）山楂：将山楂 1 枚置于火炉上烧熟变软，稍冷后搓成泥状涂患处，同时将患肢置于火炉上方烘烤，边涂边轻揉患处皮肤，直到山楂泥变干，洗去山楂泥即可，每日治疗 3~5 次。

由于身体血液循环阻滞是引起冻疮的主要原因，这种的情况下的伤害一般很难根治的，主要还是要做好预防。要做好防寒工作，可以从以下几点入手：

（1）在日常生活中注意锻炼身体，增进血液循环，平时经常揉搓这些部位，以加强血液循环，提高皮肤对寒冷的适应力。

（2）注意保暖御寒工作，保护好易冻部位，如手足、耳朵等处。在出门时要注意给宝宝戴好手套、穿厚袜、棉鞋等。鞋袜潮湿后，要及时更换。出门要戴耳罩，注意耳朵保暖。

（3）在洗手、洗脸时不要用含碱性太大的肥皂，以免刺激皮肤。洗后，可适当擦一些润肤脂、雪花膏、甘油等油质护肤品，以保护皮肤的润滑。

（4）患慢性病的人，如贫血、营养不良等，除积极治疗相应疾病外，要增加营养，多吃高蛋白及高维生素食物，可适当多吃些羊肉、牛肉等热性食物，确保机体足够的热量供应，增强抵抗力。

轻度烫伤怎么办，芦荟来救急

⚠症状： 皮肤发红、起泡、有强烈痛感。

🍯偏方： 芦荟胶。

方法：

取芦荟胶适量涂抹创口。

烫伤是指由高温液体（沸水、热油）、高温固体（烧热的金属等）或高温蒸汽等所致的损伤。日常生活中，皮肤烫伤屡见不鲜。尤其是在夏天，宝宝很容易打翻如热水瓶等易造成烫伤的东西。因此家长必须对烫伤的治疗和护理有一个清晰的认知。

烫伤分为三级。一度烫伤只损伤皮肤表层，局部轻度红肿、无水泡、疼痛明显；二度伤。

烫伤是真皮损伤，表现为局部红肿疼痛，有大小不等的水泡，大水泡可用消毒针刺破水泡边缘放水，涂上烫伤膏后包扎，松紧要适度。三度伤是较为严重的一种烫伤，表现为皮下、脂肪、肌肉、骨骼都有损伤，并呈灰或红褐色。在这种情况下需紧急送医治疗。

轻度的烫伤可以不必上医院，在家中用药自行处理。这里为家长朋友们推荐一个小偏方：芦荟胶。其操作方法非常简单，将伤口清洗后取芦荟胶适量涂抹创口即可。为什么芦荟胶可以治疗轻度烫伤呢？这是因为芦荟具有神奇的快速止血、止痛、镇静、消炎杀菌、促进伤口愈合等功效，对各种创伤、晒伤及敏感肌肤有极强的治疗功能，可促进受损细胞再生，使得受损肌肤回复原有的健康润泽，且一般不会留下疤痕。

当然，除了涂抹芦荟胶外，家长还应做好其他的处理工作。比如宝宝烫伤后，首先要用凉水冲洗烫伤创口。冷水冲洗的目的是止痛、减少渗出和肿胀，从而避免或减少水泡形成。冷水冲洗的过程约半小时以上，水温控制在20℃左右即可。切忌用冰水，这样容易造成二度伤害。

在对烫伤的宝宝进行护理时，家长应注意要确保宝宝皮肤烫伤创面的清洁和干燥，冷水冲洗后应避免再浸水。轻度烫伤的伤口一般在 48 小时之内不会发炎，此时我们也可以用碘酚来对伤口进行消毒处理。2~3 天后创面即可干燥。此时就不必涂药。10 天左右时间就可脱痂愈合。届时若不愈合，则应请医生看看是否因烫伤较深或有感染。具体来说，在处理烫伤的过程中，以下几点尤其需要家长朋友们注意：

（1）烧烫伤伤口尽量不要包扎，使用湿润暴露疗法能使伤口快速愈合，伤口恢复平整，避免留疤。

（2）饮食方面注意少吃腥、辣和易上火的食物，以清淡为主。

（3）创面不要用红药水、紫药水等有色药液，以免影响医生对烫伤深度的判断，也不要用碱面、酱酒、牙膏等乱敷，以免造成感染。

不管怎样，发生烫伤对小儿来说是十分痛苦的，因此，家长应从小就要教育宝宝原理可能造成烫伤伤害的物体，如向宝宝反复讲明玩火、火柴以及煤气灶具的危险性，教育小儿不要在厨房打闹。家中的开水壶不要放在明面，暖瓶不要放在桌旁床边，以免小儿碰倒造成烫伤；而成年人也要多多注意。

最后，我们为家长朋友们提供集中中医针对不同烫伤的治疗方法，供家长朋友们参考：

（1）桐油，异名：桐子油。主治：烧烫伤。用法是将漓江桐油轻搽在患处。

（2）鸡蛋黄。主治：烫伤皮破灼痛。用法是将鸡蛋煮熟后，将蛋黄取出，再入锅内翻炒，有油泌出为度，取鸡蛋油涂于患处。有祛热、温胃、解毒、镇痛、润肤、生肌等功效。

（3）芙蓉叶。主治：各种烫伤。用法是将鲜芙蓉叶捣汁，加香油调匀敷于患处。有凉血、解毒、消肿、止痛等功效。治烫伤，大小痈疽，肿毒恶疮。

伤口发炎久不合，鸡毛沾点儿麻油刷

⚠️症状：伤口发炎，久治不愈。

🍶偏方：鸡毛、麻油。

方法：
用麻油浸泡适量的百草霜、花椒、雄黄等药物，将浸泡药物搅拌均匀后，用鸡毛蘸取轻扫伤口。

宝宝受伤是在所难免的一件事情，那么在受伤后我们除了要及时地治疗最重要的就是要防止伤口发炎，由于各种原因，我们可能对于伤口的处理不当或是没有及时有效的进行处理，很有可能导致伤口感染，出现伤口发炎的症状。

实际上伤口发炎多是伤口处理不当或治疗不及时造成的。局部可出现红、肿、热、痛和功能障碍，严重时可引起毒血症或败血症。所以出现了伤口发炎一定要及时进行治疗。本节为家长们推荐的治疗伤口发炎的小偏方是鸡毛麻油刷。这个药方的组成是：百草霜、花椒、雄黄（研极细）。具体的操作方法如下：用麻油调和浸泡上面的几种药材，用鸡毛蘸麻油扫于伤口。其中各种药材的比例为百草霜 6~9 克，花椒 15~20 粒（去椒目），雄黄 1~3 克（研极细），麻油适量，以完全浸泡并且上方露出 1 厘米左右的油较为合适。调配好上面的几种药物后，可用瓶装备用。

除了本节推荐的小偏方外，家长如果遇到宝宝伤口发炎，还可以尝试以下几种补救措施：

1.详细检查

在伤口发炎后，家长一定要注意进行详细的检查，千万不能只顾伤口表面而忽略内在损伤。特别是对于一些头部受伤的宝宝，一旦发炎或者是感染的话，其后果非常的严重。还有就是一些胸部伤口合并有脑膜、肺腔损伤时，不仅仅要知道发炎怎么办，同时还要及时的注意伤员的反应，如果出现有呼吸困难的情况，应该及时送往医院进行救治。

2.做好消毒工作

如果宝宝的伤口发炎症状较轻,可使用过氧化氢冲洗伤口，清理伤口异物，清理后使用生理盐水冲洗伤口，无菌纱布包扎就可。每天坚持对伤口进行换药，直至伤口愈合。另外，也可用先用碘酒后用酒精进行消毒，这样消毒以及杀菌的会更彻底。在消毒的时候应该将碘酒沿着伤口的边缘由里向外擦，记住千万不要把碘酒、酒精涂入伤口内。

3.非化脓性发炎的处理方法

如果伤口在没有化脓的情况下出现发炎的情况，这个时候只需要仔细的清除伤口周围的污物即可，然后用生理盐水冲洗后以碘附消毒。或者还可以在伤口上撒点儿结晶磺胺或青霉素粉剂，但是这个时候要注意，如果对这个药物过敏的话千万不要使用，然后再用灭菌纱布包扎，千万不要用创可贴。

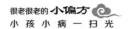
4.化脓性发炎处理方法

如果伤口发炎并且已经化脓的话，这个时候应该及时用过氧化氢冲洗伤口后以碘酊消毒。然后再用灭菌纱布包扎，如果化脓情况严重的话还可以通过口服抗生素来进行治疗。还可在医生指导下口服一些头孢、阿莫西林之类的消炎药物，控制伤口炎症，从而控制伤口化脓的症状。必要时可注射破伤风疫苗。

儿童咽喉烫伤，薄荷黄连来救急

⚠症状：咽喉痛、吞咽困难、发音障碍等。

偏方：薄荷黄连桔梗水。

方法：

（1）中药大青叶、荆芥、薄荷、黄连桔梗、甘草各10克；

（2）将药材煎水服用。

有的宝宝性格急躁，在喝开水、喝汤，吃刚刚做好的食物等情况下很容易发生咽喉烫伤。2~4岁的宝宝常常难以辨认药物，如果家长存有浓酸、强碱、酒精等高浓度腐蚀性液体，若被宝宝误服，或在玩耍时容易吸入气化的药物，也会引起咽喉烫伤。

宝宝烫伤后，局部会很快发生水肿，在4~8小时内达到高峰，并伴有呼吸不畅、喘息、哭声嘶哑。

咽喉部损伤的程度，要根据宝宝所饮食物的温度、数量和作用时间而定。其症状表现咽喉剧痛，伴有吞咽痛，咽下困难，流口水，发音障碍等。严重的还会引起发烧，甚至水肿遍及咽喉而阻塞气道，导致窒息死亡。呼吸困难是因为烫伤导致宝宝喉部水肿及咽喉部分泌物滞留，堵塞了呼吸道。因此若宝宝咽喉水肿严重，呼吸严重不畅，家长应立即送医院诊治。

一般来说以下几个原因有可能引起宝宝咽喉烫伤：

（1）宝宝性情急躁。性子急的宝宝在感到口渴时，有可能倒出滚烫的开水就喝；也有可能在吃饭时喝了富有热油而无蒸汽逸出的菜汤；吃汤圆过急粘贴在咽喉部等。这些情况常见于学龄前的宝宝儿童。

（2）喝了带有腐蚀性的液体。年幼的宝宝难以分辨药液。如有浓酸、强碱、酒精、氯液等高浓度腐蚀性液体被宝宝误服后，就有可能引起比较严重的咽喉烧伤。这些常见于 2～4 岁的幼儿。

不管宝宝是因为什么原因喉部被烫伤，家长都必须冷静下来，然后根据不同情况，做各种正确的针对性的应急处理，才能尽可能地降低烧烫伤对宝宝所造成的伤害。下面我们就给家长朋友们提供一个能有效地缓解宝宝喉部烫伤的小偏方——薄荷黄连。具体的操作方法是将薄荷、黄连、大青叶、荆芥、桔梗、甘草各 10 克，煎水，让儿童反复吞咽。

这个偏方的药理在于黄连具有清热燥湿，泻火解毒之功效。而薄荷具有疏散风热、清利头目、利咽、透疹、疏肝解郁之功效。现代医学常将其用于治疗风热感冒、头痛、咽喉痛、口舌生疮等。

对于发生咽喉烧烫伤的宝宝家长的后期护理非常重要，如果宝宝的烧烫伤比较轻在家休养治疗即可。这时家长们需要注意，不能给宝宝吃硬、热食物，而应以软、凉食物为主；保证宝宝充足的休息时间，要尽量避免宝宝哭啼。如果宝宝咽喉水肿严重，已明显影响呼吸，或误服有毒液体并同时引起中毒反应者，应立即送医院诊治。

轻微食物中毒，牛奶鸡蛋来催吐

⚠**症状：** 发热，休克，腹泻，恶心与呕吐，腹痛，脱水等。

🥄**偏方：** 蛋清加牛奶。

方法：

先让宝宝喝下适量蛋清，然后用干净筷子刺激宝宝后舌根催吐，如果无法吐出，再和适量牛奶催吐。

近些年，各类中毒事件频发，食品安全让人担忧。食物中毒是指患者所进食物被细菌或细菌毒素污染，或食物含有毒素而引起的急性中毒性疾病。食物中毒最常见的症状表现为是剧烈的呕吐、腹泻，同时伴有腹部疼痛。较为严重的则会由于上吐下泻而出现脱水症状，例如口干、肢体冰凉、血压降低等，严重的食物中毒甚至会导致休克。

由于宝宝年幼不懂事，很容易在大人不注意的时候把一些乱七八糟的食物（如变质的食物等）放进嘴中边咬边玩，这样很容易引起食物中毒。因此，家长必须对掌握对食物中毒的紧急的救治方法——催吐。一般来说，只要宝宝意识清醒就要马上给他做催吐，本节我们就为家长朋友们提供一个能帮助食物中毒者催吐的小偏方——蛋清加牛奶。具体的操作方法如下：首先将鸡蛋的蛋清和蛋黄分离，让中毒的宝宝喝下鸡蛋清，然后用两根手指压他的后舌根让其吐出来。

为什么要吃蛋清牛奶呢？这是因为大多数中毒都是重金属离子进入人体时会使构成人体的器官和血液的蛋白质发生沉淀而失去作用造成的，而鸡蛋、牛奶富含大量蛋白质。蛋白质有个特点，碰到重金属离子，例如汞、铝等金属离子会发生沉淀，于是就减轻了中毒的毒性。同时，这些食物还能为中毒虚弱的宝宝提供营养，有助于宝宝的康复。

在日常生活中家长怎样才能更好地预防食物中毒呢？以下几点值得家长们参考：

（1）不吃过期、和腐、败变质的食品，不吃卫生部门禁止上市的海产品。

（2）买回来的蔬菜要在清水里浸泡半小时或更长时间，并多换几次水，要洗得干净，以防农药对身体危害。

（3）生熟食品要分开，要生熟分开，工具刀、砧板、揩布等做到专用，餐具要及时洗擦干净，有消毒条件的要经常消毒；要确保有毒物品远离厨房和食品柜。

（4）教育孩子不要到无证摊贩处买食品，不买无商标或无出厂日期、无生产单位、无保质期限等商标不符合规范的罐头食品和其他包装食品。

（5）要培养孩子良好的卫生习惯，养成饭前、便后洗手的卫生习惯。外出不便洗手时一定要用酒精棉或消毒餐巾擦手。

需要提醒家长们注意的是如果发现宝宝服下了剧毒食物，要马上用手压他的后舌根，让其把毒物吐出来，且越快做催吐越好。与此同时，应立即拨打120急救电话，尽快将宝宝送到医院进行相关等治疗。

第十章
生殖排泄系统小偏方，送走病痛乐逍遥

肛门湿疹，喝点儿绿豆百合汤

⚠**症状：** 宝宝肛门周围皮肤瘙痒，时轻时重，偶尔伴有刺痛或灼痛，抓破后才可继发糜烂、出血。

🝔**偏方：** 绿豆百合汤。

方法：

（1）取绿豆 30 克、百合干 30 克；

（2）将百合干事先洗净泡发备用；

（3）绿豆洗净后加适量清水，将二者一同煮熟，加适量白糖服食；

（4）日服 2 次，可多吃一段时间。

小儿肛门湿疹中医学称为"浸淫疮"，是宝宝肛门疾病中较为常见的一种，本病多因湿热蕴结于肌肤而成。父母可以通过以下几点来判断宝宝是否患有小儿肛门湿疹，这也是肛门湿疹的表现症状：

（1）瘙痒。肛门湿疹的主要症状即为瘙痒，瘙痒往往呈阵发性，搔抓局部后会使皮肤破损而痛痒加剧，严重影响宝宝睡眠、食欲等。

（2）肛门潮红。因湿润、搔抓或摩擦，使肛门周皮肤或皱襞呈淡粉红色，部分宝宝还会出现水肿。

（3）肛门湿润。患处渗出水分可引起肛门湿润、皮肤磨损等不适。

（4）疼痛。宝宝年龄小，当肛门瘙痒时会不自觉地抓痒，而宝宝搔抓导致肛门周围皮肤破溃、皲裂、感染，而出现肛门疼痛即排便时疼痛。

（5）其他。宝宝患有肛门湿疹后，还可引起消化不良、腹胀、腹泻和便秘、头晕、失眠、烦躁等症状。

与此同时，根据宝宝患有小儿肛门湿疹症状变化，通常可以将此疾病分为急性、亚急性和慢性三期。

（1）急性湿疹：初起时局限于某一部位，很快发展成对称性，甚至扩展至全身。皮肤损害由红斑、丘疹和水疱组成，常融合成片，边界不清。并由于搔抓，可见糜烂、渗液、化脓、结痂等改变，伴明显渗出。自觉搔痒，以夜间最为明显，病程一般为1~2周，易于复发。

（2）亚急性湿疹常在急性发作后，皮肤红肿、渗出减轻，但有少量小丘疱疹起伏，伴有糜烂、结痂和鳞屑，病程可达数周。

（3）慢性湿疹通常由急性湿疹发展而来，病患处损害边缘清楚，浸润和肥厚明显。可发生于任何部位，多好发于如面部、耳后、阴囊、小腿等处，常呈对称性发病。

宝宝患有小儿肛门湿疹的原因比较复杂，从现代医学上大致归纳为以下几种原因：

（1）遗传因素。与宝宝先天体质有关，部分宝宝遗传了父母的过敏体质，对外界的刺激非常敏感，引发肛门湿疹。

（2）精神因素。如果宝宝精神紧张、劳倦、忧郁、失眠同样可能引起这一疾病。

（3）外界环境。在天气炎热、潮湿的环境中更容易滋生细菌，导致这一疾病。

（4）饮食影响。如果宝宝过量食用鱼、虾、蟹、牛羊肉、鸡蛋、葱、蒜等刺激性食物，也可能因为消化不彻底而刺激肛门引发肛门湿疹。

（5）肛门疾病。如痔疮、肛瘘、肛裂、肛门失禁等都可能诱发肛门湿疹。

而中国传统医学则认为，此病症是由于风邪夹杂湿邪、热邪，湿邪停留于皮肤，使得气血运行不畅，就会出现瘙痒、糜烂、渗液等症状；若风含热邪，侵袭于肌肤，致糜烂，痛痒而成湿疹。

针对宝宝肛门湿疹的情况，本节特别推荐"绿豆百合汤"这一偏方，家长只要取适量的绿豆与百合，现将两者洗净，百合泡发后一起放到锅里，大火烧开再用小火慢煮即可，更具宝宝年龄和口味加入适量白糖调味，每日为宝宝服用两次，一段时间后效果即能表现出来。

此方的药效原理在于，绿豆味甘性寒、入心、胃经，具有清热解毒、消暑利尿的功效。《本草纲目》里记载：用绿豆煮食，可消肿下气、清热解毒、消暑解渴、调和五脏、安精神、补元气、滋润皮肤。百合性微寒平，主入肺、心经，具有清热泻火的功效，主治天疱湿疮。所以二者合用可以清热泻火解毒，对小儿肛门湿疹有一定的疗效。

除了绿豆百合粥之外，本节在推荐几个不错的食疗偏方，家长可以根据家中准备材料的便利情况和宝宝的病情进行合理选择。

（1）鲜地瓜：鲜地瓜 60 克洗净去皮，并将渣捣烂如泥状挤汁，汁可饮服，挤汁后的地瓜泥加醋适量调匀，敷患处，连用 5~7 天。

（2）赤豆米仁汤：赤小豆 30 克、薏苡仁 30 克，二者一同煮熟至烂，加糖适量，日服 2 次。

（3）赤小豆：赤小豆 10 克．焙干研成细粉末状，以一个鸡蛋清调和之成厚糊状，涂于患处。如果渗液多者，可加松花粉敷在患处。

（4）米仁荸荠汤：生薏苡仁 5 克，荸荠 10 枚去皮切片，一同加水煮服，每日 1 次，连服 10 天。

（5）绿豆甘草汤：绿豆 60 克，甘草 5 克一同煮汤，吃绿豆喝汤，小儿量减半。

（6）龙井茶：龙井茶 6 克，以 50 毫升开水冲泡，加糖少许，连喝 1~2 周。

（7）鲜芦根汁：鲜芦根 100 克挤汁，每日喂服宝宝数次，连喂一周左右，可治婴幼儿肛周湿疹。

（8）鸡蛋馏油：鸡蛋 7 个，煮熟后取蛋黄，将锅内放 50~100 克的麻油，以文火将蛋黄内油熬出，（待蛋黄烧焦或变糊状即可）取油频涂患处。

（9）文蛤散：文蛤 100 克，川椒 50 克，轻粉 3 克。将文蛤打成细块，炒至金黄，放入川椒同炒至黑色，以起烟为度，一同放入罐内密封保存。第二日加入轻粉，共研细末。香油调搽患处。

（10）将土豆洗净，切碎捣烂成泥，敷患处，用纱布包扎，每一昼夜换药 2~3 次。

在了解了一些帮助宝宝治疗肛门的食疗偏方后，我们依然建议父母把"预防疾病"的理念放在第一位，防患于未然，具体的防病措施可以参考以下几点。

（1）用温水泡澡，可以减少皮肤感染的机会，且有助于软化皮肤。但家长一定要避免水温过热，时间也不宜过长。

（2）尽量穿棉质衣服，避免化学纤维过敏，不会引起皮肤瘙痒。

（3）避免温度的快速变化，降低外界引发湿疹的可能性。

（4）洗衣服时，一定要用水将你衣物上的洗衣粉等物质冲干净。并且尽量选柔软、凉爽、透气、吸汗的棉质或丝绸衣物。

（5）如果宝宝肛门湿疹感到非常瘙痒，冰敷可以有助于缓解搔痒。

（6）饮食以清淡为主，少加盐和糖，以免造成水和钠过多地在体内积存，而加重患处的渗出及痛、痒感。

最后提醒各位家长朋友，肛门本身就是身体敏感的部位，宝宝肛门非常柔嫩，所以当宝宝患有肛门湿疹时，可能会因为病患处的痒痛而导致食欲下降、心烦气躁甚至精神萎靡等现象，家长一定要耐心照顾宝宝。同时，如果宝宝疾病长时间未有起色，家长应当及时送宝宝到医院进行观察治疗。

肛周脓肿，马齿苋来敷一敷

⚠**症状**：宝宝出现肛门周围有小硬块或肿块，并伴有疼痛、红肿发热、排便时哭闹、坐卧不宁等不适。

🧴**偏方**：马齿苋外敷。

方法：

（1）取新鲜马齿苋适量洗净后捣烂成泥；

（2）分别于午睡前及晚上临睡前把宝宝的屁股洗干净，用柔软的毛巾擦干后将敷有马齿苋的纱布贴敷肛门患处（无须胶布固定），每天换敷两次；

肛周脓肿属于肛肠科的一种急症，多见于儿童，尤其是新生儿或婴幼儿，这是因为宝宝的皮肤娇嫩，免疫力低，抵抗能力差，再加上宝宝使用尿布易导致皮炎，致使毛囊、汗腺、皮脂腺感染，形成脓肿。

若宝宝患有肛周脓肿，通常可以比较直观地看到患处，同时伴有排便时经常哭闹、排斥饮食、发烧等症状，继而肛门旁边长硬结、脓包，即可确诊是肛周脓肿。

一般来说，宝宝的肛周脓肿是由胎毒引起的。当宝宝还在母体里时，母亲体内的湿热火毒传承给了宝宝，导致宝宝出生就具有湿热体质，如果在宝宝出生后，父母的喂养护理没能及时排出宝宝体内的湿热，就会外发为脓肿。

因此，本节根据中医里清热脱毒的治疗理念，向广大父母推荐"马齿苋外敷"这一偏方来为宝宝调理肛周脓肿。家长只要选取新鲜马齿苋洗净捣烂，将捣烂的马齿苋涂抹在纱布上，每天在宝宝午睡和晚上睡前将宝宝的臀部洗净擦干，在患处敷上纱布即可，然后在宝宝醒来后换下。

这一偏方的药效原理在于马齿苋性寒，味甘酸，入心、肝、脾、大肠经，有清热解毒，利水去湿，散血消肿，除尘杀菌，消炎止痛，止血凉血的功效，被称为"天然的抗生素"。另外，马齿苋还含有丰富的维生素A样物质能维持上皮组织如皮肤、角膜等的正常功能，所以用来治疗小儿肛周脓肿效果不错。

除了敷马齿苋之外，本节再给家长们推荐下面几个治疗宝宝肛周脓肿的小偏方，希望能够帮助宝宝早日摆脱肛周脓肿的痛楚：

（1）取适量金银花和野菊花，放入水中加热煎煮后坐浴，一日2~3次即可。

（2）冬瓜双豆汤：准备适量的冬瓜、蚕豆和绿豆，做时将冬瓜洗净，去皮切块，同蚕豆、绿豆共同放入砂锅中，加适量的水熬成汤就可以了。

（3）敷绿豆粉：将绿豆粉用铁锅炒成黄色，凉凉后加入香油调匀敷在宝宝患处。每日2~3次，这一偏方取绿豆解毒的功效，主治脓肿流黄水。

（4）将适量大黄研成细末，加香油适量调匀外敷，适用于脓肿水疱期。

（5）将槐米研细面加香油调成糊状，敷在脓肿处，每日1次，通常五天左右会有好转。

对与健康的宝宝，家长也需要在日常生活中从生活和饮食习惯入手，预防波阿宝患有肛周脓肿的疾病，父母可以参考以下几点多加注意：

（1）饮食卫生。对于母乳喂养的宝宝，母亲要注意乳头的清洁，哺育前应用温水清洗乳头或用干净毛巾仔细擦洗乳头；如果使用配方奶喂养宝宝，应注意消毒奶具，特别注意先将双手洗净后再配奶，同时宝宝吃剩的奶液最好丢弃。

（2）循序渐进添加辅食。如果宝宝到了添加辅食的时期，父母要意识到婴儿的消化系统发育不成熟，消化酶分泌少，活性低，应当循序渐进的添加辅食，由少到多，由流食到半流食最后渐渐过渡到固体食物，在辅食中避免脂肪类食物，这样可以有效避免宝宝肛周脓肿的发生。

（3）培养饮食规律。针对肛周脓肿的宝宝，1岁以前的宝宝每天可以吃5顿，即在早、中、晚三次正餐，中间加餐一次；宝宝1岁以后每天可以吃4顿，早、中、晚三次正餐之外加餐一次。家长切记不要频繁地更换奶粉，或者一次性喂食过多、过少或者不规律，这都会导致宝宝消化系统紊乱而引起肛周脓肿。

（4）及时清洁宝宝肛门。宝宝每次排便后，家长应当用温水将肛门清洗干净，并烘干或用柔软的毛巾轻轻地擦干，要保持宝宝肛门的清洁，防止细菌感染。

（5）尿布使用。预防宝宝肛周脓肿要勤换尿布，有条件的话，最好使用传统的棉布尿片，透气性能好，所用尿布均应煮沸消毒，晒干后再用，尽量少用或不用"尿不湿"。

这里要特别提醒广大家长朋友，肛周脓肿不能自愈，如果脓肿的位置比较深，则可能有乏力、发热等全身的不适症状，而肛周部的红肿疼痛却往往不太明显，如果脓肿没有及时治疗或者治疗不当，可使病程缠绵难愈，继而引起复杂性肛瘘或直肠瘘，给宝宝造成极大的痛苦，所以家长一定要对此疾病予以重视。另外，千万不要自行刺破脓肿或挤脓，以免造成感染等意外。

最后，对于一些久治不愈的肛周脓肿患病宝宝，如果因为抵抗力差，病情变化快，易引起败血症，若表现为高热或体温不升、表情淡漠或哭闹不安、应及时到正规医院就诊，给予规范、正确的综合治疗，避免出现肛瘘、肛门狭窄甚至危及宝宝生命等不良后果。

小儿睾丸炎，吃点儿鱼腥草拌萝卜

▲症状：一般继发于腮腺炎之后，孩子的阴囊出现红肿，压痛，并有一侧或双侧睾丸增大。

▲偏方：鱼腥草拌萝卜。

方法：

（1）取适量的新鲜鱼腥草、萝卜、生姜、葱、蒜及各调味品；

（2）将鱼腥草择去烂叶（鱼腥草只能吃白根和叶，并且在食用前必须用冷水浸泡以消除异味）、与萝卜洗干净，切段，葱白、大蒜洗净切粒，生姜洗净切丝，备用；

（3）将鱼腥草、萝卜段放入盘中，放入姜丝、蒜粒、依个人口味调入适量的香油、酱油、食醋、鸡精并拌匀即可；

（4）每日食用2次。

睾丸炎通常是由各种致病因素引起的睾丸炎性病变，可分为非特异性、病毒性、霉菌性、螺旋体性等多种类型，而宝宝患有的睾丸炎，大多是由于腮腺炎引起的，由血行传播而致，在中医上称为"卵子瘟"。

宝宝所患的睾丸炎一般继发于腮腺炎后的4~6天，但也可见于无腮腺炎症状的宝宝。除了腮腺炎诱发病患之外，非特异性睾丸炎也比较常见，这种类型的病因通常是由于感染了细菌以后，直接经尿道、精囊、输精管、附睾蔓延波及，或经血行、淋巴传播，最终导致睾丸。

患病宝宝中有30%~40%会发生睾丸萎缩，如果双侧睾丸都萎缩会导致宝宝不育，所以家长一定要重视。

患有睾丸炎的宝宝表现出来的症状比较明显，一般来说，宝宝发病前会有有其他急性的传染病或流行性腮腺炎发生，体温高热可达40℃，有畏寒反应。正式发病后，宝宝的一侧或是双侧的睾丸会出现红肿，有明显的压痛，与附睾的界限不清楚，同时，宝宝睾丸的疼痛可向阴囊、大腿根部以及腹股沟区域放射，如果宝宝睾丸化脓，摸上去有积脓的波动感觉。

针对宝宝睾丸炎的病症原理，在中医上提倡以清热解毒、泻火排脓，或清热、利湿、消肿为主，所以本节特别推荐"鱼腥草拌萝卜"这一食疗偏方，相信能够帮到患病宝宝。

此偏方的药效原理在于，鱼腥草味辛，性微寒；归肺、膀胱、大肠经。具有清热解毒，利尿消肿通淋，化痰排脓消痈的作用。用于治疗实热、热毒、湿邪、所引起的疮疡肿毒均有非常好的疗效。经现代医学研究，鱼腥草主含挥发油，癸酰乙醛鱼腥草素等多种成分，具有增强免疫力，抗病原微生物作用。而另一味主料萝卜，性平，味辛、甘，入脾、胃经，具有消积滞、化痰止咳、下气宽中、解毒等功效。且含有能诱导人体自身产生干扰素的多种微量元素，可增强机体免疫力。因此，鱼腥草拌萝卜这款食疗小偏方对宝宝睾丸炎有一定的辅助疗效。

除了"鱼腥草拌萝卜"之外，本节另外给家长们介绍一些治疗孩子睾丸炎的小偏方，家长可以根据实际情况取材操作，早日帮助宝宝恢复健康。

（1）菊花茄子羹。选取40克左右的优质杭菊花，适量的茄子及调味品，首先把菊花加水煮沸30分钟左右，去掉药渣留取药汁。然后茄子洗净后切成斜片，放入烧热的素油锅内翻炒至快熟时，放入葱、姜、淀粉和菊花汁，翻炒片刻，再滴点儿麻油即可为宝宝食用。

（2）雪莲花瘦肉汤。选取100克的猪瘦肉，10克左右的雪莲花，适量的葱、姜、蒜作为辅料。首先将雪莲花于瘦肉洗净切块，一同放入锅中，加适量清水煮开，肉煮熟后再加人葱花、食盐、味精、姜末、胡椒等调味即可食用。

（3）坐浴疗法。取30克左右的芒硝、马齿苋煎汤。保持适宜的水温让宝宝坐浴，每次15分钟，每日2次，这一偏方适用于睾丸炎各期。

除了偏方之外，家长仍应当注重宝宝的疾病预防，由于此病多事由于腮腺炎引起，所以家长可以对1岁以下的宝宝进行流行性腮腺炎病毒疫苗的接种，来预防流行性腮腺炎及并发症睾丸炎的发生。其次，如果宝宝有感冒、腮腺炎时要积极治疗，以免并发睾丸炎。再次，多食含纤维多的蔬菜水果，以增加维生素C等成分的摄入，来提高身体的免疫力，或者绿豆、赤小豆汤有清热利湿解毒的功效，经常喝有助于本病的康复。另外，一定要注意孩子外生殖器的健康和卫生。

最后提醒各位家长，如果宝宝已经患有睾丸炎，家长应随时观察宝宝的病情和病状，如有特别的反应或者病情加重，父母应第一时间带宝宝到正规医院进行检查和治疗，以免影响宝宝一生。

小儿急性肾炎，益母草煎水喝

⚠**症状：** 主要表现为浮肿，少尿或血尿、高血压等。

🔥**偏方：** 益母草煎水喝。

方法：

取益母草 100 克，去除杂质，加入适量的水，浸泡约半小时后，以文火煎汤，每日代茶饮用即可；

小儿急性肾炎是急性肾小球肾炎的简称，发病以 3~8 岁的宝宝最为多见，是儿科临床常见病证。此病症通常由链球菌感染而导致的，是一种感染后免疫反应引起的肾小球损害病变。

当宝宝患有急性肾炎，通常以全身浮肿、血尿、少尿和高血压为主要表现特征。首先，患病宝宝在发病前 1~4 周可能会有皮肤脓疱病、急性扁桃体炎、咽

益母草

峡炎等链球菌感染病的发生，同时可能出现发热、恶心、呕吐、食欲减退等症状，这一阶段的病征与一般的感染很难区别。一段时间之后，宝宝可能从眼睑部开始出现浮肿，进而渐渐扩展到全身，手指压下不凹陷。宝宝开始浮肿后，尿量也开始明显减少，甚至没有尿，过 1~2 周以后，尿量逐渐增多，浮肿也逐渐消退。

宝宝患有急性肾炎通常与链球菌感染有很大关系，也可能是其他的细菌、病毒、原虫等的感染也可以引起急性肾炎，但后几种原因比较少见。从中医角度来看，小儿急性肾炎属于中医学"水肿"的范畴，病因多由于宝宝先天禀赋不足或平素体质虚弱，肺、脾、肾三脏功能失调，又再感受风寒、风热，或湿热疮毒等而引起。中医治疗此症提倡疏风宣肺，利水消肿，清热利湿，凉血止血。

针对宝宝急性肾炎的症状，尤其是出现水肿的情况，本节根据中医理论为家长朋友们推荐一款不错的偏方：益母草煎水。

此方的药效原理在于，益母草味苦、辛、微寒，入心、肝、膀胱经，具有活血、

利尿、解毒等多种功能,可用于治疗水肿尿少,急性肾炎水肿等病症。益母草煎水的作用比较平和,久服重用不会伤及正气,对体虚体弱的幼儿尤为合适,所以用于小儿急性肾炎的防治有很不错的效果。

除了益母草之外,本节另外给家长们介绍一些治疗小儿急性肾炎的小偏方,家长朋友可以根据实际情况做相应选择:

(1)白茅根冰糖水:用白茅根15克、玉米须20克,加冰糖适量煎水代茶饮。这一偏方的功效与益母草相近,主要是清热解毒,利尿消肿。

(2)赤小豆冬瓜汤:使用赤小豆30克、生薏苡仁30克、冬瓜500克为主料,赤小豆与生薏苡仁加水煮开后,加入冬瓜,小火煮60分钟即可。

(3)葫芦壳汤:用陈葫芦壳30克,加适量水煎服,每日早晚服用。

(4)葱白粥:使用60克左右的糯米,将5片生姜捣烂,再选取一段连须葱茎一同熬粥。起锅前加少许米醋,趁热服下,盖被发汗。这一偏方适用于急性肾炎初期,浮肿以头面为主的宝宝。

(5)赤小豆鲤鱼汤:先煮鱼取汁,另取水煮赤小豆50克做粥,临熟加入鱼汁调匀,早餐服用。适用于急性肾炎全身浮肿、少尿明显者。

(6)黑芝麻散:黑芝麻炒熟研末,取适量黑芝麻末加入糖以开水冲服。此方适用于全身浮肿(尤其是下肢肿胀)的宝宝。

再次特别提醒广大父母朋友,以上小儿急性肾炎水肿的偏方,不一定适合每一个患病的宝宝,应参照疾病的进程与宝宝的体质选用。家长们选择偏方前最好咨询医生,不要盲目使用,以免影响病情。而目前小儿急性肾炎的治疗还没有特效药物,但家长们可以通过采取一些措施来减轻孩子病情,促进其痊愈,以防止出现严重的症状。

(1)注意休息。在发病的头两周内,无论病情轻或重,宝宝均要卧床休息,这一点对于一些轻症的宝宝不易执行,可以用些适当的玩具或画报让他在床上做一些轻微活动,但不要采取过分强硬的措施。等到浮肿消退,肉眼血尿消失,血压测量也正常时,可以允许宝宝在室内外做一些适当的运动,等到尿液化验也正常后,就可以恢复正常的生活,但在短期内仍然要避免剧烈运动。

(2)限制饮水。由于宝宝患病早期肾的滤过功能下降,所以要限制宝宝的饮水量,每天的饮水量最好不超过一升。

(3)低盐低蛋白饮食。食物中蛋白质和盐的摄入量需要限制,盐的摄取量每天2~3克为宜,同时,高蛋白的食物尽量少吃或不吃。当宝宝浮肿消退,血压恢复正常以后，就可以逐渐从低盐低蛋白饮食过渡到正常饮食。

除此之外，对于身体健康的宝宝，家长朋友也应当注意做好宝宝急性肾炎的预防工作也很重要，在平时的日常生活中应做到以下几点：

（1）锻炼身体，增强体质，提高抗病能力，预防感冒。

（2）要注意气候的变化，及时给宝宝增减衣服，避免受到外邪侵害身体。

（3）平时要注意宝宝卫生，勤换衣物、勤洗澡，特别是在夏季，要防止宝宝被蚊虫叮咬以及皮肤感染。

（4）积极治疗各种感染，以减少肾炎发病的机会。

最后要提醒家长，宝宝发病的最初 3 个月内，应每周验尿常规 2~3 次，待病情稳定后每周验尿 1 次，以便观察病情变化，防止病情的复发。对较严重的宝宝应该及早住院治疗，以免延误病情，导致不良后果。

小儿尿路感染，车前草淡竹叶来帮忙

⚠**症状**：宝宝排尿时出现尿急、尿痛、排尿困难等情况。

🍶**偏方**：车前竹叶甘草汤。

方法：

（1）取鲜车前草 50 克（或干品 30 克），淡竹叶 15 克，甘草 10 克；

（2）以上药物一同放入锅中，加适量清水煎煮，煮沸后继续 10 分钟，加适量冰糖后再煎 2 分钟；

（3）取药液 500 毫升左右，代茶频饮。每日 1 剂，7~10 日为 1 个疗程。

小儿尿路感染简称尿感，是指病原微生物入侵泌尿系统，并在其中繁殖，侵入泌尿道黏膜或组织引起炎症反应。一般女孩尿路感染的发病率高于男孩，而婴幼儿是小儿尿感的高发群体，约占尿路感染总发病人数的 70% 以上。

尿路感染如果细致分类比较复杂，按感染部位分上、下尿路感染，上尿路感染指的是肾盂肾炎，而下尿路感染指尿道炎及膀胱炎；根据炎症的性质不同，又可分为急性和慢性尿路感染；根据有无尿路功能或器质上的异常，又有复杂性和非复杂性尿路感染之别。

为了使各位家长更易于对宝宝尿路感染进行辨认，下面我们较为详细的介绍以下尿路感染的症状表现：

（1）新生儿期：症状可轻重不等，多由血行感染引起。以全身症状为主，如发热、吃奶差、苍白、呕吐、腹泻、腹胀等非特异性表现。病程长的宝宝多数可有体重增长缓慢、生长发育停滞的现象。尿急、尿痛等一般的局部排尿症状多不明显。

（2）婴幼儿期：以全身症状为主，如发热、轻咳、反复腹泻等。尿频、尿急、尿痛等排尿症状会随年龄增长逐渐明显。如果宝宝排尿时哭闹，尿频或有顽固性尿布疹应想到本病。

（3）儿童期：下尿路感染时多仅表现为尿频、尿急、尿痛等尿路刺激症状，有时可见有终末遗尿，而全身症状多不明显。但上尿路感染时全身症状比较明显，多表现为发热、寒战、可伴腰痛及肾区叩击痛。部分患儿可有血尿，但蛋白尿及水肿多不明显。

除此之外，小儿尿路感染的感染途径也有多种，其中，血行感染多发生在新生儿及月龄较小的婴儿，常见于脓疱病、肺炎、败血症等疾病的病程中；上行感染多见于女孩；淋巴通路及邻接器官或组织直接波及感染，这种感染较为少见。

宝宝发生尿路感染的原因比较多，其与自身的生理特点和外界环境卫生都密切相关：

（1）婴幼儿不能控制排便，尿道口常常受到粪便污染，同时宝宝尿路免疫功能、膀胱防御机制较弱，使尿路容易发生上行感染。

（2）尿路的先天畸形，容易并发尿路感染，如输尿管、膀胱、下尿道畸形等。

（3）宝宝的免疫力差，容易被病菌所侵扰，如果宝宝生病常使用抗生素，会破坏尿道周围的防御屏障，更易于细菌侵入尿路而引起感染。

（4）在母亲妊娠期有菌尿的宝宝，或者出生后缺乏母乳喂养的宝宝，患尿路感染的可能性也会增加。

然而，在中医上来说，小儿尿路感染归属于"淋症"，主要是由于湿热下注，湿热毒邪蕴结肾与膀胱而发病。《幼科金鉴》中指出："淋病有五，热淋、冷淋、血淋、气淋、食淋是也。名虽不同，小儿得之。不过肾热流于膀胱，故令水道不利，小便赤少而数，小腹急痛引脐"。所以，本节根据中医理论，针对宝宝发生尿路感染而出现尿急、尿痛、排尿困难的情况，特别向家长们推荐"车前竹叶甘草汤"这一偏方。

此方的药效原理在于，车前草味甘淡，性微寒，归肺、肝、肾、膀胱经，有清热利尿的作用，主治主小便不利，淋浊带下。淡竹叶味甘、淡，性寒，归心、肺、胃、膀胱经，具有利尿通淋，清热除烦的功效。甘草能清热解毒，调和诸药性，除具有抗炎、抗病毒、利尿、保肝解毒及增强免疫功能等作用，因此，这一偏方对小儿尿急尿痛有不错的疗效。

与此同时，对于身体健康的宝宝，家长也应当注意预防尿路感染，因为发生尿路感染对身体健康和日常生活都有很大影响，具体预防措施可以参考以下几点：

（1）孕妇孕期的预防。妈妈在怀孕早期应保持身心健康，注意预防感染，使胎儿的泌尿器官健康发育。

（2）宝宝出生后要合理喂养。宝宝的肾功能一般在1岁至1岁半时才能达到成人水平，所以3个月以内的宝宝，最好不要添加辅食，采用母乳喂养或者婴儿配方奶粉喂养。5个月以后可以开始添加辅食，辅食中不要有盐。6个月以上少吃含盐分过高的食物，食用盐的用量要逐步缓慢添加，但每天仍不能超过1克，以免损害宝宝的肾脏功能。

（3）发烧应及早就医。如果宝宝反复出现原因不明的发烧时，一定要警惕是否是尿路先天畸形的原因，家长们应及早带宝宝去医院检查。

（4）注意会阴护理。特别要注意宝宝的会阴部的清洁，对于不满周岁的宝宝，除了要勤洗勤换尿裤、尿布，每次大小便后都要清洗宝宝的小屁屁外，还应注意由前向后清洗外阴，然后再清洗肛门，女宝宝更应注意这一点。为了防止婴儿尿道感染，无论是男孩还是女孩，不要让宝宝穿着开裆裤到处乱坐，尽早穿封裆裤，最好尽早给宝宝穿内裤，以减少感染的机会。

最后需要提醒父母朋友的是，尿路感染是儿科最常见的病之一，但也是引发小儿慢性肾衰竭、高血压等疾病的主要原因，因此，如果发现宝宝出现不明原因发烧、没有明显感染症状的，应及时到医院检查，及早诊断，及早治疗。

小儿鞘膜积液，试试茴香粥

⚠**症状：** 宝宝的睾丸有一侧或两侧肿胀，阴囊有坠感，不红不痛、手电筒照射肿物可透光。

🪔**偏方：** 茴香粥。

方法：

（1）取小茴香10克~15克，粳米50克~100克；

（2）将小茴香洗净，加入适量的水先煎煮15~20分钟后留汁去渣；

（3）把粳米洗净后加入煎好的茴香汁中煮成稀粥食用。

小儿鞘膜积液是小儿最常见的泌尿生殖性疾患之一，主要患病人群是 2 岁以内的宝宝，并且患病部位以单侧多见。婴幼儿睾丸鞘膜积液，是由于腹鞘膜突在出生前后未能闭合而形成一个鞘膜腔，它导致液体的积聚、扩张而形成梨形的腔囊。健康宝宝的睾丸鞘膜囊内有少量液体（2~3 毫升），可以供滑润、保护睾丸。如果液体过多，远远超出了正常值的范畴，就属于鞘膜积液。这种病症的原因较多，如炎症、外伤、肿瘤等阴囊和睾丸病变都可能引起。鞘膜积液中以睾丸鞘膜积液最为常见。

小儿鞘膜积液是一种局部性病变，并不会有全身症状，容易被家长误以为是"疝气"。其实两者是有很大不同的，具体的区别方法在于，用手电筒照射肿物如果有透明感那是鞘膜积液，也就是"透光实验阳性"，而"透光试验阴性"的就是疝气，即用手电筒照射没有透明感的。希望家长可以认真区分，以免误诊。

小儿鞘膜积液并不是一种单一病症，主要分为以下三种形式：第一，只是在宝宝精索部位有长圆形肿物，表面光滑，张力较大，用手电筒照射，可能透光，称为精索鞘膜积液。肿物限于睾丸以上的部分。第二，只是在宝宝睾丸鞘膜囊内有大量液体积聚（阴囊内有光滑肿物）称为睾丸鞘膜积液。性质同精索鞘膜积液，一般摸不到睾丸。第三，在宝宝的精索或睾丸部有透光性肿物，但是宝宝平卧时肿物可消失；恢复站立后，阴囊内肿物又徐徐出现，称为交通性鞘膜积液，也叫先天性鞘膜积液。

小儿鞘膜积液又有什么危害呢？长期的慢性鞘膜积液由于因张力大而对宝宝睾丸的温度调节和血供都会产生不利的影响，例如睾丸周围的鞘膜积液压迫睾丸，影响血液循环，影响生精功能。严重的可能会引起睾丸萎缩；如果积液严重，影响双侧睾丸，阴茎被阴囊皮肤包绕，不利于正常性交，很可能影响孩子将来的生育能力。

患了鞘膜积液之后，妈妈要特别注意宝宝外阴清洁，保持局部卫生；其次是保持宝宝清淡的饮食，忌食油炸煎炒之品。而如果宝宝肿大的鞘膜比较柔软，张力不大，应想到可能为继发性鞘膜积液，要警惕宝宝的睾丸、附睾存在病变，如炎性病变、结核、肿瘤及丝虫病等。要及时到医院检查，以明确诊断，再做相应的治疗，决不可因粗心大意，而延误治疗时机。

在中医的理论中，小儿鞘膜积液相当于"水疝"的范畴。原因是宝宝"脏腑娇嫩形气未充"，先天肾气不足，或脾肾阳虚，水液不能蒸发、气化，使正常分泌与吸收功能失调，导致局部水液潴留而致。

本病涉及肝、脾、肾三脏。而小茴香味辛、性温，入肾、肝、胃经，有温肝肾、暖胃、散寒等作用，而且小茴香辛散温通，善治中下二焦之寒症，尤以疏肝散寒止痛见长，为治寒疝要药，对疝气等有很好的疗效。因此，家长不妨以茴香为主料推出一些食疗方案。

粳米茴香粥：粳米性平、味甘，归脾、胃经；可以补中益气，平和五脏，壮筋骨，通血脉，益精强志，主治诸虚百损。唐代医药学家孙思邈在《千金方·食治》中强调说，粳米能养胃气、长肌肉。所以二者合用可以行气止痛，对寒湿所致的小儿鞘膜积液有不错的疗效。

橘核吵茴香：取小茴香100克，橘核100克，食盐10克，三者一同放入铁锅内微火炒热，炒熟后装入预先缝制好的布袋内（布袋要洗净晾干），敷于宝宝患处。药凉后可以再炒热再敷，每次敷4~5回，每日1~2次。用完后，可将药倒在大盘内阴干，以备第2日再用。每剂药可连用5天。

艾灸疗法：取艾条灸三阴交穴，该穴位于在宝宝的内踝尖直上三寸，胫骨后缘，即内踝尖上四横指（注意应以宝宝小手为准）。每日1次，每次20分钟，7日为1个疗程。

茴香大枣饼：用小茴香7粒、大茴香7粒、大枣7个、蜂蜜适量。用大、小茴香及大枣共研细末后用蜂蜜调成药饼，敷于孩子脐部，然后用消毒纱布覆盖，再用胶布固定。有散寒理气止痛的作用。可将小茴香炒热，趁热熨睾丸20分钟，每日1次也有辅助治愈效果。

银花车前子：取金银花40克，紫苏叶15克，蝉蜕40克，车前子10克。将以上4味加适量的水煎煮，先趁热熏洗患处，待药液微温时将阴囊放入药液内浸泡，每次30分钟，每日2~3次。每服药1剂用2天，此方对散寒燥湿，收敛消肿有非常好的作用。

扁蓄薏苡仁煎：取扁蓄草、生薏苡仁各30克。三药一同放入锅中加适量的水煎取药汁。口服，每日1剂。有清热利湿、行水消肿的功效，适用于属脾虚湿热型的睾丸鞘膜积液。

取母丁香40克，研成极细的粉末。将宝宝肚脐及其周围洗净擦干，在神阙穴即肚脐眼内放入药粉2克（高出皮肤2毫米）后，以纱布固定。每隔2日换药1次，20天为1个疗程。

取蝉蜕、金银花各 30 克，紫苏叶 15 克。加适量清水，煎 2 次后，去渣，将两两次煎煮所得药汁混合倒入碗内，待药之温热后先浸后洗阴囊，每次浸泡 30 分钟，每日浸洗 2~3 次。

干荔枝每次 7~8 个，去壳，锅里加入适量清水，连果肉和果核一起煮（将果肉撕开露出果核），大概 10~20 分钟给孩子喝汤水，每天 2 次，一周为一个疗程。

小儿疝气，生姜鲜汁涂患处

⚠️**症状**：宝宝站立时在腹股沟部位可看到或摸到有肿物突出，仰卧或按压后即可消失。

🍵**偏方**：生姜汁涂患处。

方法：

（1）取一大块新鲜生姜洗净，生姜不能有霉烂；

（2）洗净双手，将生姜切碎放入臼中捣至烂糊状后，倒在干净纱布上（纱布下放一干净容器）攥取生姜汁约 25 克待用；

（3）先给宝宝洗澡，待周身微微出汗时，用棉签蘸生姜汁涂擦患部；

（4）一日两次，连用三四天；

（5）治疗过程中要注意宝宝的保暖。

小儿疝气，俗称"脱肠"，是小儿普通外科手术中最常见的疾病。在胚胎时期，腹股沟处有一"腹膜鞘状突"，可以帮助睾丸降入阴囊或子宫圆韧带的固定。有些小孩出生后，此鞘状突关闭不完全，导致腹腔内的小肠，网膜，卵巢，输卵管等进入此鞘状突，即成为疝气，属于中医中"狐疝"范围。唐代医学家王冰在《素问·大奇论》注中有"疝者寒气凝结之所为也"之说，所以中医学认为宝宝先天禀赋不足、脾胃功能虚弱，中气不足而又因感受外界风邪、内食生冷或坐卧湿地导致寒邪凝滞导致气血运行受阻不畅滞留，腹腔内产生负压，而致腹腔内压力增大，迫使腹腔内的脏器如：小肠、盲肠、大网膜、卵巢、输卵管等脏器见孔就钻，也就是说导致疝气的根本原因就是寒凝气滞，血行不畅。

疝气多数在宝宝出生后 2 到 3 个月时出现，也有迟至 1 到 2 岁才发生。小儿疝气一般发生率为 1%~4%，早产儿则更高，且可能发生于两侧。男孩发病率是女孩的 14 倍。下面来说说小儿疝气的主要症状及并发症：

从时间上说，这种病症有可能会在宝宝出生后数天、数月或数年后发生。一般在宝宝哭闹、剧烈运动或大便干结时，在腹股沟的部位会有一块状肿物突起，有时会延伸至阴囊（阴唇）部位；在宝宝平躺或用手按压时会自行消失。

一旦疝块发生嵌顿，肿物不能返纳腹腔，就会出现腹痛加剧，哭闹不止，继而出现呕吐、厌食、腹胀、排便不畅等肠梗阻症状，如果嵌顿时间过久者可见到皮肤红肿，有可能出现肠管缺血坏死等严重并发症。

小儿疝气首先影响宝宝的消化系统，从而出现腹胀气、腹痛、便秘、营养吸收功能差、体质下降和易疲劳等症状。因疝气的挤压还可影响宝宝睾丸的正常发育。

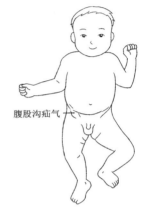

腹股沟疝气

现在家长们对小儿疝气有了基本的认识，那么我们应该怎样来预防呢？以下有几条建议可以帮助大家来有效的预防小儿疝气。

首先，注意经常观察宝宝的腹股沟部及阴囊处是否有肿大，或是否有若隐若现的包块，遇有疑问可以及时请教医生。

如果宝宝腹股沟或阴囊处有肿大，或有若隐若现的包块要及时请教医生。

其次，废除"蜡烛包"，不要将宝宝的腹部裹得太紧，以免腹内压力加重。不要让宝宝过早的站立，以免肠管下坠形成腹股沟疝。尽量避免和减少哭闹、咳嗽、便秘、生气、剧烈运动久立、久蹲等。

再者，日常生活中要给宝宝多喝水、吃些易消化和含纤维素多的食品，如薏米等。增加营养，平时可多吃一些如扁豆、山药、鸡、蛋、鱼、肉等具有补气功效的食物。这些食物可以促进排便通畅，防止便秘。宝宝如果大便干燥，要采取通便措施，避免让

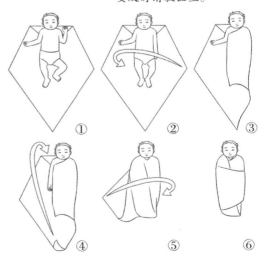

① ② ③ ④ ⑤ ⑥

蜡烛包

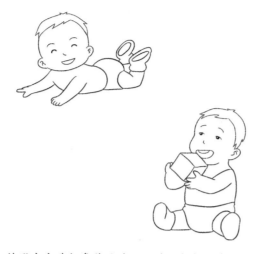

鼓励宝宝进行多种活动，以增强宝宝体质，锻炼宝宝腹部肌肉。

宝宝用力解大便。可以预防儿童疝气。

最好多运动，尤其是年龄稍大一些的幼儿，要鼓励孩子多参加体育运动，以增强体质，有效防止呼吸道感染疾病和慢性咳嗽，坚持加强腹部肌肉锻炼。可以预防疝气。学会调节呼吸，防止腹压增高，建议儿童经常游泳，可以预防疝气的发生。

小儿疝气是比较常见的一个疾病，以男孩子多发，危害可大可小，甚至危机宝宝的生命安全。但是如果发现、处理及时的话，相对来说康复比较顺利。所以如果发现孩子有哭闹不止、呕吐，持续性发烧等情况，请及时到医院诊断，以确保治疗的最佳时期。而且，虽然患疝气的较多为男孩，但女孩也会发生疝气。对女孩的疝气更要提高警惕，因为常有卵巢、输卵管进入疝囊，以防延误病情。

下面为大家介绍几种在预防疝气方面表现不错的瓜果，大家可以多多选择：

茄子：有收敛止血、健脾止带等多种效用。民间用茄子50克，水煎取汁服，饭前温服，每日2次，对轻度疝气有收敛固提之效，并可改善疝气带来的不适感。也可根据自己的口味将茄子凉拌、煎炒、油炸食用，对疝气皆有作用。

刀豆：《本草纲目》认为刀豆"温中下气，利肠胃、止呃逆、益肾补气"。可用其煮粥服，刀豆50克，粳米50克，每日2次。也可将刀豆研末，开水冲服，每次5克。

柚子：有理气宽中，燥湿化痰之效。柚子核30克，水煎服，每日2次，连服1个月。也可取柚子皮10克，煎汤服，每日2次。两种方法都对疝气疼痛有一定效果。

荔枝核：《本草衍义》曰：荔枝核"治心痛及小肠气"。《本草纲目》认为可"行散滞气，治癫疝气痛，妇人血气痛"。荔枝核30克、小茴香10克，水煎服，每日2次。有行气散结、止痛之效。

无花果：有理气健脾之效。取无花果5个，小茴香10克，水煎服，每日2次。

小儿肾积水，喝点儿冬瓜薏仁粥

⚠症状：孩子腹部出现肿物，出现间歇性腰部绞痛，或有尿路感染，血尿等症状。

🥄偏方：冬瓜薏仁粥。

方法：

（1）取适量的薏仁和白米，按照三比一的比例熬粥，姜丝少许，带皮冬瓜三百克；

（2）将薏仁事先用凉水浸泡四五个钟头，白米浸泡三十分钟；

（3）泡好后将两者混合，先用油将姜丝爆香，然后连同带皮冬瓜一起熬制成粥即可。

小儿肾积水，是由先天性输尿管肾盂连接梗阻所引起的。各个年龄段的宝宝都有发生小儿肾积水的可能。相对而言，还是男孩较多，在新生儿中病变约2/3在左侧，而双侧病变的发生率为10%~40%。新生儿及婴幼儿多因胃肠道不适及腹部肿块前来就诊，而较大的宝宝则更多表现为间歇性腰腹痛、血尿，尿路感染等，偶尔可见肾破裂，重度肾积水的宝宝可有高血压和尿毒症、肾衰竭等严重并发症。

家长们如何能及早发现小儿肾积水呢？我们一起来学习以下小儿肾积水的症状及表现：

会出现原发病的症状，如肿瘤有血尿，结石有疼痛，尿道狭窄有排尿困难等。宝宝会有积水侧的腰部胀痛不适感。少数小儿肾积水的宝宝会出现尿频、尿急等尿路感染的表现。一般尿路感染在小儿中比较少见，概率不到5%，而且多数会伴随有畏寒、发热、脓尿，甚至败血症等全身中毒症状。

由于宝宝肾脏的积水压迫肾内血管导致肾脏缺血，引起肾素分泌增加，故引起血压升高，出现高血压。如果宝宝双侧肾脏梗阻会出现慢性肾功能不全，尿毒症。

需要提醒的是，肾积水的宝宝在发生症状之前外表看起来和正常人一样完全没有预兆，也不会有疼痛的感觉，但是等到有症状出现的时候，肾脏可能已经被感染了。孩子的肾脏并不是很成熟的肾脏，每一次的感染都会破坏部分肾功能，而且这些被破坏过的肾功能不可能再恢复，等到孩子长大之后可能只剩下50%正常的功能了。如果受伤的肾脏负担不了就可能导致高血压、贫血，或慢性的肾脏病，

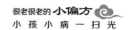

甚至肾衰竭。故家长朋友们一定要引起重视，注意保护好孩子的肾脏。

小儿肾积水在中医的理论中属于"腰痛"的范畴。在中医看来，小儿体弱，脾肾亏虚，水湿不运；或湿热灼阴，气化不利，水道不畅；因砂石梗阻，影响水行。极易患上这类疾病。治疗时应采取益气健脾，温补肾阳，利水等原则。

冬瓜性微寒，味甘淡，入肺、大小肠、膀胱三经。能甘淡渗痢，去湿解暑，利小便，消除水肿而且含较多的维生素 C，且钾含量高，盐含量低，多用来治疗水肿胀满、暑热烦闷、泻痢、肾炎浮肿等病症。薏苡仁味甘淡，性凉，归脾、胃、肺经。有利水渗湿、健脾止泻的功效，为常用的利水渗湿药。《本草新编》中记载："薏仁最善利水，不至损耗真阴之气，凡湿盛在下身者，最宜用之，视病之轻重，准用药之多寡，则阴阳不伤，而湿病易去。"再加上生姜温中、白米补中益气、健脾和胃。此方具有健脾温阳，祛湿利水的作用，故对小儿肾积水有一定的辅助治疗的作用。

小儿肾积水的孩子在饮食上有以下几点注意事项：

首先，增加能量摄入如碳水化合物及脂肪类食品，但不宜多食蛋白质丰富的食品，以免增加血中的氮质滞留而加重肾脏的负担。关于进水，如果单侧性肾积水，一般不必限止饮水量，如双侧肾积水，有肾功能障碍现象，要限制宝宝每日的进水量。

假如孩子没有水肿或高血压等情况可与常人一样每日进盐 10 克，对于有水肿和高血压的宝宝要限制盐的摄入量，以免加重水钠潴留，致使水肿难以消退、血压升高不降。

另外给家长们介绍一些治疗小儿肾积水的小偏方：

葱白紫苏粥：准备葱白 3~5 段，紫苏叶 10 克，粳米 100 克。先将粳米熬粥，将成之时加入紫苏叶和葱白，盖紧盖焖一会儿即可，宜趁热食用，每日 1 次。温阳利水消肿。

鲜焖冬瓜：准备冬瓜（要带青皮）200 克，白糖适量。将冬瓜洗净切块与白糖一同放入锅中加少量清水，小火焖熟即可。这道菜利水消肿，清热解毒。适用于那些肾炎水肿而偏热、肾积水的患儿。

薏仁粥：准备薏苡仁 30 克，大米 100 克。加适量清水熬成粥，每日 1 餐。此粥健脾、利水、消肿。用于肾脏病水肿而表现为脾气不足，肾积水患者，纳呆食少，大便软者。

小儿肾积水的情况如果比较严重，家长要及早送到医院检查、治疗，以免错过最佳治疗时间。

小儿脱肛，轻揉丹田和龟尾

⚠**症状**：宝宝使劲排便时出现肛门直肠脱垂，便后可以自动缩回；

🍶**偏方**：揉丹田和龟尾；

方法：

（1）选取一个空气流通、安静整洁、室温适宜、避风的环境；

（2）操作前先洗净双手，修短指甲，最好修得圆润，以免刮伤宝宝，摘除戒指、手表等硬物，如果是冬天的话，先让自己的双手温暖，免使宝宝产生恐惧；

（3）准备好按摩油或爽身粉，以防推拿时将宝宝皮肤蹭损；

（4）揉丹田：让宝宝仰卧，家长坐在孩子右边，用手掌根着力以顺时针方向轻揉患儿丹田（脐下 2 到 3 寸）7 到 10 分钟，注意揉时掌根不要在皮肤上滑动，频率约每分钟 80 ~ 100 次；

（5）揉龟尾：让宝宝俯卧或由人抱住，家长坐于孩子的右侧，用右手中指螺纹面揉龟尾穴（即尾骨尖处，又称长强穴），按顺时针的方向揉 3 到 5 分钟，频率同样约每分钟 80 到 100 次；

（6）操作完毕后，应将宝宝衣被盖好，以免又感受外邪，使加重病情。

小儿脱肛是指宝宝肛管、直肠、或直肠黏膜、甚至部分结肠移位下降外脱。中医认为本病多因小儿先天不足，或腹泻日久耗伤正气，导致气虚陷下，升摄无力，直肠脱垂。《诸病源候论》卷五十："小儿患肛门脱出，多因利久肠虚冷，兼用䘌气，故肛门脱出。"

一般来说，3 岁以下的儿童容易患病，但其中 1 岁以内的婴幼儿很少见到。宝宝长大之后，脱肛基本自行痊愈，绝大多数可在 5 岁之前自愈。导致脱肛的原因主要有两种，一是先天原因：宝宝太小，骶骨发育未成形，直肠处于垂直位，而支持直肠的组织还比较薄弱，所以当腹腔内压力增大时，没有什么可以有效地支持直肠，导致直肠向下滑动，发生脱肛。二是后天原因：宝宝发生便秘，排便时过于用力，或者频繁腹泻、剧烈地咳嗽或呕吐；有的宝宝有长期坐便盆的不良排便习惯等，使腹腔内的压力长期处于增高状态，这些都会引发直肠脱重。

归纳来说，小儿脱肛主要有以下五种症状，家长在照顾宝宝时要注意，一旦发现类似情况，要及时采取相应措施。

脱出：这是肛门直肠脱垂的主要症状。刚开始的时候，或许只是排便时直肠黏膜脱出，便后可自行恢复。时间长了之后，病情进一步发展，身体抵抗力随之下降，直肠全层或部分乙状结肠突出，甚至咳嗽、负重、行路、下蹲时也会脱出，而且需要用手推或卧床休息后，才能复位。

出血：大便干燥，排便时容易擦伤黏膜，时会有血，但出血量较少。

湿润：由于肛门括约肌已经松弛，常有黏液从肛内溢出，所以有湿润感。或因脱出后，未及时复位，使直肠黏膜充血、糜烂，黏液刺激肛周皮肤可导致搔痒。

坠胀：黏膜下脱后，压迫肛门部，产生坠胀感。

嵌顿：直肠脱出未能及时复位，时间一长，局部的静脉回流受阻，产生炎症肿胀，并引发嵌顿。嵌顿后脱垂肠段因肛门括约肌收缩而绞窄坏死。孩子会出现全身症状，如体温上升，食欲减退，大小便障碍，疼痛坠胀加剧，坐卧不安，甚者发生肠阻塞症状。

认清了脱肛的症状后，爸爸妈妈们要准备防护工作了，先要了解以下几点：不要把新生婴儿包裹得过于严密，留有足够的空间让宝宝的肢体自由活动，以增强各部位肌肉韧带的力量，脱肛的情况就可以减少发生。如果宝宝出现了腹泻、便秘等症状，尽快治疗，不要让这些疾病带出脱肛。治疗期间宝宝排便应取卧位，可坐高盆，尽量采取伸直大腿的姿势，或取站立位排便，尽可能避免蹲位排便，亦尽量不要让孩子蹲位玩耍。排便后用温开水清洗脱出的肛门直肠，应轻轻揉推上去。采取措施帮助宝宝预防便秘或久泻，积极治疗咳嗽、便秘及哮喘病。应加强营养，注意饮食卫生，防止腹泻或便秘。鼓励孩子作提肛锻炼。

下面为大家推荐一种治疗脱肛的按摩手法：丹田和龟尾两穴均为督脉之穴，揉、督脉总督人一身之阳气，有"阳脉之海"之称，揉、摩擦丹田能温补下元，培肾固本，分清别浊，多用于孩子先天不足，寒凝腹痛、腹泻、脱肛、疝气、遗尿等症；龟尾穴即是长强穴，穴性平和，按揉它可以通调督脉的经气，有调理大肠的功能，技能止泻也能通便，两穴配合使用可以补益中气已达到治疗目的。

需要提醒的是，给孩子推拿时应选择避风、避强光、噪音小的地方；推拿后注意避风，忌食生冷；孩子过饥或过饱，均不利于按摩疗效的发挥，要先安抚好孩子的情绪后再进行；如果孩子有烈性传染病、恶性贫血、开放性损伤、皮肤疮疡、骨折、脱臼、创伤出血等情况时，也不宜使用推拿。

除了有效的按摩手法，还有一些饮食方面的禁忌需要爸爸妈妈们注意一下：忌辣椒、蒜、花椒、等刺激性的食物；少吃生冷寒凉性食物；忌食如肥肉、多油汤类、糯米饭、糍粑等粘滞难消化的肥甘厚味之品；久泻者忌食蜂蜜、豆类、土豆、萝卜、芹菜、韭菜等质粗通便食品。

第十一章

小孩补益健体小偏方，增强体质身体棒

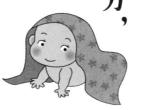

小儿免疫力差，多吃炖肉蛋

⚠**症状：** 体质弱、容易生病。

🥄**偏方：** 炖肉蛋。

方法：

（1）将鸡蛋煮熟后，剥去蛋皮，用筷子在每个鸡蛋上扎几个眼孔，将猪肉洗净，切成薄片；

（2）炒锅置火上，下油，将姜丝、蒜片煸炒出香味，放入猪肉片、酱油、料酒、精盐、五香粉、白糖煸炒，待肉片呈酱红色后，下大料、葱段，注入清水1000克，再把鸡蛋放锅里，浸煮去皮鸡蛋；

（3）待汤汁沸腾后改用小火慢炖一小时，使鸡蛋入味，外皮呈酱肉一样的红褐色时，即可出锅食用。

"免疫力"是指人体对外来侵袭、识别和排除异物的抵抗力。宝宝的免疫力大多取决于遗传基因和环境影响两大方面，环境包括宝宝的饮食、睡眠、运动、外界压力等。

当宝宝出生时，会从母体中获得了一定的免疫球蛋白，可以抵抗常见细菌和病毒的侵袭，所以6个月以内的宝宝一般较少发生疾病。但宝宝6个月之后，之前从母体带来的抗体逐渐减少，而自身的抵抗能力还没有完全建立，这时候的宝宝容易出现感染疾病。因此，很多家长都非常注重提高宝宝的免疫力。

一般来说，提高宝宝的抵抗力有特异性和非特异性（即一般性）两种方法。特异性的方法就是预防接种，又叫计划免疫，即通过给宝宝接种减毒或灭活的菌苗或疫苗，使宝宝体内产生针对某一种细菌、毒素或病毒的抗体，来抵抗这种传染病。这种方法固然有效，但由于疫苗的种类毕竟很有限，不可能通过预防接种来防止一切传染病，而且体质弱校的宝宝也不适宜接种过多的疫苗。"非特异性"一般是指宝宝患有某些疾病后自身产生的抗体免疫，或者由于宝宝自身成长发育增长的免疫力等。

为了促进宝宝自身免疫力的成长，在本节我们向家长朋友推荐"炖肉蛋"这一款膳食偏方。这一偏方的原理在于鸡蛋营养丰富，同时吸收了炖肉中的营养精华，有益于提高宝宝身体功能，增强免疫力，如果宝宝年龄较小，父母还可以将鸡蛋剁碎放入米粥或者其他日常食物中为宝宝服用。

除了使用膳食偏方之外，提高宝宝免疫力更加积极有效的方法是增加宝宝的体质，提高宝宝对传染病的抵抗力。家长可以参考一下方法来具体实施，帮助宝宝获得更好的身体。

1. 积极锻炼

锻炼要从宝宝很小的时候就开始，户外活动不仅可以使皮肤合成维生素 D，从而促进钙的吸收，而且对肌肉、骨骼、呼吸、循环系统的发育以及全身的新陈代谢都有良好的作用。经常运动还可以增强食欲。使孩子摄入足够的营养素，体质就会增强，抵抗力就会明显增加。这里要提醒各位家长，锻炼并不是指要让宝宝过分运动，例如满月后的宝宝，在夏天的时候于室外躺一会儿，冬天可开窗在室内呼吸新鲜空气，这都是合适的运动，可以从小培养宝宝适应较冷的环境，当气候发生变化时就不容易得感冒。

2. 饮食营养

本节偏方也是从"营养"的角度来提高宝宝免疫力，这是因为宝宝处于不断的生长发育阶段，对营养素的需要量相对较多，但这一阶段的宝宝消化功能未完全成熟，食谱往往也比较单调，故容易发生营养素的缺乏的情况，导致抵抗力就比较差。例如，轻度的维生素 A 和维生素 C 缺乏是造成小儿反复呼吸道感染的一个常见原因，因此多吃一些富含维生素 C 的新鲜有色蔬菜和水果 (其中所含的 β—胡萝卜素可以在体内转化为维生素 A) 或补充一些多元维生素制剂确实能有效地增加孩子的抵抗力。

在为宝宝补充营养的时候家长要注意不能给宝宝吃太多，特别是晚饭或睡前。有些父母生怕宝宝吃不饱，总喜欢给宝宝多吃，可是吃得过多就容易生病。尤其是晚上，吃过饭没多久就睡觉，未消化的食物可产生内热，导致胃肠功能失调，抵抗力降低。

3. 保证充足的睡眠

科学家们研究发现，人体内有一种名为胞壁酸的物质，科学家们称其为睡眠物质，因为它既能催眠，又可增强人体免疫功能。当宝宝发烧患病时，多多睡觉就会使体内胞壁酸分泌增多，从而使人体的免疫功能增强。睡眠不良会让体内负责对付病毒的 T 细胞数目减少，生病的可能性随之增加。所以，专家建议成长中的宝宝每天需要 8~10 小时的睡眠，充足的睡眠对宝宝的免疫力增强非常重要。

4. 对宝宝切勿随意使用抗生素

当感染不是很严重时，尽量不要用抗生素，而是靠自身的抵抗力，使免疫系统得到锻炼。这样当下次再遇到同样的"敌人"时，已经训练过的免疫细胞便会产生出有针对性的免疫力，从而保护身体安全。

宝宝的免疫力低下虽然不是病症，但却和众多常见疾病息息相关，所以家长仍然应当给予适当的重视。如果发现宝宝经常感冒、精神不足、食欲不振等，就要开始注意为宝宝增强免疫力了。

小儿疳积，针扎四缝有奇效

⚠️**症状：** 生长发育迟缓，容易疲劳，抵抗力下降，常伴有食欲不振和贫血。

偏方： 四缝穴。

方法：

用酒精为宝宝四缝穴消毒，用火给钢针消毒，用针扎破四缝穴，将其中的脂肪粒、黄白色黏液等挤出。

"疳积"是宝宝在儿童时期常见的病症之一，尤其是 1~5 岁更为多见。这一病症多是由于喂养不当，或由多种疾病的影响，使脾胃受损而导致全身虚弱、消瘦面黄、发枯等慢性疾病。

其实在古代已有"疳积"的病称，古时候生活水平有所限制，人们常常饥饱不均，对宝宝的哺育不足，使脾胃内亏而生疳积，也就是由营养不良而引起的。现代所指的"疳积"并不相同，当代随着人们生活水平的提高，且近来独生子女增多，家长们又缺乏喂养知识，盲目地加强营养，反而加重了脾运的负荷，伤害了脾胃之气，滞积中焦，使食欲下降，营养缺乏，故现在的疳积多由营养失衡造成。

一般得了疳积的宝宝都长得格外瘦小，比同龄的孩子明显小了许多。这类宝宝食欲不振，哄宝宝吃饭对家长来说是一件较为困难的事情，虽然每天吃得很少，但感觉不到饥饿，精神面貌不足。简要来说，当宝宝患有"疳积"病症后，会因为脾胃损伤而表现出形体消瘦，体重不增，腹部胀满，吃饭不香，精神萎靡，夜眠不安，大便不调等症状。

为什么宝宝会在儿童时期易生疳积呢？主要原因是这时期宝宝的脏腑娇嫩，机体的生理功能未成熟完善，而生长发育迅速，对水谷精微的需要量大，这样的生理现象就容易产生了生理上的"脾常不足"。部分家长看到宝宝越是瘦弱就越强加让宝宝多吃，但俗话说："乳贵有时，食贵有节"绝不是吃得越多就能长的越好，如果家长哺食过早，或者让宝宝吃得太多甘肥、生冷食物，会损伤脾胃之气，耗伤气血津液，就会出现消化功能紊乱，产生病理上的脾气虚损而发生疳积之证。

在本节，我们推荐给家长朋友一个传统治疗疳积的偏方：针扎四缝穴。这一偏方是民间在长时间的实践中摸索出来的，对于治疗这种疾病颇有疗效，父母只要用针扎破四缝穴，挤出里面的黄水后，孩子就逐渐恢复正常的食欲。

具体操作方法如下：

（1）准备酒精棉、三棱针（没有三棱针的，用缝衣针也行），打火机备用。

（2）先将针尖在火上烧一下，消毒杀菌，再用酒精棉将针尖擦一下，将针放在酒精棉球上待用。

（3）用酒精棉球给宝宝食指的四缝穴消毒，捏紧宝宝食指四缝穴的两侧，或在靠近食指根部的地方用棉线绳扎紧，直到宝宝觉得手指微微发麻为止，这样做既可以减轻疼痛，又可以容易挤得彻底。然后用消过毒的针快速刺向四缝穴（指节纹理的中间），挤压四缝穴的周围，根据宝宝病情的严重程度，有可能挤出黄色的脂肪样的颗粒、血水、黄色黏液一起挤出、白色体液、发黑的血液等不同液体。家长一定要尽量多挤，等挤出来红色血液的时候，就可以停止了，之后以同样的方法再去挤中指、无名指、小指上的四缝穴。

如果家长挤出宝宝的黄水较多，过半个月后或一个月后再扎第二次。一般的孩子扎两次后，挤出的就全是鲜红的血液即可停止。

这个偏方的疗效原理在于四缝穴分别与人体重要的经脉相通，同时每个手指挤出来的黄水的多少，与孩子的身体状况也息息相关。其中，食指因为有大肠经经过，所以与消化吸收的功能有直接关系，胃口不好的宝宝在食指的四缝穴中挤出的黄水最多；中指有心经经过，所以与心脏、心气虚还有心火旺都是相连，所以在中指四缝穴上挤出的黄水多，宝宝的舌尖多是红的，手指甲边上容易长倒刺，容易上火，脾气也急躁；无名指有手少阳三焦经通过，与肝、胆的关系密切，无名指挤出的黄水多的现象多见于多动症的孩子，这类孩子往往汗多、脾气暴躁、自控能力差；小指有肾经和小肠经经过，与心、肾、子宫、睾丸等部位联系密切，而小指挤出的黄水多，则多见于肾脏虚弱、有遗尿、肾炎的宝宝。

家长将宝宝的四缝穴全扎破，能刺激、疏通众多经络及内脏器官，四缝穴可治疗的疾病非常多，而对于疳积、厌食相对立竿见影。

有些家长反映宝宝平时喂饭困难，可扎了四缝穴后效果仍不明显。这种问题多是出在喂养的方法上，所以家长一定不能仅仅以宝宝饭食不香就判断宝宝患有疳积。这里举几个例子给家长参考：

（1）饮食习惯。有些宝宝不好好吃饭，需要家长哄着、劝着才能吃掉一碗，而自己吃只吃半碗，而且还知道饿。这样的孩子根本没有患疳积，而是由不良的进食习惯造成的，只有长大了，多进行体育锻炼，多和同学、朋友在一起集体吃饭，才会逐渐改掉这种不良习惯。

（2）零食冲淡主食。由于现在生活条件好，很多宝宝吃饭时不好好吃，可吃零食却很上瘾。这时如果父母扎破宝宝的四缝穴，挤出的多是黑血，所以家长一定要杜绝宝宝大量吃零食而不正常吃饭的坏习惯，不要让自己的溺爱害了宝宝。

（3）其他原因。宝宝不爱吃饭的原因很多，也可能是精神上或者有其他病症，所以家长一定要综合分析宝宝厌食的原因，再做出适当的措施帮助宝宝。

最后提醒各位家长，本节的偏方需要家长有一定的操作经验，切勿随意操作，与此同时，由于宝宝年龄小体质弱，如果疳积长期没有好转，是必会影响宝宝的身体健康，所以家长如果感觉到宝宝的病情加重，一定要第一时间带宝宝到正规医院及时就医。

小儿缺钙不用愁，蛋壳醋补钙吸收快

⚠症状： "X"型腿，"O"型腿，鸡胸等。

🍶偏方： 蛋壳醋。

方法：

（1）取新鲜鸡蛋壳清洗干净，加热焙干，碾碎备用；

（2）将适量蛋壳碾碎，倒入陈醋中浸泡（100 毫升醋加 18 克左右的蛋壳），浸泡三天后即成；3. 在烹饪食物出锅前加入少许蛋壳醋就可以了。

"钙"是人体重要的组成元素之一，主要沉积在骨骼和牙齿上，剩下的大部分溶于血液，正常人的血钙维持在 2.18~2.63 毫摩尔 / 升（9~11 毫克 / 分升），如果低于这个范围，则认定为缺钙。"补钙"对于现当今儿童和老人而言，已经成为比较热门的话题，本节我们重点介绍的是儿童缺钙的相关问题。

当宝宝身体缺钙时，引起的症状较多、较杂。轻度缺钙的宝宝不易入睡、入睡后易惊醒、爱啼哭，入睡后多汗；严重的宝宝会有阵发性腹痛、腹泻，抽筋，胸骨疼痛的症状。如果是婴幼儿时期的宝宝缺钙，会导致宝宝出牙晚、学步晚、智力发育迟缓、身体状况差、易感冒等症状，长期缺钙的宝宝，甚至会形成"X"型腿、"O"型腿，鸡胸等终身症状。

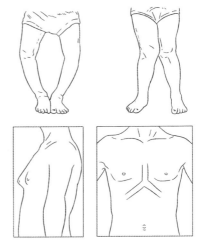

婴儿缺钙出现的几种症状：O 型腿，X 型腿，鸡胸。

宝宝缺钙的原因通常分为两点，一是摄入量不足，二是不吸收。由于当今生活水平的提高，父母给宝宝摄入的食物中通常不会缺少钙质，甚至很多家长还特地给宝宝准备了补钙的食品、药物，所以缺钙的基本原因还是宝宝对钙的吸收出现问题。

针对宝宝的补钙和吸收问题，本节推荐的偏方是"蛋壳醋"。父母只要将新鲜的鸡蛋壳清洗干净，烘焙变干后碾碎放入适量陈醋中浸泡，浸泡三天左右即可，之后在为宝宝的食物中加入适量蛋壳醋就可以了。

此偏方的有效原理在于，最适合小儿补钙的钙源就是碳酸钙，而蛋壳中碳酸钙占 91.56%~95.76%，有机物 3.55%~6.45%，还有碳酸镁、磷酸钙、胶质等。其实蛋壳一直就是中医中的一味药材，鸡蛋壳入药首见于唐《大明本草》，其后历代本草也间有记载，经过处理后外敷或内服，可以燥湿化饮、制酸止痛、益肾壮骨、收敛止血、消肿解毒敛疮等功效，对治疗因缺乏钙质而引起的反酸、小儿软骨症及骨折等病症都有不错的疗效。另一方面，食醋味酸、性平，归胃、肝经，有助于消食开胃。偏方中食醋可以有效溶解鸡蛋壳，使碳酸钙转变为醋酸钙，更容易被人体吸收，同时食醋可使肉类中的钙溶解，也有利于小肠吸收。此偏方促进宝宝吸收钙质，又不会打乱血钙的水平，也不会对人体产生不良反应，是非常不错的选择。

为了让更多家长为宝宝科学、正确的补钙，在本节我们之处生活中家长三点常会犯的错误，希望家长朋友们能够认真借鉴。

（1）大量使用钙片的错误。很多家长确认宝宝缺钙后，一味地给宝宝补充钙片，但由于吸收效果差，有的宝宝甚至出现便秘、食欲下降等不良反应。事实上单纯补钙并不能解决宝宝缺钙问题，如果宝宝过量服用钙剂，会抑制锌的吸收而导致锌缺乏，出现身材倭小、性器官发育不良、免疫力低下等症状。长期大量盲目补钙，还会导致血管钙化和肾脏损害。

（2）选中一种补钙食物，大量食用。众所周知，牛奶、豆浆、虾皮都是非常好的补钙食物，以虾皮为例，100克虾皮含钙多达1760毫克。但是，海产品和肉制品都含有大量有毒性的亚硝胺类物质，过量食用带来盐过量的问题，也会导致宝宝身体出现病变，虾皮每天用量在2~3克就足够了。而牛奶、豆浆等补钙食品，过多食用也会出现反作用，这就像中国一句俗语"过犹不及"的意义。因此，家长一定不能以单一的饮食和方式为宝宝补钙，应当注重补钙的多面性和科学性。

（3）盲目选择补钙药物。如今市面上补钙的药品数不胜数，其中有些药物钙源对宝宝的胃肠道刺激大，服用后常会出现胃肠道不适、便秘等现象，家长一定要慎用，最好在了解宝宝缺钙的具体原因后，遵循医嘱再考虑用药物补钙，能使用食补尽量还是避免药物。

（4）注意吸收问题。光补钙不够，吸收是关键，家长可以多带宝宝出去晒晒太阳，让孩子身体产生天然维生素D，有助于钙质的吸收。这里需要另外提醒家长，给宝宝吃含钙高的食品最好不要选择晚上，特别是睡前不要吃，以免钙吸收不良沉积在尿液里，增加尿路结石的风险。

综上所述，当宝宝因缺钙而引起身体种种反应或症状时，父母一定要了解好宝宝缺钙的原因，然后根据宝宝具体情况正确实施补钙措施，帮助宝宝获得强健的体质。

儿童肥胖症，耳穴压豆来减肥

⚠症状：儿童肥胖症（单纯性肥胖）。

偏方：耳穴压豆疗法。

方法：

（1）主要选取神门、内分泌、交感三个耳穴，根据有无家族遗传可辅助选取肾、肾上腺、脾、胃、心多个个耳穴；

（2）在选用的穴区寻找压痛反应点，在上面粘一粒菜籽，以宝宝有酸胀感为度。每次选4~5个穴位，每天按压5~4次，一周更换一次，左右耳交替进行，四次为一疗程。

儿童肥胖症通常是指儿童体内脂肪积聚过多，有两种判断标准，一是按身高为标准，若宝宝超过平均标准体重20%即为肥胖症；二是以年龄为标准，若宝宝超过平均标准体重加上两个标准差以上也为肥胖症。

如果宝宝患有儿童肥胖症，比较明显的症状就是体形肥胖，另一方面，父母会发现宝宝偏爱吃肉食、甜食以及一些高热量的食物，并且懒于运动、嗜睡等现象。

造成宝宝患有儿童肥胖症的原因通常分为两方面，一方面是先天因素，也就是遗传所造成的；另一方面则是由于家长喂养宝宝的方式不科学，每天宝宝的食物中饭、蔬菜、肉的搭配不够合理，宝宝尚未发育完好的消化系统难以承载摄取的食物，导致宝宝体内脂肪堆积，尤其是甘油三酯积聚过多而出现肥胖的现象。

如果宝宝患有儿童肥胖症，父母在考虑为宝宝的减肥时，一定要以促进宝宝消化吸收、消耗皮下脂肪、促进成长三个方面为中心理念，选择健康的方法。本节就为广大父母推荐"耳穴"这一款非常不错的偏方，从宝宝身体功能的促进来帮助宝宝减去多雨脂肪。

首先声明一点，这一偏方对于学龄前的宝宝并不适合，所以家长还是要根据宝宝的年龄来选择。偏方主要选取神门、内分泌、交感三个耳穴，如果是有家族遗传性肥胖的宝宝，可以追加肾、肾上腺两个耳穴，无家族遗传的宝宝辅用脾、胃、心三个耳穴。首先，家长要在宝宝的耳穴区寻找压痛点，然后用75%的酒精消毒，用胶布在上面粘一粒菜籽，力度以宝宝有酸胀感为适宜。这一偏方需要家长每天按压宝宝相关耳穴 3~4 次，左右耳交替进行，一周更换一次，四次为一疗程。

这一偏方是根据中医"穴位"疗法来帮助宝宝减肥的，中医里记载：十二经通于耳、耳为宗脉之聚，人的体内很多病变都可以在耳朵上找到相对的反应点。所以通过按压宝宝的耳穴，可以调节腑脏的生理功能，从而达到治病的目的。而现代医学也认为，耳朵上汇聚着非常丰富的神经来源，对耳朵相应部位进行刺激，的确能够调节身体的相应功能。而此偏方最大的优势在于，当宝宝由于肥胖想吃东西时，父母按压宝宝耳穴，可减轻宝宝饥饿感，且不影响孩子的生长发育，无创伤无副作用。

除了使用耳穴治疗宝宝的儿童肥胖，本节再推荐一款有效的食疗偏方：南瓜绿豆粥。选用南瓜 500 克、绿豆 100 克，先将绿豆淘洗后加水炖 1 小时，然后将南瓜切块放入锅中、加入适量精盐再煮 30 分钟，最后加一点儿味精即可。

宝宝由于年龄较小，所以自控能力不高，减肥相对大人来说也就更加困难，所以帮助患有儿童肥胖的宝宝重获健康体质，家长就要担起责任，具体方法可以遵照以下几点：

（1）饮食问题。由于当今生活条件优越，家中的独生子女变多，所以家长很容易因为对宝宝的宠爱，让宝宝想吃什么就吃什么，这其实是引起宝宝后天肥胖的重要原因。首先，要注意饮食搭配，每次给孩子吃饭时做到一碗饭、一碗菜，其中蔬菜和肉的比例最好为 1：1；其次，对于爱吃甜食的宝宝，家长一定要注意克制，可以用水果来代替，但部分含糖量较高的水果也不宜过多食用，最后，如果宝宝因挑食而不肯多吃饭，家长可以采取少吃多餐的形式，让宝宝在适当的饥饿感的催动下，吃下合理搭配的食物。

（2）适量的运动。虽然宝宝通常是好动的，但也有很多宝宝因为怕累，怕热、怕冷而较为懒惰，所以家长要按时带宝宝参与运动。适量的运动不但可以帮助宝宝减掉脂肪，同时也可以增强免疫力。

（3）禁用减肥药。有些家长由于担心宝宝的肥胖会影响身体健康和外表的美观，会考虑选择减肥药，这里要郑重提醒家长朋友，一定要打消这个念头。首先，减肥在重要也比不过宝宝的安全，现在市面上的减肥药大多都是对大人使用的，宝宝如果使用，即便是减少用量，也会有一定的危险性。其次，宝宝年龄还小，只要坚持健康饮食和锻炼，完全有希望获得健康体魄和外貌。

最后希望广大父母能够了解，虽然宝宝胖胖的非常可爱，但是过度的肥胖不但会为宝宝增添生活上的困难，也会为宝宝身体带来疾病隐患，所以宝宝的体重一定要根据年龄和身高控制在合理的范围之内，宝宝才是最健康的。

孩子生长痛，喝蹄筋汤补胶原蛋白

⚠ 症状： 生长痛。

🝳 偏方： 猪蹄筋、鸡血藤。

方法：
选用适量鸡血藤和猪蹄筋，加入食用调料后加水同炖至烂熟后，去药渣喝汤。

小儿生长痛，多发于4~12岁的宝宝，这一阶段的宝宝即使没有磕碰外伤，在下肢也会出现间歇性疼痛，家长无须过分担忧，这是一种正常的生理现象。

小儿生长痛的发病时间一般在下午或者夜晚，如果宝宝白天有大量运动，晚上发病概率会更高，发病部位在膝关节、大腿、小腿及腹股沟等部位，疼痛时间多在10分钟~1小时。例如，有些宝宝在晚上睡前或者刚要睡着的时候，哭喊自己的腿部不适，需要家长揉腿或者捶腿才能安然睡着，但等到第二天睡醒后，疼痛就完全消失了。

在医学上还没有对小儿生长痛原因的明确定义，广泛认同的原因有以下两点：

（1）通常宝宝非常好动，而腰腿部的运动量较大，而运动代谢的乳酸很容易聚集在细胞组织中，当乳酸足够多时就会刺激神经末梢，宝宝自然会感觉到肌肉酸痛。

（2）宝宝发育时期下肢骨骼生长速度非常快，而与骨骼相连的关节囊、肌腱、韧带及周围神经纤维组织等生长的速度跟不上骨骼的生长速度，就会导致骨骼拉扯相关的组织，出现疼痛的现象。

针对宝宝生长发育时期出现的生长痛症状，中医认为食补得效果还是远远优胜于药补，所以本节推荐给广大父母一款比较实用的膳食偏方：蹄筋汤。

操作方法非常简单，父母只要选用30克的鸡血藤，100克的猪蹄筋备用，将鸡血藤用布包好，猪蹄筋洗净后泡软切段，将两者放入同一个锅中，加入适量的水炖烂，最后加入适量的盐、味精等调味即可。每周喝两三次，可养肝益肾，通络止痛。

此偏方是基于中医理论，中医认为"小儿生长痛"是由于先天不足而后天调养不善，导致宝宝肾精不足，寒邪侵袭才会有疼痛的现象。偏方中鸡血藤性温、味苦，归心经、脾经，有扩血管、抗血小板聚集的作用，可活血舒筋、养血调经。猪蹄筋中含丰富的胶原蛋白质和弹性蛋白，有养血补肝、强筋壮骨的功效，对腰膝酸软、身体瘦弱者有很好的食疗作用，多吃有利于小孩生长发育。此方整体的作用为养肝益肾、通络止痛，针对小儿生长痛有非常显著的疗效。

除了此方之外，本节再推荐另一个更为便捷的偏方，只需要 10 克左右的鸡血藤和一个鸡蛋，同样将鸡血藤用布包好后和鸡蛋同时水煮，当鸡蛋煮熟后去壳再煮五六分钟，加入适量白糖调味，食蛋饮汤。这个小偏方同样可养血通络，为宝宝止痛。

这里特别提醒各位家长，在使用食补为宝宝调理生长疼痛的时候，还应该增加宝宝维生素 C 的摄取量。研究发现，维生素 C 对胶原蛋白的合成有利，所以父母可以在宝宝平日的饮食中增加柑橘、柚子、韭菜、菠菜、青菜等食物。

除了饮食上的注意和食疗偏方之外，父母还可以用按摩的方式为宝宝缓解疼痛。每天晚上在宝宝睡觉前，爸爸妈妈可用热毛巾对宝宝疼痛部位进行按摩或热敷，按摩时，一定要注意揉捏力度，让宝宝在温柔的抚摸下入睡，这样一来就避免了宝宝因为疼痛而睡不着或者睡后易醒的情况。

最后，希望父母朋友能够了解的是，出现生长痛并不全是由于缺钙造成的，虽然缺钙的宝宝确实更容易出现生长痛的现象，但是专门补钙剂对生长痛的缓解没有什么帮助，因为生长痛不在骨骼. 而在软组织疲劳。另外，宝宝生长期疼痛不是病症，大部分都会随着宝宝成长而疼痛消失，所以不要给宝宝吃一些止痛的药物。

夜间磨牙，苹果蜂蜜益脾补锌

⚠症状：夜间磨牙，伴有口腔溃疡、食欲差、头发稀黄（缺锌）的现象。

🝣偏方：苹果、蜂蜜。

方法：
取 2~3 个新鲜苹果，切碎捣烂后熬成稠膏，加入适量蜂蜜后混匀。每次一为宝宝服用一匙，伴以温开水送服。

宝宝夜间磨牙，通常是指睡眠时、睡着后有习惯性磨牙的动作，严重的宝宝甚至在醒着时也有无意识磨牙的习惯，这些统称为磨牙症。这一病症虽然对宝宝没有特别大的损害，但是若不及时治疗，长时间的磨牙会导致宝宝咀嚼无力、颞颌关节疲劳等。

宝宝夜间磨牙的症状除了表面的"磨牙"症状之外，还会因为磨牙的轻重而有其他的症状表现，例如某些宝宝在牙齿的咬合面和临面都会有相应的磨损，清晨起床时，宝宝的颌骨、咀嚼肌会感觉酸胀、疼痛，严重的宝宝还会引起头痛或颈部不适等并发症。

引起宝宝夜间磨牙的原因很多，基本上可以归纳为以下五点：

（1）肠道寄生虫。宝宝夜间磨牙，通常家长第一时间会认为是蛔虫作怪，由于蛔虫容易导致宝宝消化不良，如果其病虫毒素刺激神经，使神经兴奋，而导致磨牙。而蛲虫的道理和蛔虫类似，也会分泌毒素并引起宝宝肛门瘙痒，导致宝宝睡眠不好夜间磨牙。

（2）消化问题。如果宝宝晚上睡前吃了太多的食物，在睡觉的时候消化系统仍然在工作，而肠道负担过重也会导致宝宝磨牙。

（3）营养不够均衡。部分宝宝有挑食的习惯，营养不均衡，导致钙、磷、各种维生素和微量元素缺乏，引起晚间面部咀嚼肌不由自主收缩，牙齿会来回磨动。在相关营养元素中，经过现代医学临床研究，锌元素对宝宝消化道健康有非常重要的作用，同时能够很好地缓解宝宝夜间磨牙的症状，因此家长可以适量着重为宝宝补锌。

（4）牙齿生长发育出现问题。如果宝宝在长牙其间，牙齿发育不良，上下牙接触时会发生咬合面不平，也是夜间磨牙的原因。

（5）精神紧张。少数的宝宝在入睡前玩耍过度，精神紧张也会引起磨牙，或者因为思想上有压力、情绪压抑、不安和焦虑，都是夜间磨牙的重要原因。

本节针对宝宝夜间磨牙的问题，向父母朋友们推荐"苹果加蜂蜜"这一非常有效的小偏方。具体操作和食用方法也很简单，父母只要选取3~4个新鲜苹果，将其切碎捣烂后熬制成黏稠的膏状，然后加蜂蜜混合调匀，每一次用热水为宝宝服用一小汤匙即可，每日两次，通常几天后就会有一定的疗效。

这一偏方源于《滇南本草》，是以中国传统医学理论为基础采取的食补偏方。中医认为小儿夜间磨牙是由于脾胃上火，胃经有热造成的，所以应该清热温补为主，而此方主要用于胃阴不足、咽干口渴等症，有益胃生津的作用。偏方中的苹果含有的磷和铁等元素，易被肠壁吸收，有补脑养血、宁神安眠的功效，同时还可以促进肠道健康，最主要的是苹果果肉含丰富的锌元素，食疗补锌可有效调理宝宝磨牙的症状。蜂蜜含有果糖、葡萄糖、淀粉酶、氧化酶、还原酶等，具有滋养润燥、止咳、解毒养颜、润肠通便的功效，肠道健康通顺也是缓解宝宝磨牙的根本所在。

除了苹果蜂蜜之外，在本节我们再推荐一款不错的小偏方：陈皮水。陈皮有理气、健脾、燥湿、化痰等特效，很多老一辈的人都会让宝宝喝生橘子皮或陈皮水治疗夜间磨牙，其实就是为了促进消化，孩子脾胃吸收功能好了，食物中的微量元素就能有效吸收，也不用专门服用锌剂。

综上所述，当家长朋友发现宝宝有磨牙的症状时，一定要给予适当的重视，虽然磨牙对宝宝没有直接的伤害，但这却是一个宝宝身体缺少微量元素，尤其是缺锌的信号，也可能是在提醒家长，宝宝可能是腹内有寄生虫或者精神有压力等。因此，帮助宝宝消除磨牙的症状，就是帮助宝宝恢复身体健康，也是把一些宝宝的健康隐患消除在萌芽状态。

小儿时令养生小偏方，
春夏秋冬保平安

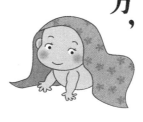

立春·立春时节易缺钙，尝尝传统蛋壳饭

⚠️**症状：** 立春时节缺钙。

🍶**偏方：** 鸡蛋壳，大米。

方法：

将鸡蛋壳炒熟后磨粉，然后与大米同时煮熟即可。

立春，气温变化较大，宝宝容易患病。春天又是万物复苏、生机盎然的季节，此时小儿生长发育最快，消化吸收功能增强，进食量增加。家长在这个时期应该注重宝宝饮食调理的科学性，使宝宝吃得更健康。

冬季宝宝外出相对减少，易缺钙，而很多宝宝会出现夜间盗汗、入睡后头部大量出汗，哭后出汗更明显、夜惊、夜啼、夜间经常突然惊醒，啼哭不止等现象。也有宝宝会表现在性情异常、脾气怪，爱哭闹，坐立不安，不易照看。

而春季生长发育加速，需钙量增加，也正式宝宝补钙的黄金时节。此时宝宝在饮食上宜选择含钙丰富的食品，如牛奶及奶制品、豆制品、骨头汤、鱼、虾、芝麻等。如果宝宝已经2岁以上了，奶可能已经喝腻了，不妨改喝酸牛奶，"土豆奶汁清汤"或"奶油蘑菇鲜汤"也是不错的选择。嫩豆腐的含钙量也很高，值得尝试。小虾皮是"储钙仓库"，可将虾皮放入汤中或做成馄饨馅，其补钙功效也是毫不逊色的。

除了这些适合的食物，在补钙时还应注意一些问题，主要是以下四个方面：

首先，抓好补钙时机。

补钙并不是任何时候都能达到预期的效果，中国家庭日常中以植物性食物为主，但植物性食物如蔬菜大多含有草酸盐、碳酸盐、磷酸盐等盐类，比如豆类、未发酵面粉中含有植酸；一些蔬菜（菠菜、竹笋、毛豆、茭白、洋葱等）中含草酸，

这些可与钙质结合而妨碍钙的吸收，因此不可将钙剂与植物性食物或油脂类食物同吃。油脂分解之后生成脂肪酸，同样可与钙结合而不易被肠道吸收。母乳也会干扰钙的吸收，最好将补钙安排在两次喂奶之间。

其次，食补选对食物。

在这里我们再推荐另一款"补钙饭"的小偏方，家长朋友可以作为不错的选择。首先将新鲜鸡蛋壳清洗干净，炒成金黄色，凉凉之后磨碎成粉，跟淘好的米一起煮饭即可为宝宝食用。这种补钙饭味道偏淡，家长再给宝宝食用时可搭配精致小菜。

日常生活中家长可能了解一些适合宝宝补钙的食物，这里再需要强调一下，否则容易出现问题。比如说，一提到补钙，很多父母就会想起"吃什么，补什么"的说法，对排骨汤青睐有加。其实，这只是"一厢情愿"的做法。排骨含钙量并不高，500克排骨大约只有25毫克的钙质，加上骨头中的钙又难以溶解在汤中（汤中的钙仅相当于排骨的十分之一），而宝宝每天的钙需求量至少在400毫克以上，显然排骨汤难当此任。其实，无论就钙的含量或者吸收率来看，奶类才是最佳来源，母乳最优，其次是配方奶，再后是鲜奶。以半岁内的小宝宝为例，只要每天食母乳或配方奶600~800毫升，便可满足身体发育对钙的需求。这也是科学家倡导母乳喂养的重要原因之一。

再次，设法促进钙的吸收。

俗话说：一个朋友三个帮。补钙也是这样，当它随食物吃进以后，需要多种因素来促进机体的吸收与利用，才能充分发挥作用。如维生素D、维生素C等能促进钙的吸收。维生素D是打开钙代谢大门的金钥匙，儿童每天需要400国际单位的维生素D就可以了，或者选用一些含有维生素D的钙制剂。

同时，维生素C对于促进钙的吸收也有一定作用，父母可以把脐橙、柚子、橘子、芦柑、柠檬榨成果汁让宝宝饮用，果汁的吸收效果和其中的维生素C利用率要远高于果肉，而这些水果中大量的维生素C，能够促使小肠吸收更多的钙。

荤素平衡的食物（如豆腐炖鱼，谷类、豆类混食等）在提高钙的利用率方面也有极佳的表现。比如豆腐炖鱼，鱼肉中含维生素D，豆腐含钙丰富。另外，主食讲究谷豆类混食，不仅能使氨基酸互补达到最理想化，还能促进钙的吸收。

最后，注意减少钙质流失。

有些宝宝钙补了不少，也比较注重增加维生素D以及维生素C的摄取，结果仍然缺钙，那就得反思一下食物的搭配是否科学，很可能是某些不当的食物成分增加了钙的流失。比如，钙磷比例失衡，过多的磷会把体内的钙"赶"出体外。

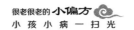

含磷食物主要有碳酸饮料、可乐、咖啡、汉堡包、比萨饼、小麦胚芽、动物肝脏、炸薯条等，父母应该注意。

补钙不补镁也会造成钙质流失。钙与镁就像一对双胞胎兄弟，总是要结伴出现。当钙与镁的比例达到2：1时，最益于钙的吸收。所以，补钙与补镁必须同时进行。含镁较多的食物有：坚果类如杏仁、腰果和花生；海产品类如金枪鱼、鲭鱼、小虾、龙虾；谷物类如黑麦、小米、大麦；还有黄豆、瓜子含镁量也很高。

立春补钙，除了要"补"还要注意"调"，有些宝宝天天补钙还缺钙，问题就是出在这里。有些父母一味迷信"补"的功效，认为吃得多就能长得壮。而实际上，不管摄取了多少营养，只有吸收到身上才能发挥作用。因此，父母要重视宝宝机体吸收功能这个根本。从人体发育过程来看，婴幼儿时期，脾胃脏腑功能还很不全面。饮食中即使摄取了营养物质。脾胃也不能充分吸收，所以即使补了钙，但钙不能沉积到骨骼上，最终骨骼还是不能正常发育。因此，在给宝宝补钙的同时，家长一定要注意调理宝宝的脾胃，否则极有可能出现相反的效果。

雨水·湿邪扰脾胃，莲子百合汤来祛湿

⚠**症状**：雨水时节湿气重。

🝙**偏方**：百合、莲子、鸡蛋等。

方法：
莲子去心后与百合同时放入砂锅中文火煮烂，之后加入鸡蛋煮熟后可食用。

"斗指壬为雨水，东风解冻，冰雪解散而为水，化而为雨，故名曰雨水"，雨水是一年当中的第二个节气，时令行进到雨水这里，冬天完全结束了，明媚的春天到来。这时候一般降雨增多，空气特别潮湿，寒湿之邪最易困着脾脏，同时湿邪遗留，难以去除，容易导致脾胃运化功能的损伤。因此，中医认为雨水前后要谨防湿邪，注意调养脾胃。婴幼儿脾胃娇嫩，家长要特别注意。

在中医的理论中，脾胃是人体纳运食物和化生气血最重要的脏腑。脾和胃互为表里，分担了消化系统的主要任务。其生理功能之一是运化水谷。也就是西医口中说的，脾胃作为人体的消化系统，食物中包括钙在内的多种营养物质需要通过脾胃的消化，才能被机体吸收；胃是人体生长发育，维持五脏六腑生命力量的源泉。如果脾胃不健旺，食物中的钙、磷及维生素 D 等营养物质就不能被吸收，就会产生缺钙的症状。这个在上一节中已经提到过。

总之，脾胃功能越健旺，水谷精微物质的吸收便越充分，孩子的气血就越旺盛，身体也越健康；脾胃功能减退，吸收不充分，难免面黄肌瘦、体倦神萎，食少多病，出现如多汗、夜啼、食欲不振、消化不良、发育迟缓等症状。所以中医说"四季脾旺不受邪"，即指的是脾胃功能强的人抵抗力强，不易生病。那么，在雨水这样一个本身就偏寒湿的时令，父母应该为宝宝做哪些防护工作呢？

首先，注意日常饮食习惯，特别要禁忌以下四种行为：

一忌多给宝宝吃。如果说以前经济条件差，婴幼儿常常营养不良的话，现在则是出现了营养过剩的情况。父母们都在强调"不光要吃饱，还要吃好"，在这一原则指导下，不单燕窝、虫草上了孩子的食谱，各种营养品也是源源不断，目的"还不是图孩子长得更聪明、更强壮"。所以，家长并没有认为塞着吃有什么不妥，反而觉得这是孩子挑食、偏食后的必须之举。

但是这种做法实际上是忽略了小孩的承受能力。这就像举重要分等级一样，宝宝能吃多少也是有一定量的。超过这个量，身体不能承受。营养过剩，造成虚胖，还只是外在形象。损伤脾胃、影响消化，就影响身体健康了。脾胃不好了，营养吸收自然不充分。此时家长若不留意，任期发展而不是使它休息恢复，长期下去，脾胃必定失调，抵抗力大大减弱。所以，宝宝吃饭最好是七分饱。准确来说，每顿饭量比育儿书上说的量减少 1/4 较合适，尤其是刚接触的新食物。如果宝宝不想吃，千万不要硬塞。等到饿了，自然会吃得又多又好。

二忌给宝宝喝凉茶。宝宝有时候会出现便秘、口气重的症状，有些父母认为这是"上火"。凉茶中含有多种氨基酸、生物碱、维生素等人体必需的营养物质，也能起到降火的作用。因此，就有父母，特别是爷爷奶奶在照顾宝宝时，喜欢给他们喝凉茶。科学来讲，这种做法是错误的。七岁以内的小孩发生便秘，主要原因是脾胃功能没有发育好，又不懂得节制饮食，因而造成"食滞"，并不是真正的"上火"。正确的应对方法应该是消食导滞，以健脾理气助消化为主，一方面多喝水，另一方面可服用保济丸、健胃消食片、藿香正气丸等助消化的药物，用药时尽量吃素食。

凉茶之外，寒凉食物最好也少吃，越小的孩子越要少吃，像雪梨、火龙果、山竹、白萝卜、生菜、菠菜、螃蟹等，吃多了对脾胃都有损伤。最好改成平性食物，如菠萝、野苹果、梅子、牛奶、酸奶、白果、松子仁、腰果、枸杞子也比较合适。

三忌晚上进食。宝宝在半岁以前，一天睡眠时间一般是十几二十个小时。为了保证营养，什么时候醒来就什么时候吃，深更半夜喂奶都很正常。可是半岁以后，宝宝每天清醒、活动的时间越来越多，生活作息也越来越正常，如果晚上还给他们吃东西，脾胃得不到休息，就会导致脾胃虚弱。

还有一种情况是不少小孩有偏食、挑食等不良习惯，家长为了确保营养到位，总要在晚上给他们加餐，睡前还得喝牛奶，这种做法在一岁以后是很不恰当的。专家建议，白天只要小孩是清醒或在运动状态，完全可以少吃多餐，但一顿饭不要吃吃停停，拖得时间太长会影响消化。晚饭之最好少吃或不吃，即使晚上要加餐，也要提早在睡前一小时吃完。

四忌生病赶紧补营养。现在的小孩都是被家长捧在手心上，一点儿闪失也不敢有，稍微生个病，全家都是紧张的状态。不少家长迫不及待地进补，补品、补汤一起上。但是，临床上长期累积的经验是"虚不受补"，因为此时不是时候，脾胃虚弱是导致"虚不受补"的主要原因。由于胃的消化与脾的运化功能差，而补品又多为滋腻之品，所以在服用后，不但不能被很好地消化吸收，反而增加了胃肠负担，出现消化不良等症状。

因此，宝宝生病应该先咨询医生，辨证治疗。等到身体康复了，再用芡实、干淮山、白术、核桃、板栗、虫草花、五指毛桃、冬虫草、龙眼肉、红枣等煲瘦肉、鸡或鱼汤等偏补的食物为好。还病着的时候，让孩子适当喝一些汤水，吃点儿汤渣，起到调理脾胃、恢复体力、增强体质的作用就很好。

以上这四项禁忌都是家长朋友一定要避免的。做好日常饮食的防护之后，还可以关注一些食疗调理的方法。春季调肝养脾的食物很多。下面分别按照蔬菜类、汤粥类、药补类的顺序介绍。

很多蔬菜都有调养脾胃的作用，如燕麦、南瓜、茼蒿、四季豆等，其中以茼蒿（俗称蓬蒿）为最佳。茼蒿既是时令蔬菜，又能养脾。在古代，茼蒿还是宫廷菜肴中的珍品，有"皇帝菜"的美誉。中医认为，茼蒿性味辛、甘，食之能温脾开胃、养心安神、降压补脑，适用于脾胃虚弱、咳嗽痰多、小便不利、脘腹胀痛等症。所以，雨水节气调养脾胃不妨多吃一些茼蒿，能起到很好的保健作用。

雨水虽然是下雨较多的一个节气，但是整个春天还是一个多风干燥的季节。北方的春天尤其干燥，所以，春天调理脾胃不妨尝试一些汤粥，能收到意想不到的效果。在此特意介绍莲子百合羹，其补益脾胃、润肺，宁心安神效果俱佳，非常适合宝宝日常食用。具体的做法是准备莲子 15 克、干百合 15 克、鸡蛋 1 个、白糖适量。剔去莲子的芯，将之与百合同放在砂锅内，加适量清水，文火煮至莲子肉烂，再加入鸡蛋、白糖，鸡蛋煮熟后即可食用。

除此之外，根据不同家庭的具体情况，以下几种汤饮都可以作为不错的选择：

（1）芡实鲫鱼汤：补气、健脾、固肾。这款汤在调理脾胃弱、食欲不振、大便不调等症状时有很好的效果。而且同样适合宝宝日常食用，有助于增强脾胃功能。具体的做法是准备芡实 15 克、河南淮山 15 克、鲫鱼 1 条（约 150 克）。将鲫鱼去鳞、鳃及内脏，用少许食油在铁锅内煎至淡黄色，然后与芡实、淮山同放入砂锅内，加适量清水煲 1 小时，以食盐调味，即可食用。

（2）南杏润肺汤：补益肺气、润肺、化痰止咳。这款汤适合宝宝在干燥的天气中饮用。特别适合肺气弱、易咳嗽的小儿平时饮用，也可用于肺炎恢复期调补身体。具体的做法是准备南杏 12 克、北杏 9 克、蜜枣 4 枚、猪肺 200 克。把南杏、北杏的皮分别去掉，再猪肺洗净切成小块，用少许食油在铁锅中炒透，加适量开水，与蜜枣同放在砂锅内，煲 1~2 小时，即可食用。

（3）浮小麦猪心汤：健脾益气，宁心安神，健脑益智。准备浮小麦 25 克、大枣 5 枚、猪心 1 个、桂圆肉 6 克。猪心对边切开，洗净积血，大枣去核，上料同放入锅内，加适量清水，煲 1 小时，调味即可食用。

（4）参术大枣汤：健脾益气，常用于体倦、胃纳欠佳、大便不畅的宝宝。一般宝宝饮用后，能起到健脾开胃的功效。准备党参 10 克、云苓 20 克、白术 6 克、大枣 5 枚、鲜鸭肾 1 个。然后把云苓打碎，大枣去核，鲜鸭肾剖开，把鸭内金洗净后与上料同放放锅内，加适量清水煲 1 小时，调味便可食用。

（5）祛湿极品粥：这是一款比较特别的粥。民间有"春天喝粥，胜似补药"的说法，唐代著名医学家孙思邈在《千金方》中也提出过"春时宜食粥"。祛湿极品粥并不是专指"薏苡仁党参粥"，做法很简单：取薏苡仁 30 克，洗净后滤去杂质，放入凉水中浸泡 2 小时；党参 15 克，洗净后切成薄片，粳米 200 克淘洗干净，然后将三者放入锅中，并加入 1000 毫升清水。先大火煮沸，锅开后撇去浮沫，再用小火慢慢熬上约半小时，等到粥熟后，可依据个人口味放入冰糖调味。

如果宝宝厌食的症状比较偏重，体质又不佳而且容易感冒的话，就可以尝试一下药补了。一些调理脾胃强壮筋骨药品还是很不错的。例如龙牡壮骨颗粒。龙牡壮骨颗粒组方中的中药成分自消食化积的经典名方"参苓白术散"化裁而来，其中党参、白术、茯苓、山药可以健脾和胃，配用黄芪可是脾气健运。脾气健运则对营养物质的吸收消化能力就会增强。龙骨、龟板、牡蛎则可以强筋壮骨、镇

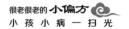

惊安神、敛汗潜阳，另配以溶解度高易吸收的葡萄糖酸钙、乳酸钙和维生素D，达到补钙壮骨，增强婴幼儿免疫力的目的。

惊蛰·日常"春捂"防感冒，辅助甘甜菊花粥

⚠症状： 惊蛰时节着凉感冒。

🍶偏方： 粳米、杭白菊。

方法：

将两者按照适当比例，加水煮粥即可食用。

惊蛰的意思是天气回暖，春雷始鸣，惊醒蛰伏于地下冬眠的昆虫。在具体来说，就是冬时阳热，收藏于地下水中，万物即随阳热之沉而蛰藏。交春时节，蛇虫启蛰，草木萌动，万物随封藏的阳气升发起来，而惊动也。

惊蛰是进入春天之后一个转折性的节气，此时气候变化较大，天气时暖时寒。人体的肌肉和皮肤也不似冬天时那样紧张，变得更加疏松，整体上对寒邪的抵抗能力随之减弱，所以，民间流传的那句"春捂秋冻"是非常有道理的，惊蛰时节确实不宜过早除去厚衣，捂一捂会更好。

具体来看，春捂就是说在春天气温刚刚转暖的时候，不要急着脱掉棉衣，保证身体产热散热的调节与冬季的环境温度，处于相对的平衡状态。这样有利于调节人体的恒定温度。因为无论外界气候变化多大，人体的体温还是要保持在37℃左右。要想确保这一恒定温度，首先要靠血管的收缩和皮肤出汗来调节；其次就是靠增减衣服来维持。如果过早地减掉衣服，就会破坏人体恒定温度的调节，影响身体健康。

除了利于保持恒温，春捂还有利于抵御风寒，赶走病毒的侵袭和困扰。人体的生命律动和自然界其他生命一样，到春天的时候，整个是一种张开的状态。原本仿佛处于冬眠的皮肤细胞开始活跃起来，毛孔张开。因此，这时候但凡有冷风袭来时，就能长驱直入，使人感到寒冷，可能会引发感冒、气管炎、关节炎等疾病。同时进入春季，病菌大量繁殖，乘虚侵袭宝宝机体，容易引发各种呼吸系统疾病及冬春季传染病。所以父母在照顾宝宝时，要重视"春捂"的必要性。

"春捂"是有讲究的，并不单单指不脱厚衣服。"春捂"重点是头和脚。因

为再中医看来，寒多自下而起，因为人体下身的血液循环要比上部差，容易遭到风寒侵袭。因此，"春捂"时衣服适合下厚上薄，

"春捂"还要讲究时间点。"春捂"是为了抵御冷空气。许多疾病的发病高峰与冷空气南下和降温持续的时间密切相关。比如感冒、消化不良、早在冷空气到来之前便捷足先登。在冷空气过境时也会骤然增加。因此，捂的最佳时机，应该在气象台预报的冷空气到来之前一两天。

"春捂"还要把握好"度"，并不是越多越好。外套就是不错的选择，既能抵抗不那么猛烈的春风，又透气易脱，非常方便。反而如果穿得过多，捂出太多汗，冷风一吹反而容易着凉伤风。一般来说，15℃是春捂的临界温度，超过15℃就要脱掉棉衣，否则就会超出身体的耐热限度，体温调节中枢就会适应不了，对健康不利。

准确来看，这里有一个具体的衡量标准为信号，那就是日夜温差8℃。如果大于就需要"捂"，反之则不需要。总之春天的气温是变化无常的。前一天还是春风和煦，春暖花开，刹那间则可能寒流涌动。而且，气温回升再捂7天捂着的衣衫，随着气温回升总要减下来。但减得太快，就可能感冒。医学家发现，气温回升后，得再捂7天左右，宝宝的身体才能适应。

"春捂"还要注意一些问题，把可能的伤害降到最低。首当其冲的就是预防过暖综合征。过度"春捂"容易使婴幼儿出现过暖综合征，主要表现为高热、抽搐、大量水样或血水样腹泻、吐奶，严重者可能发生昏迷、休克甚至死亡。这是由于婴幼儿新陈代谢旺盛，产热量高，如果捂过了头，就易诱发中暑。一般宝宝穿衣与父母穿衣程度差不多，以手心温热，头颈无汗为度。

其次，"春捂"是被动防御的措施，根本在于提高宝宝的抵抗力，最好每天锻炼身体、晒太阳，同时，还要讲究科学饮食和起居。饮食上要注意调养肝气去春火，应该多吃如黑米、豆类及其制品；蔬菜有菠菜、韭菜、芹菜、油菜和胡萝卜等；果品有栗子、红枣、枸杞和菠萝等。本节主要为大家推荐宜食菊花粥：这种粥品具有清热解毒的作用，对于头眩、目疾的宝宝和有高血压家族病史的宝宝格外适用。具体做法：粳米250克，干品杭白菊15克，加水适量，共煮成粥，可加入适量白糖调味后为宝宝食用。

下面再为大家介绍几种粥品，家长朋友们不妨拿回去对照着尝试一下。

（1）猪肝粥：猪肝粥具有补血明目、养肝健脾的作用，适合贫血头眩、目疾、肝病等患者食用。准备粳米250克，猪肝60克，加水适量，共煮成粥。

（2）宜食菠菜粥：菠菜粥具有养血止血、敛阴润燥、通利肠胃的作用，适合平时血虚肠枯而致大便秘结，尤其是老年慢性便秘、习惯性便秘以及痔疮便血、小便不利、高血压引起头晕等患者食用。准备菠菜 500 克，粳米 200 克，猪油 25 克，精盐 5 克，味精 3 克，胡椒粉 2 克，加水适量，共煮成粥。

（3）宜食红枣粥：红枣粥具有补中益气、养血安神的作用，适合贫血、慢性消化不良、神经衰弱、失眠等患者食用。准备粳米 250 克，红枣 60 个，加水适量，共煮成粥。

（4）宜食黑米党参粥：黑米党参粥具有补中益气、健脾养胃的作用，适合气虚体弱、脾胃虚弱、全身倦怠无力、食欲不振、大便稀薄等患者食用。准备党参、白茯苓各 15 克，生姜块 5 克，黑米 100 克，冰糖 60 克，加水适量，共煮成粥。

（5）宜食萝卜粳米粥：萝卜粳米粥具有消食利气，宽中止渴的作用，适合因素食肥甘、厚味较多而消化力较弱的患者食用。准备白萝卜 250 克，粳米 100 克，生姜丝 8 克，猪油 25 克，精盐 3 克，加水适量，共煮成粥。

春分·小儿夜啼扰好梦，琥珀粉来养肝脏

⚠**症状：**宝宝一到晚上就哭啼，易惊醒。

🔥**偏方：**琥珀粉。

方法：

将琥珀做成粉，用医用纱布包好，睡前敷在宝宝肚脐位置。

春分，是春季九十天的中分点，书籍《月令七十二候集解》中记载："二月中，分者半也，此当九十日之半，故谓之分。秋同义。"春分是二十四节气中第四个节气，太阳位于黄经 0°，这一天太阳直射地球赤道，南北半球季节相反，北半球是春分，在南半球来说就是秋分。书籍《春秋繁露·阴阳出入上下篇》中记载："春分者，阴阳相半也，故昼夜均而寒暑平。"

春分在我国是个比较重要的节气，尤其在身体保健这一方面，由于春分节气平分了昼夜、寒暑，人们在保健养生时应注意保持人体的阴阳平衡状态，否则身体会出现不良反应。针对生长发育时期的宝宝而言，在春分前后最容易出现的病症就是夜间哭啼、惊悸症状，这样的宝宝在白天往往表现十分健康，一到晚上就

会心绪不宁，即使睡着后也容易惊醒，严重的宝宝甚至会有哭泣、哭闹的现象。

　　根据中国传统医学理论，春分这一天，环境中阴阳二气相对均衡，之后开始向阳盛阴衰变化，人体经过冬季的沉淀，阳气不足，而环境中从春分开始阳气升高，在夜晚又恰好是一天中的阳气较弱的时间，气候、时辰、人体三者阴阳变化相感应，对于生长发育期比较敏感的宝宝而言，就会在情绪、身体上出现反应，夜啼即是比较常见的一种。从五脏气血而言，宝宝啼哭属于肝脏、肝经不顺，而春天正好是养护肝脏的好时节，调理养护肝脏恰是医治夜啼的根本。

　　针对宝宝夜啼病症，本节推荐的偏方是琥珀粉敷肚脐。具体方法非常简单，选取适量琥珀打磨称粉，使用医疗纱布将其包裹好，在宝宝睡前敷在肚脐即可（若夜间躁动的宝宝，可以从晚饭后就敷在肚脐），第二日醒来后取下，通常持续三天到一周的时间，疗效即可显现出来。

　　琥珀呈血红色、黄棕色或暗棕色，近于透明。质松脆，断面平滑，具玻璃样光泽，捻之即成粉末。无臭，味淡，嚼之易碎无沙感。不溶于水，燃烧易熔，并爆炸有声、冒白烟，微有松香气。此偏方的原理就在于琥珀味甘、性平；归心、肝、小肠、膀胱、肺、脾经。镇惊安神，利水通淋，去翳明目，主惊悸失眠。将琥珀磨成粉状，以纱布包好后如同香囊，以脐疗的方式为宝宝进行调理，宝宝不会产生反感，药效主入肝经，补充宝宝体内阳气，在夜间达到安神效果。

　　除此偏方之外，父母应当了解春分节气时人体血液也正处于旺盛时期，激素水平也处于相对高峰期，这段时间宝宝的膳食原则要禁忌大热、大寒的饮食，保持寒热均衡，更不能过量饮用过肥腻的汤品。因此，本节我们再推荐一款辅助宝宝在春季适宜饮用的汤饮，为宝宝进行有益滋补，帮助宝宝更好适应春分前后的环境变化。

　　本节辅助推荐的是燕窝炖冰糖，只需要燕窝 10 克、冰糖 15 克，先用温水浸泡燕窝，待燕窝泡软后，可用镊子清理其中的细小燕毛等杂物，将泡好的燕窝沥干水，加入适量的清水，倒入炖盅，加入冰糖，隔水小火炖 1 小时即可。

　　这一汤饮中，燕窝具有养阴润燥、益气补中的功效，冰糖具有养阴生津，润肺止咳的功效，燕窝炖冰糖不仅能养阴润燥，还有活血润肤的作用，帮助宝宝从内而外调理身心。

　　最后要提醒家长朋友的是，宝宝夜间哭啼的原因很多，对于婴幼儿时期的宝宝，父母要更加细心检查其尿布、贴身衣物、婴儿床等是否舒适，而对于年龄稍大一点儿的宝宝，父母则要仔细询问宝宝是否有明显的不适。如若一段时间后宝宝夜啼没有好转，还应即使送往正规医院进行全面检查，以免是因为其他疾病而耽误宝宝治疗时间。

清明·阳春三月防过敏，搭配鸡茸豆腐羹

⚠️**症状**：过敏起红斑。

🥄**偏方**：鸡肉、豆腐、胡萝卜等。

方法：

鸡肉做成茸状，豆腐切丁，胡萝卜捣成泥，三者搭配做成汤羹。

早春来临，天气日渐变暖，被严寒阻挡在家里一冬的人们开始计划着外出春游，放飞心情。年轻的父母也迫不及待地想让小宝宝到户外感受一下大自然的生机盎然，享受春天的阳光，但这时需要注意，春暖花开的季节也是宝宝过敏性疾病高发的时候，宝宝是不是过敏性体质呢？

小宝宝患有敏性疾病并不算什么大病，可有些年轻父母因为欠缺经验，一旦遇上常常不知所措。数据统计显示，大约有30%的过敏性疾病始发于婴幼儿时期，有一些如婴儿过敏性湿疹、尿布皮炎等是专门发生在婴幼儿期的。而且，过敏性疾病是持续性的，有的甚至纠缠一生。宝宝一旦得了，不仅影响健康和发育，有的还会一直迁延到成年。随着宝宝的长大，过敏症状也不断演变。一般来说，过敏性疾病的临床表现以时间顺序逐渐呈现，湿疹和胃肠道症状是宝宝出生后2个月内最早出现的症状。随着年龄的增长，婴儿湿疹可能会逐步转变为哮喘、过敏性鼻炎和荨麻疹等其他过敏症状，这就是临床上说的"过敏进程"。一个孩子长期受各种过敏性疾病交替纠缠，自是不得安宁，当父母看到孩子的难受必定会更加痛苦和烦恼，这都是可以想象出来的。

清明时节，各类疾病细菌、病毒传播的高发季节，感染过敏性疾病的宝宝在这一时期也更加容易患病，其中病变主要有以下几种类型：

日光性皮炎：春天百花盛开，各种花的花粉飘散到空气中，久久能散尽，一些属于过敏性体质的宝宝吸入后就会引起皮肤过敏。通常表现为身上、脸上出现了大片红斑疙瘩，眼睑浮肿，皮肤奇痒，连头皮都发痒。除了这些症状，春日里的日光性皮炎还有可能表现为红斑、丘疹和鳞屑等。有些父母喜欢带着宝宝踏青

春游，同时采集鲜嫩的野菜吃，而有的野菜可能会诱发或加重宝宝的日光性皮炎。风沙虽然不会引起过敏，但会刺激皮肤，出现不适症状。

防治这类皮肤过敏的最好办法就是减少接触，外出时尽量做好防护。易过敏的宝宝在春季应少晒太阳，少到公园等花粉、柳絮较多的地方去。以往有过日光性皮炎、季节性皮炎的宝宝，家长要注意尽量避免阳光的对他的直接照射，不要使用碱性的化妆品和香皂。过敏体质的宝宝尽量少带他去赏花，外出时要给他戴上口罩、眼镜等，尽量减少裸露部位，也可提前服一些防过敏的药物。要加强锻炼，适度的运动可以活化免疫细胞，调节机体免疫功能。如果发生过敏性皮炎，最好到正规医院接受治疗。

过敏性鼻炎：每当鲜花盛开季节，有些宝宝就会出现清水样鼻涕不停地流，鼻痒难忍，连续打喷嚏，这是季节性过敏性鼻炎的典型症状。这种鼻炎的原因主要是由于春季气温不稳定，时冷时热，而且空气中弥漫着花粉，高敏体质的宝宝吸入花粉等过敏源引起过敏性鼻炎发作。

预防过敏性鼻炎最理想的方法是，避免宝宝与尘土、螨虫、真菌、动物皮毛、羽毛等过敏源接触。妈妈应多用冷水给宝宝洗脸，冷水对对皮肤能起到刺激作用，加速局部区域的血液循环，有利于保持鼻腔通气。如果已经患病，应在医生指导下采取全身和局部抗过敏药物治疗，尽量避免食用海鱼、海虾、河蟹等含大量异体蛋白的食物，进食清淡而富营养饮食，多吃新鲜蔬菜和富含维生素 C 的食物，不吃或少吃油腻食物、甜食品或甜饮料等。

过敏性哮喘：花粉、尘螨、病菌、气候等都是过敏性哮喘的过敏源。春天，百花齐放，花粉散放出许许多多颗粒。它们飘浮在空气中，有过敏性体质，或有哮喘病史的宝宝，吸入某些能引起过敏反应的花粉，就开始打喷嚏、流鼻涕、鼻痒，逐渐诱发哮喘；春天的气温、湿度很适合螨虫的生长繁殖。哮喘患儿及过敏体质的宝宝吸入这些藏有大量螨虫的灰尘，哮喘就会发作；春天的气候有时候时冷时热，容易感冒，宝宝的抵抗力一差，病毒、细菌、支原体等病原就会作为过敏源被吸入，直接诱发哮喘。所以，如果反复感冒，哮喘就会接连不断发作。春天的气温不稳定，昼夜温差大，有些宝宝还对空气的冷热刺激过敏，这样也会诱发哮喘发作。

因此，父母在春天要多多留意，外出时尽量帮宝宝做好个人防护，如果属于过敏性体质的话就少到花粉、柳絮较多的地方去。宝宝的房间保持清洁无尘，经常通风换气；别让宝宝剧烈活动和过于劳累；注意天气变化，避免着凉而患感冒，不吃冷饮。哮喘急性发作时，选择对症治疗，迅速控制病情。缓解期可长期进行中医治疗、吸入皮质类固醇及给予免疫增强剂；生活中密切观察可引起宝宝过敏的物质，平时加强体格锻炼，如做冷水浴、干毛巾擦身等。

这里特别为各位妈妈介绍一款防过敏的美食：鸡茸豆腐羹。准备净鸡脯肉 25 克，胡萝卜 50 克，豆腐 400 克。再准备精油少许，蛋清，鸡汤适量，盐少许，水淀粉适量。

具体方法：先把鸡脯肉剁成茸，加入少许水、盐、蛋清、水淀粉拌成薄糊状待用，胡萝卜削皮煮熟剁泥，豆腐切丁待用。再用炒锅上火烧热，放入鲜汤，加盐烧开，放入鸡茸、胡萝卜泥、豆腐丁，烧开，去浮沫，水淀粉略勾芡，淋入熟精油即可出锅。鸡肉富含优质动物蛋白，豆腐味优质植物蛋白，两者互补营养倍增；胡萝卜维生素 A 含量高，经常食用能增强幼儿体质。

与此同时，我们再推荐另外两款不错的食品，爸爸妈妈们还可以通过为宝宝选择合理的营养素来预防呼吸道和食物过敏，食补药补同时进行，更好地为宝宝提供健康保障。

1. 冰糖枸杞京葱红枣水

准备红枣 50 克，京葱 10 克，枸杞 5 克，冰糖 20 克。把京葱洗净、切断、红枣略洗待用；在沸水里加入葱段、红枣和枸杞，中小火一起煮，到汤汁变浓，加冰糖融化即可。红枣营养丰富，富含矿物质和维生素，有助于提高宝宝免疫功能；京葱抗菌价值很高，有抗菌健脾、保肝补血、抗过敏的功效；冰糖润肺生津，有益于呼吸系统健康。整款汤枣香扑鼻、葱香浓郁，很适合婴幼儿食用。

2. 汤爆富贵鱼

准备鳜鱼 500 克，胡萝卜 20 克，番茄 20 克，京葱 5 克。再葱、姜、黄酒、盐、蛋清、淀粉、精制油、酱油等调料。

先把鳜鱼切成片，在其中加入少许盐、鸡精、黄酒、蛋清、淀粉，拌匀待用，胡萝卜、京葱切丝，番茄去籽、切丝备用。将鱼片入锅烧煮，熟后捞出，锅中汤中放入葱段、姜块、烧开，捞出葱姜，加入少许酱油、盐、黄酒，烧开后，淋在鱼片上。然后把洗净炒锅，加入少许精制油、烧热，放入京葱丝、胡萝卜丝、番茄丝，炒出香味，再放在鱼片上即可。鳜鱼富含蛋白质、脂肪、钙、铁、磷、维生素；胡萝卜富含胡萝卜素（维生素 A 原），有提高免疫力的作用；番茄维生素 C 丰富，京葱理气健胃，荤素搭配，养胃补肾，强身防病。

谷雨·清热润肝防湿邪，喝点儿宫廷鸭梨汤

⚠症状：谷雨时节肝火旺，口舌燥热。

偏方：鸭梨、藕、荸荠等。

方法：

鸭梨去皮去核，浸泡一小时后切丁，搭配其他材料炖汤。

每年的四月二十日前后为谷雨节气。谷雨，"雨水生百谷"的意思，是二十四个节气中的第六个节气，也是春季的最后一个节气。常言说"清明断雪，谷雨断霜"，谷雨过后，大部分地区的平均气温都会上升到在2度以上，降水量也会增多，其丰沛的雨水使初插的秧苗、新种的作物得以灌溉滋润，五谷得以很好地生长。

从人体生理功能来看，谷雨前后，脾处于旺盛时期。肝脏气伏，心气逐渐旺盛，脾的旺盛会使胃强健起来，消化功能处于旺盛的状态，消化功能旺盛有利于营养的吸收，因此这时正是补养身体的大好时机。

所以，妈妈们在谷雨时可以开始宝宝的春补了。首先可以选择一些补肾的食物，适当吃一些含B族维生素较多的食物，如小麦胚粉、标准面粉、荞麦粉、莜麦面、小米、大麦、黄豆及其他豆类、黑芝麻等，以顺应阴阳的变化，这样不仅可以提高身体素质，抵抗春瘟，而且还可为安度盛夏打下基础。

其次，谷雨之后春天也就过完了，按照中医"春养肝"的观点，这时候要抓紧时机调理肝血。此时的食疗要点重在养肝清肝、滋养明目。而在这方面有突出功效的就是养肝护肝的菠菜。中医认为，菠菜性甘凉，入肠、胃经。有补血止血、利五脏、通血脉、止渴润肠、滋阴平肝、助消化、清理肠胃热毒的功效，对肝气不舒并发胃病的辅助治疗常有良效。因此，妈妈可以以菠菜为原料变出花样，菠菜汤、菠菜粥、炒菠菜、炖菠菜等，让宝宝在吸收营养的同时不会厌食。菠菜之外，黄瓜性寒味甘，富含细纤维，具有促进肠道毒素排泄和降胆固醇作用，适合脂肪肝的防治。西红柿具有清热解毒、凉血平肝之功效，生熟食用均可。这些都是值得考虑的蔬菜种类。

谷雨后空气中的湿度逐渐加大，经历了一冬的干燥后，人体可能会产生由内到外的不适反应。从中医养生的角度来说，如此潮湿的环境，湿邪容易侵入人体

为患，造成脘腹胀满、胃口不佳、身体困重不爽、关节疼痛等情况。因此，父母要重视宝宝的日常饮食，注意祛湿。像赤豆、薏仁、芡实、冬瓜、陈皮、白萝卜、藕、海带、竹笋、豆芽这些食物，都是有很好的祛湿疗效的，可以多吃。比如在早晨煮稀饭的时候，可多加一些薏仁、赤豆等。

同时，这个时节要少吃酸性或辛辣刺激的食物。多多饮用绿豆汤、赤豆汤、酸梅汤以及绿茶，防止体内积热。不宜进食羊肉、狗肉、麻辣火锅以及辣椒、花椒、胡椒等大辛大热之品，以防邪热化火，诱发疮痈疖肿等疾病。

此外，在这个季节身体内容易缺乏维生素 B_2 和维生素 C，缺乏这两种维生素就会出现口唇糜烂、口角发炎的病症，俗称"烂嘴角"。针对这一症状，宜多吃些黄豆芽。黄豆芽的维生素 B_2 含量比黄豆高 2~4 倍，维生素 C 的含量也很高。还可以多吃一些富含 B 族维生素的谷类食物，对改善抑郁症有明显的效果。小麦胚芽、标准面粉、荞麦粉、莜麦面、小米、大麦、黄豆及其他豆类、黑芝麻中也含有丰富的 B 族维生素。这里为妈妈们推荐一款谷雨顺安养生汤：

准备鸭梨半个、藕 50 克、荸荠 5 个、麦冬 15 克、干芦根 15 克；然后把鸭梨去皮去核；将麦冬浸泡 1 小时备用；再把所有材料切丁放入锅中加水煮，煮至水剩余量为原来的一半也就是 500 克时关火，即可食用。

汤可以在谷雨当天和谷雨之后第二天，上午 9 点 ~11 点服用一次，下午 5 点 ~7 点服用一次；也可以头天煮好后放入冰箱冷藏，等到时间了用微波炉热一下即可服用。之所以选择上午那个时间段，是因为随着上午温度的升高，阳气节节上升，服用此汤有提升阳气的作用，而傍晚的时间段则是因为阴气越来越盛，此汤可以促进滋阴生津。

立夏·汤水先行防"上火"，喝点儿绿豆百合汤

⚠**症状：**立夏时节上火，咽喉发炎，咳嗽痰黄等。

🍵**偏方：**绿豆、百合。

方法：
将十片百合与适量绿豆洗净，放入锅中一起炖汤，加入少量冰糖调味。
初夏时节正处于春夏季节交替之时，天气渐热，气候干燥，妈妈们要特别注

意给宝宝排"毒"去"火"。从宝宝的自身体质出发，脏腑功能发育还不完善。而且在中医看来，小宝宝又属于"纯阳之体"，生命力非常旺盛，更容易上火，因此，防"上火"是这个时节的重中之重。

不过，"防"上火并不是盲目的，我们要搞清楚宝宝上火的原因，对症下药，才能做到药到病除。按照中医的理论，上火分很多种：胃火、肺火、肝火、心火等。儿童常见的上火主要是肺火、胃火等。妈妈们要认清诱发宝宝上火的原因，采用不同的饮食调理策略去火。下面详细分析一下宝宝具体的上火表现以及不同的食疗方案。

肺火：一般表现为舌尖红、舌苔白厚、咳嗽有痰、鼻塞、咽喉肿痛、流黄鼻涕等。这是因为立夏空气干燥，阳气上升，导致宝宝产生了肺火，继续发展下去，就有可能是上呼吸道感染。另外，饮食不节、挑食、偏食、暴饮暴食、喝水少，穿得多、积食等不良习惯也是引发肺火的常见原因。比如积食会导致宝宝多汗多痰，出汗的宝宝被风一吹就容易着凉，就容易出现上呼吸道感染。去肺火的基本原则是清淡饮食，不要吃过于油腻的食物、多饮水。常见的去肺火的食材是梨、荸荠、萝卜、菊花、樱花。

针对立夏时节容易出现肺火，本节推荐绿豆百合饮，具体准备绿豆一把，百合十余片，冰糖5、6粒。将绿豆百合洗净后直接放入高压锅，加水两大碗。然后用大火煮开5分钟，再拧到最小火，熬煮30分钟，自然解压后放入冰糖，开盖煮5分钟即可。宝宝喝的时候，要分情况：小婴儿过滤后取汤当白开水喝，较大的宝宝连汤带绿豆百合都吃。可每周饮用3次，每次不超过150毫升，以免过凉。

除此之外，再推荐两个不错的汤饮，家长朋友可以根据具体情况进行选择：

（1）百合杏仁鸭梨粥：准备新鲜鸭梨一个、杏仁5、6粒，百合十余片，粳米一把。先把洗净的百合、杏仁和粳米加大量水用大火煮，一边煮一边搅拌。一直煮到米粒开始膨胀，呈米汤样时再换小火。然后放入切成小丁的鸭梨，同样一边搅拌一边熬煮，约10分钟后即可。吃的时候小婴儿滤汁饮用，较大宝宝加少许蜂蜜食用。

（2）芹菜煲红枣：准备芹菜200~400克，红枣50~100克。煲汤分次服用。如不是芹菜季节，用干的芹菜头150~250克与红枣煲水饮，亦有疗效。小婴儿过滤后取汤当白开水喝，较大宝宝连汤带芹菜、红枣吃。

胃火：一般表现为宝宝舌苔白厚或舌苔发黄、口臭、不爱吃饭，脘腹胀痛，打嗝，手脚心热、大便干燥或大便不调等。宝宝的脾胃功能比较娇嫩，发育不全，胃肠的消化功能和成年人比起来有很大的差距，加上父母总是担心宝宝吃不饱，不知不觉间已经喂食了过多的食物，加重了宝宝的胃肠负担，这样就容易导致积食。另外，毫无节制地吃零食或者经常吃过凉的食物也会导致宝宝胃火的产生。

降胃火的基本原则也是清淡饮食，甜食和冰凉食物都不宜摄取过多。还有就是不要积食。不要让宝宝吃得太饱，尤其是晚上，不要吃太多。因为宝宝的胃实际上只有他的拳头那么大，过多的食物他根本无力消化，更谈不上吸收，纯粹只是加重了胃肠负担。另外较大的宝宝还要注重饮食的多样性。现在人们饮食日益精致，吃的细粮本来就不少。而父母担心宝宝的消化能力，觉得加工得越精细的食物越好。实际上五谷杂粮皆能养胃，宝宝需要多方面的营养。另外，胃火容易导致宝宝脾胃不和，所以妈妈在降胃火的同时还要调理宝宝的脾胃。

宝宝如果是胃火，可以饮用萝卜汁进行调理治疗，萝卜汁性味辛、甘，凉，归肺、胃经，有明显抗菌、抗真菌作用。但属胃脾虚寒型口疮者不宜服用。绿豆粥也有清热解毒、消暑止渴、清心泻火的作用，能清心胃之火。莲子、芡实、怀山药等皆为健脾开胃之物，西洋菜、生菜、莜麦菜、西红柿、枇杷等都是利于消化的食物。胃火过热的宝宝，还可以通过吃西瓜来降胃火。需要少吃或不吃的食物主要是辛辣、过热之品，如火锅、辣椒、生葱、姜、蒜等。还要少吃肥甘厚味之类的食物，包括炸鸡腿、炸薯条、炸丸子，烤牛羊肉，炖猪肉等，巧克力，奶油等也在其中。

最后，立夏虽然气温已然升高，但并不意味着真正的夏天已经来临，妈妈们在给宝宝下火的同时，千万不可贪图冷饮凉食。嗜吃凉食冷饮最易引发痉挛性腹痛。建议妈妈，妈妈们选择当季水果，新鲜蔬菜、豆制品、菇类等都是消暑良品，早晚多吃食粥类对于夏季养生醒脾开胃、养胃清肠也很不错。

小满·"护肤护脾"是关键，苦菜效果看得见

⚠**症状：** 小满时节皮肤瘙痒。

🫙**偏方：** 苦菜。

方法：

洗净后凉拌食用即可。

小满节气正值五月下旬，夏天真正到来，气温明显增高，这时候如果任由宝

宝贪凉卧睡，就容易引发风湿症、湿性皮肤病等疾病。因此，在小满这个节气中，我们首先要防范的就是宝宝各种皮肤病症的发生。

小满时气温明显增高，雨量增多，下雨后，气温会急剧下降，所以要注意给宝宝添加衣服，不要着凉受风而患感冒。同时天气闷热潮湿最易引发皮肤病。《金匮要略·中风历节篇》中说："邪气中经，则身痒而瘾疹。"这里说的就是"风疹"病。可见古代医学家对此已有所认识。的确，夏季闷热潮湿，气温升高，人体排汗增多，外环境潮热，排汗后湿热交加，起居如果不当必将引发风疹、风湿、汗斑、湿疹、脚气皮肤病。特别是小宝宝，得湿疹、荨麻疹的情况比较多见。例如小满时节是光感性皮肤病高发时节，主要致病原因是皮肤对阳光中的紫外线过敏。如果宝宝有这方面的病史，到这时就要适当外涂防晒剂，以保护皮肤免受各种波段紫外线和可见光的损伤。洗脸时尽量不用热水、碱性肥皂、粗糙毛巾。

从总体的饮食调养来看，预防皮肤病主要以清爽的素食为主，特别是具有清热利湿作用的食物，如红小豆、薏米、绿豆、冬瓜、丝瓜、黄瓜、芦笋、黄花菜、水芹、荸荠、黑木耳、藕、胡萝卜、番茄、西瓜、山药、鲫鱼、草鱼、鸭肉等。

这时节特别值得一提的时令蔬菜是苦菜，也是本节主要推荐的特色偏方。苦菜具有清热、凉血、解毒的功效，而且可以作为凉菜的形式洗净后直接食用，也可以和粥品共同食用。《本草纲目》讲："苦菜，久服，安心益气，轻身耐老。"古代的养生家建议，夏日不妨多吃点儿"苦"，对人体健康有益。但对于一些有肠胃疾病的宝宝来说，苦菜并非多多益善，应适量摄入。

而那些甘肥滋腻、生湿助湿的食物，如动物脂肪、酸涩辛辣、性属温热助火之品，还有油煎熏烤之物，如生葱、生蒜、生姜、芥末、胡椒、羊肉等，都是不适合在这个时节进食的。下面我们就给大家介绍几种有益于防护皮肤病的小满食物。

绿豆海带汤：准备绿豆 50 克，海带 50 克。小火慢炖，煮成浓汤即可。此方可治疗皮肤湿疹及皮肤瘙痒。

桑葚百合青果汤：准备桑葚 30 克，百合 30 克，大枣 10 枚，青果 9 克。将上述各味共同煎服，每天 1 剂，连服 10~15 剂。此方可治疗皮肤慢性湿疹。

冬瓜薏米粥：准备冬瓜 30 克，薏米 50 克。将二者同煮为粥。每日 1 剂，早晚服用，每 7~10 天为 1 疗程。此方可治疗皮肤湿疹。

土豆粥：准备土豆 100 克，灿米 100 克。桂花 100 克，白糖 100 克。将土豆削洗干净，切成小块。洗净灿米，放入锅内，加适量水煎煮，烧沸后加入土豆熬者成粥，然后再调入桂花、白糖。作早餐顿食。每日 1 剂，连用 10 日。此方可治疗皮肤湿疹。

预防皮肤病之外，小满养生还应注意健脾化湿。小满过后，雨季正式到来，降水丰沛，天气闷热潮湿，中医称之为"湿邪"。而脾的特点就是"喜燥恶湿"，在所有的人体器官中受"湿邪"影响最大。很多南方人一到雨季就会有食欲不振、腹胀、腹泻等消化功能减退的症状，还常伴有精神萎靡、嗜睡、身体乏力、不想喝水、舌苔白腻或黄腻等，就是脾受"湿邪"的表现，在中医的理论中有一个专用名词叫作"湿邪中阻"。因此，妈妈们要懂得及时护养，保证宝宝有一个健康的脾胃，避免出现食欲不振、抵抗力下降、面黄肌瘦的情况。下面是几种清热护脾的汤粥，有宝宝的家庭可以关注一下。

1. 芹菜拌豆腐

准备芹菜 150 克，豆腐 1 块，食盐、味精、香油各少许。将芹菜切成小段，豆腐切成小方丁，均用开水焯一下，捞出后用凉开水冷却，控净水待用。再把芹菜和豆腐搅拌到一起，加入食盐、味精、香油拌搅匀即成。这道菜具有平肝清热、利湿解毒的功效。

2. 冬瓜草鱼煲

准备冬瓜 500 克，草鱼 250 克，食盐、味精、植物油适量。将冬瓜去皮，洗净切三角块，草鱼剖开洗净，留尾洗净待用。用油将草鱼（带尾）煎至金黄色，取砂锅一个，其内放入清水适量。把鱼、冬瓜一同放入砂锅内，先武火烧开后，改用文火炖至 2 小时左右，汤见白色，加入食盐、味精调味即可食用。这道汤具有平肝、祛风、利湿、除热的功效。

3. 荸荠冰糖藕羹

准备荸荠 250 克，藕 150 克，冰糖适量。将荸荠洗净去皮，藕洗净切小块。砂锅加水适量，将荸荠、藕同入锅内文火煮炖 20 分钟时，加入如冰糖再炖 10 分钟，起锅即可食用。这道汤具有清热利湿，健脾开胃，止泻的功效。

4. 荷叶绿豆粥

准备鲜荷叶 1 大张，绿豆 20 克，粳米 30 克，冰糖适量。先将绿豆、粳米煮成稀粥后，加入冰糖，搅拌均匀。趁热将荷叶盖在粥面上，待粥成淡绿色，即可食用。荷叶苦辛气香，既能清解湿热，又能利湿止泻；绿豆清热解毒，祛暑止渴；粳米甘平益胃。荷叶绿豆粥有祛暑清热、和中养胃作用，适用于小儿夏季发热口渴、食欲不振等证，为夏季小儿清热解暑的良方。

5.扁豆香薷汤

准备扁豆 10 克，香薷 5 克，用时加水煎汤，每日分 3 次服用。方中扁豆醒脾除湿，配以清暑、化食、和中的香薷，有清暑、利湿、和中的功效。适用于宝宝夏季常见的湿热泄泻和夏季热，其症状为泻下稀薄或蛋花汤样稀便，色多绿黄，腹胀肠鸣或持续发热不退等。

6.三仙饮

准备山楂 10 克，麦芽 10 克，神曲 10 克为一次量，加水煎汤，早晚各服一次。此方由中药处方中常用的"焦三仙"组成，有消食的功效。方中山楂可消肉食之积，麦芽消面食之积，神曲消果蔬之积，对于宝宝食积发热，面黄肌瘦，不思饮食有很好的调理作用。

芒种·减酸增苦防缺钾，五枝汤沐浴效果好

⚠**症状：** 芒种时节萎靡乏力。

偏方： 桂枝、槐枝、桃枝、柳枝、麻枝。

方法：

五枝泡煮，将药汤加入水中为宝宝浸浴。

芒种前后，阴雨连绵阴雨的梅雨季节，空气潮湿，天气湿热，诸多传染病便会"乘虚而入"，家长在照顾宝宝的时候，不得不提高警惕。

盛夏时分，天气炎热，太阳直射的强度大，气压持续走高，这些天气环境都会影响到宝宝。首先，妈妈们要给宝宝及时更换夏装，不然就可能会捂出痱子。此外，夏天暑气上涌，内泛入心，再加上高温蒸烤，汗液若闷在体内，人很容易犯懒。特别是处在成长期的宝宝们，尤其会感到四肢困倦、萎靡不振，因此在夏季，家长要让宝宝勤加锻炼，让他们多出汗、多流汗，这样才能使宝宝体内代谢良好运作。如果害怕宝宝受伤而不让他参加锻炼，或者因宠爱宝宝让其在家中少出门，这样不仅不利于宝宝的身体强健、使宝宝体质下降，而且还会让宝宝的汗液无法正常排出，进而影响宝宝体内的水液平衡。

在生活起居上，妈妈还要注意让宝宝晚睡早起，适当接受阳光照射，以顺应

阳气的充盛，利于气血的运行，振奋精神。但需要注意的是，阳光的照射虽然利于升发阳气，但阳光直射过久则会让宝宝中暑，所以还是要留意宝宝在室外的时间。

到中午的时候，妈妈们要催促着宝宝午睡。因为夏天昼长夜短，午睡可以助恢复精神，有利于健康。但也不要睡太长时间，一来可能会影响晚间正常的睡眠，二来午后久睡也不利于宝宝散发阳热，体内郁结过久则易引发病症。

炎炎夏日，妈妈们还要重视给宝宝洗澡。尤其是芒种过后，午时天热，人易汗出，衣衫要勤洗勤换，人也要多多洗澡，这样才能可使皮肤疏松，"阳热"易于发泄，才能有效避免中暑。不过，宝宝出汗时不要立即洗澡。因为出汗时毛孔张开，这时洗澡，如果水温低，刺激毛孔关闭，该出的汗出不来，容易引起内分泌失调。滞留在体内易引起高热症，还会导致抵抗力下降引发感冒、发烧。

在给宝宝洗澡时，家长们可以尝试一下药浴，而本节主要推荐的偏方就是"五枝汤沐浴"。药浴的方法多种多样，作为保健养生则以浸浴为主。芒种时节以五枝汤（桂枝、槐枝、桃枝、柳枝、麻枝）沐浴最佳，即先将等量药物用纱布包好，加十倍于药物的清水，浸泡20分钟，然后煎煮30分钟，再将药液倒入浴水内，即可浸浴。

上文已经提到，夏天气温高，宝宝出汗多。在出汗的过程中，体内的水分和一些营养素就随之流失了，如钠、钾、锌、钙等。而钾元素的缺乏会让宝宝觉得精神不佳。因为钾元素的作用主要是维持神经、肌肉的正常生理功能。所以，夏季宝宝补钾很重要。应该及时补充水分，最好是白开水。出汗多的宝宝可以补充一些糖盐水，也可以喝一些矿泉水，但不能用纯水或纯净水来替代。另外碳酸饮料不能多喝，否则会增加钙的流失。多吃一些新鲜的蔬果。因为新鲜蔬菜和水果中含有较多的钾，对宝宝安度夏天很有益。含钾较多的食物有：粮食中的荞麦、玉米、红薯、大豆等，水果中的香蕉，蔬菜中的菠菜、苋菜、香菜、油菜、甘蓝、芹菜、大葱、青蒜、莴苣、土豆、山药、鲜豌豆、毛豆等。妈妈们可以根据自己的具体情况做挑选。

夏天父母还要做好儿童多发病的预防。湿气加重、气候闷热，倘若宝宝的身体防线有所缺漏，一些季节性传染病就会乘虚而入，比如中暑，此外还有腮腺炎、水痘等如果不及时治疗则可能危及生命的传染病。因此，家长不得不提高警惕。

这里特别强调一下腮腺炎的预防及治疗。这种病是宝宝在春夏两季里最常见、也最危险的一种急性传染病，其并发症往往多发于儿童，出现发热、畏寒、头痛、咽痛、食欲不佳、恶心、呕吐、全身疼痛等症状。预防时，要避免不良生活习惯而导致的"外毒"侵入宝宝的身体，也要养成良好生活习惯，多吃清热解毒的食物将体内的"内毒"排出。

最后，夏季总是闷热，容易使人心神不安。尤其是对心智尚未成熟的宝宝来说，更容易烦躁不安、易哭易闹。这可能会引起家长的烦躁不安，对宝宝的情绪不佳而导致一个恶性循环。因此这个时候，家长要克制自己的情绪，使自己和宝宝都保持着轻松愉快的心态。因为烦闷、恼怒、忧郁、困倦等负面精神状态不但会影响到自己的心情和孩子的精神状态，过度的负面情绪的作用还会让孩子加重精神上的负担，从而诱发疾病的产生。只有让自己和宝宝的精神都保持轻松、愉快的状态，才能气机宣畅，通泻方可自如。

夏至·清热祛暑保营养，生津健脾五枝汤

⚠️**症状：**芒种时节萎靡乏力。

🌿**偏方：**桂枝、槐枝、桃枝、柳枝、麻枝。

方法：
五枝泡煮，将药汤加入水中为宝宝浸浴。

物换星移、四季轮回是自然规律，任何人都无法改变。夏至的来临，预示着夏天真正到来。如何让宝宝顺利度过炎热的夏天，成了摆在所有年轻的爸爸妈妈面前的问题。从中医养生的角度看，食疗补益，主要是以下几个问题。

首先，清心祛暑、清热解毒。中医认为，夏为暑热，夏季归于五脏属心，适宜清补。而心喜凉，宜食酸，适合多吃一些小麦制品，此外还有猪肉、李子、桃子、橄榄、菠萝、芹菜等。综合来说，夏至这个时候多吃些以性寒凉味酸食物符合中医注重天人合一，阴阳互补的原则。尽量不吃辛辣温燥之物。不过应注意不要让宝宝过度生食冷饮，以免伤及人体内的正气而诱发疾病。

其次，清热利湿、生津止渴。人体在夏天津液消耗较多，就需要清热生津止渴，同时，炎夏暑湿并重，清热利湿、清暑化湿也是必需的。中医认为，长夏在五脏中归于脾，也宜清补。而过湿对脾不利，日常饮食还是应该多食甘凉或甘寒为宜。夏日炎炎，冷饮大受人们青睐。但是喝冷饮过多后湿气容易侵入体内，使得脾胃升降，人的运化功能就会产生障碍，积水为患，导致食欲不振等。因此，夏天应

该常吃利水渗湿的食物，有利于健脾和胃，脾健则其升降运化功能得以恢复，有利于行水利湿。

再者，健脾养胃，补气益阴。夏季人体能量消耗增大，一方面急需补充营养物质和津液，另一方面又极易被暑湿气候影响得脾胃正气不足，胃肠功能紊乱。所以健脾养胃是夏季饮食的总原则，首选以汤、羹、汁等汤水为佳、清淡而又能促进食欲、容易消化，才能起到养生保健的功效。

以上这些是夏至饮食的总原则，具体而言，以下这些是更为具体的参考建议，还有防止中暑的功效。

（1）多喝粥汤，补充电解质。幼儿体内 70% ~ 80% 由水分构成，需水量是成年人的 3 倍左右，所以，在夏天要供给宝宝足够多的含水分食品，在补水的同时补充出汗时损失的各种矿物质，尤其是钠和钾。前面已经分析过体内缺钾后，人体会出现何种状况。而品类繁多的甜饮料中却不含钠、钾、钙、镁等电解质，也不含维生素，仅仅含有糖分和水分而已。因此，妈妈们不要用甜饮料来为宝宝解渴，而应当鼓励宝宝多吃水果，还应当在家中准备营养丰富的粥汤和解暑饮料，其中尤以豆汤、豆粥对补充矿物质最有帮助。

（2）多吃牛奶、鸡蛋和豆类。宝宝每一天都在快速生长，对蛋白质的需求量很大。在 35℃ 以上的高温中，人体排汗会损失大量蛋白质，同时体内蛋白质分解也会增加。因此，炎热天气中宝宝常常食欲不振，容易发生蛋白质摄入不足的现象。妈妈们一定要注意，获取蛋白质绝不能靠零食、饮料和冷饮，而要选择牛奶、鸡蛋和豆类食物。每天让宝宝喝 1 杯牛奶、1 个鸡蛋、豆制品或豆粥，再搭配一些瘦肉和鱼，已经能够满足蛋白质的摄取，还能补充一部分铁质。

（3）多吃果蔬杂粮，供应维生素。夏天从汗水中流走的不单单是蛋白质，还有维生素 C 和维生素 B_1、维生素 B_2，而且，科学测定显示，高温天气中水溶性的维生素需要量是平时的 2 倍以上。缺乏这些维生素后，人体就会倦怠无力，抵抗力也随之下降。补充维生素 C 需要多吃蔬菜和水果，补充维生素 B_1 需要多吃豆子和粗粮，维生素 B_2 则是牛奶和绿叶菜。因此，妈妈要鼓励宝宝多吃果蔬杂粮，宝宝在夏天也能精神百倍。

（4）少食多餐。高温气候下，人体的消化酶分泌会减少，消化功能下降。所以，在夏天，人们会更偏向于那些清淡爽口、外观诱人、花样出新的食物。妈妈们在做饭时，调味原则应该是少用油，多用醋，不妨少量多餐，在天气凉爽的时段可适当加餐。当然，每餐必是干净卫生的。

小暑·酸味苦味正消暑，蜜汁苦瓜效果好

⚠ 症状：小暑时节食欲不振。

偏方：苦瓜、枸杞、蜂蜜。

方法：

苦瓜洗净切片，焯烫后过凉水，加入蜂蜜、枸杞和适量凉白开，封好冷藏。

小暑这个节气在每年的7月6日～7月8日。"暑"是炎热的意思，顾名思义，小暑是反映夏日暑热程度的节气。"斗指辛为小暑，斯时天气已热，尚未达淤极点，故名也"。天气已经很热，但还不到最热的时候，所以叫小暑。

小暑节气之际，气温升高，宝宝出汗较多，容易食欲不振。一方面宝宝日间活动又消耗了一部分热量，过度流汗而耗气，胃口进一步降低，浑身无力，脾胃功能也会降低，另一方面宝宝又需要吸收充足的营养长身体，所以，这时候可以让宝宝吃些酸味食物，有助于消暑开胃。酸味食物在敛汗止泻、祛暑降温方面有突出功效，可以预防宝宝因流汗过多而耗气伤阴，还能生津解渴、健胃消食。因此，喂养宝宝时可以多多考虑酸味食物，例如番茄、柠檬、草莓、山楂、菠萝、猕猴桃等。这些食物还可以入菜，更加开胃。接下来，推荐几种适合宝宝的酸味食谱：

番茄豆腐：将番茄洗净切丁，豆腐切丁备用。起油锅，先将番茄炒熟，再加入豆腐拌炒即可。

胡萝卜山楂汁：山楂洗净，每颗切四瓣；胡萝卜半根洗净切碎。将山楂、胡萝卜放入炖锅内，加水煮沸，再用小火煮15分钟后用纱布过滤取汁。

这两款酸味食谱是很简单的，妈妈们轻轻松松就能取得防暑降温的效果。另外，宝宝出汗的同时也流失了津液。番茄、柠檬、草莓、乌梅、葡萄、山楂、菠萝、杧果、猕猴桃等酸味水果，有敛汗止泻祛湿的功效，还能生津解渴，健胃消食，增进食欲。或者在菜肴中加入少量醋，也可以杀菌消毒，防止胃肠道疾病发生。

小暑时节天气炎热，强烈阳光的照射过久，很容易发生中暑。人易感心烦不安，疲倦乏力，出汗也多。故小暑时节的饮食应以清淡为主，少食辛辣油腻之品。然而夏季又是消化道疾病多发季节，所以我们要饮食有节，饮食清洁，饮食丰富。

相比于酸味食谱，夏天选择苦味食物的人数并不多。很多人都认为苦味食物

无论如何算不上美味，但它却是夏日的健康食品。苦味食物有自己的独到之处，它所含的生物碱具有消暑清热、促进血液循环、舒张血管的作用。因此，苦味食物也是炎炎夏日里一道独特的菜品。苦味食物以蔬菜和野菜居多，如莴苣、生菜、芹菜、茴香、香菜、苦瓜、萝卜叶、苔菜等。干鲜果品中也有不少是苦味系的，如杏仁、桃仁、黑枣、茶叶、薄荷叶等。另外，啤酒、茶水、咖啡、可可等苦味饮料也属于苦味食物范畴。这些苦味食物能帮助人们清除内心的烦恼、提神醒脑，而且可以增进食欲、健脾利胃。

本节着重为家长朋友推荐的"苦味"偏方就是：蜜汁苦瓜。准备苦瓜一根，枸杞15粒，蜂蜜8克，白糖8克，凉白开40克。

准备好食材，枸杞用清水浸泡备用；将苦瓜洗净泡开，把中间的瓤子去除干净再洗净备用；把苦瓜切斜刀片成薄片；锅中烧开水加入少许盐和色拉油，倒入苦瓜焯烫捞出过凉；取一个碗加入蜂蜜；再加入白糖；加入4倍的凉白开；搅拌至糖融化；加入沥干水分的苦瓜和泡好的枸杞；拌均匀后包上保鲜膜放入冰箱冷藏1个小时即可。

也许很多宝宝都接受不了这种味道，这也要取决于妈妈的手艺了，除此之外我们再推荐一款清新可口的苦瓜苹果饮，家长可以根据实际情况进行选择。基本材料准备苦瓜，一个苹果，半瓶冰镇矿泉水，适量蜂蜜，适量盐。具体方法：将苦瓜掏去瓤；用筷子在里面转几圈即可很容易去掉；把苦瓜切丁；把苦瓜丁放盐水泡10分钟，去掉一部分苦味；将苹果去皮切小块；再把苦瓜沥水和苹果放入料理机；加入冰镇的矿泉水；启动料理机30秒；打好的汁过滤到杯子，加入蜂蜜调匀饮用。

总体来说，小暑时的天气已经很热。一个人在强烈的阳光待太久，红外线会使人的大脑丧失调节体温的能力，就容易发生中暑。所以，小宝宝一定不能在夏日阳光下待太长时间。还有一种情况是，外界气温高、空气湿度大，汗液蒸发困难，体内热量积蓄过多、出汗过多，会导致体内水和盐大量排出，当得不到及时补充时同样可能中暑。而热射病是中暑最严重的一种，持续的闷热使体内热量不能发散，热量集聚在脏器及肌肉组织，进而伤害到中枢神经。所以，夏天要避热、防中暑，上午10点到下午4点父母要尽量少带着宝宝到户外活动。同时，要时时刻刻注意给宝宝补充水分，给他喝一些绿豆汤、绿豆粥、绿豆百合粥、南瓜绿豆汤都能起到缓解作用，最好在其中加些菊花、金银花，更加有清热效果。

大暑·环境炎热易失水，鲜玉米汁补水分

⚠ **症状**：嘴唇干燥，消化不良，大便干结。

🫗 **偏方**：玉米汁。

方法：

选择适量洁净玉米，煮熟后取玉米粒打浆，过滤后即可食用。

暑，热也，大暑，大热。这个节气是整个夏季最炎热的时段。此节气正值中伏前后，高温闷热；而且雷阵雨集中，空气湿度高。暑湿之气乘虚而入，最易使人心气亏耗，老人、儿童等体虚气弱者尤其难以抵挡，容易中暑。所以父母在日常护理中一定要帮助宝宝补水消暑，保证他玩好休息好，增强抵抗力。

水是人体最重要的物质，营养的运输，重要的物质代谢和生理活动都需要水的参与。夏天天气高温难耐，宝宝出汗多，流失了大部分的水分，因此，妈妈们在夏天的时候一定要采取一些补水的措施。

首先一个问题是补什么水。现在市场上各种饮料、纯净水种类繁多。从健康的角度来看，白开水依然是最好的选择。因为白开水不含卡路里，非常解渴，还有调节体温、输送养分及清洁身体内部的功能增进机体免疫功能，提高人体抗病能力。而且煮沸后自然冷却的凉开水最容易透过细胞膜促进新陈代谢，增加血液中血红蛋白含量，不用消化就能为人体直接吸收利用。

同时，不要任由宝宝贪恋冷饮。夏季高温，孩子们都喜欢雪糕冷饮，而且往往无所节制。但是小孩子偏偏是不能吃太多冷饮的，伤胃伤身。胃的表皮有一层特殊的黏膜，它能分泌黏液层覆盖在胃的表面，这层黏液能保护胃自身不被消化液消化掉。冷饮的温度一般要比胃内温度低 20~30℃，长期过量的冷食物进入胃，会使胃黏膜下血管收缩，黏膜层变薄，使保护胃的"天然屏障"——黏液层受到破坏，导致胃的防卫能力下降，胃酸和胃蛋白酶的侵袭力增加，出现黏膜水肿和糜烂，最终形成慢性胃炎。

本节针对大暑时节宝宝身体缺水问题，我们特别推荐"玉米汁"这一偏方，操作方式非常简单，选择新鲜玉米，将苞衣剥掉后，细心将须去掉，将干瘪、腐烂的玉米粒挑出，将饱满干净的玉米放入清水中蒸煮，待煮熟后，剥下玉米粒放

入打浆机中打浆。由于宝宝年幼很可能不喜欢喝粗糙的玉米汁，家长可以考虑用120目纱布过滤后食用，由于玉米汁本身有淡淡的香甜，如有需要，可再加入蜂蜜调味。

此偏方原理在于，玉米汁味道香浓甜润，对于不爱喝水的宝宝更加有吸引力，饮食后不需胃酸分解，可直接被肠道吸收，能满足人体营养平衡的需要，液体食物对宝宝身体水分可直接做出补充。同时其中富含人体必需的、而自身又不易合成的30余种营养物质，如铁、钙、锌、钾、镁、锰、谷胱甘肽、葡萄糖、氨基酸等，对宝宝身体极为有益。

如果家长确认宝宝身体并不是缺水而引发的夏季不适，一定要留意宝宝的饮食。大暑时节在饮食方面应该首选清热消暑之物，如炝拌什锦、清拌茄子、苦瓜菊花粥、绿豆南瓜汤等都是有益身心的佳品。妈妈们还可以为宝宝做些绿豆汤、西瓜汁、酸梅汤等果饮。水果则以西瓜为好，有清热祛暑、利尿消肿作用。总之既不要过多吃辛辣食物，也不要吃得太油腻。

在口味上，大暑时节暑毒外蒸，饮食宜增咸减甘，做菜时适当放些姜、葱、蒜、醋。尽量食用温、软的食物，避免过度食用寒冷食物或甜腻食物。如果宝宝没有食欲，不可以勉强进食。除此之外，暑热时节，容易耗气伤阴，人们常常是"无病三分虚"，应以益气养阴为主，不宜过多进补，尤其是性温、热、燥的补品，如人参、鹿茸、当归等。另外，民间有一种说法，大暑时节要给处于生长期的孩子吃童子鸡进补。专家提醒，进补需因人而异，否则将会起到反面效果。

吃好喝好之后，家长们还要考虑到宝宝的睡眠状况。夏天高温炙烤，到晚上睡觉时，有些父母怕宝宝中暑，会让宝宝光着身子睡在凉席上，认为赤膊凉爽。其实事实未必如此。如果气温接近或已经超过人的体温时，赤膊不但不凉爽，反而会感到更热。因为人的体温调节不仅靠皮肤蒸发，还和皮肤辐射有关。当外界温度超过37℃时，体温主要靠皮肤蒸发来散热；当气温继续升高时，皮肤不但不能通过辐射方式来散热，还会从外界环境中吸收热量，使人感到更加闷热。所以，盛夏时节最好不要让宝宝裸睡，相反，应适当穿些衣物，一来可以隔热，二来可以阻挡紫外线的照射。紫外线既容易产生热量，又容易造成晒伤，要多加小心才是。

夏季睡觉时还有一个重要的问题就是防范蚊虫叮咬。很多家庭会用气雾杀虫剂、灭蚊片和蚊香等产品对付蚊虫，这些产品大都采用菊酯类的溴氰菊酯作为杀虫有效成分，且气雾杀虫剂和蚊香都属短效杀虫剂，需要每天使用，对人类身体是有害的，尤其是大脑发育还未完善的婴幼儿和儿童。驱蚊产品中的化学成分会对人类的呼吸道、皮肤黏膜产生危害，而且对年龄越小影响越大。

反是传统的蚊帐是最健康的。它能把蚊虫隔离开，又没有化学物质的污染，是晚上入睡首选防蚊方法。宝宝住的房间不要使用杀虫剂，也不要接触任何杀虫剂，包括蚊香，只要洒一些驱蚊花露水就够了，它就像一顶无形的"蚊帐"，尤其适合儿童使用。只要涂抹在身体裸露部位，每次时效可达5小时。除了驱蚊功效外，有些花露水中还含有中草药成分，有清凉、去痱、避暑等功能，可谓"一物多用"。另外，可以选择在宝宝房里放几盒清凉油或风油精，晚上打开盖子驱蚊效果也不错。

最后，夏天晚上睡觉的时候，空调不宜开的时间太长。长时间使用空调的房间里因门窗紧闭而使室内新鲜空气含量少，室内干燥，宝宝皮肤的水分调节能力远不如成年人，在这样的空调房里待久了宝宝会疲乏，加之长期暴露在冷而干燥的空气中，呼吸道及消化道抵抗力下降，一些病毒细菌就会乘虚而入，可引起上呼吸道感染及腹泻。所以，如果夏季用空调的家庭，在睡觉之前要给宝宝喝足够的水，而且空调开放时间不要太长，并适当增加室内的湿度。

立秋·立秋伊始早防"燥"，荸荠清热有奇效

⚠**症状：** 立秋时节口干舌燥，流鼻血等症状。

🍵**偏方：** 荸荠、洋葱、五花肉等。

方法：
荸荠去皮洗净，五花肉切丁煸熟后加入同时翻炒，最后加入食料调味。

立秋，说明秋天已经到来，炎热的夏季已经离我们而去。气候变化之后，身体的各个器官随着气候的变化会发生着一定的改变。"春困秋乏"就是人们在这个时段典型的反应。而且秋天降雨减少，空气中的湿度降低，干燥缺水是这个季节给大家的直接感觉，防干防燥是每一个人都面临的问题。宝宝的抵抗力较差，更是防燥的重点对象。因此在季节变换的当下，应对宝宝及时护理，立秋宝宝护理，饮食防燥要趁早。

本节主要推荐的偏方是酱香荸荠：准备荸荠200克、洋葱半个、五花肉100克、色拉油适量、食盐少许、生抽2毫升、白糖适量。把荸荠的外皮去掉，焯水备用；把五花肉切成丁，洋葱切成丝；再把肉丁入油锅煸出香味，倒入洋葱丝翻炒出香味，

倒入荸荠翻炒；最后加入生抽、盐和糖炒匀即可。

荸荠有清热解渴、化痰利湿、强身益气的功效，口感又爽又脆，味道清甜，个头不大，果肉洁白如玉，小宝宝一般都很喜欢。需要注意的是荸荠长在泥里，容易沾染细菌和寄生虫，一定要洗干净去皮，煮熟了再给宝宝吃，不要让他生吃。

另一方面而言，经过了整整一个夏天的炙烤，立秋之后，宝宝终于可以呼吸到凉爽的空气了。但是秋天温度下降的同时，湿度也在下降，空气中水分日益减少，变得越来越干燥。而宝宝的皮肤很稚嫩，器官正在发育，适应环境的能力还很差。面对空气的变化，很容易出现口舌干燥、鼻子出血等情况。因此，进入初秋，就需要对宝宝进行特别精心地护理。

首先，让宝宝喝到充足的水。妈妈可以规定宝宝一天喝多少水，并定时喂宝宝或提醒宝宝自己喝水。除了喝水，让宝宝多吃水分足的水果梨、苹果、西瓜都是不错的选择，还也可以把水果榨成汁给宝宝喝。

其次，食物以清淡为主。身体如果吸收太多盐分必然就会脱去相应的水分，因此，初秋宝宝的饮食要以清淡为主。不要让小宝宝吃太多油炸食物，热量太高，一来宝宝不容易消化，二来吃完容易让宝宝吃后胸口发闷发胀。平时可以给宝宝多吃一些新鲜蔬菜。饭前先喝碗清汤，清汤可以稀释菜的盐分，保持体内水分。刺激性偏干燥的食物，葱、蒜、韭菜、姜、花椒、辣椒等能少吃就不要多吃。平时，可经常用金银花、白菊花或乌梅甘草汤等代茶喝。妈妈们可以尝试着做些银耳羹，能够有效地预防鼻子出血。做起来也很简单，只要把银耳泡开洗净后加水熬成琼脂状，然后放进冰糖，等到冰糖溶化后就可给宝宝吃。

然后，注意时时滋润宝宝小嫩唇，鼻孔和口腔。为宝宝准备一支专用润唇膏是很有必要的。早中晚饭后，爸爸妈妈都可以帮宝宝擦干净嘴巴，然后涂一次润唇膏，睡前再涂一次，保证第二天起来，嘴唇还是非常润泽的。最好在白天给宝宝多涂几次润唇膏。

如果宝宝的嘴唇已经非常干燥，并有脱皮现象，父母就要为宝宝做好唇部特别护理，例如：用干净的湿毛巾轻轻擦拭唇部，擦完之后再用干毛巾把水分擦干，之后再涂上大量唇膏等。这些护理工作可以在睡觉前进行，这样连续护理一个星期之后，嘴唇就可以恢复润泽。同样，父母可经常用棉签蘸生理盐水滋润鼻腔，还可经常湿化室内空气，或者在家里安装加湿器。

最好嘴唇的护理之后，还要保持宝宝睡觉时鼻子的通畅。宝宝睡觉时，不要用被子蒙住头，而要把被子盖在下巴以下部位，让宝宝多呼吸新鲜空气。为使宝宝的口腔不至于太干燥，父母可以想方设法增加宝宝唾液分泌，例如：可给宝宝常含无核话梅、藏青果等，或者让宝宝喝酸梅汁、柠檬汁等生津解渴的饮料。当然，还不要忘记培养孩子养成饭后勤刷牙习惯。刷牙有多重好处，一是保持口腔清新，二是做好口腔卫生，三是防止盐分吸收口腔内水分。坚持刷牙的同时也要坚持给宝宝洗澡，洗澡时可用宝宝专用的沐浴露。如果宝宝皮肤偏干燥，或有脱皮的现象，就可以同时注入数滴婴儿润肤油于浴盆中，洗完后全身擦润肤露。初秋虽然凉爽，但平时还是不能给孩子穿太多，否则宝宝容易出汗，引起痱子。

下面是其他几种适合宝宝初秋食用的美食，推荐给各位家长朋友们：

南瓜香肠卷：准备小麦面粉3000克、南瓜150克、面团450克、香肠10根、发酵粉3克、水10毫升。将南瓜切成薄片、蒸熟，凉凉备用；再用清水将发酵粉融化，把融化的酵母水拌入南瓜中，将南瓜捣烂成泥；然后将加了酵母的南瓜泥倒入面粉中，用筷子搅拌成面絮，用手将面絮揉成三光的面团，盖上一块湿布，饧上1个小时。

梨汁鸡翅：准备鸡翅8个、雪梨1个、色拉油适量、食盐1小勺、生抽2勺、蚝油1大勺、蜂蜜3大勺。将雪梨去皮，切块，用搅拌机搅打成茸，用漏勺过滤渣滓，取汁，果汁过滤放在碗内；在梨汁中加入3大勺蜂蜜、2勺生抽、1小勺盐、1大勺蚝油，搅拌均匀，调成腌肉汁；洗净鸡翅，上面划2~3道，放入腌肉汁中，腌渍一晚；将平底锅烧热，倒油，将鸡翅码入锅内，中小火，慢慢将鸡翅煎至两面金黄，中间不要盖盖子，中小火，这样出来的鸡翅外皮焦爽，有烧烤的感觉。

梨有生津止渴、润燥化痰、润肠通便的功效，可以治愈心烦口渴、润燥干咳、咽干舌燥等症状。梨子生吃清火，煮着吃滋阴，健康又美味。

处暑·处暑睡好子午觉，芝麻菠菜安神好

⚠️**症状**：处暑精神困顿，易疲劳。

偏方：芝麻、菠菜。

方法：

将菠菜洗净后放入水中烫熟，凉凉之后加入芝麻和调味料拌匀。

处暑，"处"是指"终止"，处暑的意义是"夏天暑热正式终止"。处暑已过，意思就是说夏天的暑气逐渐消退，但真正的刺骨的秋凉还没有出现。不过这些的

炎热有时不亚于暑夏之季，这也就有了"秋老虎，毒如虎"的说法。但是处暑节气之后，的确又是由热转凉的交替时期，人体内的阴阳之气也由盛转衰，此时人们的起居作息应当相应地加以调整。

古人说，"吃人参不如睡五更"，可见睡眠是非常重要的。对于在睡眠中都生长的小宝宝来说，更是如此。因为本来生长发育和睡眠就有很大关系，要不怎么说"孩子是在睡中长大"呢。中医的精髓之一就是讲究天人合一，顺应自然。《素问·上古天真论》曰："上古之人，其知道者，法于阴阳，和于术数，饮食有节，起居有常，不妄作劳，故能形与神俱……"这句话说明了合理安排睡眠在保证身体健康中的重要性。顺应自然、顺应时节的睡眠，可以让宝宝休息得更香、长得更好。

为了让宝宝安神休息，本节推荐"芝麻菠菜"这一安神偏方，能对宝宝休息祈祷非常好的辅助作用。准备鲜菠菜500克，熟芝麻15克，盐、香油、味精各适量。菠菜去根洗净，在开水锅中滚烫一下，捞出浸入凉水中，凉后捞出淋干水分，切成段，放入盘内，分别加入盐、味精、香油，搅拌均匀，再将芝麻撒在菠菜上即可。此偏方除了安神之外还有补肝益肾，开胸润燥功效。

针对年龄偏小的宝宝而言，其"脏腑娇嫩，形气未充"，意思就是说宝宝的身体和精神尚未发育成熟，要格外注意饮食有节、睡眠充足，才能保证身心健康、苗壮地成长。现代医学也证实睡眠在孩子生长发育中起着举足轻重的作用。首先，生长激素是在睡眠周期里面以脉冲形式分泌出来的，充足、合理的睡眠时间是生长激素分泌的前提保证。其次，进入良好的睡眠阶段，新陈代谢速度减慢，孩子的多个系统能进行休息调整，减轻负担，起到很好的储能作用，白天才能精力充沛地进行各种活动。

在中医的视野里，一年当中的四季，睡眠的长短各有不同。春天，处于勃勃生发的状态，总睡觉的话会阻碍身体各方面的发展。因此，春天要晚睡早起，要适当地少睡些。夏天，生命也处于昂扬生长的状态，需要充分享受阳光，因此，夏天要晚睡早起。秋天，生命总势开始收敛，应该早睡早起，才能养肝胆之气。而冬天要讲究收藏，人的身体也该顺应自然之性，享受充足的睡眠，所以要早睡晚起，等到天地和人身上的阳气出现的时候，才开始活动。这样看来，冬季睡眠的时间应该是最长的，秋季其次，而春天和夏天相对睡眠可以少一些。

这个"春夏养阳，秋冬养阴"的总体规律也适用于宝宝身上，而且宝宝因为生长需要，总体睡眠时间比成人更长。但是，这并不意味着睡眠时间越长对宝宝成长越有利。因为即使睡觉的时间够长了，但如果睡的时辰不对，也不能达到最佳效果。那么，什么时候睡觉效果最好呢？

在古代，人们提倡睡"子午觉"，认为睡好子午觉对身体健康大有裨益。子午觉，通俗地说，就是说在子时与午时都应该睡觉：子时大睡，午时小憩。子时是晚上的 11 时至第二天凌晨的 1 时，午时是中午 11 时至下午 1 时，前段阴气最盛，阳气衰弱，后段阳气最盛，阴气衰弱。《黄帝内经》里提到，"阳气尽则卧，阴气尽则寐"，所以这两个时间段都应该是睡觉的时段。而且子时和午时都是阴阳交替之时，这个时段也是人体经气"合阴"及"合阳"之时，有利于养阴及养阳。睡"子时"可以养精蓄锐，子时是一天中阴气最重的时候，这个时候休息，最能养阴。睡午时则可以顺应阳气的开发，所以午时"合阳"时要小寐。可见，睡好子午觉，对宝宝的健康来说是特别重要的。

不过，不同年龄段的孩子需要的睡眠时间不一样，年龄越小的宝宝需要睡的时间就越长。

在新生儿期，宝宝的睡眠时间平均每天都在 18 个小时以上。1 到 3 个月的宝宝，每天大概也要睡上 16 个小时左右，也就是说，除了吃奶、换尿布、玩一会儿，3 个月以内的宝宝大部分时间就是睡觉。4 到 6 个月的宝宝每天睡眠时间应保证在 14 个小时以上，这个时期，宝宝的感知能力和运动能力都有较明显的发展，白天的睡眠时间开始逐渐减少，一般是上、下午各睡一两个小时。由于白天的运动量增加，宝宝夜里通常能睡得很香。7 到 12 个月的宝宝睡眠时间和睡觉的香甜程度因人而异。一般是上、下午各睡 1 次，每次睡 1 到 2 个小时，夜间一般睡 10 个小时左右，一昼夜的睡眠时间应在 14 到 15 小时。1 到 3 岁的宝宝，每天平均睡 12 到 13 小时，而且夜间能一夜睡到天亮，白天醒来的时间长，有固定的 2 到 3 次小睡时间。

列举的这些睡眠时间只是一个大概范围，并不是硬性的规定，宝宝睡眠时间的长短主要还是取决于白天的精神状态。而且每个孩子都存在个体差异，睡眠时间也不尽相同。只要孩子白天精力充沛、心情愉快、食欲好、生长发育正常、睡得踏实，即使达不到上面所说的睡眠时间总量也没关系。

那么，究竟是什么打扰了宝宝的休息，又是什么阻断了宝宝的好梦呢？总结起来，主要有以下几类原因：

生理性困扰：此类原因最常见，包括饥饿、口渴、尿布湿了、睡眠环境过热、声光刺激、衣服过紧、蚊虫叮咬等。

外部环境困扰：尿布太湿，衣被过紧，室内温度不适合，都可能会影响到宝宝的睡眠。

吃多了、吃杂了："胃不和则卧不安"，睡觉前吃了太多的东西或吃太杂的东西，食物就会积滞在胃里，使宝宝感觉肚胀、肚疼，影响睡眠。所以，宝宝最后一顿饭的时间不要离睡觉时间太近，让食物得到充分的消化。而且，最后一顿饭不要让宝宝吃太油腻的或不好消化的食物，也不要吃得太杂，这样都会增加消化系统的负担。

病理性因素：如果宝宝患有某种疾病，就会导致睡眠不安，如佝偻病、腹绞痛、鼻塞、有蛲虫等，这些病痛都会令孩子睡得不安稳。尤其是当宝宝原来睡眠一直很好，只是近期才常常夜间哭闹，睡眠不佳的话，父母就要考虑是否有病理性因素。比如，宝宝总是睡眠不安、易哭易闹，伴有多汗、枕秃，可能是佝偻病。这时候父母就要找医生确认，并在医生的指导下补充钙剂和维生素 D，同时加强户外活动，接受阳光中的紫外线照射，并多吃富含维生素 D 的食物。

蛲虫感染：如果父母发现宝宝夜间哭闹并搔抓肛门应该仔细观察宝宝的肛门皱褶。如果发现有白色线头样物，说明宝宝感染了蛲虫。解决方法就是提升宝宝的个人卫生，做到"三勤两不"：勤洗手，勤剪指甲，勤换内裤；不吮手指，不穿开裆裤。而得病后换下的内裤要用开水烫一遍再把其在太阳下暴晒，以防自身再感染。

鼻塞：导致感冒会引起鼻塞，鼻塞就会导致呼吸不畅，呼吸不畅自然难以入睡。因此，宝宝感冒了要即使服药，睡前用热水熏鼻子。睡觉的时候，保持侧睡，也能够缓解鼻塞。

腹绞痛：如果宝宝夜间突然哭闹，极有可能就是肠痉挛引起的腹绞痛了。这种腹痛时发时止，也可自行缓解，所以宝宝也是一阵哭一阵停的。妈妈们这时要轻轻按摩宝宝的腹部，腹部暖和一点儿后，疼痛就能慢慢缓解。

最后，给妈妈们几条让宝宝睡得香的三个建议：

首先，做好合理的睡前准备。睡前一两个小时内，除了上文提到的不让宝宝吃得太多、太杂之外，还不能让宝宝吃太多不易消化的食物，睡前不要喝太多水。每天睡前给宝宝洗个温水澡或洗洗脚。睡前不要玩太剧烈的游戏，避免让宝宝过于兴奋。

其次，培养良好的睡眠习惯。每天按时睡觉是一种良好的习惯，父母应该尽早培养。可以先定一个大概的上床时间，再根据宝宝的反应来调整。宝宝在床上要超过 1 个小时才能入睡，那就应该晚 1 个小时上床。宝宝睡前喂奶后，可让他在床上玩耍一会儿，不要马上躺下。

再者，营造良好的睡眠环境。睡觉要有睡觉的气氛。宝宝入睡前，要将室内光线调暗，不要大声说话或发出异响。保持室内空气新鲜、湿润。宝宝的被褥、枕头要清洁、舒适，被褥每 1~2 周晾晒一次。宝宝的睡衣和纸尿裤要选用柔软、透气性好的材质。

最后，服用清热安神之品。适宜处暑节气的有银耳、百合、莲子、蜂蜜、黄鱼、干贝、海带、海蜇、芹菜、菠菜、糯米、芝麻、豆类及奶类。下面再推荐两种效果不错的安神之品的做法，妈妈们不妨尝试一下。

青椒拌豆腐：准备豆腐 1 块，青椒 3 个，香菜 10 克，香油、盐、味精各适量。豆腐用开水烫透，捞出凉凉，切成 1 厘米见方小丁。青椒用开水焯一下，切碎，香菜切末。将豆腐、青椒、香菜及香油、盐、味精等搅拌均匀，盛入盘内即可。

百合莲子汤：准备干百合 100 克，干莲子 75 克，冰糖 75 克。将百合浸水一夜后，冲洗干净。莲子浸泡 4 小时，冲洗干净。将百合、莲子置入清水锅内，武火煮沸后，加入冰糖，改文火续煮 40 分钟即可食用。

白露·白露季节锌不足，喝点儿萝卜番茄汤

⚠**症状**：处暑精神困顿，易疲劳。

🍶**偏方**：萝卜、番茄。

方法：
将番茄与胡萝卜去皮后切厚片，先将胡萝卜炒熟，之后加入清水做汤。

二十四节气之白露节气，所谓"阴气渐重，凌而为露，故名白露"。白露是九月的头一个节气，气温开始下降，天气转凉，早晨草木上有了露水。露是由于温度降低，水汽在地面或近地物体上凝结而成的水珠。所以，白露实际上是表征天气已经转凉，时节由初秋向深秋过度。这时可以给宝宝进补一些春夏季节不适合进补的营养物质，比如锌这种对儿童身体健康极为重要的微量元素就非常适合在秋冬季节大量进补。因为夏季由于气温高，孩子食欲差，进食量少，摄锌必然减少，加上大量出汗所造成的锌流失，补锌量应当高于其他三季，尤其以秋冬季节最佳。

锌这种元素在人体内既不能合成，也不能贮存，只有从食物中获得。补锌有助于增强身体的抵抗力，减少感冒发烧的症状。同时缺锌了就会导致头发枯黄易脱落，因此，合理的补锌是可以改善这样的症状的，但是由于脱发所产生原因是不同的，所以说补锌也并不一定能完全的改善脱发的症状。这也是要从身体本身的病理原因出发的。这就警示我们，在是缺锌的原因基础上所引发的头发脱落的症状，一

定要及时并合理的补锌才好。而且，过量的补锌同样也会对身体造成不必要的伤害，因此，对于处于成长期的宝宝来说，科学补锌是很重要的。

针对这一季节补锌问题，我们特别推荐萝卜番茄汤这一汤品偏方。准备胡萝卜、西红柿、鸡蛋、姜丝、葱末、花生油、盐、味精、白糖等原料。将胡萝卜、西红柿去皮切厚片。在热锅下油，倒入姜丝煸炒几下后放入胡萝卜翻炒几次，注入清汤，中火烧开，待胡萝卜熟时，下入西红柿，调入盐、味精、白糖，把鸡蛋打散倒入，撒上葱花即可。

这道汤含锌量约 35 毫克。西红柿有清热解毒的作用，所含胡萝卜素及矿物质是缺锌补益的佳品。

对于营养不良的宝宝来说，补锌是特别重要的。在人体中已知的 1300 多种酶中，有数十种是含锌的。宝宝还处于生长发育阶段，对锌的需要量很大。因此，如过发现小儿体弱多病，必要时可做含锌量测定，在医生的指导下服用锌类药物。

对于有厌食症的宝宝来说，补锌也是必需的。科学研究表明，儿童体内缺乏锌元素不仅会影响正常的肌体生长发育进程，而且还会出现多种症候，如食欲不振、味觉减退、疲乏、消瘦，甚至厌食等。更严重的是，少数患儿还可能出现异食癖，常爱吃一些根本不能吃的东西，如石灰、泥土、砖块、香烟头、粉笔等。

对于视力差的宝宝来说，补锌能够起到增强视力的功效。锌在维生素 A 和视黄醇结合蛋白的合成过程中起着重要的作用，并动员肝脏内的维生素 A 到血浆中，以维持血浆中维生素 A 的正常含量，这些都能起到保持视力的作用，眼球中的锌可使夜间视力增强。

对于免疫力差的宝宝来说，补锌也是非常重要的。锌在核酸合成中起重要作用。当体内缺锌时，胸腺萎缩，胸腺因子活性降低，T 细胞功能减退，免疫功能下降，肌体极易受到微生物的感染。

可见，补锌对宝宝的生长发育至关重要。那么，宝宝吃什么补锌呢？哪些食物能起到补锌的功效呢？

食物中含锌量名列前茅的是牡蛎、鲱鱼，每千克食物中含锌超过 100 毫克，其次是肉、肝、蛋类、蟹、花生、核桃、茶叶、杏仁、可可，含量 20～50 毫克；麦类、鱼类、胡萝卜、土豆排在第三，是 6～20 毫克。

综合来说，动物性食物的含锌量高于植物性食物，且动物蛋白质分解后所产生的氨基酸能促进锌元素的吸收，锌的吸收率一般在 50% 左右，而植物性食物所含的植酸和纤维素可与锌结合成不溶于水的化合物，从而妨碍人体对锌的吸收，吸收率仅 20% 左右。因此，在上述富含锌量丰富的食物中，我们要优先选择动物性食物。

锌的吸收并不是一个简单的过程，还在较大程度上依赖于铁、钙、磷的存在。所以，单单吃那些含锌量高的食物是不够的，还要养成良好的饮食习惯，不偏食和挑食。鼓励宝宝多吃瘦肉、猪肝、鱼类和蛋黄等动物性食物，相比之下，大米、玉米、白面、蔬菜和果类中含量少，低于 5 毫克，在食用这些食物中要注意补锌。

宝宝补锌注意事项：

（1）钙锌不能同补，原因是钙会抢占锌的载体，影响吸收。两者在进补时最少间隔 30 分钟，这样身体才可以合理地吸收两种营养元素。

（2）补锌要适量。锌确实在宝宝生长发育中起着重要作用，但是锌毕竟是一种微量元素，身体不宜补充过多。过多也会造成中毒，会引起发烧、贫血、生长受阻、关节出血、骨骼分解、肾衰竭、心脑血管疾病等。

（3）有些父母一见自己的小孩偏食厌食，就不假思索地给孩子补锌。这种做法是很武断的。宝宝厌食的原因并不一定是缺锌造成的，因此，在没有诊断宝宝锌缺乏病之前，不需要预防性补充锌剂。相比于急功近利地临时大补某种微量元素，合理的膳食结构是更重要的。在这个基础上，及时给宝宝添加辅助食物，蛋黄、瘦肉、鱼、动物内脏、豆类和坚果类含锌较丰富。

（4）不要轻信广告，走进治疗误区。现在很多广告声称多种元素可以同时补充，"省时、省力、省钱"，一举多得。实际上，这些补品并不能起到进补的作用，反而让宝宝延误了最佳的补充时机，得不偿失。从缺锌到症状出现是有一定的时间的，而又加上补锌误区所花费的时间，更是加重了宝宝的缺乏病情。妈妈不如思量一下，给宝宝做出更加科学的营养搭配。以下是几种含锌量搞得菜品，妈妈们可以学习一下。

1.金针菇菜胆

准备金针菇、菜胆（油菜）、火腿、生姜、花生油、盐、味精、蚝油、水淀粉。把金针菇去根洗净，菜胆去老叶洗净，火腿、生姜切丝备用。然后烧锅加水，待水开后，倒入少许盐、味精、油，再加入菜胆，烫至刚熟，捞出备用。再在热锅下油，放入姜丝，焖出香味后，随即倒入金针菇、火腿丝，调入盐、味精、蚝油炒透，淋入水淀粉，最后倒入菜胆即可。

这道菜含锌量约 12.9 毫克，并富含宝宝身体需要的氨基酸，可调节宝宝体内的含锌量。红、黄、绿颜色的搭配，很容易调动孩子的食欲。

2圆白菜炒肉丝

准备圆白菜、瘦肉、红椒、大蒜、花生油、盐、味精、水淀粉各少许。将圆白菜、红椒洗净切丝，瘦肉切丝，大蒜切成碎粒；在肉丝加少许盐、味精、水淀粉腌好；烧锅下油，把肉丝炒至滑嫩，倒出待用；热锅下油，放入蒜粒煸出香味，倒入圆白菜、红椒炒至断生，加入肉丝，调入盐、味精炒透，最后淋入少许水淀粉翻炒几次即可。这道菜含锌约 14.8 毫克。圆白菜含各种维生素和抗坏血酸等，具有润燥补虚的功效。

3. 油泼莴笋

准备嫩莴笋、葱丝、橄榄油（或花生油）、盐、味精水、花椒少许。将莴笋去皮洗净，切成 6 厘米长条状；烧锅加水，待水开后，放入莴笋，大火滚开后关火；随即放入盛有冷水的容器中，过水后捞出放入盘中，撒少许盐、味精、水腌制，并摆放好葱丝待用；热锅下油至 80 度左右，放入适量花椒粒，煸至花椒变黑关火，捞出花椒粒，将油淋入摆放好的莴笋上即可。

这道菜清淡、爽口，含锌约 7.86 毫克。莴笋所含矿物质比其他蔬菜高 5 倍，对儿童缺锌引起的消化不良、厌食等症有很好的疗效。

秋分·乱吃瓜果防腹泻，就用清凉油擦肚脐

⚠**症状**：腹泻。

🫙**偏方**：清凉油。

方法：
宝宝腹泻时在肚脐处擦少许清凉油，之后按摩宝宝腹部四周直到温热为止。

秋分时刻，瓜果丰收，大批水果、蔬菜陆续上市，这是一年中果菜品种最丰富的时段。同时，这时候也是肠胃病流行的时刻，爸爸妈妈一定要高度重视，特别是要预防腹泻。

儿童秋季腹泻大多为"轮状病毒"引起的，这是一种生命力极强的病毒，即使在 50℃的高温下或零下 20℃的严寒中，它都能不吃不喝地活着。而且秋天是它活动最频繁的季节，一到秋天，它就来了精神，伺机侵入人体，经口到肠，繁衍子孙。而宝宝的肠道菌群很不稳定，还不能迅速适应天气环境的转换。加上换奶粉、添加辅食、使用抗生素，宝宝的肠道菌群被破坏得非常脆弱，导致发生秋季腹泻

的风险大大增高。此外，入秋之后，空气湿度一直降低，到秋分时，空气已经非常干燥，就算是成人也会明显感到鼻腔不适，皮肤起皮，宝宝由于自身调节能力差，更容易出现机体缺水，出现口干咽燥、咳嗽少痰、流鼻血等各种秋燥症状。

预防秋季腹泻首要就要防止着凉。宝宝的消化系统发育还不成熟，特别是腹壁及肠道缺乏脂肪"保暖层"，因而容易受较凉空气的刺激而引起肠蠕动增加，导致便次增加和肠道水分吸收减少，大便稀溏，病毒也容易乘虚而入，造成秋季腹泻。因此，妈妈们到秋天后要及时给宝宝添衣加厚，不要让宝宝穿着单衣到户外活动，更不可让宝宝出汗后一下脱得太多，应待身体发热后，方可脱下过多的衣服。不能穿着汗湿的衣服在冷风中逗留，以防身体着凉。

饮食上少吃生冷食物，基本上不给宝宝吃冰箱里刚拿出来的食物。小宝宝脾胃功能比较差，所以冰箱里刚拿出来的生冷食物，基本上是不能给宝宝吃的。不给宝宝多吃寒性瓜果和生冷蔬菜，如香蕉、柿子、哈密瓜、西瓜、柚子、阳桃、桑葚、金丝瓜、杜梨、猕猴桃、甘蔗等。这些水果虽然好吃，但是只能适当地给宝宝吃，千万不能因为好吃给宝宝吃太多，否则会引起宝宝会腹痛，同时冷饮和冰汽水，坚决杜绝！基本上这类食品，都会一起宝宝肠胃不适，所以避免给宝宝吃这些食物。

在吃水果的时候，也要讲究卫生，特别注意蔬菜瓜果清洗方法，以下这些简易方法还是行之有效的。

冲洗浸泡法：先用清水冲洗，后用食盐水或淘米水浸泡 20 分钟左右，有些蔬菜水果上的农药残留可去除大部分。叶类蔬菜以及葡萄、草莓等水果更适用此法。不宜用洗涤剂或开水浸泡。

削皮法：某些蔬菜水果需要削去其外皮，才能去除绝大部分农药残留物，如冬瓜、萝卜、苹果等。

水煮法：某些叶类蔬菜或外皮、外壳坚硬耐温的水果，可放入开水中煮 1 分钟，即可去除其表面 90% 以上的农药。某些不易洗净的瓜果、蔬菜用刷子刷洗后再用沸水煮，效果也不错。

注意不要让宝宝肚脐着凉一般宝宝发生肚子疼和腹泻，往往是肚脐吹到风着凉了。这个时候有一个土偏方，很管用就是往宝宝的肚脐眼里面放点儿清凉油，然后用手按摩宝宝肚脐四周到发热。这样，因为肚脐吹到风着凉发生的腹痛腹泻，用这个方法非常管用。

妈妈们还要注意宝宝的卫生习惯：注意给宝宝勤洗手，奶瓶奶嘴经常消毒。宝宝一般都会在地上爬，或者到处用手探索她喜欢的食物，所以妈妈经常要给宝宝洗手。奶瓶奶嘴要经常消毒，因为高温，奶瓶里的剩余奶粉会发酵，这个时候就会有很多细菌。所以妈妈经常要清洗奶瓶。高温消毒奶嘴，杜绝细菌滋生。

在饮食上，要注意养成良好的卫生饮食习惯，切忌暴饮暴食，过甜、过油腻的食品会引发急性肠胃炎、胆囊炎、胰腺炎等病。再次就是多喝白开水，少喝冷饮和纯净水。特别是在运动过后，喝冰冻的饮料，由于体内温差变化很大，极易导致胃肠痉挛。秋分节气，润肺护肤防燥养胃的工作是很关键的，润肤之道是少吃燥热之品，免伤肺津，反之要吃些滋阴润肺食品，如芝麻、豆浆、雪耳及蜂蜜，如能配合涂搽合适的护肤霜会更佳。除日常适时增减衣物外，亦可服用益气补肺之品，以增强皮肤的保卫能力，如南瓜、白粥、鸡肉及中药的白术、淮山、五爪龙等。

如果一旦发现宝宝有腹泻的迹象，妈妈们要特别留意宝宝大便的次数，大便的形状。如果不严重，可以给宝宝吃煮熟的苹果和胡萝卜，小宝宝可以给点儿煮的苹果水和胡萝卜水止住腹泻。只要不出现频繁呕吐，应鼓励孩子多进食，以流质和半流质食物为主，如奶类、米汤、粥。如果很严重的情况当然要去医院进行诊断，给予宝宝相应的药物，还有就是防止宝宝腹泻脱水。

另外，父母不要轻信"拉稀可以泻火"这就话。中医辨证施法，针对"实证""热症"，采用"泻法"，以解"大便燥结"，达到"清热泻火"的功效。秋季腹泻，轻的一日泻数次，不出三五日，宝宝已经虚弱得经不起折腾了；重的，一日泻十余次或更多，很快就能引起脱水酸中毒，危及生命。所以腹泻绝非可以"泻火"，绝非"有钱难买的好事"，一定要早就医。

寒露·深秋时节干燥瘙痒，蜂蜜牛奶涂身上

⚠**症状：**皮肤干燥，瘙痒，严重者皮肤出现鸡皮疙瘩的症状。

🍯**偏方：**蜂蜜，牛奶。

方法：

将牛奶和蜂蜜以 5：1 调和，在宝宝的患处涂上薄薄一层，待略干时洗净即可。

寒露是二十四节气中的第 17 个节气，这一天太阳到达黄经 195°，中国传统书籍《月令七十二候集解》记载："九月节，露气寒冷，将凝结也。"寒露的意思是气温比白露时更低，地面的露水更冷，快要凝结成霜了。我国古代将寒露分

为三候："一候鸿雁来宾；二候雀入大水为蛤；三候菊有黄华。"

寒露节气，可以说是正是一年当中热与冷交替的开始，很多家长在这个时候都开始为宝宝增添厚衣服。然而，另一个问题往往被家长忽视，那就是深秋季节的干燥，这个问题也在寒露节气时段表现得更加突出明显。

针对年幼的宝宝而言，由于天气干燥，衣物增加，皮肤在这个时段和容易出现干燥瘙痒的症状，起初宝宝可能仅仅是因为腿部、手臂处瘙痒而感觉烦躁，若父母没有及时发觉并加以防范，不懂事的宝宝可能会自己大力抓挠，严重者甚至会出现抓破皮肤的情况。

然而，很多家长在瘙痒初期难以判定是瘙痒的原因是干燥还是其他，其实方式非常简单。首先，干燥瘙痒在抓挠后，通常会在抓挠处留下白色抓痕，有皮屑；其次，抓挠处起初没有疙瘩等导致瘙痒的表面现象，但严重抓挠后，可能会在抓挠处出现鸡皮状疙瘩的情况；最后，由于宝宝皮肤相对成人而言更加娇嫩，所以更加敏感，因干燥而瘙痒的部位反复发作的情况较多。

很多父母在发现宝宝有瘙痒症状时，通常会第一时间给宝宝选择儿童润肤乳等滋润型护肤品，而本节我们为父母推荐一款偏方，相较于日常买到的护肤品更加天然，更加有效——蜂蜜牛奶。操作方式非常简单，只要将两者取适量，按一份蜂蜜五份牛奶的比例混合搅拌均匀，就可以直接涂抹在宝宝患处。（这一偏方也可以食用，味道甚佳。）

此偏方的药效原理在于，牛奶的营养价值很高，含丰富矿物质，其主要成分有水、脂肪、磷脂、蛋白质、乳糖、无机盐等，可以直接滋润表皮细胞。（牛奶浴有滋润美白皮肤的作用，对于宝宝而言，涂抹牛奶滋润效果也非常好。）蜂蜜中含丰富维生素，包括维生素 A、维生素 B_1、维生素 B_2、维生素 B_6、维生素 C、维生素 D、维生素 K、烟酸、泛酸、叶酸、生物素、胆碱等，对皮肤的滋润和修复都有非常有帮助。

除了使用涂抹的护肤液之外，在寒露时节，父母也要注意宝宝的饮食，从内而外使宝宝的肌肤能够在深秋时节温润健康。首先可以多吃甘、淡食品，根据宝宝情况，适当多吃甘、淡滋润的食品，既可补脾胃，又能养肺润肠，同时水果选择梨、柿、荸荠、香蕉等，蔬菜选择胡萝卜、冬瓜、藕、银耳海带、紫菜等。这些都有助于补充宝宝体内维生素和水分，辅助皮肤温润，防止干燥。

另外，在深秋时节，起居时间也可以根据具体情况做出适当调整。由于人在睡眠时血流速度减慢，古人曰"早卧以顺应阴精的收藏，早起以顺应阳气的舒达"。因此，人们要顺应节气，早睡早起，确保身体健康，但起床时不宜过猛过急，可适当赖床

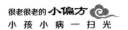

几分钟，舒展活动一下全身筋骨，帮助血液循环，有利于血液中营养物质对皮肤滋养。

最后，宝宝皮肤瘙痒，除了季节干燥之外，也有皮肤疾病的可能，如果宝宝在搔痒处有红肿、疼痛等表现，家长还是第一时间带宝宝到专业医院做皮肤科检查，确保宝宝身体健康。

霜降·护胃养肺防咳嗽，白果鸡蛋帮大忙

⚠症状：霜降时节胃疼咳嗽。

🍶偏方：白果、鸡蛋。

方法：

鸡蛋一端打孔，放入白果后清蒸。

时令进入霜降之后，秋天马上就要过完了。此时的天气更加阴郁，万物走向凋零。这种明显的气候变化对于免疫系统发育不完善的宝宝而言，无异于一种挑战。感冒、腹泻、消化不良、呼吸道感染、食源性疾病、细菌性痢疾、手足口病、流行性感冒等疾病随之而来。

在中医的理论中，这个时节脾脏功能处于旺盛时期，由于脾胃功能过于旺盛，易导致胃病的发出。慢性胃炎和胃溃疡、十二指肠溃疡等病症发病率走高。这是因为在寒冷的刺激下，人体的自主神经功能发生紊乱，胃肠蠕动的正常规律被扰乱。

因而，霜降时节进补应以"清润"为主，可以给宝宝准备一些不错的药膳，主要的方向是清润滋阴：清润，如沙参、麦冬、百合等；滋阴，如女贞子、玄参、玉竹等；其他食材可以多从红米、赤豆等粗粮方面考虑，这些食物坚持食用就能收到调理肠胃的效果。"清补"指的是补而不腻，具体说就是适当的食用一些具有清热、利湿的食物或药物。"清补"的时候，应该忌辛辣油腻食品，但不是不可以吃荤食。

针对这一季节的时令状况，我们向家长朋友特别推荐白果鸡蛋这一偏方：准备鸡蛋1枚，白果2枚。将蛋的一端开一小孔，将白果2枚放入蛋白，以纸封口，隔水蒸熟食之。

进补是一方面，保养也是一方面。霜降时，气温较低，空气变冷。人体吸入过多的话，胃肠黏膜血管收缩，致使胃肠黏膜缺血缺氧，营养供应减少，破坏了胃肠黏膜的防御屏障，对溃疡的修复不利，还可导致新溃疡的出现。因此，儿童要注意保暖和饮食，

出门的时候，妈妈要为宝宝多带件衣服。晚上睡觉时保证宝宝下肢的温暖，不要让他吃冰冻的食物，晚上睡觉前最好泡泡脚，有利于解除困乏，提升睡眠质量。

除了护"胃"，霜降的时候还要注意防"咳"。霜降前后是呼吸系统疾病的发病高峰，常见的呼吸道疾病如过敏性哮喘、慢性支气管炎、上感等。因此，尽量少带宝宝到人多、空气不流通的地方，出门时最好戴上口罩。如果宝宝出现鼻塞胸闷、呼吸不畅的状况，家长可以每天搓揉迎香穴，就是鼻翼两侧，鼻翼外缘中点旁。这个穴位对消除鼻塞的作用很明显。

饮食上多吃一些具有生津润燥、消食止渴、清热化痰、固肾润肺功效的食物，如梨、苹果、洋葱、萝卜等。

霜降还有一个突出的补养任务就是润肺。霜降之时乃深秋之季，在五行中属金，五时中（春、夏、长夏、秋、冬）为秋，在人体五脏中（肝、心、脾、肺、肾）属肺，中医认为"肺喜润恶燥"，所以深秋的干燥气候最易伤肺。可以让宝宝多吃一些当季成熟的柿子。柿子味甘涩，性寒。其所含碳水化合物很多，每柿子中含，其中主要是蔗糖、葡萄糖及果糖，柿子富含果胶，它是一种水溶性的膳食纤维，可以养肺护胃，清除燥火。经常食用柿子不但具有涩肠、润肺、止血、和胃，还可以补虚、解酒、止咳、利肠、除热，具有极高的营养价值。还可以给宝宝多多洗澡，洗浴有利于血液循环，能使肺脏与皮肤气血流畅，发挥润肺、润肤的作用。

霜降时节还有一个不可忽视的方面是重视精神调养，这是父母和宝宝都应该身体力行的事。最好的方式莫过于睡眠充足，早睡早起。早起使人提前觉醒，精力充沛，可以有效地减轻秋乏。此时还要特别注意动与静的合理安排，活动量不宜过大，不宜过度劳累，更不可经常大汗淋漓，使阳气外泄，伤耗阴津，削弱机体的抵抗力。

立冬·补食抗寒好时节，喝点儿黑芝麻粥

⚠症状： 不爱吃饭，吃东西没有味道。

🍶偏方： 黑芝麻、粳米。

方法：
黑芝麻炒熟后与粳米共同煮粥。

立冬，作为冬季的第一节气，于每年的 11 月 8 日前后，太阳到达黄经 225 度

时开始。但是我国幅员辽阔，南北跨度大，不同地区的冬天并不是在同一时间开始。所以真正意义上的冬季，并非都以"立冬"为准，而是以连续几天气温低于 10 度为冬季。中医学认为，这一节气的到来是阳气潜藏，阴气盛极，草木凋零，蛰虫伏藏，万物活动趋向休止，以冬眠状态，养精蓄锐，为第二年春天的生机勃发作准备。

所以说，"三九补一冬，来年无病痛"，冬季是进补的好时机，不过，进补时，要给宝宝的肠胃留一个适应过程，最好先做引补。一般来说，可先选用炖牛肉红枣、花生仁加红糖，亦可煮些生姜大枣牛肉汤来吃，以调整脾胃功能。冬季喝热粥也是引补的好选择。如吃"腊八粥"有助于增加热量和营养功能。小麦粥有养心除烦的作用、芝麻粥可益精养阴、萝卜粥可消食化痰、胡桃粥可养阴固精、茯苓粥可健脾养胃、大枣粥可益气养阴等。

本节主要推荐"黑芝麻粥"这一家常食用偏方：准备黑芝麻 25 克、粳米 50 克。将黑芝麻炒熟研末备用，粳米洗净与黑芝麻入锅同煮，旺火煮沸后，改用文火煮至成粥。

做好引补之后，就可以展开全面的饮食调理了，根据宝宝的不同特点，主要要重视以下几个方面的问题。

首先，立冬后宝宝饮食调理的六个方向。

（1）注意补充抗寒食物：冬季寒冷，为增强孩子的御寒能力，需要多选用一些高蛋白、高热量的食物，如牛羊肉、土鸡、鱼、蛋类、奶、豆制品，还可多增加些汤菜和烩饭，既暖和又易消化。

（2）多吃富含维生素的食物：冬季，宝宝容易患呼吸道感染等疾病，只有摄入足够的维生素，才能有效增强身体免疫力。冬季时令蔬菜如大白菜、萝卜、豆芽、菠菜、生菜等，维生素含量都比较丰富。家长可以合理搭配，经常变换花色品种，让孩子各方面的营养素都充足。

（3）注意补充膳食纤维：膳食纤维能调节食物的吸收和排泄，保持大便通畅，这对体内毒素的排出十分有利。冬季，宝宝应多吃含有较多膳食纤维的食物，比如玉米、甜薯、高粱等粗粮，黄豆、红小豆等豆类食品以及菠菜、芹菜等蔬菜。

（4）补充润燥食品：冬季气候干燥，可以让宝宝多吃些润燥食品。萝卜能润喉清嗓、降气开胃、除燥生津；冬瓜味甘性凉，有清热止渴、利水消肿等功效。另外，蘑菇、苦瓜、白木耳、梨等，也有润燥的作用，应适量进食。

（5）不要忽视黄绿色蔬菜：冬天绿叶蔬菜较少，更应注意摄取一定量的黄绿色蔬菜，如胡萝卜、油菜、菠菜及绿豆芽等，避免宝宝发生维生素 A、维生素 B2

缺乏症。

（6）不要忽视菌藻类食物：香菇、猴头、银耳等菌类食物及海带、紫菜等水产品中含有人体必需的微量元素如磷、碘等，有助于增强宝宝的抵抗力，提高身体素质。

其次，南北宝宝各有不同，进补时要具体问题具体分析。

我国幅员辽阔，地理环境各异，人们的生活方式不同，同属冬令，西北地区与东南沿海的气候条件迥然有别，给宝宝进补也各异。

一般来说，冬季的西北地区天气寒冷，进补宜大温大热之品，如牛、羊、狗肉等；而长江以南地区虽已入冬，但气温较西北地区要更加温和，进补应以清补甘温之味，如鸡、鸭、鱼类；到高原山区，雨量较少且气候偏燥的地带，则应以甘润生津之品的果蔬、冰糖为宜。

再者，立冬后宝宝进补要考虑体质。

冬天进补有讲究，宝宝体质不同，进补方式也各异。妈妈们给宝宝进补时，应该讲体质因素考虑在内，才能收到良好的进补效果。

如果宝宝容易感冒、咳嗽，可以用黄芪、百合、胡桃仁和甜杏仁熬粥，有补气益肺的作用；如果宝宝经常厌食，可用山药、粳米等熬粥，有健脾开胃的作用；如果宝宝有健肾的必要，不妨多吃点儿鸽子粥、虾米等有强身健肾作用的食物；而如果想开发宝宝的脑力，就可以适量吃些硬壳类食品，如胡桃、小核桃、栗子和松子仁，这些都是益智健脑的首选佳品。

最后，为家长们推荐几种冬补食谱：

虫草蒸老鸭：准备冬虫夏草 5 枚、老雄鸭 1 只、黄酒、生姜、葱白、食盐各适量。将老鸭去毛、内脏，冲洗干净，放入水锅中煮开至水中起沫捞出，然后把鸭头顺颈劈开，放入冬虫夏草，用线扎好，放入大钵中，加黄酒、生姜、葱白、食盐、清水适量，再将大钵放入锅中，隔水蒸约 2 小时鸭熟即可。

番茄砂糖藕：准备番茄 2 个、藕 1 节、砂糖适量。将番茄去皮，开水煮藕（3 至 5 分钟），两者一并放入盘中，撒上砂糖即可。

需要提醒妈妈们的是，冬天进补固然是好事，但也不要过于迷信，任何时候都要考虑到宝宝的接受能力。如果宝宝出现上火、流鼻血、大便干、口舌干燥等症状，就要采取相应措施给宝宝健康去火，才能使宝宝更加健康茁壮地成长。另外，宝宝常常在 11 月出现流行性腹泻，轮状病毒腹泻尤为多见。这种腹泻的特点是传染性强，起病急，损耗重。因此，我们为宝宝进行适宜的食补时，不仅要讲究饮食营养，更要注意饮食卫生。

小雪·避寒就温护阳气，狗肉煲酱温补好

⚠**症状**：小雪时节开始出现精力不足，厌食，消瘦等。

🏮**偏方**：狗肉、牛腩，萝卜。

方法：

先将狗肉煲酱，然后将洗净的牛腩焖熟，之后加入萝卜狗肉煲酱及其他调料放入压力锅内炖半小时。

小雪就是指因气温急剧下降而开始降雨，但还不到大雪纷飞的时节。小雪节气中，天气的总体特征是阴冷晦暗，气温持续走低，天空中开始出现飘散的小雪，这时的雪呈现冰水交融状态，又称"湿雪"或"雨夹雪"。

在这种气候下，人们的心情也会受其影响，特别容易引发抑郁症，所以应调节自己的心态，保持乐观开朗，多多走出去参加一些户外活动以增强体质。晒晒太阳，听听音乐，都是很不错的选择。清代医学家吴尚说："七情之病，看花解闷，听曲消愁，有胜于服药者也。"

中医认为，立冬已经是阳气潜藏，阴气盛极，草木凋零，蛰虫伏藏，万物活动趋向休止，以冬眠状态养精蓄锐，为来春生机勃发做准备。人体的新陈代谢此时也处于相对缓慢的水平，所以冬季养生要避寒就温、保护阳气，使阴阳相对平衡。

本节针对小雪时节特点，在饮食上推荐"狗肉煲酱焖萝卜牛腩"这一温补偏方。准备萝卜，糖，姜，酱油，狗肉煲酱，酒，牛腩少许。先把牛腩洗净，放酱油、糖、酒焖熟。再用油把姜爆香，再放糖炒一下萝卜，听说，这样子萝卜可以去除部分寒性。然后把萝卜和牛腩一起放入压力锅，再倒入这个狗肉煲酱，用压力锅炖半小时，就可以吃了。

另外在生活起居方面，晒太阳就是保护阳气的好方法之一。常晒太阳能助人体的阳气，特别是冬季，由于大自然处于"阴盛阳衰"状态，而人顺应自然，也不例外，故冬天常晒太阳，能起到壮人阳气、温通经脉的作用。曹慈山《老老恒言》说："背日光而坐，列子谓'负日之暄'也，脊梁得有微暖，能使遍体和畅。日为太阳之精，其光壮人阳气。"明确提出了"负日之暄"的健身养生作用及科学原理。

故冬天常晒太阳，更能起到壮人阳气、温通经脉的作用。另外，起居要做好御寒保暖，防止感冒的发生。

无论是对大人，还是对宝宝来说，阳气都非常重要。从中医来说，小孩是稚阳之体，阳气仍未充分发育，这时孩子的毛孔、肌肤腠理发育得都不是很完善，就会容易感受寒邪，一旦感受到寒邪以后，就容易发生感冒、咳嗽、发烧等常见的小病。

寒邪还容易伤及孩子的脾胃，导致孩子出现恶心、呕吐，腹痛、腹泻、厌食、消瘦等情况，中医把这种症状叫作停食着凉。"之所以会产生这些症状，中医来说是脾肾阳虚，西医来说是免疫力低下，容易生病，这不正是一种亚健康状态吗？春季的很多疾病，如水痘、麻疹、发烧等，就是免疫功能低下才造成的，所以保护好孩子的阳气，十分重要。"

对孩子而言，阳气为身体健康之本，十分重要。那么，应该怎么保护好孩子的阳气呢？

首先，要注意防止阳气先天不足。这就要求父母们从怀孕时开始抓起。母亲对孩子的阳气有直接影响，因为当孩子还在母体时，孩子的生长完全依靠母体。哪种情况可能造成胎儿阳气不足？"孕妇怀孕期间出现妊娠呕吐，不想吃东西，或者不良心理因素，都有可能直接造成胎儿阳气先天不足。"母亲在怀孕期间，一方面要注意调试好自己的生活起居，另一方面，也要调试好自己的心理状况，尽量心平气和，不要伤了孩子先天的阳气。

其次，不要吃生冷寒凉的食物。人体的体质是偏寒的，即使在夏天我们感觉发热，但把热量散出来之后，我们的身体依旧是寒性的，生冷寒凉的食物都容易伤阳气。

再次，不要长期使用苦寒的药物。如看到中成药的说明书里有清热、解毒等功用的多为苦寒药，如果错用了这些药物，那么就会导致脾肾受损。此外，西医里的抗生素，也会造成小孩自汗、盗汗、胃口差，相当于中医苦寒之药，家长也不可乱用、滥用。家长还要注意不要让孩子吃生冷的东西，如雪糕、汽水等冷饮，这也会伤了孩子的阳气。

最后，睡足8个小时。天人合一是古人提倡的养生方法。日出而作，日落而息的生活方式，才是有利于人体身心健康的。但是，现行的教育制度不能保障孩子们的休息时间，"睡眠不足是最伤阳气的了，想要保住孩子的阳气，首要保证孩子一天8小时的充足睡眠。"

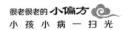

下面另外推荐几种小雪避寒护阳食谱：

1. 冬瓜炖羊肉

准备冬瓜 250 克，羊肉 200 克，香菜 25 克。香油 1 小勺，精盐 1/2 小勺，胡椒粉、味精各 1/3 小勺，葱、姜块少许。把羊肉切成小块，下沸水中焯烫透，捞出洗净；冬瓜去皮、瓤洗净，切成"象眼块"，下沸水焯烫透，捞出沥净水分；香菜择洗净，切末备用。在汤锅上把火烧开，下入羊肉、葱、姜、精盐，炖至八成熟时，再放入冬瓜，炖至熟烂时，将葱、姜块拣出不要，加味精，撒胡椒粉、香菜末，淋香油，出锅装碗即可。

2. 桂圆牛肉汤

准备牛肉 200 克，豌豆苗 20 克，黄芪 10 克，桂圆肉 20 克。将牛肉切片，加水 1500 克同煮，撇去泡沫及油；加入黄芪及龙眼肉（桂圆），煮至水余下约 600 克为止，下酒、盐调味，再加入豆苗，滚熟即成。

此汤补心安神，益智增力。桂圆牛肉汤以牛肉补气健脾为主料，配以黄芪、桂圆肉更增强其功效，既可益心气，又能补脾气，是益智增力的理想保健汤，适合用脑过度的人日常服食。适宜补心安神，气血不足，久病体虚。

3. 腰果鸡丁

准备鸡肉 300 克（切丝），甘笋 50 克（切粒），西芹 50 克（切粒），炸腰果 50 克，海鲜酱 2 汤匙，蚝油 1 汤匙。

将甘笋粒及西芹粒放在沸水中稍勺，沥干；再烧热油 2 汤匙，加入鸡粒炒熟。加入甘笋、西芹、芡汁及腰果炒匀即成。

大雪·平衡膳食强免疫，鸡肉枸杞核桃仁

⚠症状： 大雪时节免疫低，出现发热等类似风寒症状。

🍶偏方： 核桃仁、枸杞、鸡肉。

方法：
鸡肉切成小丁，过油后加入核桃仁和枸杞等调配的辅料勾芡。

每年 12 月 7 日或 8 日是大雪节气，从字面意义来看，大雪就是雪量大的意思。

古人云："大者，盛也，至此而盛也"。到了这个时段，雪往往下得大、范围也广，故名大雪。

大雪节气，阴气已盛，阳气衰微。在这样的数九寒天，宝宝自身的免疫力非常重要，家长也要高度重视，采取一定的保护措施。

首先要让宝宝适应环境。有些家长觉得宝宝体质较弱，害怕宝宝感冒，整天把宝宝关在暖气房间里。其实长期处在这样温暖的环境中，宝宝自身的抗冻能力下降，在遭遇冷空气后更容易受寒着凉。所以，家长们要带着宝宝逐步接触、适应冬季气候，才能更好地抵御感冒。同时，每天带着宝宝到户外接受一些自然光照，呼吸一下新鲜空气，就算时间很短，也是一个很好的习惯。尤其是对新生的宝宝来说，在冬天里，保持每天的日晒可以有效地防止佝偻病。如果正午时阳光充足，可以将宝宝的小屁股裸露在阳光下一小会儿，这样可以很好地防止尿布疹的发生。但是晒太阳最好是直接在阳光下，而不只是隔着玻璃窗，因为紫外线无法穿透玻璃照射到宝宝皮肤上，就达不到防止佝偻病的效果。

其次让宝宝保持适量的运动。宝宝外出要有适量运动，如小跑、快步走、爬梯子、玩球、游戏，或带音乐的简单体操、模仿操。即使是刚刚会站立的小宝宝，也不要老抱着，应该把他（她）放在地上，大人拉着手，跳一跳、蹦一蹦。而且小宝宝在学会爬之前，在父母的帮助下玩耍对他们的脑部发育很有帮助。同时，宝宝活动四肢的时候自身会产生对应外部细菌的抗体。父母在旁边看护的时候，不要过于小心，宝宝碰触一些对他们不会产生伤害的多样物体是有益的。因为这些物体上的无害细菌对宝宝的免疫系统建立很有好处。当然，对出生不久的小宝宝来说，最好还是不要带到公共场所去，因为他们的免疫系统还没有健全，很容易被病菌侵入生病。

再次，做好防寒保暖工作。大雪时节，天气寒冷，带宝宝出行时要注意科学保暖。尽管宝宝的抵抗力和防寒能力都不及成人，但也不要穿得太厚，太多、太紧，以免宝宝束手束脚没法活动，不易产生热量。而且宝宝一旦活动便会出汗不止，衣服被汗液湿透，反而容易着凉。

除此之外，还要几个需要注意的细节。比如说一定要给宝宝穿上贴身衣裤。厚衣服和棉内衣是不同的。柔软的棉内衣吸汗能力强，还把空气保留在皮肤周围，阻断了体热丢失的可能，宝宝就不容易生病。而不穿贴身内衣的宝宝由于体表热量丢失得多，身上摸上去总是冰凉凉的，尤其是下半身，难怪容易感冒了。还有就是给宝宝选一件轻薄的小棉服，既挡风又保暖，要比多穿几件厚衣服都御寒，灵巧又方便。

对于饮食辅助而言，本节重点推荐"核桃仁枸杞鸡丁"这一偏方。因为干果中的核桃仁含有丰富的营养物质，是传统的健脑食物；这道菜红白相间，且具有健脑补身之功效。具体方法也非常简单，先将鸡脯肉切成小丁，上浆划油，将切碎的核桃仁放在油锅中炸一会儿捞出，然后锅中放少许水，并加入盐、味精勾芡，最后倒入滑好的鸡丁、核桃仁、枸杞，出锅装盆。

除此之外，加强营养，增加 VC 和微量元素摄入。不到 1 周岁的孩子可以吃点儿初乳片，1 周岁后就可以适当吃些奶酪，现在市面上有很多奶酪产品可以选择。而增强免疫力的功臣有来自橙子、杏和胡萝卜等的维生素 A；有来自草莓、柑橘等的维生素 C；也有来自鳄梨、蔬菜油等的维生素 E；来自谷物的锌和硒等。总之，母乳喂养的妈妈要注意食用多样化的水果、蔬菜、谷物等；而非母乳喂养的宝宝和断奶后的宝宝也要摄入多种营养成分，这样才有利于免疫系统的完善和提高。妈妈们还可以做一些提高免疫力的菜肴给宝宝吃。比如以下四道食谱，虽说不是美味仙珍，但也可引得宝宝口水直流，让宝宝肚子里的小馋虫欲罢不能，还可在冬季滋补身体，提高宝宝身体免疫力。可谓简单实用，一举多得，妈妈们不可不学。

1.橙汁鱼片

用新鲜水果入菜，是健康饮食的一种新趋势。橙子含有丰富的维生素 C，能帮助铁质的吸收，预防贫血，助消化，又可保护血管，维护牙齿和牙龈的健康。先将橙子去皮切成丁。在吉士粉中加入适量的果汁，再加水调开，以小火煮沸，放入切成丁的鲜橙和糖调匀后备用。将鱼切成片状，加入酒与盐腌制片刻；用蛋白与面粉加少许水做成面糊，将鱼片沾上面糊后放入油锅中滑油。最后，将煮好的橙汁淋上鱼片拌匀即可。

2.山药虾球

山药具有益脾开胃之功效，这道菜适宜脾虚、食少的幼儿食用。先将虾仁剁碎做成虾茸，加入山药粉与适量的盐、味精、黄酒、葱、鸡蛋、生粉、搅拌均匀，然后做成一个个小丸子，放入油锅里煎炸，最后用少许水、酱油、糖，与炸好的丸子焖烧一会儿即可出锅。

3.花生青豆泥

花生和青豆均性甘、味平，尤其是青豆中含有人体所必需的八种氨基酸，营养价值极高。先将炒熟的花生和煮熟的青豆用粉碎机加工剁碎，然后加入适量的黄油、糖搅拌成泥状。

除了以上这些，保证宝宝充足的睡眠和规律的生活习惯，定期注射疫苗等都是保护宝宝的法宝，爸爸妈妈们要牢记哦！

冬至·气血不畅身体凉，暖身喝老母鸡汤

⚠**症状**：身体虚寒，严重者耳朵，手部出现冻疮。

🍶**偏方**：半只老母鸡，生姜、料酒。

方法：

鸡肉剁成小块，用水冲洗干净，沥水；砂锅里放水，放入鸡块，姜拍一下，也放进去，大火烧开；放入料酒，小火慢炖1~2小时；炖的时间长短要看鸡的老嫩程度，一般需1小时，放盐调味。

冬至是中国一年里白昼时间最短，黑夜时间最长的日子，古人对冬至的说法是：阴极之至，阳气始生，日南至，日短之至，日影长之至，故曰"冬至"。

中国自古以来就对冬至很重视，冬至也会被当作一个较大节日，曾有"冬至大如年"的讲究。《汉书》中说："冬至阳气起，君道长，故贺。"人们认为：过了冬至，白昼一天比一天长，阳气回升，是一个节气循环的开始。同时，太阳代表着光明，而古人认为过了冬至之后日子会更加光明，因此把这一天定作一个吉日，应该庆贺。

然而在冬至前后，应该说正式进入了一年中最冷的时段，人体在这个时段会对外界的寒冷环境产生反应，主要表现为手脚发凉，身感微冷，疲劳无力等症状，如果保暖不当，严重者会在耳朵、手足处出现冻疮。这是因为从冬季开始，生命活动开始由盛转衰，由动转静。在中医理论中，将这段时间的身体状况归纳为气血不畅，无论是大人还是宝宝，只有全身气血通畅了才会感到温暖舒适，因此在冬至时节饮食宜更要合理搭配，谷、果、肉、蔬比例适中的同时可增加富含钙、蛋白质的食品。

对于正处于生长发育时期的宝宝的而言，身体要比成人对外界的变化更加敏感，所以本节推荐传统的老母鸡汤来为宝宝御寒护内顺理气血。具体方法非常简单，选择一只（按照大小也可以选择半只）老母鸡，去毛洗净后剁成小块，由于此偏

方主要食用鸡汤，所以鸡肉可剁小块，易于炖熟。随后将鸡块与辅材大料等一起放入砂锅，大火水开后文火慢炖，直到鸡肉炖烂为止，最后加入适量精盐调味即可食用，食用时切忌烫嘴。此偏方适合于一周岁以上的宝宝。

偏方的原理在于，鸡肉是高蛋白质食物，而老母鸡的肉质中蛋白质成为的质与量要比普通食用鸡更好。老母鸡本身就因为"年龄"的原因已经肉质发老，在做老母鸡汤的时候多煲一段时间，老母鸡的精华则会更多地融进汤内。对于食量尚未达到足量的宝宝而言，老母鸡汤的功效还是主要体现在汤上，饮用高汤就可以摄入鸡肉内大多数营养，可以说是很好的选择。鸡汤中的蛋白质相对脂肪更容易被吸收，同时也能更快地通过血液流通为经络末梢提供能量，保持温度。另一方面，在冬天汤类食物对身体的作用往往是立竿见影，对于年幼的宝宝而言，很可能喝下碗热汤立即可以感觉到身体变得温暖。

除此之外，针对宝宝冬至前后气血不足而导致手足、耳处冻伤的预防，可以采取以下措施加以呵护：

（1）耳朵冻伤。宝宝的耳朵经常暴露在衣服之外，是在冬季最容易冻伤的部位之一，本节我们推荐一组保健操。首先是拉耳垂，用拇指，实质捏住宝宝耳垂，慢慢揉捏后，感到宝宝耳垂发热后向下拉15次，感到整个耳朵发热为宜；之后是提耳尖，依然是用拇指和食指同时捏住耳尖，将耳尖轻轻提起15次，在提起耳尖的过程中可以对耳尖进行适当按摩；最后是摩耳轮，将拇指放在耳朵内侧，其余四指放于耳朵外侧，十指一起摩擦耳轮2分钟。

（2）手足冻伤。早晚以温水泡手足，尤其是睡前泡脚十分重要，浸泡时间以5分钟为宜，在浸泡时可以不断加入热水，使宝宝微微出汗。在温水泡手足之后，应切记要及时为宝宝涂抹适合幼儿年龄皮肤的无刺激防护霜，以便更好达到保温防冻效果。

这里要特别提醒家长朋友，宝宝由于年龄较小，身体温度相对成人而言要略微偏高一点儿，在严冬时节对外界温度的感知同样比成人要敏感，在测量宝宝体温的时候，家长不要以自己的体温为基准，也不要以自己的下巴、手掌、额头去体量宝宝的身体温度以做评定。

另外，冬至前后宝宝气血不畅起初阶段病症并不是非常明显，可能仅仅是慵懒、精神不佳等，后期皮肤才出现凉感或者肌肉发硬等情况，所以父母一定要密切观察。如果发现宝宝病情较重，应及时送往正规医院进行治疗。

小寒·冬春交替防肺炎，多喝润肺银耳羹

⚠**症状：**胸闷气短、咳嗽，严重者深呼吸时肺部疼痛。

🜚**偏方：**银耳 5 克，冰糖 50 克。

方法：

将银耳洗净炖熟后，加入适量冰糖调味即可食用。

小儿肺炎是一种常见让人头疼的呼吸道疾病，起病急、病情重、进展快，威胁着孩子的健康乃至生命。肺炎多发于寒冷季节及气候骤变时。而小寒时，我国大部分地区已进入严寒时期，土壤冻结，河流封冻，加之北方冷空气不断南下，天气寒冷异常。

针对深冬时节宝宝预防肺炎，本节特别推荐一款利肺偏方：银耳冰糖羹。具体操作方式也非常简单，先将银耳放入盆内，温水浸泡 30 分钟，后摘去蒂头、拣去杂质；将银耳撕成片状，放入洁净的锅内，加入适量的水，以大火煮沸再用文火煎熬 1 小时，然后加入适量冰糖，将银耳炖烂至黏稠。

这一偏方的原理在于银耳性平，味甘、淡、无毒，归于肺、胃经，其功效为滋补生津；润肺养胃，对防治肺部疾病有非常好的辅助效果。

如果宝宝确诊肺炎后，父母一定要第一时间带宝宝到正规医院治疗。在深冬季节，提高警惕，积极应对，做好肺炎的防护工作才是关键。

第一步，懂得如何预防儿童肺炎。

宝宝的脏腑还没有发育完善，不能快速地适应变化的环境，很容易被病毒感染，患有呼吸道、消化道疾病的可能性极大。家长们必须认真做好预防工作。

首先，减少外在病源。要想保持不受感染，就要从根源上切断病毒传染的途径。从宝宝自身来看，要在感冒流行季节到来之前就做好各种预防接种，增强呼吸系统对病原的免疫作用。从父母的角度来说，不要经常把宝宝带到人多的场所，特别是节假日的商场、超市等场所。如果家人中有患感冒或其他呼吸道感染性疾病，尽量不要与孩子接触。

其次，增强自身体质。内在体质偏弱的宝宝，病毒很容易侵入体内。不同的宝宝有着不同的身体发育情况，父母要深入了解，根据宝宝独特的年龄、身体的

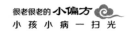

发育情况，给予必需和足够的营养，及时、合理地添加辅食，如蔬菜、豆制品、肉类、蛋类等。

再次，积极参与户外活动。带着宝宝多往户外走走，晒晒日光浴。阳光对孩子的健康很有帮助。常常锻炼身体，天气不好时，可在室内活动，注意保持室内空气新鲜。

第二步，学会如何鉴别肺炎。

肺炎一般是在感冒基础上发病，早期会出现发热、流鼻涕、咳嗽、打喷嚏等症状。进一步加重之后，就会出现呼吸加快、喘憋、呼吸困难等病症。因前后两个阶段区分不太明显，所以家长有必要掌握一些鉴别常识，以便及时发现，及早医治。

首先是简单的测体温。宝宝患肺炎后，大多伴有发热，而且多见高热，持续两到三天以上不退。小儿感冒也发热，但以中低热为多，持续时间较短，用退热药效果也较明显。

其次，肺炎有几个明显的鉴别方法，还是能够把握的。主要是以下四个：

（1）看咳嗽、呼吸是否困难。宝宝患感冒或支气管炎后一般不会出现呼吸困难，当肺炎发作时，呼吸就受到影响了，常常伴有咳嗽或喘，且程度较重，引起呼吸困难。如果宝宝在憋气，两侧鼻翼一张一张，口唇发紫，这就说明病情已经非常严重，切不可拖延，应立即前往医院治疗。

气管炎和肺炎更难区分，两者都会出现发热、咳嗽和呼吸加快等症状。那么，怎样来辨别呢？一个简单的方法是看孩子安静时或入睡后的呼吸频率，如果是肺炎的话，呼吸频率往往较快，每分钟约在40次以上，年龄越小呼吸频率越快。

（2）观察精神状态。宝宝感冒时，一般精神状态不会太差，能玩得起来。一旦得了肺炎，精神状态就会受很大影响，出现烦躁、哭闹不安、昏睡、抽风等过激表现。

（3）关注饮食。感冒时，饮食尚属正常，吃东西、吃奶会有所减少。患肺炎时，食欲显著下降，不吃东西，且易呕吐。

（4）看睡眠。感冒时，睡眠尚属正常，若患肺炎，则有多睡易醒的情况，爱哭闹；夜里甚至因咳喘不肯平躺。

（5）倾听孩子的"水泡音"。

这个要借助于听诊器。由于宝宝的胸壁薄，有时不用听诊器，用耳朵就能听到"水泡音"。家长可以在宝宝安静或睡着时，把耳朵贴着他脊柱两侧的胸壁上，仔细倾听。肺炎患儿在吸气末期时，会发出"咕噜、咕噜"般的声音，称之为"细小水泡音"，这是肺部发炎的重要体征。

有些家长对宝宝的病情不放在心上，总觉得这次咳嗽和上次好像差不多，既然上次吃了点儿药就好了，那这次也应该没事。就是在这种心理的作用下，宝宝的病情才愈发严重。所以，一旦宝宝在咳嗽过程中突然出现了发热的症状，或是精神变差、不愿动、食欲不振、呼吸突然变快，家长就应该高度警惕，采取相应的行动。

第三步，宝宝患肺炎后，应该采取哪些措施？

宝宝患肺炎后，紧接着可能出现的并发症有心力衰竭、呼吸衰竭、脓气胸、缺氧性脑病、中毒性休克、中毒性肠麻痹、肺气肿、支气管扩张症等，所以说肺炎既是一种常见病，又是一种危重症，家长必须认真对待。宝宝患肺炎后，家长要积极配合医生治疗，耐心做好日常护理工作，使孩子尽快恢复健康。

1.营造健康环境

宝宝的房间要保持阳光充足、空气新鲜。每天清扫时，为了防止尘土飞扬刺激发炎的呼吸道，加重咳嗽等症状，要湿抹湿扫。为保持空气流通，每天开窗通风换气2~3次，每次20~30分钟，要注意防止穿堂风直吹到宝宝身上，最好保持室内温度在18~20℃，湿度为55%~65%。

2.保证宝宝的休息

让宝宝拥有充足安静的休息十分重要，像扫床、换衣、喂药这种日常清洁最好集中进行，不要不停地打扰患儿休息。

3.调节日常饮食

患病的宝宝需要足够的水分以及高热量、高维生素、易于消化吸收的食品。稍大一点儿的宝宝可以喂食半流质食品，如稀饭、烂面、麦片汤，或用鱼肉泥、肉末等。如果宝宝胃口不好，不要强喂，可以让他多吃流质食物，像菜汤、果汁、鸡蛋汤等，保证提供充足的水分和维生素。

4.重视保暖

大寒小寒，冻成一团，这时候气温很低，做好宝宝的保暖很重要，但也要适度。尤其是早产儿或伴有营养不良的宝宝，保暖更重要。如果宝宝被捂得发热，就要松解衣被。否则散热困难，出现高热惊厥，或引起出汗过多。汗液吸收、皮肤热量蒸发更易引起受凉，重复受凉会使肺炎加重，这一点要特别留意。

5.发热时的处理

一般性发热不要急着去退热，可以采取物理降温方式，如用降温贴、冷毛巾湿敷等。只有39℃以上持续性高热，可能对机体产生影响，才给予退热剂，须在医生指导下应用。

6.眼耳口鼻的护理

有的孩子患肺炎时，眼睛充血水肿，分泌物增多，可每天滴2到3次眼药水。同时，妈妈每天都要给孩子洗脸，注意皮肤的清洁卫生，随时擦净"眼屎"，清除鼻屎，如结痂清理困难，可滴加少量淡盐水软化，然后用棉签轻轻抠出，这样可以保证呼吸道通畅。孩子的口腔也要经常用冷开水或1%的苏打水清洗。

大寒·饮食起居养精气，就吃姜汁牛肉饭

⚠️症状：大寒时节手脚冰冷。

🍶偏方：牛肉、生姜。

方法：

生姜榨汁，牛肉剁成肉糜后混合加入调料调味，最后与米饭同时蒸煮。

大寒是一年中最后一个节气。从大寒到立春这段时间，气候特点将由"冬藏"转轨至"春生"，整体的气候状况是时而冷风刺骨，时而又有阵阵暖意。在忽冷忽热的天气变化中，家长一定要注意宝宝的保养防护。如果有所疏漏，很容易就会引发各种疾病发作。对此，我们要根据天气变化特点做出相应调整，调整的领域主要是在起居和运动两个方面。

起居：

中医典籍中关于大寒时节的起居有这样一句经典性的结论："起居有常，养其神也，不妄劳作，养其精也"。这句话意思就是说，起居要顺应"冬藏"的特性，早睡晚起，劳逸结合，养精蓄锐。所以，晚上不能任由宝宝玩耍，还是要想方设法哄他早点儿睡觉。

起居除了睡眠时间和时长做出调整，衣着服饰也应该也注意一下，随着气候的变化而变化。古语有云："大寒大寒，不要防风御寒"。防风御寒是这一时期

的重要工作。所以，家长带宝宝出门的时候，如果有需要，不要怕麻烦，要为宝宝穿上足够的衣服，当添加外套，并戴上口罩、帽子和围巾等。尽量避免在早晨和傍晚出门，以防昼夜温差较大，引起身体不适。

"寒从脚起，冷从腿来"，人的腿脚一冷，全身皆冷。"大寒"时节，家长最好能够在睡前给宝宝泡泡脚，用热水或药汤都可以，坚持一段时间就能起到畅通血脉、改善睡眠质量的功效。

饮食：

有一句俗语说"三九补一冬，来年无病痛"，很多家长朋友就认为冬天是进补的绝佳季节，就放任宝宝整天鱼肉不断，还声称春天再吃些清淡食物就能调和过来。实际上，这种想法是很不科学的。万事万物的发展都是循序渐进的，饮食也不例外。整个冬天都大荤大肉，到春天突然改为清淡的食物不撒手，宝宝娇嫩的脾胃根本无法适应，只会适得其反。

既然"大寒"与之后的"立春"相交接，饮食上也得考虑到季节变换，因为"大寒"时期恰逢春节，家家户户都储备了美味的食物，宝宝摄取的高营养物质会很多，所以宝宝在冬季时的日常饮食还是要偏清淡一点儿、偏绿色一点儿。

从种类上说，首选温补类食物，如鸡肉、羊肉、牛肉等，然后是平补类的食物，如木耳、花生、松子、豆类等，这些食物性味平和，或稍偏温，或稍偏凉，长期食用，一般不会发生不良影响。

因此，在食疗方面本节重点推荐姜汁牛肉饭这一偏方。材料需要鲜牛肉100克，姜汁5克，粳米500克，酱油、花生油各适量。将鲜牛肉切碎，剁成肉糜状，放碟上，然后加姜汁，拌匀后加些酱油、花生油再拌匀。具体方法是把粳米淘净放入砂锅中，加适量水，如常法煮饭，待锅中水将干时，将牛肉倒入米饭，约蒸15分钟，等牛肉蒸熟即可。此方作主食，随意食用，有益气和胃，补虚消肿的功效。

深冬饮食与偏方理念也基本相近，从结构上来说，主要的原则是荤素搭配，俗话说"大寒小寒，吃饺子过年"。饺子里有肉馅也有菜，馅里既不全是高脂肪的肉类，又不是没有油水的蔬菜，正符合此时饮食。

现在冬天能吃到新鲜绿色的反季蔬菜了，但是不要就此放弃白萝卜和白菜这样的时令蔬菜。生萝卜味辛性寒，熟萝卜味甘性微凉，有"小人参"之美称，能够帮助消除体内过多的油脂。而偏寒性的白菜能够帮助疏散、平衡体内的热量，很好地调剂了热量高或者滋补食物的摄入，尤其适合燥热体质、喉咙痛的人。吃火锅时，可以帮宝宝多加点儿白菜，以消解火锅的燥热之气。不过，如果宝宝属

于过敏或虚寒体质者，就不适合大量吃生冷的白菜和泡菜等，可以加点儿姜丝或是茴香、肉桂一块炖煮，从而中和白菜的寒性。

最后再推荐几个比较适合在大寒使用的药膳：

1. 山药黑芝麻糊

准备山药15克，黑芝麻150克，粳米60克，鲜牛奶200克，冰糖100克，玫瑰糖6克。粳米用清水浸泡1小时，捞出滤干。山药切成小颗粒。把黑芝麻洗净后晒干，入锅炒香，加鲜牛奶和清水拌匀，磨成浆，滤出浆汁。锅中加适量水，放入冰糖，大火煮溶，将汤水倒入锅内与冰糖搅匀，加入玫瑰糖，边煮边搅拌成糊，熟后即成。当点心，每日2次。有滋补肝肾的功效。

2. 远志枣仁粥

准备远志肉10克，酸枣仁10克，粳米50克。将远志、枣仁、粳米洗净，粳米放入砂锅中，加适量清水，大火煮沸，然后放入远志，枣仁，小火煮至粥熟即成。晚间睡前服食。有滋阴养血安神的功效。

3. 枸杞鸡肉汤

准备鸡半只，枸杞子15克，淮山30克，生姜片15克，精盐适量。将鸡肉洗净切块，倒入开水锅中烫一下取出，以去除腥味，然后把鸡块放入砂锅中，加入淮山药、枸杞子、生姜片及适量开水，用小火煮至肉烂汤香，调入盐，再煮一沸即成。当主餐，随意食用。有补肝益肾，温中益气的功效。

4. 山药羊肉汤

准备羊肉500克，淮山药50克，葱白30克，姜15克，胡椒粉6克，黄酒220克，精盐3克。将羊肉剔去筋膜，洗净，在肉上划几刀，再放入沸水砂锅焯去血水。将葱、姜洗净，葱切成段，姜拍破。

将淮山药用清水润透后，切成2厘米厚的片，把羊肉、淮山药放入砂锅内，加适量清水，先用大火烧沸后，撇去浮沫，放入葱白、生姜、胡椒粉、黄酒，转用小火炖至羊肉酥烂，捞出羊肉放凉。将羊肉切成片，倒入碗内即成。当菜佐餐，随意食用。有补脾肾，温中暖下的功效。

附录 1：儿童成长发育表

儿童身高、体重、出牙计算公式

身高计算公式　　2 岁以上：年龄 ×5+80（厘米）

体重计算公式　　1~3 月：出生体重 + 月龄 ×0.7（千克）

　　　　　　　　4~6 月：出生体重 + 月龄 ×0.6（千克）

　　　　　　　　7~12：出生体重 + 月龄 ×0.5（千克）

　　　　　　　　1 岁以上：年龄 ×2+8（千克）

出牙计算公式

牙齿数 = 月龄 –6（颗）

父母子女血型遗传对照表

父亲血型	母亲血型	子女可能的血型	子女不可能血型
O	O	O	A、AB、B
O	A	A、O	AB、B
O	B	B、O	A、AB
O	AB	A、B	O、AB
A	A	A、O	AB、B
A	B	A、B、AB、O	—
A	AB	AB、B、A	O
B	B	B、O	A、AB
B	AB	B、A、AB	O
AB	AB	AB、A、B	O

婴幼儿体格发育指标参考值

月　龄	男		女	
	体重（千克）	身高（厘米）	体重（千克）	身高（厘米）
初生	2.89 – 3.61	48.24 – 51.74	2.80 – 3.50	47.71 – 50.95
1 个月 –	4.39 – 5.65	54.45 – 59.39	4.18 – 5.26	53.97 – 58.25
2 个月 –	5.47 – 6.73	58.47 – 62.75	5.01 – 6.25	57.61 – 61.63
3 个月 –	6.20 – 7.56	61.14 – 65.24	5.71 – 6.99	59.71 – 63.75
4 个月 –	6.80 – 8.24	63.22 – 67.08	6.22 – 7.66	61.61 – 65.85
5 个月 –	7.15 – 8.81	64.80 – 69.10	6.67 – 8.17	63.31 – 67.31
6 个月 –	7.55 – 9.17	69.28 – 70.66	6.88 – 8.48	64.61 – 68.69
7 个月 –	7.91 – 9.57	67.97 – 72.27	7.30 – 8.88	66.10 – 70.22
8 个月 –	8.15 – 10.01	69.09 – 73.73	7.59 – 9.45	67.43 – 72.05
9 个月 –	8.30 – 10.20	70.13 – 74.69	7.82 – 9.60	68.68 – 73.48
10 个月 –	8.56 – 10.38	71.29 – 76.21	8.01 – 9.87	70.04 – 74.96
11 个月 –	8.76 – 10.76	72.58 – 77.64	8.15 – 10.11	71.32 – 76.00
12 个月 –	8.95 – 11.05	74.02 – 79.44	8.47 – 10.41	73.20 – 77.96
15 个月 –	9.63 – 11.55	77.23 – 82.65	8.96 – 10.92	75.93 – 81.19
18 个月 –	10.02 – 11.98	79.35 – 84.75	9.58 – 11.70	78.35 – 83.97
21 个月 –	10.44 – 12.84	81.84 – 88.08	9.94 – 12.30	80.69 – 87.01
2 岁 –	11.15 – 13.57	85.56 – 91.70	10.57 – 12.93	84.00 – 90.60
2.5 岁 –	11.92 – 14.60	88.77 – 95.65	11.41 – 13.99	87.39 – 94.17
3 岁 –	12.64 – 15.66	92.07 – 99.37	12.08 – 15.12	91.15 – 98.23
3.5 岁 –	13.30 – 16.62	95.21 – 102.93	12.92 – 16.02	94.21 – 101.59
4 岁 –	14.11 – 17.75	99.18 – 107.06	13.84 – 17.40	98.24 – 106.42
4.5 岁 –	14.82 – 18.78	101.93 – 107.95	14.75 – 18.43	101.80 – 109.42
5 岁 –	16.00 – 20.48	105.82 – 114.58	15.21 – 19.45	104.63 – 112.97
5.5 岁 –	16.73 – 21.35	108.81 – 117.21	16.25 – 20.85	108.07 – 116.51
6 – 7 岁	17.95 – 23.47	112.85 – 122.33	17.36 – 22.36	111.83 – 121.21

附录2：食物属性一览表

温性食物饮品一览表

谷物	糯米	紫米	西谷米	高粱	谷芽	
调味品	葱	生姜	干姜	大蒜	芥末	花椒
	孜然	莳萝	砂仁	小茴香	大茴香	红糖
	植物油	醋	香花菜	草果	胡葱	小蒜
	料酒	石碱				
蔬菜	白萝卜(熟)	韭菜	藕(熟)	蒜薹	青蒜	洋葱
	雪里蕻	茴香苗	香椿头	香菜	南瓜	罗勒
	香荆菜	地笋	甘薯	香薷	荆芥	魔芋
	薤白	刀豆	芥菜			
蛋类	鹅蛋	麻雀蛋				
肉类	羊肉	羊骨	羊髓	牛肉	牛髓	金花火腿
	骆驼肉	熊掌	麻雀肉	鹧鸪肉	獐肉	雉肉
	鳝鱼	带鱼	鲩鱼	海虾	河虾	鲢鱼
	鲚鱼	鲂鱼	河豚	鳙鱼	海参	鳟鱼
	海星	鲶鱼	海马	鲦鱼	刀鱼	大马哈鱼
	海龙	蚕蛹	蚶	鸡肉	狗肉	鹿肉
水果	金橘	石榴	番石榴	木瓜	大枣	黄皮果
	索罗果	柠檬	杏	荔枝	佛手柑	杨梅
	使君子	桂圆	红毛丹	山楂	越橘果	释迦
	卡密	枸橘	桃子			
干果	橘饼	栗子	开心果	核桃	核桃仁	松子仁
	海松子	海枣	槟榔	橡实		
饮品	白酒	啤酒	红酒	黄酒	咖啡	羊奶

399

饮品	茉莉花茶	玫瑰花茶	月季花茶	桂花茶	白兰花茶	辛夷花茶
	杜鹃花茶	金盏花茶	迷迭香茶	百里香茶	厚朴花茶	兰香草茶
	莲花茶	紫藤华茶	雪莲花茶	留兰香茶		
中药	紫河车	松花粉	五味子	肉苁蓉	川芎	橘核
	红花	藏红花	木香	当归	山茱萸	何首乌
	紫苏	吴茱萸	橘皮	五加皮	豆蔻	丁香
	黄芪	冬虫夏草	白术	姜黄	胡卢巴	肉豆蔻
	高良姜	竹叶	食茱萸	野胡椒	山柰	白芷
	人参	竹叶椒	红豆蔻	独活	红曲	艾叶
	杜仲					

热性食物饮品一览表

调味品	辣椒	胡椒	秦椒	肉桂	咖喱粉	
水果	樱桃	榴梿				
中药	荜拨	麻黄	鹿茸	乌贼骨	沉香	

凉性食物饮品一览表

谷物	小米	小麦	大麦	荞麦	薏苡仁	
豆类	绿豆	马豆				
豆制品	豆浆	豆腐皮	豆腐脑	腐竹	豆腐渣	豆腐
蔬菜	芹菜	旱芹	水芹菜	荷兰芹	茭白	苋菜
	花椰菜	马兰头	菠菜	芦蒿	莴苣	笋瓜
	枸杞头	竹笋	青芦笋	茄子	西红柿	生菜
	白萝卜(生)	丝瓜	黄瓜	节瓜	冬瓜	海芹菜
	西瓜皮	黄花菜	牛蒡	豆薯	红薯叶	墨菜
	红薯藤	蜂斗菜	西蓝花	油菜	香茶菜	葛花
	山芥菜	风花菜	刺儿菜	野苋菜	千屈菜	蒲笋
	明党参	佛手瓜	婆婆纳	酸菜汤	猪毛菜	金针菇

蛋类	鸭蛋					
肉类	鸭肉	蛙肉	兔肉	鸬鹚肉		
水果	梨	刺梨	山梨	枇杷	橙子	莲雾
	山竹	草莓	杧果	苹果	橘子	芦柑
	火龙果	南酸枣	余甘子	八月瓜	君迁子	莲子芯
干果	菱角	罗汉果				
饮品	椰子浆	蜂蜜	啤酒	马奶	绿茶	菊花茶
	金银花茶	木棉茶	槐花茶	木槿花茶	百合花茶	蔷薇花茶
	罗布麻茶	山茶花茶	山丹茶	啤酒花茶	万寿菊茶	密蒙花茶
中药	胖大海	决明子	薄荷	鸡冠花	金钱草	地黄
	白芍	沙参	益母草	西洋参	冬瓜子	

寒性食物饮品一览表

调味品	食盐	面酱	酱油	白矾		
蔬菜	藕（生）	马齿苋	莼菜	鱼腥草	芦荟	海带
	菜瓜	紫菜	草菇	黄豆芽	绿豆芽	苦瓜（生）
	仙人掌	江蓠	空心菜	粉丝	石花菜	蕨菜
	蕨根粉	榆钱	瓠子	黄鹌菜	睡菜	地耳
	野白菜	薇菜	苦菜	葵菜	竹叶菜	车前
	野韭菜	酢浆草	地肤苗	腐婢	蒲公英	干苔
	荸荠	芝麻叶	苎麻头	猪牙菜	羊栖菜	落葵
	木耳菜	慈姑	木耳菜	莼菜	发菜	竹笋
蛋类	松花蛋					
肉类	螃蟹	蛤蜊	牡蛎肉	乌鱼	章鱼	海粉
	蚌肉	蚬	田螺	蛏子	泥螺	蜗牛
	獭肉	螺蛳	鸭血	马肉	蚯蚓	
水果	香蕉	柿子	哈密瓜	西瓜	柚子	阳桃
	桑葚	金丝瓜	杜梨	猕猴桃	甘蔗	无花果

干果	柿饼					
饮品	金莲花茶	木蝴蝶茶	人参叶茶	凌霄花茶	番泻叶茶	苦丁茶
	绞股蓝茶	黄练牙茶	箬叶茶	栀子花茶	金银花	苦瓜茶
中药	麦门冬	珍珠	栀子	石斛	白茅根	芦根
	夏枯草	天门冬	大黄	柴胡	羚羊角	黄柏
	犀牛角	海藻	车前子	宣黄连	熟地黄	牡丹皮
	干葛	金铃子	茅草根	白矾		

平性食物饮品一览表

谷物	大米	玉米	燕麦	青稞	米皮糠	锅巴
	黑米	白芝麻	黑芝麻			
豆类	豌豆	赤小豆	饭豇豆	黑豆	黄豆	毛豆
	扁豆	蚕豆	豆豉			
调味品	白糖	冰糖	味精			
蔬菜	青菜	大白菜	包菜	茼蒿	金花菜	芜菁
	扁豆荚	扁豆花	四季豆	元修菜	碎米荠	土豆
	胡萝卜	长豇豆	山药	睡莲菜	葫芦	芋头
	菊芋	苦瓜（熟）	石耳	香菇	竹荪	黑木耳
	平菇	鸡腿蘑	海白菜	马勃	猴头菇	百合
	蕨麻	清明菜	委陵菜	费菜	松蘑	口蘑
	番杏	胭脂菜	宝塔菜	水芹	桑黄	水菠菜
	翻白草	葛根	鸡眼菜	败酱	郎椰菜	茅梅
	萝卜	大头菜	母鸡头	洋生姜	银耳	燕窝
蛋类	鸡蛋	鸽蛋	鹌鹑蛋			
肉类	猪肉	野猪肉	猪心	猪肾	猪肝	鸡血
	乌鸦肉	蛇肉	蝗虫	驴肉	鹌鹑肉	鸽肉
	鹅肉	大雁肉	鲫鱼	青鱼	黄花鱼	鲈鱼
	白鱼	鲤鱼	乌贼鱼	鲛鱼	银鱼	鲥鱼

肉类	鲳鱼	黄颡鱼	鲍鱼	鲮鱼	鳗鲡	沙丁鱼
	泥鳅	金枪鱼	鲑鱼	鱼翅	梭鱼	鳜鱼
	鱿鱼	鲟鱼	鳇鱼	甲鱼	龟肉	干贝
水果	椰子肉	无花果	花红	李子	菠萝	波罗蜜
	葡萄	薜荔果	西番莲	橄榄	海红	郁李仁
	火棘	山樱桃	野樱桃	山胡桃	胡颓子	刺玫果
	野苹果	梅子	覆盆子	椰子汁		
干果	葵花子	榛子	白果	芡实	腰果	莲子
	梧桐子	茅栗	锥栗	香榧子	南瓜子	花生
	西瓜子仁	沙枣	菩提子	柏子仁	杏仁	板栗
饮品	牛奶	酸奶	母乳	豆浆	蜂蜜	蜂王浆
	醍醐	千日红茶	佩兰茶	绿萼梅茶	合欢花茶	桃花茶
	莲蕊须茶					
中药	枸杞子	天麻	荷叶	白茯苓	赤茯苓	甘草
	酸枣仁	燕窝	灵芝	蜂胶	阿胶	鸡内金
	郁李仁	玉竹	连翘	石南叶	桃仁	皂角
	茵陈	黄精	党参			